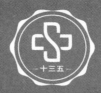

全国高等卫生职业教育临床医学专业
（3+2）"十三五"规划教材

供临床、预防、康复、口腔、影像、药学、检验、护理、中医、健康管理等专业使用

附数字资源增值服务

外科学

U0278844

主 编 杜开南 李晓红

副主编 刘宽浩 何启雄 秦啸龙 左右清

编 委（按姓氏笔画排序）

王 婷 陕西能源职业技术学院

左右清 湘潭医卫职业技术学院

刘宽浩 黄河科技学院

杜开南 铜仁职业技术学院

李晓红 邢台医学高等专科学校

李盛海 肇庆医学高等专科学校

何启雄 肇庆医学高等专科学校

余小柱 平顶山学院

陈吉兵 河西学院

武有志 山西医科大学汾阳学院

胡 姝 乐山职业技术学院

秦啸龙 上海健康医学院

黄铭祥 肇庆医学高等专科学校

曾 礼 湘潭医卫职业技术学院

潘 翠 湘潭医卫职业技术学院

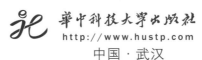

华中科技大学出版社

http://www.hustp.com

中国·武汉

内 容 简 介

本书是全国高等卫生职业教育临床医学专业(3+2)"十三五"规划教材。

本书共有45章。前十四章主要介绍了外科总论的基本知识,从第十五章开始,分别介绍了颅脑颈部外科疾病,胸心外科疾病,腹部外科疾病,泌尿、男性生殖系统疾病,骨与关节疾病。在内容选取上,删繁就简。

本书适用于临床、预防、康复、口腔、影像、药学、检验、护理、中医、健康管理等专业。

图书在版编目(CIP)数据

外科学/杜开南,李晓红主编. —武汉:华中科技大学出版社,2019.8(2024.8重印)
全国高等卫生职业教育临床医学专业(3+2)"十三五"规划教材
ISBN 978-7-5680-5571-0

Ⅰ.①外… Ⅱ.①杜… ②李… Ⅲ.①外科学-高等职业教育-教材 Ⅳ.①R6

中国版本图书馆 CIP 数据核字(2019)第 175112 号

外科学
Waikexue

杜开南 李晓红 主编

策划编辑:蔡秀芳
责任编辑:余 琼 毛晶晶
封面设计:原色设计
责任校对:曾 婷
责任监印:周治超
出版发行:华中科技大学出版社(中国·武汉)　　电话:(027)81321913
　　　　　武汉市东湖新技术开发区华工科技园　　邮编:430223
录　　排:华中科技大学惠友文印中心
印　　刷:武汉市洪林印务有限公司
开　　本:889mm×1194mm　1/16
印　　张:29.75
字　　数:835千字
版　　次:2024 年 8 月第 1 版第 5 次印刷
定　　价:79.80 元

全国高等卫生职业教育
临床医学专业(3+2)"十三五"规划教材

编委会

丛书学术顾问　文历阳

委员（按姓氏笔画排序）

马宁生	金华职业技术学院	王进文	内蒙古医科大学
白志峰	邢台医学高等专科学校	汤之明	肇庆医学高等专科学校
李海峰	太和医院	李朝鹏	邢台医学高等专科学校
杨立明	湖北职业技术学院	杨美玲	宁夏医科大学
肖文冲	铜仁职业技术学院	吴一玲	金华职业技术学院
张少华	肇庆医学高等专科学校	邵广宇	首都医科大学燕京医学院
武玉清	青海卫生职业技术学院	周建军	重庆三峡医药高等专科学校
周建林	泉州医学高等专科学校	秦啸龙	上海健康医学院
袁　宁	青海卫生职业技术学院	桑艳军	阜阳职业技术学院
黄　涛	黄河科技学院	谭　工	重庆三峡医药高等专科学校
黎逢保	岳阳职业技术学院	潘　翠	湘潭医卫职业技术学院

编写秘书　蔡秀芳　陆修文

网络增值服务使用说明

欢迎使用华中科技大学出版社医学资源服务网yixue.hustp.com

1.教师使用流程

（1）登录网址：http://yixue.hustp.com （注册时请选择教师用户）

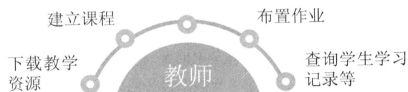

（2）审核通过后，您可以在网站使用以下功能：

管理学生

建立课程　　　　　　　　　　布置作业

下载教学
资源　　　　　教师　　　　查询学生学习
　　　　　　　　　　　　　记录等

2.学员使用流程

建议学员在PC端完成注册、登录、完善个人信息的操作。

（1）PC端学员操作步骤

①登录网址：http://yixue.hustp.com （注册时请选择普通用户）

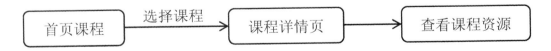

② 查看课程资源

如有学习码，请在个人中心-学习码验证中先验证，再进行操作。

首页课程　—选择课程→　课程详情页　—→　查看课程资源

（2）手机端扫码操作步骤

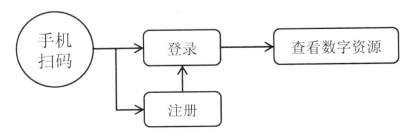

2017 年国务院办公厅印发《关于深化医教协同进一步推进医学教育改革与发展的意见》，就推动医学教育改革发展做出部署，明确了以"5＋3"为主体、"3＋2"（3 年临床医学专科教育＋2 年助理全科医生培训）为补充的临床医学人才培养体系，对医学教育改革与发展提出了新的要求，提供了新的机遇。

为了进一步贯彻落实文件精神，适应临床医学高职教育改革发展的需要，服务"健康中国"对高素质创新技能型人才培养的需求，促进教育教学内容与临床技术技能同步更新，充分发挥教材建设在提高人才培养质量中的基础性作用，华中科技大学出版社经调研后，在教育部高职高专医学类专业教学指导委员会专家和部分高职高专示范院校领导的指导下，组织了全国近 40 所高职高专医药院校的近 200 位老师编写了这套全国高等卫生职业教育临床医学专业（3＋2）"十三五"规划教材。

本套教材积极贯彻教育部《教育信息化"十三五"规划》要求，推进教材的信息化建设水平，打造具有时代特色的"融合教材"，服务并推动教育信息化。此外，本套教材充分反映了各院校的教学改革成果和研究成果，教材编写体系和内容均有所创新，在编写过程中重点突出以下特点：

（1）紧跟医学教育改革的发展趋势和"十三五"教材建设工作，具有鲜明的高等卫生职业教育特色。

（2）紧密联系最新的教学大纲、助理医师执业资格考试的要求，整合和优化课程体系和内容，贴近岗位的实际需要。

（3）突出体现"医教协同"的人才培养体系，以及医学教育教学改革的最新成果。

（4）教材融传授知识、培养能力、提高技能、提高素质为一体，注重职业教育人才德能并重、知行合一和崇高职业精神的培养。

（5）大量应用案例导入、探究教学等编写理念，以提高学生的学习兴趣和学习效果。

本套教材得到了专家和领导的大力支持与高度关注，我们衷心希望这套教材能在相关课程的教学中发挥积极作用，并得到读者的青睐。我们也相信这套教材在使用过程中，通过教学实践的检验和实际问题的解决，能不断得到改进、完善和提高。

全国高等卫生职业教育临床医学专业（3＋2）
"十三五"规划教材编写委员会

Preface 前　言

　　本教材是华中科技大学出版社组织编写的高职高专临床医学专业规划教材,主要供三年制临床医学专业使用。编写本教材是为了适应我国医学专科教育综合改革和医疗卫生事业改革的新形势,满足培养基层实用性卫生人才的需求。编写始终坚持"三基五性三特定"原则,即基本理论、基本知识、基本技能原则和思想性、科学性、先进性、启发性、适用性原则,以及特定的对象、特定的要求、特定的限制原则。紧扣高职高专临床医学专业人才培养的目标,强调以乡镇卫生院和社区卫生服务中心执业助理医师岗位需求为根本,融入执业助理医师资格考试标准,以临床"工作过程"为导向,紧密联系临床实际,突出培养学生的职业能力。

　　本教材融基层执业助理医师岗位需求和执业助理医师资格考试为一体,为了突出高职高专教材特色,增设了学习目标、案例导入、课堂互动、知识链接、目标检测等,以提高学生的学习兴趣,培养学生发现问题、分析问题和解决问题的能力。

　　本教材共有45章。前十四章主要介绍了外科总论的基本知识,从第十五章开始,分别介绍了颅脑颈部外科疾病,胸心外科疾病,腹部外科疾病,泌尿、男性生殖系统疾病,骨与关节疾病。在内容选取上,删繁就简,删掉了临床中一些不常见的疾病。

　　本书在编写过程中,得到了各位编委所在单位的大力支持,各位编委在教材编写、修改上不辞辛劳,尽心竭力,同时参考了部分有关资料,在此一并致以衷心感谢。

　　由于我们的学术水平、教学水平有限,在内容的取舍、编排的形式、文字表达和语言运用等方面仍有不足之处,恳请广大师生批评指正。

杜开南

目 录

MULU

第一篇 外 科 总 论

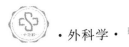
第三篇　胸心外科疾病

第四篇　腹部外科疾病

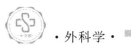

第五篇　泌尿、男性生殖系统疾病

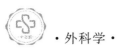

第一篇

外科总论

WAIKEZONGLUN

第一章 绪 论

外科学是一门重要的临床医学学科,主要研究外科疾病的发生与发展规律、诊断、治疗和预防的知识和技能,其范畴是随现代医学的发展而逐渐形成并不断发展和创新的。外科疾病指那些只有通过手术或手法整复处理才能获得最好治疗效果的疾病。

【外科学的范畴】

1. 分类 按病因分类,外科疾病大致分为如下七类。

(1) 损伤:因暴力或其他致伤因素引起的人体组织的完整性受损,如骨折、内脏破裂等,常需手术或其他外科方法处理,以修复组织和恢复功能。

(2) 感染:包括适宜于手术治疗的局限性感染病灶和创伤后的感染。

(3) 肿瘤:绝大多数肿瘤需要手术治疗。

(4) 畸形:①先天性畸形:如先天性心脏病、先天性胆管闭锁等。②后天性畸形:烧伤后瘢痕挛缩等。

(5) 内分泌功能失调:如甲状腺功能亢进症。

(6) 寄生虫病:如胆道蛔虫病。

(7) 其他:如梗阻性疾病、结石性疾病、血液循环障碍性疾病等。

2. 外科与内科疾病的关系 外科疾病与内科疾病的范畴是相对的。一般外科的治疗对象是需要手术或手法治疗的疾病,而内科的治疗对象是以应用药物为主要疗法的疾病。但是外科疾病也不是都需要手术的,而常是在一定的发展阶段才需要手术。例如,急性蜂窝织炎,早期以抗生素治疗为主,脓肿形成时才需切开引流。原需手术的外科疾病,也可能改用非手术治疗,如大部分尿路结石可采用体外震波碎石排石;而某些原来不能施行手术的疾病,现在通过外科手术治疗能够收到很好的效果,如大多数的先天性心脏病,可以用手术方法来纠正。近年来,随着介入放射学和内镜诊疗技术的快速发展,使外科与内科以及其他专科更趋于交叉。

【外科学的发展】

我国医学史上外科学历史悠久,实践经验丰富。早在公元前 14 世纪,商代甲骨文就有"疥""疮"等字的记载。在周代,外科已独立成为一门独立学科,外科医生称为"疡医"。汉末华佗擅长外科技术,使用麻沸汤为病人做死骨剔除术和剖腹术。南北朝,龚庆宣著有《刘涓子鬼遗方》是我国最早的外科学专著。隋代巢元方所著《诸病源候论》中已记载术中采用丝线结扎止血。宋代,王怀隐著《太平圣惠方》记载用砒剂治疗痔核。明代中医外科学进入兴旺时代,陈实功的《外科正宗》、孙志宏的《简明医彀》,为后人留下了宝贵的遗产。骨折与脱位的治疗更是独树一帜,千百年来的"正骨疗法"流传至今。

现代外科学从 19 世纪 40 年代以来,先后解决了手术疼痛、伤口感染和止血、输血等问题,使临床外科迅速发展。

手术疼痛曾是制约外科发展的重要因素之一。1846 年美国 William Morton 在麻省总医院首先公开成功使用乙醚实施麻醉。20 世纪出现的气管内麻醉、静脉麻醉、神经阻滞麻醉等,使外科学的发展进入了一个崭新的阶段。

伤口感染曾是妨碍外科发展的另一个重要因素。1846 年匈牙利 Semmelweis 首先提出在

扫码看课件

Note

检查产妇前用漂白粉洗手,遂使产妇死亡率从 10% 降至 1%,为抗菌技术的开端。1867 年英国 Lister 用碳酸溶液冲洗手术器械,和用含碳酸溶液的纱布覆盖伤口,奠定了抗菌术的基本原则。1877 年德国 Bergmann 进行外科手术伤口周围的清洁和消毒后包扎,并逐渐采用蒸汽灭菌布单、敷料、手术器械等灭菌措施,在现代外科学中建立了无菌术。1899 年德国 Fürbringer 提出手臂消毒法,1890 年美国 Halsted 倡导戴橡皮手套。

手术出血也曾是外科医生遇到的另一个重大难题。1872 年英国 Wells 介绍止血钳,1873 年德国 Esmarch 使用止血带,1901 年美国 Landsteiner 发现血型,1915 年德国 Lewisohn 发明了混加枸橼酸钠溶液使血不凝固的间接输血法,以后有了血库的建立,很好地解决了外科出血问题。

1929 年英国 Fleming 发现了青霉素,1935 年德国 Domagk 提倡用磺胺类药,为外科学的发展开辟了一个新时代。近 30 年来,外科疾病的诊断和治疗水平有了很大进步,超声、核素扫描、CT、MRI、DSA、SPECT、PET 等检查和影像三维重建技术得到较为广泛的应用。介入放射学、生物工程技术以及微创外科技术都得以快速发展,并将成为 21 世纪外科发展的主要方向之一。

现代外科学传入我国已百余年,新中国成立后,我国外科体系逐渐完善,队伍壮大,分科细化,外科技术迅速普及至县级以下医院。大面积烧伤救治、断肢(指)再植,外科疾病的中西医结合治疗、门静脉高压的外科治疗以及食管癌、肝癌的外科治疗和临床研究水平,均处于国际领先地位。胸外科和神经外科等专业技术达到国际先进水平。重要的外科仪器器械如体外循环机、人工肾、心脏起搏器、纤维光束内镜、人工血管、人工心脏瓣膜、人工骨关节以及微血管器械、震波碎石装置等实现了自行设计生产。随着我国现代化的进程,我国外科学的整体水平与世界发达国家的差距正在缩小。

【外科学的学习】

1. 坚持以人为本的服务观念,明确学习目标　学习外科学的目的,是为人的健康服务,因此外科医生必须具有良好的医德医风,才能发挥医术的作用。外科手术既具有治疗性的一面,同时也具有创伤性的一面,外科医生应以爱心、真诚对待病人,多与病人交流和解释病情及诊疗手段,加强病人对手术和医生的信任。学习外科学,首要是严格掌握手术适应证,能用非手术疗法治愈的绝不采用手术,能用小的、简单的手术解决的问题,绝不做大的、复杂的手术。必须充分做好手术前准备和手术后处理,术中正确执行操作步骤,手术时应当选用最合适的麻醉方法。

2. 坚持理论与实践相结合,重视学习方法　学习外科学就是要刻苦学习书本上的理论知识,用理论知识指导实践,要积极参加实践,仔细观察外科病人的诊疗变化与结果,争取更多地参加各种诊疗操作,不断分析总结疗效和经验。学习外科学要仔细观察外科病人各系统、各器官的形态和功能变化;要见习和参加各种诊疗操作包括手术和麻醉;还要进行动物实验。

3. 坚持重视基本知识、基本技能和基础理论　基本知识包括基础医学知识和其他临床各学科的知识。在基本技能方面,首先要学会如何询问病史,掌握体格检查的技巧,写好病史记录,培养严格的无菌观念,掌握各项外科基本操作。而基础理论可以使外科医生在临床诊疗过程中做到"知其然而又知其所以然",即外科疾病为什么要施行这样的手术。

总之,学习外科学,要把握好正确的学习目的和学习方法,重视"三基"知识的掌握和运用,做到刻苦钻研,勤于思考,努力实践,善于总结,这样就能成为一名德才兼备、技术精湛的外科医生。

(杜开南)

第二章　无　菌　术

扫码看课件

学习目标

知识目标：

1. 掌握手术人员及病人手术区域的准备。

2. 熟悉常用的灭菌、消毒方法及手术进行中的无菌。

3. 了解手术室的管理制度。

能力目标：

1. 具有较强的无菌观念。

2. 具备完成术前手术人员及病人手术区域准备的能力。

素质目标： 理解无菌术及无菌观念的重要性，能顺利完成术前手术人员及病人手术区域准备，初步具有手术室配合的意识。

　　无菌术是临床医学的一项基本操作规范。在外科工作中，其意义尤显重要。手术、注射、穿刺、插管、换药等操作中，人体及周围环境中广泛存在的微生物都可能通过直接接触、飞沫和空气等途径进入伤口或组织引起感染。无菌术就是针对致病微生物的来源和感染途径所采取的系列预防措施，包括灭菌法、消毒法、操作规则及管理制度。

　　灭菌是指彻底杀灭与手术区域伤口接触的器械、物品上附着的所有微生物。灭菌主要使用高温、紫外线和电离辐射等物理方法，但甲醛、环氧乙烷及戊二醛等药物也可达到灭菌的目的。消毒主要是用化学药物杀灭致病微生物和其他有害微生物的方法。

　　操作规程和管理制度指为防止已经灭菌和消毒的物品及已做好无菌准备的手术人员或手术区域再受污染所采取的措施。

第一节　灭菌法和消毒法

一、灭菌法

　　物理灭菌法为主要的灭菌方法，有高压蒸汽灭菌法、煮沸灭菌法、火烧灭菌法等，其中以高压蒸汽灭菌法最有效、最常用。

　　1. 高压蒸汽灭菌法　适用于耐高温的钝性金属器械、玻璃、搪瓷、橡胶制品及敷料等。高压蒸汽灭菌时，当蒸汽进入消毒室内，急剧升压，温度随之升高，当蒸汽压力达到 104.0～137.3 kPa 时，温度可达 121～126 ℃，持续 30 min，通常可杀灭包括具有极强抵抗力的细菌芽孢在内的一切微生物。

Note

注意事项：①专人负责,规范操作,经常维护,保证灭菌器的正常使用;②需灭菌的包裹大小适宜,一般在 40 cm×30 cm×30 cm 以内,包扎松紧适度;③包与包不宜排列过密,以免妨碍蒸汽透入;④预置灭菌指示纸带于包外、包内各一条,当压力和温度达到灭菌要求并维持 15 min 时,指示纸带即出现黑色条纹,表示已达到灭菌要求;⑤已灭菌物品应标明名称、日期,并与未灭菌的物品分别存放,有效期以 2 周为妥。

2. 煮沸灭菌法　简便易行,适用于耐热、耐湿的物品灭菌。钝性金属器械、玻璃、搪瓷制品及橡胶类物品等放在水中煮沸至 100 ℃,持续 15～20 min,能杀灭一般的细菌,超过 1 h 即能杀灭带芽孢的细菌。

注意事项：①物品应完全浸没在沸水中;②缝线、橡胶类物品应在水煮沸后才放入,维持煮沸 10 min 即可取出;③玻璃类物品先用纱布包好,再放入冷水中逐渐加温煮沸,以免因骤热而爆裂;④煮沸器锅盖应密闭,以保持沸水的温度;⑤灭菌时间从水煮沸后算起,若中途加入物品应重新计时。

3. 火烧灭菌法　用于紧急情况下金属器械灭菌。将需灭菌的器械置于搪瓷或金属盆中倒入适量 95% 酒精,点火燃烧灭菌。缺点是易损坏器械。

4. 化学气体灭菌法　适用于不耐高温、湿热的医疗材料的灭菌,如电子仪器、光学仪器、内镜及专用的器械、导尿管及其他橡胶制品等物品。目前主要采用环氧乙烷气体灭菌法、过氧化氢等离子低温灭菌法和甲醛蒸汽灭菌法等。

二、消毒法

消毒主要是用化学药物杀灭致病微生物和其他有害微生物的方法。药液浸泡法主要适用于不耐高温的锐利金属器械、内镜、缝线、有机玻璃制品等的消毒,也用于皮肤的消毒。

1. 2%戊二醛水溶液　适用于金属锐器、显微器械、导管等的无菌处理。浸泡 30 min 达到消毒,10 h 可灭菌。药液每周更换一次。

2. 70%酒精　杀菌力较强。常用于皮肤的消毒,也有脱碘作用。浸泡器械需 30 min。每周过滤并核对浓度 1 次。

3. 0.1%氯己定(洗必泰)溶液　浸泡锐利器械,时间为 30 min,灭菌效果满意。

4. 10%甲醛溶液　常用于输尿管导管等树脂类、塑料类及有机玻璃制品的消毒,浸泡时间为 20～30 min。

药液浸泡的注意事项：①浸泡的器械应先清洗、去油污;②消毒部件应全部浸入药液中;③使用药液浸泡的物品前要用无菌生理盐水或蒸馏水彻底冲洗,避免药液对机体的损害。

第二节　手术准备

案例导入

病人,男,54 岁,需做胃大部切除术。假设你已完成进手术室前洗手的工作。

想一想：

(1) 病人手术区域的准备工作有哪些?

(2) 假设由你完成胃切除术手术区消毒、穿手术衣、戴无菌手套的工作,请问你如何完成?

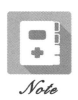

一、手术人员的术前准备

1. 一般准备 进入手术室的手术人员,更换室内专用的清洁鞋、衣裤、工作帽和口罩,帽子要盖住全部头发,口罩要盖住鼻孔(图2-1)。袖口卷起至肘上10 cm以上,剪短指甲,去除甲缘下的积垢,凡双手皮肤有破损或感染者不能参加手术。

2. 手臂消毒法 手臂的消毒包括清洁和消毒两个步骤:先是用蘸有肥皂液的消毒刷对手及手臂做刷洗,清除皮肤上的各种污渍;然后用消毒剂做皮肤消毒。最经典的皮肤消毒剂是70%酒精,手臂在溶液中浸泡5 min后能达到消毒目的。现很多医院改用了新型消毒剂,消毒过程大为简化,同样有效。各种消毒剂的使用要求有些不同,但洗手消毒前的步骤仍基本相同。首先清洗自手指至肘上10 cm的皮肤,使表面清洁无污;其次擦干皮肤;再用消毒剂碘伏或氯己定、酒精等涂擦(图2-2)。

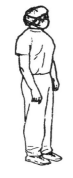

图2-1 更衣后的
手术人员

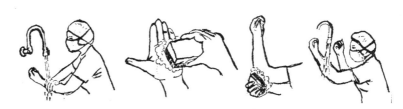

图2-2 外科洗手法

3. 穿无菌手术衣法 无菌手术衣可从已打开的无菌包中取出,取手术衣时手臂要伸直,以免衣服展开时触碰身上的衣服;穿手术衣时应与周围的人和物体保持一定距离,以免衣服展开时污染。

(1)穿传统后开襟式无菌手术衣:从已打开的无菌包中取出手术衣;以右手持手术衣领,将手术衣打开。将左手伸入袖内,再将右手伸入袖内,此时双手要平举,慢慢滑向袖口;由巡回护士从背后拉提手术衣的内侧,系好领口带;术者双臂交叉提起腰带向后递,由巡回护士协助从身后系紧(图2-3)。

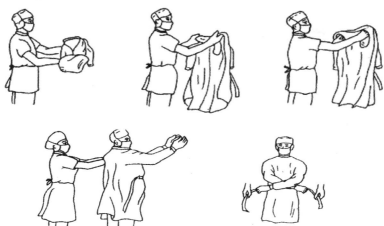

图2-3 穿传统后开襟式无菌手术衣

（2）穿全遮盖式无菌手术衣：取出手术衣，将手术衣领展开，双手插入衣袖；双手向前伸直，伸出衣袖，由巡回护士在身后拉提手术衣，系好领口带和内片腰带；戴好无菌手套，将右手腰带上纸卡片一端递给巡回护士，巡回护士持纸卡将腰带绕过穿衣者背部，使手术衣的外片遮盖住内片（图2-4）。

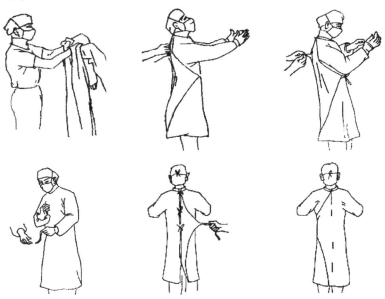

图2-4 穿全遮盖式无菌手术衣

4. 戴无菌手套法 以左手持右手手套折叠处（手套内面）；右手伸入手套内，并以左手拉右手手套折叠处的内面，将手套拉好（手腕部仍维持折叠）；以戴好手套的右手，伸入左手套腕部折叠处；左手伸入手套内，手腕部仍维持折叠。将戴好手套的手，以拇指外的四指伸入手套折叠处（手套外面），将手套腕部折叠处翻上，包住手术衣的袖口（图2-5）。将戴好手套的双手合拢，举在胸前无菌区域范围内。开始手术前，用无菌生理盐水冲洗手套。

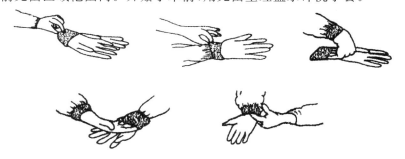

图2-5 戴无菌手套法

二、病人手术区域的准备

1. 手术区皮肤消毒 安置好手术体位后，须对已确定的手术切口及周围皮肤消毒。用2.5%～3%碘酒涂擦皮肤，待干以后用75%酒精擦拭2次，或0.5%碘伏擦3次，第3次应更换卵圆钳。碘过敏者可选用其他皮肤消毒剂，如灭菌王；对婴儿、面部皮肤、口腔、会阴部消毒可选用含1∶1 000苯扎溴铵溶液的纱球消毒；供皮区可用75%酒精消毒2～3次。

注意事项：①按自手术区中心向周围的顺序涂擦；②前、后两次涂擦处应有部分重叠，不留下未消毒的空白区域；③已接触污染部位的药液纱布不应再返回清洁区；④感染伤口或肛门手术区的消毒应由外向内反向涂擦，以免细菌污染范围扩大。⑤手术区皮肤消毒范围要包括手

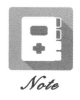

术切口周围 15 cm 的区域。如手术有延长切口的可能,则应事先相应扩大皮肤消毒范围。

2. 手术区铺单法 手术区消毒后,铺无菌布单。其目的是除显露手术切口所必需的最小皮肤区以外,其他部位均需予以遮盖,以避免和尽量减少手术中的污染。目前大部分医院用无菌塑料薄膜来保护切口。小手术仅盖一块孔巾即可,对大手术,须铺盖至少两层无菌巾和其他必要的布单。大单布的头端应盖过麻醉架,两侧和足端部应垂下超过手术台边 30 cm。上、下肢手术,在皮肤消毒后应先在肢体下铺双层无菌中单布。肢体近端手术常用双层无菌巾将手(足)部包裹。手(足)部手术需在其肢体近端用无菌巾包绕。腹部手术铺单法见图 2-6。

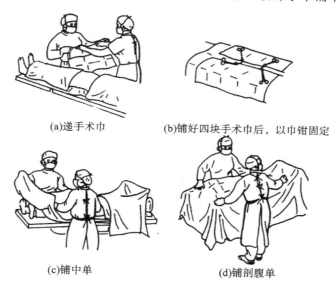

(a)递手术巾　　　　　(b)铺好四块手术巾后,以巾钳固定

(c)铺中单　　　　　(d)铺剖腹单

图 2-6　腹部手术铺单法

第三节　手术的无菌规则

在手术开始之前,手术器械和物品均已灭菌,手术人员及病人手术区域也已经过消毒并覆盖无菌布单。为了防止已经灭菌和消毒的物品或手术区域被污染,以致引起病人伤口甚至深部感染。因此,所有参加手术的人员都应该认真执行以下无菌原则。

1. 明确有菌无菌区 手术人员在穿戴无菌手术衣和手套后,手、双上肢、肩以下、腰以上、胸前腋前线以内及手术台缘以上属无菌区。除此以外均视为有菌地带,无菌区及无菌物品不能与之接触。

2. 严格在无菌区内操作

(1)不可通过手术人员背后传递手术用品。

(2)不要从手术台面以下拾回坠落的器械物品重新使用。

(3)手术中,同侧手术人员需调换位置时,其中一人先稍后退,再背靠背地转身至另一位置,以免接触有菌区而被污染。

3. 及时防范术中污染

(1)皮肤切缘要用大纱布垫或无菌巾遮盖,并用巾钳或缝线固定,只显露手术切口。

(2)做皮肤切开及缝合皮肤前,常规用 70% 酒精再消毒皮肤一次。

(3)手术中若有手套破损或触及有菌部位,要及时更换。

Note

（4）如前臂或肘部触碰有菌区,应立即更换无菌手术衣或加套无菌袖套。

（5）若无菌巾湿透,则失去有效隔离作用,应随时加铺干的无菌布单。

（6）切开空腔脏器前,先用纱布垫保护周围组织,以防止或减少污染。

（7）勿面对手术区咳嗽、打喷嚏,大汗时将头偏向一侧,由他人协助擦干净。

4. 避免异物遗留体腔内 术前清点手术台上器械、敷料、线卷等。术中有增添也应累计。术毕应检查胸、腹等体腔,核对无误才能关闭切口。

5. 控制参观人员数 参观手术者不超过两人,不要太靠近手术人员或站得过高。不要在室内频繁走动,增加污染机会。

6. 连台手术时 应先脱手术衣,后脱手套。脱手套时,手不与手套外面接触,然后常规手臂消毒,再重新穿无菌手术衣、戴无菌手套。

第四节　手术室的管理

手术室需要严格执行和自觉遵守必要的管理制度,以保证手术室环境洁净。相关制度包括消毒、卫生制度,灭菌消毒物品的保持和监测,特殊感染病人所用器械物品的处理等。

（1）凡进入手术室的人员,均应换用手术室的清洁衣裤、鞋帽和口罩。

（2）患有上呼吸道感染及其他急性感染者不许入内。

（3）手术室内不得大声喧哗,以免干扰手术或影响术者情绪。

（4）同一手术室连续手术时,先做无菌手术,后做污染或感染手术。

（5）每次手术结束后,都应及时清除污物、杂物,彻底洗刷地面,每周大扫除一次。

（6）定期空气消毒,可选用:

①80%乳酸(每 100 m³ 空间 12 mL)熏蒸空气消毒 30~60 min。

②紫外线照射 2 h(按每平方米地面面积使用紫外线电功率 1~2 W 计,照射距离 2 m 内)。

③破伤风、气性坏疽感染术后用 40%甲醛按每立方米空间用甲醛 2 mL 配高锰酸钾 1 g 产生蒸汽,闭门窗熏 12 h。

④铜绿假单胞菌感染术后,先用乳酸空气消毒 1~2 h 后再清扫。

⑤乙肝病人术后,地面和手术台等处可撒布 0.1%次氯酸钠水溶液,30 min 后清洗和清拭。

本章小结

无菌术是临床医学的一项基本操作规范。无菌术就是针对致病微生物的来源和感染途径所采取的系列预防措施,包括灭菌法、消毒法、操作规则及管理制度。

灭菌是指彻底杀灭与手术区域伤口接触的器械、物品上附着的所有微生物。灭菌主要使用高温、紫外线和电离辐射等物理方法,消毒主要是用化学药物杀灭致病微生物和其他有害微生物的方法。

操作规程和管理制度指为防止已经灭菌和消毒的物品及已做好无菌准备的手术人员或手术区域再受污染所采取的措施。

目标检测及答案

Note

（黄河科技学院　刘宽浩）

第三章 体液代谢和酸碱平衡失调

扫码看课件

学习目标

知识目标：

1. 掌握水钠代谢紊乱、钾代谢紊乱及常见酸碱平衡失调。
2. 熟悉体液的组成、正常体液及酸碱平衡的调节。
3. 了解钙、磷、镁的平衡失衡。

能力目标：

1. 初步具有处理水、电解质及酸碱平衡失调病人的能力。
2. 对危重病人具有转诊的能力。

素质目标：理解外科病人体液代谢和酸碱平衡失调的重要性，能选择合适的个体化诊疗方案。

正常体液容量、渗透压及电解质含量是机体正常代谢和各器官功能正常进行的基本保证。创伤、手术及许多外科疾病均可能导致体内水、电解质和酸碱平衡的失调，处理这些问题成为外科病人治疗中一个重要的内容。

第一节 概　　述

一、体液的组成及分布

水和电解质是体液的主要成分。体液可分为细胞内液和细胞外液两个部分，其量与性别、年龄及胖瘦有关。成年男性的体液量约为体重的 60%，成年女性的体液量约占体重的 50%。两者均有 ±15% 的变化幅度。小儿的体液量所占体重的比例较高，新生儿可达体重的 80%。

男性细胞内液约占体重的 40%，女性的细胞内液约占体重的 35%。而男性、女性细胞外液均占体重的 20%。细胞外液又可分为血浆和组织间液两个部分。血浆量约占体重的 5%，组织间液量约占体重的 15%。绝大部分组织间液能迅速地与血管内液体或细胞内液进行交换并取得平衡，这在维持机体的水和电解质平衡方面具有重要作用，故又可称其为功能性细胞外液。另有一小部分组织间液仅有缓慢地交换和取得平衡的能力，它们具有各自的功能，但在维持体液平衡方面的作用甚小，故可称其为无功能性细胞外液。结缔组织液和所谓透细胞液，如脑脊液、关节液和消化液等，都属于无功能性细胞外液。无功能性细胞外液占体重的 1%～2%，占组织间液的 10% 左右。

细胞外液中最主要的阳离子是 Na^+，主要的阴离子是 Cl^-、HCO_3^- 和蛋白质。细胞内液

Note

中的主要阳离子是 K^+ 和 Mg^{2+}，主要阴离子是 HPO_4^{2-} 和蛋白质。细胞外液和细胞内液的渗透压相等，正常血浆渗透压为 $290\sim310$ mmol/L。

知识链接 3-1

二、体液平衡及渗透压的调节

体液及渗透压的稳定是由神经-内分泌系统调节的。体液渗透压通过下丘脑-垂体后叶-抗利尿激素系统来恢复和维持，血容量的恢复和维持则是通过肾素-血管紧张素-醛固酮系统。此两系统共同作用于肾，调节水及钠等电解质的吸收及排泄，从而维持体液平衡，使内环境保持稳定。血容量与渗透压相比，前者对机体更为重要。所以当血容量锐减又兼有血浆渗透压降低时，前者对抗利尿激素的促进分泌作用远远强于低渗透压对抗利尿激素分泌的抑制作用。目的是优先保持和恢复血容量，使重要器官的灌流得到保证，以维护生命安全。

在体内丧失水分时，细胞外液的渗透压则增高，可刺激下丘脑-垂体-抗利尿激素系统，产生口渴，机体主动增加饮水。抗利尿激素的分泌增加使远曲小管的集合管上皮细胞对水分的再吸收加强，于是尿量减少，水分被保留在体内，使已升高的细胞外液渗透压降至正常。反之，体内水分增多时，细胞外液渗透压即降低。口渴反应被抑制，并且因抗利尿激素的分泌减少，使远曲小管和集合管上皮细胞对水分的再吸收减少，排出体内多余的水分，使已降低的细胞外液渗透压增至正常。

此外，肾小球旁细胞分泌的肾素和肾上腺皮质分泌的醛固酮也参与体液平衡的调节。当血容量减少和血压下降时，可刺激肾素分泌增加，进而刺激肾上腺皮质增加醛固酮的分泌。后者可促进远曲小管对 Na^+ 的再吸收和 K^+、H^+ 的排泄。随着钠再吸收的增加，水的再吸收也增多，这样就可使已减少的细胞外液量增加至正常。

三、酸碱平衡的维持

人体每天由食物代谢产生的酸约为 70 mmol，正是由于缓冲系统、肺的呼吸和肾的排泄对体液酸碱的调节作用，才使得体液 pH 值变化很小，正常动脉血浆 pH 值为 $7.35\sim7.45$。人体最重要的缓冲系统是 HCO_3^-/H_2CO_3。肺对酸碱平衡的调节作用主要是通过肺调节 CO_2 的排出量，改变动脉血二氧化碳分压（$PaCO_2$），从而调节血浆 H_2CO_3 浓度。肾在人体酸碱平衡调节中所起的作用最重要，肾可以根据机体的需要来改变固定酸的排出量及碱性物质的保留量来保持血浆的 pH 值基本不变。

第二节　体液代谢的失调

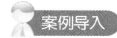

病人，女，18 个月，因腹泻、呕吐 3 天入院。起病以来，每天腹泻 $6\sim7$ 次，水样便，呕吐 4 次，不能进食，每天补充 5% 葡萄糖溶液 1000 mL，尿量减少，腹胀。体格检查：精神萎靡，体温 37.5 ℃（肛温），脉搏细速，150 次/分，呼吸浅快，55 次/分，血压 86/50 mmHg，皮肤弹性减退，两眼凹陷，前囟下陷，腹胀，肠鸣音减弱，腹壁反射消失，膝反射迟钝，四肢凉。实验室检查：血清 Na^+ 128 mmol/L，血清 K^+ 3.2 mmol/L。

想一想：

（1）该病人发生了何种水、电解质代谢紊乱？

（2）判断的依据是什么？

一、水和钠的代谢紊乱

在细胞外液中，水和钠的关系密切，因此，缺水和失钠均可发生代谢紊乱。不同原因引起的水和钠的代谢紊乱，程度上可能不同。根据水和钠丧失的比例，水和钠的代谢紊乱可分为以下几种类型。

（一）等渗性缺水

等渗性缺水又称急性缺水或混合性缺水，在外科病人中最易发生。此时水和钠等比例丧失，血清钠仍在正常范围，细胞外液渗透压也可保持正常。细胞内液并不代偿性地向细胞外间隙转移。如果这种体液丧失持续时间较久，细胞内液也会逐渐外移引起细胞缺水。机体代偿表现为肾小球小动脉壁的压力感受器受到管内压力下降刺激，以及肾小球滤过压下降致远曲小管液内 Na^+ 减少，可引起肾素-醛固酮系统兴奋，促进远曲小管对 Na^+ 的再吸收，随着 Na^+ 再吸收的水量也有所增加，从而代偿地使细胞外液量回升。

【病因】　常见的病因有：①消化液的急性丧失，如肠外瘘、大量呕吐等；②体液丧失在感染区或软组织内，如腹腔内或腹膜后感染。这些丧失的体液成分与细胞内液基本相同。

【临床表现】　病人恶心、厌食、乏力、少尿等，但无明显口渴。舌干燥，眼窝凹陷，皮肤干燥、松弛。若短期内体液丧失量达体重的 5％，病人即可出现脉搏细速、肢端湿冷、血压不稳或下降等血容量不足症状。当体液丧失达体重的 6％～7％ 时则有更严重的休克表现。休克时常伴有代谢性酸中毒。如果病人丧失的体液主要为胃液，可伴有代谢性碱中毒。

【诊断】　根据病史和临床表现常可得出诊断。实验室检查可发现有血液浓缩现象，包括红细胞计数、血红蛋白量和血细胞比容均明显增高。血清 Na^+ 等一般无明显降低。尿相对密度增高。动脉血气分析可判断是否有酸（碱）中毒存在。

【治疗】　原发病的治疗十分重要，消除病因则缺水很容易纠正。对等渗性缺水的治疗，可静脉滴注平衡盐溶液或等渗盐水以补充血容量。对有血容量不足症状者需快速静脉滴注上述溶液约 3000 mL（按体重 60 kg 计算），以恢复其血容量。对血容量不足表现不明显者，可给病人上述用量的 1/2～2/3，即 1500～2000 mL，以补充缺水、缺钠量。同时还应补给日需要水量 2000 mL 和氯化钠 4.5 g。常用的平衡盐溶液有乳酸钠溶液和复方氯化钠注射液（1.86％乳酸钠溶液和复方氯化钠溶液体积比为 1∶2）、碳酸氢钠溶液和等渗盐水注射液（1.25％碳酸氢钠溶液和等渗盐水注射液体积比为 1∶2）两种，其电解质含量与血浆相似，应作为首选。如果大量输入等渗盐水，则有引起高氯性酸中毒的危险。一般在尿量达 40 mL/h 后开始补钾。

（二）低渗性缺水

低渗性缺水又称慢性缺水或继发性缺水。由于失钠多于失水，血清钠低于正常范围，细胞外液呈低渗状态。代偿机制表现为抗利尿激素分泌减少使尿量排出增多，从而提高细胞外液渗透压。为避免血容量的减少，机体将不再顾及渗透压的维持。肾素-醛固酮系统兴奋，使肾减少排钠，增加 Cl^- 和水的再吸收。血容量下降又会刺激垂体后叶，使抗利尿激素分泌增多，出现少尿。如血容量继续减少，上述代偿功能无法维持血容量时将出现休克。

【病因】　主要病因有：①胃肠道消化液持续性丢失，如反复呕吐、长期胃肠减压引流或慢性肠梗阻；②大创面的慢性渗液；③应用排钠利尿剂时未补给适量的钠盐，导致体内缺钠多于缺水；④等渗性缺水治疗时补充水分过多。

【临床表现】　临床表现随缺钠程度不同而不同。一般均无口渴感，常见症状有恶心、呕吐、头晕、视物模糊、软弱无力、起立时易晕倒等。当循环血量明显减少时，肾的滤过率相应降低，体内代谢产物潴留，可出现神志淡漠、肌痉挛性疼痛、腱反射减弱和昏迷等。

根据缺钠程度,低渗性缺水可分为三度:轻度缺钠者血钠浓度在 135 mmol/L 以下,病人感疲乏、头晕、手足麻木,尿 Na^+ 减少;中度缺钠者血钠浓度在 130 mmol/L 以下,病人除上述症状外还有恶心、呕吐、脉搏细速、血压不稳或下降、脉压变小、视物模糊、站立性晕倒、尿量少,尿中几乎不含钠和氯;重度缺钠者血钠浓度在 120 mmol/L 以下,病人神志不清,腱反射减弱或消失,出现木僵、昏迷,甚至休克。

【诊断】　根据病史和临床表现,可初步诊断。进一步检查包括:①尿液检查,尿相对密度常低于 1.010,尿 Na^+ 和 Cl^- 明显减少;②血钠浓度低于 135 mmol/L;③红细胞计数、血红蛋白量、血细胞比容及血尿素氮值均有增高。

【治疗】　应积极处理致病原因。静脉给予含盐溶液和高渗盐水以纠正细胞外液低渗性状和补充血容量。低渗性缺水的补钠量可按下列公式计算。需补充的钠量(mmol)＝［血钠正常值(mmol/L)－血钠测定值(mmol/L)］×体重(kg)×0.6(女性为 0.5),计算量当天先补 1/2 钠,其余的 1/2 钠在第 2 天补给。此外还应补给日需液体量 2000 mL 和正常每天需钠量 4.5 g。

在补充血容量和钠盐后,由于机体的代偿能力,合并的酸中毒常可同时得到纠正。如动脉血气分析测定提示酸中毒仍未完全纠正,则可静脉滴注 5％碳酸氢钠溶液 100～200 mL 或平衡盐溶液 500 mL。在尿量达到 40 mL/h 后,同样要注意钾盐的补充。

(三) 高渗性缺水

高渗性缺水又称原发性缺水。由于缺水多于缺钠,故血钠高于正常范围,细胞外液渗透压升高。严重缺水使细胞内外液量都有减少。机体代偿机制:高渗状态刺激口渴中枢,病人饮水使体内水分增加,以降低细胞外液渗透压。此外,抗利尿激素分泌增多,使肾小管对水的重吸收增加,尿量减少,也可使细胞外液的渗透压降低和恢复其容量。如缺水加重致循环血量显著减少,又会引起醛固酮分泌增加,促进对钠和水的再吸收,以维持血容量。

【病因】　主要病因:①摄入水分不够,如食管癌致吞咽困难、重危病人给水不足等;②水分丧失过多,如高热大量出汗、大面积烧伤暴露疗法等。

【临床表现】　可将高渗性缺水分为 3 度:轻度缺水者除口渴外,无其他症状,缺水量为体重的 2％～4％;中度缺水者除极度口渴外,有乏力、尿少和尿相对密度增高,皮肤失去弹性,眼窝下陷,常有烦躁不安,缺水量为体重的 4％～6％;重度缺水者除上述症状外,出现躁狂、幻觉,甚至昏迷,缺水量超过体重的 6％。

【诊断】　病史及临床表现有助于诊断。实验室检查包括:①尿相对密度高;②红细胞计数、血红蛋白量、血细胞比容轻度升高;③血清钠浓度升高,在 150 mmol/L 以上。

【治疗】　解除病因具有重要性。无法口服的病人,可静脉滴注 5％葡萄糖溶液或低渗氯化钠(0.45％)溶液,补充已丧失的液体。补充液体量的估计方法有:①根据临床表现,估计丧失水量占体重的百分比,成人每丧失体重的 1％需补液 400～500 mL;②根据血 Na^+ 浓度计算,补水量(mL)＝［血钠测定值(mmol/L)－血钠正常值(mmol/L)］×体重(kg)×4。

计算所得的补水量不宜在当天一次输入,一般可分两天补给。治疗一天后应监测全身情况及血钠浓度,必要时可调整次日的补水量。补水量中还应包括每天正常需要量 2000 mL。由于高渗性缺水者也缺钠,所以如果只补给水分而不补适当的钠可能会出现低钠血症。

(四) 水中毒

水中毒又称稀释性低钠血症,是指机体的摄入水总量超过了排出水量,以致水分在体内潴留,引起血浆渗透压下降和循环血量增多。

【病因】　①各种原因所致的抗利尿激素分泌过多。②肾功能不全,排尿能力下降。③机体摄入水分过多或接受过多的静脉输液。水中毒时,细胞外液量明显增加,血清钠浓度降低,渗透压亦下降,水分则由细胞外移向细胞内,结果使细胞内、外液的渗透压均降低,同时液体量亦增加。此外,已增加的细胞外液量又抑制了醛固酮的分泌,使远曲小管减少对 Na⁺ 的重吸收,使 Na⁺ 从尿中排出增多,血清钠浓度进一步降低。

【临床表现】 水中毒对机体影响最大的是脑神经组织。可分为急性及慢性两类。急性水中毒时,水过多所致的脑细胞肿胀可造成颅内压增高,引起一系列神经、精神症状,如头痛、嗜睡、躁动、谵妄,甚至昏迷。若发生脑疝则出现相应的神经定位体征。慢性水中毒的症状往往被原发疾病的症状所掩盖。可有软弱无力、恶心、呕吐、嗜睡等。体重明显增加,皮肤苍白而湿润。有时唾液、泪液增多。实验室检查可发现:红细胞计数、血红蛋白量、血细胞比容和血浆蛋白量均降低;血浆渗透压降低,以及红细胞平均容积增加和红细胞平均血红蛋白浓度降低,提示细胞内、外液量均增加。

【治疗】 水中毒病人一经诊断应立即停止水分摄入。程度严重者,还需用利尿剂以促进水分的排出。一般可用渗透性利尿剂,如 20% 甘露醇溶液或 25% 山梨醇溶液 200 mL 静脉快速滴注(20 min 内滴完),可减轻脑细胞水肿和增加水分排出。也可静脉注射(简称静注)利尿剂,如呋塞米和依他尼酸。还可静脉滴注高渗的 5% 氯化钠溶液,以迅速改善体液的低渗状态和减轻脑细胞肿胀。

二、体内钾的异常

案例导入

病人,女,50 岁。因急性胰腺炎急诊入院已 5 日,入院后给予禁食及胃肠减压,每日输入 10% 葡萄糖溶液 2000 mL,5% 葡萄糖盐水 1000 mL,现病人诉乏力嗜睡、恶心、腹胀。体格检查:体温、血压正常,表情淡漠,心率 110 次/分,腹部隆起,全腹无压痛,无移动性浊音,肠鸣音减弱,腱反射减弱。

想一想:

(1)该病人出现了什么情况?为什么?

(2)需补充什么药物?

(3)请简述补钾的注意事项。

钾有许多重要的生理功能,参与维持细胞内液的渗透压和酸碱平衡,维持神经肌肉的应激性,以及维持心肌正常功能等。正常血清钾浓度为 3.5~5.5 mmol/L。钾的代谢异常有低钾血症和高钾血症,以前者为常见。

(一)低钾血症

血清钾的浓度低于 3.5 mmol/L 时,表示有低钾血症。

【病因】 ①钾摄入不足:见于长期进食不足的病人,如手术后长期禁食或昏迷病人。②钾的丧失过多:经消化道丢失,见于大量丧失消化液,如呕吐、腹泻、胃肠减压、消化道瘘等;经肾脏丢失,见于大量排尿或长期应用肾上腺皮质激素、利尿剂,急性肾衰竭多尿期病人。③钾由细胞外进入细胞内:见于大量输入葡萄糖、应用胰岛素及碱中毒的病人。

【临床表现】 肌无力为最早表现,先是四肢软弱无力,以后延及躯干和呼吸肌,眼睑下垂、蹲下不能站起、卧床不能翻身。可以出现软瘫、腱反射减弱或消失。呼吸肌麻痹可出现呼吸困难和窒息。胃肠道平滑肌收缩无力,可使病人恶心、呕吐和便秘、腹胀等,严重者可发生麻痹性肠梗阻。心脏受累主要表现为传导阻滞和房性及室性期前收缩,末梢血管扩张、血压下降和心脏扩大。严重者可发生心力衰竭。典型心电图改变为早期出现 T 波降低、变平或倒置,随后出现 ST 段降低,Q-T 间期延长和出现 U 波(图 3-1)。但并非每个病人都有心电图改变,故不应单凭心电图异常来诊断低钾血症。另外低钾血症可致代谢性碱中毒。此时,病人尽管是碱中毒,但尿却呈酸性,称为反常性酸性尿。

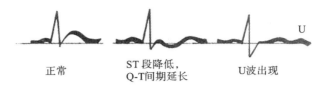

图 3-1　低钾血症的心电图改变

【治疗】　应尽早去除导致低钾血症的原因,减少或终止钾的继续丢失。低钾血症,临床上常用的钾制剂是氯化钾。除能补钾外,一起输入的氯还有助于减轻碱中毒。补钾应尽量采取口服的方法,对不能口服或缺钾严重者,应静脉补钾。由于细胞外液的钾总量仅为 60 mmol/L,如从静脉输入含钾溶液过快,血钾会在短期内明显增高,将有致命的危险。因此静脉补钾应注意以下原则:①只能用静脉缓慢点滴,禁忌静脉推注;②补钾溶液中氯化钾浓度应小于 40 mmol/L;③含钾溶液输注速度应控制在 20 mmol/h 以下;④每天总量一般为 40~80 mmol,以每克氯化钾含钾 13.4 mmol 计算,合计每天补氯化钾 3~6 g;⑤见尿补钾,补钾时尿量应大于 40 mL/h。治疗低钾血症,一般需要 3~5 天的时间。

(二)高钾血症

血清钾的浓度高于 5.5 mmoL/L 时,表示有高钾血症。

【病因】　主要有:①钾的摄入过量,如服用含钾药物过多,或静脉输入钾盐过快,亦见于大量输入库存血等;②钾的排出障碍,见于肾功能不全、应用保钾利尿剂(如螺内酯、氨苯蝶啶等)病人;③钾由细胞内移向细胞外,见于溶血、酸中毒和大面积损伤如挤压伤等。

【临床表现】　轻度高钾血症无特殊表现,有时有轻度神志模糊或淡漠、感觉异常和四肢麻木等。严重高钾血症(血清钾超过 7 mmol/L)时,表现为四肢麻木、乏力、皮肤苍白、发冷、血压下降、心率缓慢,甚至心搏骤停。典型的心电图改变为早期 T 波高而尖,Q-T 间期延长,随后出现 QRS 增宽,P-R 间期延长(图 3-2)。

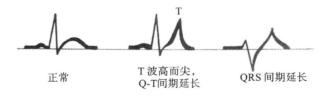

图 3-2　高钾血症的心电图改变

【治疗】　高钾血症的病人有心搏骤停的危险,在处理原发疾病的同时还应做如下处理。

1. 禁钾　停止摄入一切含钾的食物和药物(包括青霉素钾盐),避免输入库存血等。

2. 降低血清钾的浓度

(1)使 K^+ 暂时转移至细胞内:①一般先静脉注射 5% 碳酸氢钠溶液 60~100 mL,然后以 100~200 mL 做静脉滴注维持。②静脉注射高渗葡萄糖溶液,使细胞外液中的 K^+ 随葡萄糖转化为糖原的过程中进入细胞内。一般用 25% 葡萄糖溶液 100~200 mL 加胰岛素 5~10 U,静脉滴注,必要时可每 3~4 h 重复给药 1 次。③对于肾功能不全,不能输液过多者,可用 10% 葡萄糖酸钙 100 mL、11.2% 乳酸钠溶液 50 mL、25% 葡萄糖溶液 400 mL,加入胰岛素 20 U,做 24 h 缓慢静脉滴入。

(2)促进 K^+ 排泄:①静脉推注呋塞米 40 mg;②应用阳离子交换树脂,可以从消化道排出较多的 K^+;③应用透析疗法(腹膜透析或血液透析)可迅速将多余的 K^+ 排出体外。

3. 对抗心律失常　钙与钾有对抗作用,故静脉注射 10% 葡萄糖酸钙溶液 20 mL,能缓解 K^+ 对心肌的毒性作用。此法可重复使用。也可将 10% 葡萄糖酸钙溶液 30~40 mL 加入静脉补液内滴注。

三、体内钙的异常

机体内绝大部分钙(99%)以磷酸钙和碳酸钙的形式储存于骨骼中。血清钙浓度为 2.25~2.75 mmol/L,其中约半数为蛋白结合钙,5% 为与有机酸结合的钙,这两个部分合称非离子化钙。其余的 45% 为离子化钙,这部分钙起着维持神经肌肉稳定性的作用。离子化和非离子化钙的比例受到血 pH 值的影响,pH 值减小可使离子化钙增加,pH 值增大可使离子化钙减少。不少外科病人可发生不同程度的钙代谢紊乱,特别是发生低钙血症。

（一）低钙血症

低钙血症可发生在急性重症胰腺炎、坏死性筋膜炎、肾衰竭、消化道瘘和甲状旁腺功能受损的病人。甲状旁腺功能受损多发生在甲状腺切除手术(尤其是双侧手术)影响了甲状旁腺的血供或甲状旁腺被一并切除,或是颈部放射治疗的病人。

低钙血症的临床表现与血清钙浓度降低使神经肌肉兴奋性增强有关,病人有容易激动、口周和指(趾)尖麻木及针刺感、手足抽搐、肌肉痛、腱反射亢进以及 Chvostek 征阳性等表现。血清钙浓度低于 2.0 mmol/L 有确诊价值。

治疗低钙血症时,应积极治疗原发疾病,同时用 10% 葡萄糖酸钙溶液 10~20 mL 或 5% 氯化钙溶液 10 mL 做静脉注射,以缓解症状。必要时可 8~12 h 后重复注射。纠正同时存在的碱中毒,将有利于提高血清中离子化钙的含量。对甲状旁腺功能受损的病人,可口服钙剂及补充维生素 D,以减少钙剂的静脉用量。必要时可行甲状旁腺移植。

（二）高钙血症

高钙血症主要发生于甲状旁腺功能亢进症病人,如甲状旁腺增生或腺瘤者。其次是恶性肿瘤骨转移病人,特别是接受雌激素治疗的骨转移性乳癌病人,转移至骨骼的肿瘤细胞可致骨质破坏,骨钙释放,使血清钙升高。

高钙血症的早期症状有疲乏、软弱、厌食、恶心、呕吐和体重下降。血清钙浓度进一步增高,可出现严重头痛、背和四肢疼痛、口渴和多尿等。甲状旁腺功能亢进者可发生肾结石、难治性消化性溃疡、广泛的骨质疏松,甚至病理性骨折等。血清钙浓度高达 4~5 mmol/L 时可能有生命危险。

对于甲状旁腺功能亢进症者,应及时手术治疗,切除腺瘤或增生的腺体组织,可彻底治愈。对恶性肿瘤骨转移病人,可预防性地给予低钙饮食,并注意补充足够水分,以利于钙的排泄。

第三节　酸碱平衡失调

一、代谢性酸中毒

代谢性酸中毒(metabolic acidosis)指体内酸性物质积聚或产生过多,或 HCO_3^- 丢失过多而导致的血液 pH 值低于 7.35。

【原因】　①摄入酸过多:如过多进食酸性食物或输入酸性药物。②代谢产酸过多:如严重损伤、腹膜炎、高热或休克时,分解代谢增加及无氧酵解过程中产生的乳酸、酮酸等增多。③肾

Note

排酸减少:如肾功能不全或醛固酮缺乏或应用肾毒性药物等,可影响内源性 H^+ 的排出。④碱丢失过多:如腹泻、胆瘘、肠瘘或胰瘘等致大量碱性消化液丧失或肾小管上皮不能重吸收 HCO_3^- 等。

【临床表现】 轻者症状常被原发病掩盖。重症较典型的症状为呼吸深而快,呼吸频率可达 50 次/分,呼出气体有酮味。神经系统可出现疲乏、眩晕、嗜睡、感觉迟钝或烦躁不安,甚至意识模糊或昏迷,伴对称性肌张力减低,腱反射减弱或消失。可有面色潮红、心率加快、血压偏低,易发生休克、心律失常等。多数病人伴有缺水症状和体征。

【辅助检查】 血气分析:代偿期血液 pH 值、$[HCO_3^-]$ 和 $PaCO_2$ 有一定程度降低;可伴高钾血症;失代偿期 pH 值和 $[HCO_3^-]$ 明显下降,$PaCO_2$ 正常。

【治疗原则】 积极处理原发病和消除诱因,是代谢性酸中毒的首要措施。当血浆 $[HCO_3^-]$ 为 $16\sim18$ mmol/L 时,一般在消除病因和纠正缺水后,酸中毒基本纠正,不需碱剂治疗;而血浆 $[HCO_3^-]$ 低于 10 mmol/L 时,则必须给予碱剂治疗。常用碱性溶液为 5% 碳酸氢钠,一般成人给予 $125\sim250$ mL,用药后 $2\sim4$ h 复查动脉血气分析和血清电解质,根据情况再制订后续治疗方案。纠正酸中毒时,应注意适时补充钙和钾。

二、代谢性碱中毒

代谢性碱中毒(metabolic alkalosis)指体内 H^+ 丢失或 HCO_3^- 增多而导致的血液 pH 值高于 7.45。

【原因】 ①H^+ 丢失过多:如严重呕吐、长期胃肠减压,可使大量 HCl 丢失。②碱性物质摄入过多:如长期服用碱性药物或大量输注库存血,后者所含抗凝剂入血后可转化为 HCO_3^-。③低钾血症:当血清钾降低时,细胞内钾离子向细胞外转移,细胞内的 3 个 K^+ 与细胞外的 2 个 Na^+ 和 1 个 H^+ 进行交换,使细胞外液 H^+ 浓度降低。④利尿剂使用:如呋塞米、依他尼酸等可抑制肾近曲小管对 Na^+ 和 Cl^- 的重吸收,导致低氯性碱中毒。

【临床表现】 轻者症状多被原发病所掩盖。重者可出现呼吸变浅变慢、头晕、嗜睡、谵妄或昏迷,可伴有缺水症状和体征。因离子化钙减少,可出现手足抽搐、腱反射亢进等。

【辅助检查】 血气分析:代偿期血液 pH 值、$[HCO_3^-]$ 和 $PaCO_2$ 有一定程度增高,可伴低钾和低氯血症;失代偿期 pH 值和 $[HCO_3^-]$ 明显增高,$PaCO_2$ 正常。

【治疗原则】 对丧失胃液所致的代谢性碱中毒,可输注等渗盐水或葡萄糖盐水,经过这种治疗既恢复了细胞外液量,又补充 Cl^-,使轻症低氯性碱中毒得到纠正。必要时可补充盐酸精氨酸溶液,它既可补充 Cl^-,又可中和过多的 HCO_3^-。另外,碱中毒时几乎都存在低钾血症,故需同时补给氯化钾,补 K^+ 之后可纠正细胞内、外离子的异常交换,终止从尿中继续排 H^+,将利于加速碱中毒的纠正。严重代谢性碱中毒($[HCO_3^-]$ $45\sim50$ mmol/L,pH>7.65)时,为尽快中和细胞外液中过多的 HCO_3^-,可应用稀释的盐酸溶液。

三、呼吸性酸中毒

呼吸性酸中毒(respiratory acidosis)指肺泡通气及换气功能减弱,不能充分排出体内生成的 CO_2,使血液中 $PaCO_2$ 增高而引起的高碳酸血症,血液 pH 值低于 7.35。

【原因】 ①急性肺通气障碍:如全身麻醉过深、镇静剂过量、呼吸机管理不当、喉或支气管痉挛、急性肺气肿、严重气胸、胸水、心搏骤停等。②慢性阻塞性肺疾病:如肺组织广泛纤维化、重度肺气肿等。

【临床表现】 呼吸系统的主要临床表现为胸闷、气促和呼吸困难。因 CO_2 潴留脑血管扩张,可出现颅内压增高、脑水肿,病人出现持续性头痛,甚至表现出脑疝的症状和体征。因酸中毒和高钾血症,可发生心律失常。

【辅助检查】 血气分析:pH 值降低、$PaCO_2$ 增高、$[HCO_3^-]$ 正常。

【处理原则】 在积极去除诱因和治疗原发病的同时,改善通气功能,必要时做气管插管或气管切开术,以排除过多的 CO_2。

四、呼吸性碱中毒

呼吸性碱中毒(respiratory alkalosis)指由于肺泡通气过度、体内 CO_2 排出过多,使血液中 $PaCO_2$ 降低而引起的低碳酸血症,血液 pH 值高于 7.45。

【原因】 癔症、高热、疼痛、创伤、感染、低氧血症、呼吸机辅助通气过度等。

【临床表现】 可出现呼吸急促、心率增快、头昏、晕厥、表情淡漠或意识障碍。还可出现低血钙的表现:手足和口周麻木及针刺感、肌震颤、手足抽搐及低钙束臂(Trousseau)征阳性。

【辅助检查】 血气分析:pH 值增高、$PaCO_2$ 和 $[HCO_3^-]$ 降低。

【处理原则】 在治疗原发疾病和去除病因的同时,采取限制通气的措施,如用纸袋罩住口鼻减少 CO_2 的呼出。

第四节 临床处理的基本原则

水、电解质及酸碱平衡失调是临床上很常见的病理生理改变。无论是哪一种平衡失调,都会造成机体代谢的紊乱,进一步恶化可导致器官功能衰竭,甚至死亡。

(一) 处理水、电解质及酸碱平衡失调的基本原则

(1)充分掌握病史,详细检查病人体征:①了解是否存在可导致水、电解质及酸碱平衡失调的原发病;②有无水、电解质及酸碱平衡失调的症状及体征。

(2)即刻的实验室检查:①血、尿常规,血细胞比容,肝、肾功能,血糖;②血清 K^+、Na^+、Cl^-、Ca^{2+}、Mg^{2+} 等;③动脉血气分析;④必要时做血、尿渗透压测定。

(3)综合病史及上述实验室资料,确定水、电解质及酸碱失调的类型及程度。

(4)在积极治疗原发病的同时,制订纠正水、电解质及酸碱失调的治疗方案。如果存在多种失调,应分轻重缓急,依次予以调整纠正。首先要处理的应该是:①积极恢复病人的血容量,保证循环状态良好;②缺氧状态应予以积极纠正;③严重的酸中毒或碱中毒的纠正;④重度高钾血症的治疗。

(二) 体液和酸碱平衡失调的综合防治措施

1. 补充每日需要量 不能进食的病人,每日仍然有体液排出及热量消耗,由此可以导致缺水、缺钠、缺钾和酮症酸中毒。每日应补充当日需要量,包括水 2000~2500 mL(30~40 mL/kg),内含葡萄糖 100 g 以上、NaCl 4~5 g、KCl 3~4 g。

2. 对发热、大量出汗和已做气管切开的病人,应增加补给量 一般体温每升高 1 ℃,从皮肤丧失低渗体液 3~5 mL/kg。中度出汗的病人,丧失体液 500~1000 mL,其中含 NaCl 1.25~2.5 g。气管切开的病人,每日自呼吸蒸发的水分比正常多 2~3 倍,计 1000 mL 左右。

3. 手术前后的补液 手术前,如果病人的情况良好,施行的是择期性或限期性手术、小型手术,则不必补液;但大型手术需于手术当日清晨开始补液。手术中,除补给当日需要量外,还要加补手术野蒸发、体温升高、人工呼吸等额外丧失量。手术后,在胃肠功能恢复之前,需补液数日。手术时,由于细胞的破坏,钾由细胞内不断移出,血清 K^+ 增多,不宜在手术后最初 1~2

日补钾,但对手术后3日以上不能进食者,每日应补给10%氯化钾溶液30～40 mL,避免钾的缺乏。

4.补液的具体方法 应从下列三个方面来考虑:①当日需要量;②已丧失量;③额外丧失量。

(1)当日需要量:2000～2500 mL,内含 NaCl 4～5 g,KCl 3～4 g,葡萄糖至少100 g。

(2)已丧失量:已丧失量可以通过临床表现估计,也可通过公式计算。已丧失量不宜一次补足,一般当日先补给1/2,其余1/2量在第二、第三日内根据当时情况分次补给。

(3)额外丧失量:外科病人的额外丧失量,主要有:①胃肠道的额外丧失液;②内在性失液;③发热、出汗失液。额外丧失量一般在第二日给予补充,原则是丢多少、补多少。

知识链接 3-2

目标检测
及答案

本章小结

创伤、手术及许多外科疾病均可能导致体内水、电解质及酸碱平衡的失调,处理这些问题成为外科病人治疗中一个重要的内容。应重点掌握水、钠代谢紊乱,钾代谢紊乱及常见酸碱平衡失调,熟悉体液的组成、正常体液及酸碱平衡的调节。

(黄河科技学院 刘宽浩)

Note

第四章　输　　血

扫码看课件

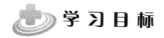

知识目标：

1. 掌握输血的适应证和常见并发症。

2. 熟悉自体输血和血液成分制品。

3. 了解血浆代用品。

能力目标：

1. 能初步判断病人是否需要输血,具备危重需输血病人的转诊能力。

2. 具备处理输血并发症的能力。

素质目标：加强医患沟通,体现人文关怀,消除病人恐惧心理,为不同类型需输血病人制订个性化治疗方案。

案例导入

　　病人,女,45 岁。因慢性重度贫血而输注红细胞悬液。输血开始 10 min 后,病人突然感到寒战,心前区压迫感。腰背剧痛,并出现呼吸急促,体温 39 ℃,血压 70/40 mmHg,尿呈酱油样颜色。

　　想一想:

　　(1) 该病人发生哪种输血反应?

　　(2) 该并发症发生后如何处理?

　　输血作为一种替代性治疗方法,可以补充血容量和血液中的成分、改善微循环、提高携氧能力、增强机体免疫力和凝血功能。输血包括输入全血、成分血和血浆代用品。输血在起到治疗作用的同时,也可能带来一些不良反应甚至严重并发症。在临床工作中,应严格掌握输血的适应证,并正确选用各种血液制品。

第一节　输血的适应证和注意事项

【适应证】

1. 大量失血　出血是输血的主要适应证,特别是严重创伤和手术中出血或其他原因引起的大出血。补充的血量、血制品种类应根据失血多少、速度及病人的临床表现确定。一般认为,一次失血量低于总血容量 10％(500 mL)者,不需要输血。当失血量达到或超过机体总血容量的 10％～20％(500～1000 mL)时,应根据临床表现和血红蛋白的变化选择输入血浆代用品、成分血或全血。

2. 慢性贫血或低蛋白血症 贫血的治疗应首选消除病因。手术前如有贫血或血浆蛋白过低,应予纠正。少量多次输血可提高血红蛋白浓度,改善全身情况;低蛋白血症可补充血浆或白蛋白。

3. 严重感染 输入新鲜血可提供抗体、补体等,以增强抗感染能力。输注浓缩粒细胞,对严重感染常可获得较好疗效,但有引起巨细胞病毒感染、肺部合并症等副作用的危险。

4. 凝血异常 对凝血功能障碍的病人,手术前应输入有关的血液成分,如血友病应输抗血友病球蛋白,纤维蛋白原缺少血症应输冷沉淀或纤维蛋白原制剂等。

【输血途径】

1. 静脉输血 选用外周静脉输血是主要途径,如失血量较多,可经颈内静脉或锁骨下静脉穿刺置管,既可测定中心静脉压,又能加速输血。

2. 动脉输血 抢救急性大出血病人的有效措施,可直接迅速补充血容量,产生较为明显的升压效果。其方法采用套管针置入桡动脉或股动脉,以便于加快输血。

【输血速度】 输血速度应视病人的病情而定:成人一般为 5 mL/min,年老体弱、婴幼儿及有心肺功能障碍者,输血速度宜慢,应控制在 1～2 mL/min,小儿约为 10 滴/分;大出血时输血速度宜快,要参照血压、中心静脉压、尿量和病人的意识状态等情况来调节输血的量和速度;若无失血情况,术前病人输血速度一般宜为 1～2 mL/min;术后早期因水钠潴留,若无明显失血,输血速度应予控制。

【注意事项】 输血前,必须两人仔细核对病人和供血者姓名、血型和交叉配血试验结果,并检查血袋是否渗漏,血液颜色有无异常及保存时间;除了生理盐水外,不可加入任何药物,以免产生药物配伍禁忌或溶血;从血库取出的血液应在短时间内输入,不可在室温放置过久,也不可加热;输血过程中要严密观察病人有无不良反应,检查体温、脉搏、血压及尿的颜色等;输血完毕后,血袋应保留 2 h,以便必要时进行化验检查。

第二节　输血的并发症及防治

输血一般是安全的,但有时可能发生不良反应和并发症,严重者甚至危及生命。但只要严格掌握输血指征,遵守输血操作规程,大多数的输血并发症是可以预防的。

【发热反应】 输血中最常见的反应。

1. 原因 ①可由致热原污染引起,如保养液或输血用具被致热原污染;②受血者在输血后产生白细胞抗体和血小板抗体所致的免疫反应;③违反操作原则,造成污染。

2. 症状 可在输血中或输血后 1～2 h 发生,有畏寒或寒战、发热,体温可达 40 ℃,伴有皮肤潮红、头痛、恶心、呕吐等,症状持续 1～2 h 缓解。

3. 防治

(1)处理:反应轻者,减慢滴数即可使症状减轻。严重者停止输血,密切观察生命体征,给予对症处理,并通知医生。必要时按医嘱给予解热镇痛药和抗过敏药,如异丙嗪或肾上腺皮质激素等。

(2)预防:严格管理血库保养液和输血用具,有效预防致热原,严格执行无菌操作。

【过敏反应】

1. 原因 ①病人输入血中的异体蛋白同过敏机体的蛋白质结合,形成完全抗原而致敏;

②献血员在献血前用过可致敏的药物或食物,使输入血液中含致敏物质;③多次输血者体内产生过敏性抗体。

2. 症状　大多数病人发生在输血后期或将结束时。表现轻重不一,轻者出现皮肤瘙痒、荨麻疹、中度血管性水肿(表现为眼睑、口唇水肿);重者因喉头水肿出现呼吸困难,两肺闻及哮鸣音,甚至发生过敏性休克。

3. 防治

(1) 处理:①过敏反应时,轻者减慢输血速度,继续观察,重者立即停止输血;②呼吸困难者给予吸氧,喉头水肿者行气管切开,循环衰竭者应给予抗休克治疗;③根据医嘱给予 0.1% 肾上腺素 0.5～1 mL 皮下注射,或用抗过敏药物和糖皮质激素等。

(2) 预防:①勿选用有过敏史的献血员;②献血员在采血前 4 h 内不吃高蛋白和高脂肪食物,宜进少量清淡食物或饮糖水。

【溶血反应】　输入的红细胞或受血者的红细胞发生异常破坏,而引起的一系列临床症状,为输血中最严重的反应。

1. 原因　①输入异型血,多由 ABO 血型不相容引起,献血者和受血者血型不符而造成;②输入变质血,输血前红细胞已变质溶解,如血液储存过久、血温过高,输血前将血加热或震荡过剧,血液受细菌污染均可造成溶血;③血中加入高渗或低渗溶液或能影响血液 pH 值变化的药物,致使红细胞大量破坏所致。

2. 症状　典型的症状在输入 10～20 mL 血后发生,随输入血量增加而加重。开始阶段,由于红细胞凝集成团,阻塞部分小血管,可引起头胀痛、四肢麻木、腰背部剧烈疼痛和胸闷等症状。第二阶段,由于凝集的红细胞发生溶解,大量血红蛋白散布到血浆中,可出现黄疸和血红蛋白尿。同时伴有寒战、高热、呼吸急促和血压下降症状。第三阶段,因大量血红蛋白从血浆中进入肾小管,致使肾小管阻塞;同时血红蛋白的分解产物使肾小管内皮细胞缺血、缺氧而坏死脱落,也导致肾小管阻塞。病人出现急性肾衰竭症状,严重者可导致死亡。

3. 防治

(1) 处理:①停止输血并通知医生,保留余血,采集病人血标本重做血型鉴定和交叉配血试验;②维持静脉输液通道,供给升压药和其他药物;③静脉注射碳酸氢钠碱化尿液,防止血红蛋白结晶阻塞肾小管;④双侧腰部封闭,并用热水袋敷双侧肾区,解除肾血管痉挛,保护肾脏;⑤严密观察生命体征和尿量,并做好记录,对少尿、尿闭者,按急性肾衰竭处理;⑥出现休克症状,应行抗休克治疗。

(2) 预防:认真做好血型鉴定和交叉配血试验,输血前仔细查对,杜绝差错。严格遵守血液保存制度,不可使用变质血液。

【细菌污染反应】　临床表现为烦躁、寒战、高热、呼吸困难、恶心、呕吐等,严重者可出现急性肾衰竭、肺水肿及中毒性休克的表现。出现细菌污染反应后立即中止输血并对血袋内剩余的血液进行血涂片检查或细菌培养检查。治疗措施与感染性休克相同。

【循环超负荷】　大量快速输血可造成循环超负荷,甚至心力衰竭,特别是老年人、幼儿或心脏疾病病人,表现为肺水肿、颈静脉怒张、中心静脉压增高及奔马律等。治疗包括减慢或停止输血,吸氧,使用强心剂和利尿剂等。

【疾病传播】　输血及血液制品都可能传播疾病,其中最常见而严重的是输血后肝炎,主要有乙型肝炎和丙型肝炎,其他如梅毒、回归热、艾滋病等也不少见。

第三节 自体输血

自体输血或称自身输血,是指收集病人自身血液后在需要时进行回输。主要特点是既可节约库存血,又可减轻输血反应和减少疾病传播,且不需检测血型和行交叉配血试验。目前外科自体输血常用的有三种方法。

1. 预存式自体输血 预存式自体输血适用于择期手术病人估计术中出血量较大需要输血者。对无感染且血细胞比容≥30%的病人,可根据所需的预存血量,从择期手术前的一个月开始采血,每3～4天一次,每次300～400 mL,直到术前3天为止,存储采得的血液以备手术之需。术前自体血预存者必须每天补充铁剂和给予营养支持。

2. 回收式自体输血 回收式自体输血是将收集到的创伤后体腔内积血或手术过程中的失血,经抗凝、过滤后再回输给病人。它主要适用于外伤性脾破裂、异位妊娠破裂等造成的腹腔内出血;大血管、心内直视手术及门静脉高压等手术时的失血回输和术后6 h内所引流血液的回输等。目前多采用血液回收机收集失血,经自动处理后去除血浆和有害物质,可得到血细胞比容(HCT)达50%～65%的浓缩红细胞,然后再回输。

3. 稀释式自体输血 稀释式自体输血即指麻醉前从病人一侧静脉采血,同时从另一侧静脉输入为采血量3～4倍的电解质溶液,或适量血浆代用品等以补充血容量。采血量取决于病人状况和术中可能的失血量,每次可采800～1000 mL,一般以血细胞比容不低于25%、白蛋白30 g/L以上、血红蛋白100 g/L左右为限,采血速度约为每5 min 200 mL,采得的血液备术中回输用。手术中失血量超过300 mL时可开始回输自体血,应先输最后采的血液。由于最先采取的血液中含红细胞和凝血因子的成分最多,宜在最后输入。

自体输血的禁忌证包括:①肝、肾功能不全的病人;②已有严重贫血的病人;③血液已受胃肠道内容物、消化液或尿液等污染;④血液可能受肿瘤细胞污染;⑤有脓毒症或菌血症者;⑥胸、腹腔开放性损伤超过4 h或血液在体腔中存留过久者。

第四节 血液成分制品

血液成分制品就是把全血中的各种成分分离出来,分别制成较高浓度的血液成分制品。常用的血液成分制品包括血细胞、血浆和血浆蛋白成分三大类。

【血细胞成分】 血细胞成分有红细胞、白细胞和血小板3类。

1. 红细胞制品

(1)浓缩红细胞:每袋含200 mL全血中的全部红细胞,总量为110～120 mL,血细胞比容为70%～80%。适用于各种急性失血、慢性贫血及心肺功能不全者。

(2)洗涤红细胞:200 mL中含红细胞170～190 mL,内含少量血浆、无功能白细胞及血小板,去除了肝炎病毒和抗A、B抗体。适用于对白细胞凝集素有发热反应及肾功能不全不能耐受库存血高钾者。

(3)冰冻红细胞:200 mL中含红细胞170～190 mL,不含血浆、在含甘油媒介中−65 ℃可保存3年,有利于稀有血型血的保存。适应证同洗涤红细胞。

2. 血小板制剂 有手工制备浓缩血小板和机器单采浓缩血小板2种。后者较前者血小

Note

板含量多。血小板输注适用于血小板减少症和(或)血小板功能障碍所致出血或具有较大出血可能的病人。

3. 白细胞制剂 主要有浓缩白细胞。用于粒细胞减少症,病人伴有感染征象,而对抗生素无反应者。

【血浆成分】 血浆成分有新鲜冷冻血浆、冷冻血浆和冷沉淀3种。

1. 新鲜冷冻血浆和冷冻血浆 后者中Ⅷ因子和Ⅵ因子及部分纤维蛋白原含量较前者低,其余成分相同。适用于各种凝血因子缺乏症、肝胆疾病引起凝血功能障碍和大量输库存血后有出血倾向者。

2. 冷沉淀 血浆冷沉淀中含有Ⅷ因子及纤维蛋白原,可治疗缺乏Ⅷ因子及纤维蛋白原而出血不止的病人或血友病病人。

【血浆蛋白成分】 血浆蛋白成分包括白蛋白制剂及其他一些制剂。

1. 白蛋白制剂 有5%、20%和25%这3种浓度。5%浓度的白蛋白制剂不但能提高血浆蛋白水平,且可用来补充血容量,效果与血浆相当。后两种应用时具有脱水作用。

2. 其他制剂 包括纤维蛋白原制剂、凝血酶原复合物制剂、浓缩抗血友病因子制剂、含有特种抗体的球蛋白制剂等,用于补充特定因子缺乏所致的疾病。

第五节　血浆代用品

血浆代用品是经天然加工或人工合成的胶体溶液,可以代替血浆以扩充血容量。其相对分子质量和胶体渗透压与血浆蛋白接近,能较长时间在循环中保持适当浓度,产品无抗原性及致敏性。临床常用的有右旋糖酐、羟乙基淀粉和明胶制剂。

1. 右旋糖酐 有中分子(相对分子质量>70000)和低分子(相对分子质量约40000)两种。前者每克可增加血容量15 mL,作用保持6～12 h;后者除有渗透性利尿作用外,尚可改善微循环。大量输入右旋糖酐可致凝血功能障碍,故24 h用量不宜超过1500 mL。

2. 羟乙基淀粉 采用玉米淀粉制成,相对分子质量为25000～40000,有扩张血浆容量的效果,无毒性及过敏反应,对肝肾功能无影响。大量输入可使凝血时间延长、血小板计数降低,故24 h用量宜在1500 mL以下。

3. 明胶制剂 胶原降解产物,具有一定的抗休克作用,也能改善微循环。有良好的血液相容性,大量输注不影响凝血机制和纤维蛋白溶解系统,其安全性超过右旋糖酐。

本章小结

输血作为一种替代性治疗方法,可以补充血容量和血液中的成分、改善微循环、提高携氧能力、增强机体免疫力和凝血功能。输血适应证和并发症是学习的重点和难点,自体输血、成分输血、血浆代用品等内容属于了解内容。

（黄河科技学院　刘宽浩）

目标检测及答案

第五章　外科休克

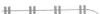

学习目标

知识目标：

1. 掌握休克的临床表现及治疗原则。

2. 熟悉休克的病理生理及休克的监测指标。

3. 了解休克的分类。

能力目标：

1. 能初步判断休克病人伤情，具备对严重休克病人的转诊能力。

2. 具备各类休克的初步处理能力。

素质目标：加强医患沟通，体现人文关怀，消除病人恐惧心理，选择合适的个体化诊疗方案。

案例导入

病人，男，50岁，因呕血3 h入院，3 h前突发大呕血3次，呕吐呈喷射状，量达1300 mL左右，为新鲜血。否认有消化道出血病史。体检：T 37.2 ℃，P 138次/分，R 32次/分，BP 82/50 mmHg。面色苍白，肢体湿冷，表情淡漠，乏力。巩膜稍黄染，双手呈肝掌样变。心肺检查无异常，尿量减少。

想一想：

(1) 该病人目前处于休克哪一阶段，依据是什么？

(2) 该病人目前主要的治疗措施是什么？

第一节　概　　述

休克(shock)是机体有效循环血量减少、组织灌注不足、细胞代谢紊乱和功能受损的病理过程，是多种病因引起的综合征。

【分类】　临床习惯按照病因不同，将休克分为低血容量性、感染性、心源性、神经性和过敏性休克五类。外科休克是指外科疾病引起的休克，主要有低血容量性休克和感染性休克。

【病理生理】　血液灌注不足引起组织细胞缺氧是休克的本质，产生炎症介质损伤组织细胞是休克的特征。

(一) 微循环变化

有效循环血容量的减少，将直接导致微循环的改变。

1. 微循环收缩期 休克早期。此时循环血容量减少,动脉血压下降。机体通过一系列代偿机制调节和矫正所发生的病理变化:通过主动脉弓和颈动脉窦压力感受器引起血管舒缩中枢加压反射,交感-肾上腺轴兴奋,大量儿茶酚胺进入血内,肾素-血管紧张素-醛固酮系统分泌增加等环节,加快心跳,使心排血量增加以维持循环相对稳定;皮肤、骨骼肌和腹腔内脏(肝脾、胃肠)小血管收缩,循环血量重新分布,优先保证心、脑等重要器官供血;微循环内前括约肌收缩,入血量减少,组织低灌注缺氧。此期积极复苏,休克较易纠正。

2. 微循环扩张期 休克进展期。动静脉短路和直捷通道大量开放,加剧了组织灌注不足,细胞处于无氧代谢状态,能量供给不足,乳酸类产物蓄积,舒血管介质释放如组胺、缓激肽等引起毛细血管前括约肌舒张,而后括约肌仍收缩;微循环淤血,毛细血管内静水压升高,血管壁通透性增强致血浆外渗,血液浓缩,黏稠度增加,回心血量及心排血量减少,动脉血压下降,心肌、脑组织血液供应不足,进而使微循环灌流锐减,休克加重而进入抑制期。

3. 微循环衰竭期 进入不可逆休克期。微循环内淤血,呈高凝状态;血小板和红细胞形成微血栓,导致 DIC 形成;组织严重缺血、细胞缺氧缺能量,细胞内溶酶体破裂,细胞自溶并损伤周围细胞,导致组织细胞和器官不可逆性损伤,进而出现多器官功能障碍。

（二）代谢变化

1. 无氧代谢引起代谢性酸中毒 当氧释放不能满足细胞对氧的需要时,将发生无氧糖酵解。缺氧时丙酮酸转变成乳酸。当发展至重度酸中毒 pH<7.2 时,心血管对儿茶酚胺的反应性降低,表现为心跳缓慢、心血管扩张和心排血量下降。

2. 能量代谢障碍 创伤和感染使机体处于应激状态,机体儿茶酚胺和肾上腺皮质激素明显升高,从而抑制蛋白质合成、促进蛋白质分解;促进糖异生、抑制糖降解,导致血糖水平升高。

（三）重要器官继发性损害

休克时各器官功能均发生障碍。其中主要是肺、肾、心、脑、胃肠和肝的功能障碍。

1. 肺 休克时,缺血缺氧使肺毛细血管内皮细胞受损,血管通透性增高,渗出增多,出现间质性肺水肿;由于缺氧使上皮细胞受损,由肺泡Ⅱ型细胞合成的表面活性物质减少,肺泡表面张力增高,继发肺泡萎陷和局限性肺不张;肺不张、肺水肿液堵塞气道和炎症介质引起支气管痉挛和肺血管收缩。导致肺泡通气血流比例失调,出现严重低氧血症。临床上出现进行性呼吸困难,称急性呼吸窘迫综合征。常于休克期间或病情平稳后 48～72 h 发生。

2. 肾 休克时,低血压和儿茶酚胺增加使肾脏血管收缩,肾脏血流量减少,肾滤过率明显下降而发生少尿。早期为功能性肾衰竭,病情发展,将引起肾小管缺血坏死,发生急性肾衰竭。

3. 心 心冠状动脉血流减少,导致缺血和酸中毒,从而损伤心肌;心肌微血栓形成,心肌发生局灶性坏死;心肌易遭受缺血-再灌注损伤;电解质异常、心肌抑制因子等因素影响心肌收缩力。

4. 脑 因脑灌注压和血流量下降而致脑缺血缺氧,导致脑水肿和颅内压增高,病人可出现意识障碍,严重者可发生脑疝、昏迷。

5. 肝脏及胃肠道 休克可引起肝缺血、缺氧性损伤,可破坏肝的合成与代谢及解毒功能。组织学方面可见肝小叶中央出血、肝细胞坏死等。生化检测有 ALT、血氨升高等代谢异常。胃肠黏膜因灌注不足而遭受缺氧性损伤及易发生缺血-再灌注损伤,可引起急性胃黏膜病变和肠源性感染,是导致休克继续发展和形成多器官功能障碍综合征的重要原因。

（四）炎症介质释放和细胞损伤

严重创伤、感染、休克可刺激机体释放过量炎症介质形成"瀑布样"连锁放大反应。炎症介质包括白介素、肿瘤坏死因子、集落刺激因子、干扰素和一氧化氮等。活性氧代谢产物可引起脂质过氧化和细胞膜受损。Na^+-K^+泵、钙泵功能障碍、细胞溶酶体膜破裂、线粒体损伤引起

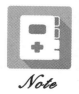

细胞损害。

【临床表现】　按休克发展过程,分为休克代偿期(休克早期)和休克抑制期(休克期)。

1. 休克代偿期　病人烦躁不安、出冷汗,皮肤苍白、四肢冰凉、尿量减少、心率增快、脉压差小。

2. 休克抑制期　病人反应淡漠、迟钝,意识模糊或昏迷;出冷汗、口唇肢端发绀、脉搏细速、血压下降。严重时,全身皮肤、黏膜明显发绀,四肢厥冷,脉搏摸不清、血压测不出,尿少或无尿。出现 DIC 时皮肤、创口、消化道多处出血,并发急性呼吸窘迫综合征出现进行性呼吸困难,一般吸氧而不能改善呼吸状态。休克各期的临床表现见表 5-1。

表 5-1　休克各期的临床表现

分期	程度	神志	口渴	皮肤黏膜		脉搏	血压	体表血管	尿量	估计失血量
				色泽	温度					
休克代偿期	轻度	神志清楚,伴有痛苦表情,精神紧张	口渴	开始苍白	正常或发凉	100 次/分以下,尚有力	收缩压正常,舒张压增高,脉压缩小	正常	正常	20% 以下(800 mL以下)
	中度	神志尚清楚,表情淡漠	很口渴	苍白	发冷	100~200次/分	收缩压 70~90 mmHg,脉压小	表浅静脉塌陷,毛细血管充盈迟缓	尿少	20%~40%(800~1600 mL)
休克抑制期	严重	意识模糊,甚至昏迷	非常口渴,可能无主诉	显著苍白,肢端青紫	厥冷(肢端更明显)	速而细弱,或摸不清	收缩压在 70 mmHg 以下或测不到	毛细血管充盈非常迟缓,表浅静脉塌陷	尿少或尿无	40% 以上(1600 mL以上)

【诊断】

有严重损伤、大量出血、重度感染、药物过敏或心脏疾病等情况提示有休克的可能;出汗、兴奋、心率加快、脉压小或尿少等疑有休克;出现神志淡漠、反应迟钝、皮肤苍白、呼吸浅快、收缩压降至 90 mmHg 以下及尿少者,表明已进入休克抑制期。

【休克监测】

严密动态观察,能正确把握病情变化趋势,有利于及时采取措施。

(一) 一般监测

1. 神志　反映脑血流灌注情况。

(1) 神志清楚:对外界的刺激反应正常,说明脑血流灌注正常。

(2) 表情淡漠或烦躁、嗜睡、昏迷,说明脑因血液循环不良而缺氧。

2. 皮肤　温度、颜色是体表灌流情况的标志。休克时皮肤微血管收缩或血流缓慢,可表现为苍白、发绀、花斑纹;皮肤发冷潮湿是交感神经兴奋、汗腺分泌增加的结果;血容量严重不足,可出现浅表静脉塌陷,休克晚期可出现皮下淤斑或出血点。

3. 血压　反映循环功能状态,血压并不是反映休克程度最敏感的指标;通常认为收缩压 <90 mmHg、脉压 <20 mmHg 是休克存在的表现;血压回升、脉压增大则是休克好转的征象;临床常以脉率/收缩压计算休克指数,判断休克情况:正常休克指数为 0.5;>1.0 提示休克存在;>2.0 为严重休克。

4. 脉搏　脉搏变化先于血压变化。血压还较低,但脉率已恢复且肢体温暖者,常表示休克趋向好转。

5. 尿量 反映肾脏血流灌注状况。对休克病人应密切观察尿量变化,记录 24 h 尿量;必要时应留置导尿管;合并急性肾衰竭者,要测定尿量。

尿量变化的临床意义:<25 mL/h,比重大,提示肾血管痉挛、血供不足;血压正常,尿量减少,比重固定于 1.010 左右,提示急性肾衰竭的可能;尿路损伤或梗阻可引起少尿或无尿;使用高渗溶液或利尿剂可致多尿。

（二）实验室检查

（1）检查白细胞计数及分类可了解感染情况;若血小板计数进行性下降,结合临床,排除其他原因,应考虑 DIC。

（2）血生化及血气分析测定可了解水、电解质和酸碱平衡情况。

（三）血流动力学监测

1. 中心静脉压（CVP） CVP 代表胸腔段腔静脉和右心房压力,可反映全身血容量与右心功能之间的关系。CVP 正常值为 5～10 cmH₂O,CVP<5 cmH₂O 提示血容量不足;CVP>15 cmH₂O 提示心功能不全,静脉血管过度收缩或肺循环阻力增高;CVP>20 cmH₂O 提示充血性心力衰竭。

2. 肺毛细血管楔压（PCWP） 测定 PCWP 能准确反映左心功能和血容量状况,对防止补液过多引起肺水肿有重要意义。但此项检查有时可出现严重并发症,目前限于有条件的大型医院 ICU 病房,只在抢救危重病人时使用。

（四）心电监护

连续监测可及时发现心肌缺血或心律不齐。

【治疗】 休克治疗原则:尽早消除病因,尽快补充血容量,纠正微循环障碍,增强心功能。重点是恢复灌注和对组织提供足够的氧。

（一）一般急救处理

积极处理原发伤病,如创伤制动、大出血止血、保证呼吸道通畅。取头部、胸部抬高 20°～30°,下肢抬高 15°～20°,以利于增加静脉回心血量。及早建立静脉通道,吸氧,保温,严密观察病情变化。

（二）补充血容量

迅速恢复组织血液灌流量和供氧是纠正休克的关键。根据连续监测动脉血压、尿量和 CVP 等数据判断补充血容量的效果。首先采用晶体液和人工胶体液复苏,必要时进行成分输血。也有用 3%～7.5%高渗盐溶液行休克复苏治疗,应采取先快后慢的原则。临床上常以血压结合 CVP 测定指导补液（表 5-2）。

表 5-2 中心静脉压、血压与补液关系

CVP	血压	原 因	处理原则
低	低	血容量严重不足	充分补液
低	正常	血容量不足	适当补液
高	低	心功能不全或血容量相对过多	给强心药物,纠正酸中毒,舒张血管
高	正常	容量血管收缩过度	舒张血管
正常	低	心功能不全或血容量不足	补液试验*

补液试验*:平衡溶液 250 mL,于 5～10 min 快速静脉注入。如血压升高而 CVP 不变,提示血容量不足;血压不变而 CVP 升高 3～5 cmH₂O,提示心功能不全。

知识链接 5-1

（三）病因治疗

病因治疗是纠正休克的根本措施。内脏大出血的控制，张力气胸的排气减压，应与抗休克治疗同步进行；重症胆管炎、绞窄性肠梗阻者，积极抗休克，稍有好转，尽快手术进行胆道减压，切除坏死肠管；其他原发病灶的处理，可根据具体情况选择手术时期。

（四）纠正酸碱失衡

休克早期，可因过度换气引起低碳酸血症、呼吸性碱中毒。由于碱中毒氧不易从血红蛋白中离解，导致组织缺氧加重。故不主张早期使用碱性药物。根本措施是改善组织灌注，并适时和适量地给予碱性药物。目前对酸碱平衡的处理多主张宁酸勿碱，酸性环境能增加氧与血红蛋白的解离，从而增加向组织释放氧气，对复苏有利。另外，使用碱性药物前须保证呼吸功能正常，否则会发生呼吸性酸中毒。

（五）心血管活性药物的应用

当血容量基本补足、酸中毒得到纠正，若循环状态仍无改善，应使用心血管活性药物。

1. 血管收缩药常用的有多巴胺、去甲肾上腺素和间羟胺等

（1）多巴胺：具有兴奋 α、β_1 受体的作用，同时作用于多巴胺受体。小剂量[$<10\ \mu g/(kg \cdot min)$]可使 β_1 受体兴奋，心肌收缩力增强，心排血量增加，肾和胃、肠道血管扩张；大剂量[$>15\ \mu g/(kg \cdot min)$]则使 α 受体兴奋，血管收缩，增加外周阻力，血压升高，宜采取小剂量。为提升血压，可将小剂量多巴胺与其他缩血管药物合用，而不增加多巴胺的剂量。

（2）去甲肾上腺素：以兴奋 α 受体为主，轻度兴奋 β 受体的血管收缩剂，能兴奋心肌，收缩血管，升高血压及增加冠状动脉血流量，作用时间短。常用量为 $0.5\sim2$ mg 加入 5％葡萄糖溶液 100 mL 内静脉滴注。

（3）间羟胺：间接兴奋 α、β 受体，对心脏和血管的作用同去甲肾上腺素，但作用弱，维持时间约 30 min。常用 $10\sim20$ mg 加入 5％葡萄糖溶液 100 mL 内静脉滴注。

2. 血管扩张药适用证：面色苍白，皮肤潮湿发冷，出现淤斑、发绀的休克病人；血容量已补足，CVP 高于正常，脉搏、血压未能改善，而无充血性心力衰竭者。常用药有：

（1）α 受体阻滞药：①酚妥拉明：作用快，持续时间短，按 $0.1\sim0.5$ mg/kg＋5％ GS 100 mL 静脉滴注。②酚苄明：作用时间长，常用 $0.5\sim1$ mg/kg＋5％ GS 250 mL，$1\sim2$ h 滴完。

（2）抗胆碱能药物：常用山莨菪碱，药理作用为能对抗乙酰胆碱引起的平滑肌痉挛使血管舒张，改善微循环，保护细胞膜。成人常用量 $40\sim80$ mg/h 持续泵入，或 10 mg，静脉注射，每 15 min 一次，直到临床症状改善。

3. 强心药西地兰可增强心肌收缩力，减慢心率。适用于输液量已足够，CVP＞15 cmH$_2$O，而血压仍低时。首次缓慢静脉滴注 0.4 mg，有效时可用维持量，每日剂量不超过1.2 mg。

（六）肾上腺皮质激素的应用

可用于感染性休克和其他较严重的休克。主要作用：①扩张血管，降低外周血管阻力，改善微循环；②稳定细胞膜，防止溶酶体破裂；③增强心肌收缩力，增加心排血量；④促进糖原异生，使乳酸转变为葡萄糖，从而纠正酸中毒；⑤提高线粒体功能，防止白细胞凝集。主张应用大剂量，静脉滴注，一次滴完。为了防止多用糖皮质激素后可能产生的副作用，一般只用 $1\sim2$ 次。感染性休克须与抗生素并用。

（七）抗生素的使用

用药指征：感染性休克；中、重度低血容量性休克。要求联合、广谱、大剂量应用。

（八）抗 DIC 治疗

对诊断明确的 DIC,可用肝素抗凝,一般 1.0 mg/kg,6 h 一次,成人首次可用 10000 U（1 mg 相当于 125 U 左右）。有时可用氨甲苯酸、氨基己酸、阿司匹林、潘生丁和小分子右旋糖酐治疗。

（九）其他药物

（1）三磷酸腺苷-氯化镁:具有增加细胞内能量、恢复细胞膜钠-钾泵的作用及防治细胞肿胀和恢复细胞功能的效果。

（2）氧自由基清除剂:超氧化物歧化酶（SOD）可减轻氧自由基对组织的破坏。

（3）钙通道阻滞剂:硝苯地平等有防止 Ca^{2+} 内流,保护细胞结构及功能的作用。

（4）内啡肽拮抗剂:纳洛酮可改善组织灌流量。

（5）前列腺素（PGI_2）:能改善微循环。

第二节　低血容量性休克

低血容量性休克（hypovolemic shock）指机体发生急性大量丢失全血、血浆或体液而引起的休克,包括失血性休克和创伤性休克。

一、失血性休克

失血性休克常见于大血管损伤、肝脾破裂、上消化道大出血。失血性休克的发生与失血速度有关:迅速失血、失血量大于全身总血量的 20% 时,机体难以代偿时即出现休克。

【治疗】　包括补充血容量和止血,两者应同步进行。

1. 补充血容量　继抽血（定血型、交叉配血）后,立即快速补液:补给平衡盐溶液和人工胶体液,一般认为,维持血红蛋白浓度在 100 g/L,血细胞比容在 30% 为好。可根据病人的代偿能力、一般情况和其他器官功能来决定是否输红细胞;急性失血量超过总量的 30% 可输全血。治疗中应严密观察心率、血压、尿量的变化,以调节输液速度和输液量。病情危重时:可用 7.5% 高渗盐水 200 mL 静脉滴注,以快速回收组织液进入血液,增加血容量,改善微循环。

2. 迅速止血　在补充血容量的同时,尽快止血是抢救休克成败的根本措施。对于肝脾破裂、急性活动性上消化道出血病例,应在积极抗休克的同时积极进行术前准备,尽早手术止血。

二、创伤性休克

创伤性休克（traumatic shock）多见于严重损伤,如骨折、挤压伤、大手术和烧伤等病人,一般均有血液或血浆丧失,属于低血容量性休克。休克的发生、发展与失血性休克相似,但病情常比较复杂。

治疗:快速补充血容量,与失血性休克时基本相同。不同的是创伤可有血块、血浆和炎性渗液积存在体腔和深部组织,须详细检查以准确估计丢失量。对危及生命的创伤如开放性或张力性气胸、连枷胸等,应做必要的紧急处理。手术和较复杂的其他处理,一般应在血压初步回升或稳定后进行。创伤性休克病人,还须行抗炎、镇痛等治疗。

Note

第三节　感染性休克

感染性休克(septic shock)是外科常见的休克类型,且治疗较为困难。以革兰阴性细菌引起的感染最常见。其特点:①由于感染和细菌内毒素的作用,易引发全身炎症反应;②DIC 发生率高而早;③内脏损害严重。

根据血流动力学特点,感染性休克分两种类型:①高排低阻型:其特点是外周阻力降低,心排血量增高;又称为"暖休克",较少见,仅是一部分革兰阳性菌感染引起的早期休克。②低排高阻型:特点是外周阻力增高,心排血量降低,又称为"冷休克",临床多见,且较严重。可由革兰阴性菌感染引起,由革兰阳性菌感染的"暖休克"加重时也可成为"冷休克"。

【临床表现】

1. 原发性感染病症表现　外科感染性休克病人多有原发性感染病症表现。部分确诊为感染性休克者,临床上可能找不到明显感染病灶,仅有全身炎性反应综合征(SIRS):①体温>38 ℃或<36 ℃;②心率>90 次/分;③呼吸>20 次/分或过度通气,PaCO$_2$<4.3 kPa;④WBC 12×10^9/L 或<4×10^9/L,或未成熟 WBC>10%。

2. 感染性休克的临床表现　见表5-3。

表 5-3　感染性休克的临床表现

临床表现	低排高阻型	高排低阻性
脉搏	细速	慢而有力
脉压/kPa	<4	>4
神志	烦躁、淡漠、嗜睡	清醒
皮肤温度	冷湿	温暖干燥
皮肤颜色	苍白、发绀或花斑样发绀	潮红
毛细血管充盈时间	延长	1~2 s
尿量(每小时)	<25 mL	>30 mL

【治疗】　感染性休克的治疗原则:休克纠正前,重点治疗休克,同时治疗感染;休克纠正后着重治疗感染。

1. 补充血容量　首先输入平衡盐溶液,再适当给予胶体溶液、血浆或全血。要求血红蛋白 100 g/L、血细胞比容 30%~35%,以保证心脏正常充盈压和动脉血的含氧量以及合理的血液黏稠度。感染性休克病人常有心肌受损、肾损害,补液过多会造成不良后果。应测定 CVP 借以调节补液量和速度。

2. 处理原发感染病灶　原发感染病灶的存在是发生休克的主要原因,应尽早处理,才能纠正休克和巩固疗效。

3. 抗生素治疗　抗生素的治疗原则:联合、广谱、足量、有效,早期静脉给药。大肠杆菌、克雷伯菌感染可用第三代头孢菌素类抗生素;腹腔感染、多发脓肿、坏死性筋膜炎应加用抗厌氧菌抗生素;经细菌培养和药物敏感试验后,改用针对性强的抗生素。

4. 纠正酸碱失衡　感染性休克时,代谢性酸中毒发生早而严重,应给予及时纠正。

5. 心血管药物的使用　经补充血容量、纠正酸中毒而休克仍未好转者,应使用血管舒张药物,常用的有山莨菪碱、多巴胺等,或与间羟胺、酚妥拉明合用。感染性休克病人多有心功能损害,可应用西地兰、多巴酚丁胺等。

6. 皮质激素的使用 限于早期,用量宜大,可达正常量的 $10\sim20$ 倍,维持不宜超过 48 h。并用大剂量有效抗生素;应用奥美拉唑等药物保护胃肠黏膜,以防止感染加重和应激性溃疡的发生。

7. 其他治疗 包括营养支持,对并发的 DIC、重要器官功能障碍的处理等。

本章小结

　　休克是指机体受到各种强烈致病因素侵袭后,导致有效循环血容量锐减,组织血液灌流不足引起的以微循环障碍、代谢障碍和细胞受损为特征的病理性综合征。低血容量性休克和感染性休克在外科中最常见。休克临床表现、监测指标、治疗原则是学习休克的重点,休克的病理生理是学习的难点。

（黄河科技学院　刘宽浩）

目标检测
及答案

Note

第六章 多器官功能障碍综合征

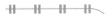

扫码看课件

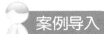 学习目标

知识目标：

1. 掌握：急性肾衰竭的病因、发病机制、临床表现、诊治原则。

2. 熟悉：多器官功能障碍综合征的概念、发病机制、临床表现及诊断。

3. 了解：急性呼吸窘迫综合征、急性肝衰竭、急性胃肠功能障碍的病因、临床表现和诊治原则。

能力目标：应用所学知识，能对急性肾衰竭、急性呼吸窘迫综合征、急性胃肠功能障碍、急性肝衰竭做出诊断，并正确防治多器官功能障碍综合征。

素质目标：加强医患沟通，体现人文关怀，向病人家属说明病情，消除恐惧心理；尊重生命，选择合适的个体化诊疗方案，全力抢救，力争使病人转危为安。

案例导入

病人，男，28岁，车祸致脾破裂、失血性休克，入院急诊行脾切除术。术后24 h尿量400 mL，第二天补液3000 mL，尿量300 mL。术后第6天，病人出现烦躁不安，恶心、呕吐，全身水肿，呼吸急促，口唇发绀。查体：T 36.8 ℃、R 32次/分、P 130次/分、BP 150/100 mmHg，双肺呼吸音粗，可闻及湿啰音，血钾6.5 mmol/L、血钠130 mmol/L。

想一想：

（1）病人目前诊断有哪些？

（2）如何拟订进一步治疗方案？

第一节 概　　论

多器官功能障碍综合征（multiple organ dysfunction syndrome，MODS）是指急性疾病过程中两个或两个以上的器官或系统同时或序贯发生功能障碍。

一、病因

任何引起全身炎症反应的疾病均可能发生MODS，外科疾病常见于：

（1）各种外科感染引起的脓毒症。

（2）严重的创伤、烧伤或大手术致失血、缺水。

（3）各种原因的休克，呼吸、心搏骤停复苏后。

（4）各种原因导致肢体、大面积的组织或器官缺血-再灌注损伤。

（5）合并脏器坏死或感染的急腹症。

（6）输血、输液、使用药物或机械通气。

（7）患某些疾病的病人更易发生 MODS，如心脏、肝、肾的慢性疾病，糖尿病，免疫功能缺陷者等。

二、发病机制

迄今为止，对 MODS 的发病机制尚未完全了解。根据不同的病因，发病机制有所差异。但是，已认识到各种炎症介质、细胞因子的参与加剧了全身炎症反应综合征并导致 MODS 的发生。

三、临床表现及诊断

各器官或系统功能障碍的临床表现可因为障碍程度、对机体的影响、是否容易发现等而有较大差异。如肺、肾等器官和呼吸、循环系统的功能障碍临床表现较明显，故较易诊断，而肝、胃肠道和血液凝血功能障碍在较重时临床表现才明显，不易早期诊断。

诊断 MODS 应详细分析病人的所有资料，尤其应该注意以下几点。

1. 熟悉引起 MODS 的常见疾病 警惕存在 MODS 的高危因素。在外科疾病中，任何严重的感染、创伤以及大手术病人均可发生全身炎症反应综合征，当这些病人出现不明原因的呼吸、心律的改变，血压偏低、神志变化、尿量减少，尤其出现休克时，就应警惕 MODS 的发生。在积极的病因治疗同时应做进一步的深入检查，逐一鉴别引起这些表现的原因。如 MODS 的尿少应注意与缺水、尿路梗阻、早已存在的慢性肾病相鉴别；呼吸加快则应排除肺部急慢性炎症、酸碱平衡失调或左心衰竭等因素。

2. 及时做更详细的检查 当怀疑病人可能出现 MODS 时，除进行如血常规、尿比重、心电图、胸部 X 线和中心静脉压测定等常规检查外，还应尽快做特异性较强的检查，如血气分析、肝肾功能监测、凝血功能检查等以便及早做出正确的估计、诊断和鉴别诊断。

3. 任何危重病人应动态监测心脏、呼吸和肾功能 由于 MODS 的表现可以是渐进的，也可能较隐匿，往往被原发病掩盖，因此，一些较明显的表现变化就应加以注意。临床上容易监测的是心脏、呼吸和肾功能，心动过速、呼吸加快、发绀、尿少等较容易被发现，如按常规治疗不能有效改善症状，就应注意已发生 MODS。

4. 当某一器官出现功能障碍时，要及时注意观察其他器官的变化 MODS 多数是序贯出现的。如只注重于出现症状的器官，就容易遗漏 MODS 的发生。因此，一旦某一器官功能障碍，应根据其对其他系统器官的影响，病理连锁反应的可能性，及时做有关的病理生理改变检查。例如，急症病人胃肠道出血，应注意有无 DIC、脑出血、ARDS 等，以便及时做出正确诊断。临床上，肺功能障碍常常是 MODS 中最早被发现的，而肝衰竭最易并发肾衰竭。

5. 熟悉 MODS 的诊断指标 器官功能障碍与衰竭是疾病的不同阶段，器官功能衰竭较容易诊断，但难以治愈。MODS 若尚处在疾病的发展阶段，则有较大的治愈可能，因此，应熟悉 MODS 的诊断指标，以早期、及时诊断 MODS 的存在。如：在有肝功能异常伴大量腹水时就应做出肝功能障碍的诊断，不一定要有深度黄疸；肺功能障碍不应到出现呼吸困难，而应在出现呼吸加快、血气分析 PaO_2 降低，需辅助呼吸时就应做出诊断。

四、预防和治疗

由于对 MODS 的病理过程缺乏有效的遏制手段，尚有相当高的死亡率。因此，如何有效预防其发生是提高危重病人救治成功率的重要措施。

1. 积极治疗原发病　无论是否发生 MODS,为抢救病人生命,原发病应予积极治疗。只有控制原发病,才能有效防止和治疗 MODS。否则,必然使病情加重、恶化。如大面积的创伤,及时清创、及时补充体液、防治感染,就容易防止可能出现的肾功能障碍。

2. 重点监测病人的生命体征　生命体征是最容易反映病人器官或系统变化的征象,如果病人呼吸快、心率快,应警惕发生心、肺功能障碍;血压下降要考虑周围循环衰竭。对可能发生 MODS 的高危病人,应进一步扩大监测范围,如中心静脉压、尿量及尿比重、肺毛细血管楔压、心电图改变等,可早期发现 MODS。

3. 防治感染　鉴于外科感染是引起 MODS 的重要病因,防治感染对预防 MODS 有非常重要的作用。对可能感染或已有感染的病人,在未查处明确感染微生物以前,必须合理使用广谱抗生素或联合应用抗菌药物。对明确的感染病灶,应采取各种措施使其局限化,只要可能,应及时做充分的外科引流以减轻脓毒症。维持各种导管的通畅,加强对静脉导管的护理,有助于防止感染的发生。

4. 改善全身情况和免疫调理治疗　急症病人容易出现水、电解质及酸碱平衡失调,外科病人常见等渗性缺水、低渗性缺水和代谢性酸中毒,必须予以纠正。创伤、感染导致的低蛋白血症、营养不良也需要耐心纠正。

5. 保护肠黏膜的屏障作用　有效纠正休克、改善肠黏膜的灌注,能维护肠黏膜的屏障功能。尽可能采取肠内营养,可防止肠道细菌的移位。

6. 及早治疗首先发生功能障碍的器官　MODS 多从一个器官功能障碍开始,连锁反应导致更多器官的功能障碍。治疗单个器官功能障碍的效果胜过治疗 MODS。只有早期诊断器官功能障碍,才能及早进行治疗干预,阻断 MODS 的发展。

第二节　急性呼吸窘迫综合征

急性呼吸窘迫综合征(acute respiratory distress syndrome,ARDS)是因肺实质发生急性弥漫性损伤而导致的急性缺氧性呼吸衰竭,临床表现以进行性呼吸困难和顽固性低氧血症为特征。

一、病因

诱发 ARDS 的病因大致分为直接损伤和间接损伤两类。①直接原因包括误吸综合征、溺水、吸入毒气或烟雾、肺挫伤、肺炎及机械通气引起的肺损伤。②间接原因包括各类休克、脓毒症、急性胰腺炎、大量输库存血、脂肪栓塞及体外循环。以全身性感染、全身炎症反应综合征(SIRS)、脓毒症时,ARDS 的发生率最高。

二、临床表现

ARDS 一般在原发病后 12～72 h 发生。主要临床表现:严重的呼吸困难、呼吸频率增快、顽固性低氧血症;气道阻力增加和肺顺应性降低;血流动力学表现为肺毛细血管楔压正常(<18 mmHg);而肺血管阻力(PVR)和肺动脉压(PAP)升高;X线显示双肺有弥漫性片状浸润和非心源性肺水肿。早期的肺顺应性变化不大,发病后一周内肺顺应性明显降低,无效腔通气也显著增加,并可出现进一步的肺损伤、继发感染和其他器官的功能障碍。一般在 2 周后开始逐渐恢复,2～4 周死亡率最高,致死原因多为难以控制的感染和多器官功能衰竭。

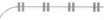

三、治疗

1. 原发病治疗 全身性感染可引起全身炎症反应综合征,是导致 ARDS 的主要原因之一,必须积极有效地控制感染,清除坏死病灶及合理使用抗生素。组织灌注不足可引起全身性组织缺氧,是引起肺泡-毛细血管膜通透性增加的原因。毛细血管渗漏的发生是在组织缺氧之后,是组织缺氧的结果而不是原因。在 ARDS 发生之前常常存在低血容量、组织灌注减少、氧供和氧耗不足。

2. 循环支持治疗 首先应通过体液治疗以提高有效循环血容量;应用正性肌力药物来增加心排血量和增高心脏指数;为维持组织灌注所需要的灌注压,应适当使用血管活性药物以维持收缩压在 100 mmHg 以上;加强呼吸治疗改善肺的通气和氧合功能。因此,在早期主张积极补充血容量,保证组织的灌流和氧供,促进受损组织的恢复。但在晚期应限制入水量并适当用利尿剂,以降低肺毛细血管内静脉压,或许对减轻肺间质水肿有利。

3. 呼吸支持治疗 机械通气是治疗通气功能障碍和呼吸衰竭的有效方法,也是 ARDS 重要的支持治疗措施。通过改善气体交换和纠正低氧血症,为原发病的治疗赢得时间。机械通气的目的是维持良好的气体交换和充分的组织氧合,并应避免或减少因机械通气引起的心排血量降低、肺损伤和氧中毒等并发症。

初期,病人呼吸加快而其他症状较轻时,可以用面罩行持续气道正压通气(continuous positive airway pressure,CPAP)。保持其呼气相压力为 $0.5\sim1.0$ kPa($5\sim10$ cmH$_2$O),使肺泡复张,增加换气面积;并增加吸入氧浓度。ARDS 进展期,多需要气管内插管行机械通气,并选用呼气终末正压通气。

4. 肺血管舒张剂的应用 严重的 ARDS 常伴有肺动脉高压,低氧血症也主要因静脉掺杂和分流增加所致。如能应用血管舒张剂降低肺动脉压和静脉掺杂有利于改善低氧血症。经呼吸道途径给予一氧化氮或前列腺素 E$_1$,可选择性地舒张有通气功能肺泡的血管,并有明显的抗炎性作用,对降低肺动脉压、减少分流量和无效腔通气有一定效果。

5. 体位治疗 由仰卧位改为俯卧位,可使 75% ARDS 病人的氧合改善。可能与血流重新分布,部分萎陷肺泡再膨胀达到"开放肺"的效果有关。这样可改善通气/灌流值,减少肺内分流。

6. 营养支持 多数 ARDS 病人都处在高代谢状态,营养支持应尽早开始,最好用肠道营养。能量的摄取既应满足代谢的需要,又应避免碳水化合物的摄取过多,蛋白摄取量一般为每天 $1.2\sim1.5$ g/kg。

7. 糖皮质激素的应用 对 ARDS 的作用不能肯定。有研究表明,糖皮质激素可抑制肺的炎性反应及肺纤维化,但临床研究仍未证明有这种功能。

第三节　急性肾衰竭

急性肾衰竭(acute renal failure,ARF)是指各种原因引起的肾功能损害,在短时间(几小时至几日)内出现血中氮质代谢产物积聚,水、电解质和酸碱平衡失调及全身并发症,是一种严重的临床综合征。肾功能受损的突出临床表现是尿量明显减少,观察 ARF 病人的 24 h 尿量非常重要。正常成年人尿量 $1000\sim2000$ mL/d,若少于 400 mL/d 称为少尿,少于 100 mL/d 称为无尿。但是,仅根据尿量不能完全判断 ARF,在非少尿型者,则可出现尿量>800 mL/d,而血中尿素氮、肌酐呈进行性升高,提示仍存在肾衰竭。这种情况多见于手术和创伤后,容易忽略。ARF早期多无明显症状和体征,通常在生化检查时才发现血尿素氮和肌酐浓度明显升高。ARF还可能与其他器官(如心、肝、肺)功能障碍并存构成多器官功能障碍综合征(MODS)。尽管大多数ARF是可逆的,但是由于部分病人原发病重、并发症多,尤其是有多器官功能障碍者,治疗更为棘手,常可危及病人生命。

一、病因

ARF的病因可分为如下三类。

1. 肾前性 由于出血、脱水、休克等病因引起血容量不足;心脏疾病、肺动脉高压、肺栓塞等所致心排血量降低;全身性疾病,如肝肾综合征、严重脓毒症、过敏反应和药物等引起有效血容量减少以及肾血管病变,这些均可导致肾血流的低灌注状态,使肾小球滤过率不能维持正常而引起少尿。初时,肾实质并无损害,属功能性改变;若不及时处理,可使肾血流量进行性减少,发展成为急性肾小管坏死,出现ARF。

2. 肾后性 由尿路梗阻所致,包括双侧肾、输尿管或独立肾、输尿管周围病变以及盆腔肿瘤压迫输尿管引起梗阻以上部位的积水。膀胱内结石、肿瘤以及前列腺增生、前列腺肿瘤和尿道狭窄等引起双侧上尿路积水,使肾功能急剧下降。如能及时解除梗阻,肾功能可以很快恢复,但梗阻时间过长,也会使肾实质受损害,导致ARF。

3. 肾性 主要是由肾缺血和肾毒素所造成的肾实质性病变,约75%发生急性肾小管坏死。临床上能使肾缺血的因素很多,如大出血、脓毒性休克、血清过敏反应等。肾毒素物质有:重金属如铋、汞、铝、砷等;抗生素如庆大霉素、卡那霉素、链霉素等;其他药物如放射显影剂、阿昔洛韦、顺铂、环孢素A等;有机溶剂如四氯化碳、苯酚等;生物类毒物如蛇毒、青鱼胆等;肾缺血和肾毒素对肾的影响不能截然分开,常交叉同时作用,如大面积深度烧伤、挤压综合征等。

应该注意的是,以肾前性和肾后性的病因所致者,早期阶段仅仅是肾功能障碍而无严重的肾实质损害,只有原发病因未及时纠正而继续进展,才会造成ARF。

二、发病机制

ARF的发病机制十分复杂,涉及因素很多,目前仍未完全阐明,但主要涉及肾血流动力学改变和肾小管功能障碍两方面(图6-1)。

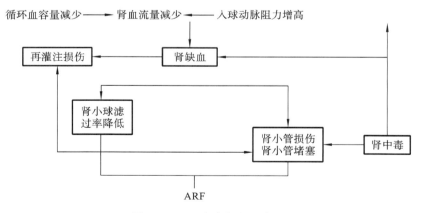

图6-1 ARF发病机制示意图

三、临床表现

临床上ARF有少尿型ARF和非少尿型ARF,而少尿型ARF的临床病程分为两个不同时期,即少尿(或无尿)期和多尿期,与ARF在病理上有肾小管坏死和修复两个阶段相关。

（一）少尿（或无尿）期

此期是整个病程的主要阶段，一般为 7～14 天，最长可达 1 个月以上。少尿期愈长，病情愈重。

1. 水、电解质和酸碱平衡失调

（1）水中毒：体内水分大量积蓄，若不严格限制水、钠的摄入，再加体内本身每 24 h 的内生水可达 450～500 mL，极易造成水中毒。严重时可发生高血压、心力衰竭、肺水肿及脑水肿，表现为恶心、呕吐、头晕、心悸、呼吸困难、水肿、嗜睡以及昏迷等症状。水中毒是 ARF 的主要死因之一。

（2）高钾血症：正常人 90% 的钾离子经肾排泄。少尿或无尿时，钾离子排出受限，特别是严重挤压伤、烧伤或感染时，组织分解代谢增加，钾由细胞内释放到细胞外液，血钾可迅速升高达危险水平。血钾升高的病人有时可无特征性临床表现，待影响心功能后才出现心律失常，甚至心搏骤停。因此必须严密观察血钾及心电图改变。血钾升高的心电图表现为 Q-T 间期缩短及 T 波高尖；当血钾升高至 6.5 mmol/L 以上，可出现 QRS 波增宽、P-R 间期延长和 P 波降低。对于高钾血症必须紧急处理，否则有引起心室颤动或心搏骤停的可能。高钾血症是少尿期最重要的电解质紊乱，是 ARF 死亡的常见原因之一。

（3）高镁血症：正常情况下，60% 镁由粪便排泄，40% 由尿排泄。在 ARF 时，血镁与血钾呈平行改变，因此高钾血症的病人必然也伴有高镁血症。心电图表现为 P-R 间期延长，QRS 波增宽，T 波增高。高镁血症可引起神经肌肉传导障碍，出现低血压、呼吸抑制、麻木、肌力减弱、昏迷甚至心脏停搏。

（4）高磷血症和低钙血症：ARF 时会发生血磷升高，有 60%～80% 的磷转向肠道排泄，并与钙结合成不溶解的磷酸钙，影响钙的吸收，出现低钙血症。血钙过低会引起肌肉抽搐，并加重高血钾对心肌的毒性作用。

（5）低钠血症：主要由 ARF 时水过多所致。此外还有以下情况可能产生低钠血症：呕吐、腹泻、大量出汗等引起钠过多丢失；代谢障碍时"钠泵"效应下降，细胞内钠不能泵出，细胞外液钠含量下降；肾小管功能障碍，钠再吸收减少等。

（6）低氯血症：由于氯和钠是在相同的比例下丢失，低钠血症常伴低氯血症。若频繁呕吐，大量胃液丧失，氯化物丢失更多。

（7）酸中毒：代谢性酸中毒是 ARF 少尿期的主要生理改变之一。因缺氧而使无氧代谢增加，无机磷酸盐等非挥发性酸性代谢产物排泄障碍，加之肾小管损害以及丢失碱基和钠盐，分泌 H^+ 与 NH_3 功能减退，导致体内酸性代谢产物的积聚和血 HCO_3^- 浓度下降，产生代谢性酸中毒并加重高钾血症。临床表现为呼吸深而快，呼气带有酮味，面部潮红，并可出现胸闷、气急、软弱、嗜睡及神志不清或昏迷，严重时血压下降、心律失常，甚至出现心脏停搏。

2. 蛋白质代谢产物积聚 蛋白质的代谢产物不能经肾排泄，含氮物质积聚于血中，称氮质血症。如同时伴有发热、感染、损伤，则蛋白质分解代谢增加，血中尿素氮和肌酐升高更快，预后差。氮质血症时，血内其他毒性物质如酚、胍等也增加，最终形成尿毒症。临床表现为恶心、呕吐、头痛、烦躁、倦怠无力、意识模糊，甚至昏迷。

3. 全身并发症 由 ARF 所致的一系列病理生理改变以及尿毒症毒素在体内的蓄积，可以引起全身各系统的中毒症状。尿少及体液过多，导致高血压、心力衰竭、肺水肿、脑水肿；毒素滞留，电解质紊乱、酸中毒引起各种心律失常和心肌病变；也可出现尿毒症肺炎、脑病。由于血小板质量下降、各种凝血因子减少，毛细血管脆性增加，有出血倾向。常有皮下、口腔黏膜、牙龈及胃肠道出血，以及 DIC。

（二）多尿期

在少尿或无尿后的 7～14 天，如 24 h 尿量增加至 400 mL 以上，即为多尿期开始，一般历时约14天,尿量每天可达3000 mL以上。在开始的第一周,由于肾小管上皮细胞功能尚未完全恢复,虽尿量明显增加,但血尿素氮、肌酐和血钾仍继续上升,尿毒症症状并未改善,此为早期多尿阶段。当肾功能进一步恢复、尿量大幅度增加后,则又可出现低血钾、低血钠、低血钙、低血镁和脱水现象,此时病人仍然处于氮质血症及水、电解质失衡状态,且体质虚弱,很容易发生感染。病人并未脱离危险,可因低血钾或感染而死亡。待血尿素氮、肌酐开始下降时,则病情好转,即进入多尿期后期。多尿期的尿量增加有三种形式:突然增加、逐步增加和缓慢增加。后者在尿量增加一段时期后若停滞不增,提示肾有难以恢复的损害,预后差。多尿期后,病人常需数月后才能恢复正常,少数病人最终遗留不同程度的肾结构和功能缺陷。

非少尿型ARF者24 h尿量在800 mL以上,但血肌酐呈进行性升高,与少尿型ARF比较,其升高幅度较低。临床表现轻,进程缓慢,严重的水、电解质和酸碱平衡失调,胃肠道出血和神经系统症状均少见,感染发生率也较低。需要透析治疗者少,预后较好,但临床上仍需重视此型肾衰竭。

四、诊断

1. 病史和体格检查 需详细询问和记录与ARF相关的病史,归纳为以下三个方面。①有无肾前性因素,如体液或血容量降低所致低血压、充血性心力衰竭、严重肝病等。②有无引起肾小管坏死的病因,如严重烧伤、创伤性休克、脓毒性休克、误输异型血、肾毒性药物治疗等。③有无肾后性因素,如尿路结石、盆腔内肿物、前列腺肿瘤等。

此外,应注意是否有肾病和肾血管病变,在原发病的基础上引起ARF,有时临床表现非常明显。心脏听诊可了解有无心力衰竭。颈静脉充盈程度能反映中心静脉压的高低。

2. 尿量及尿液检查 ①尿量:精确记录每小时尿量,危重病人尤其是昏迷病人需要留置导尿管收集尿液。②尿液检查:注意尿色改变,酱油色尿提示有溶血或软组织严重破坏,尿呈酸性。肾前性ARF时尿浓缩,尿比重和渗透压高;肾性ARF为等渗尿,尿比重在1.010~1.014。尿常规检查,镜下见到宽大的棕色管型,即为肾衰竭管型,提示急性肾小管坏死,对ARF有诊断意义;大量红细胞管型及蛋白提示急性肾小球肾炎;有白细胞管型提示急性肾盂肾炎。肾前性和肾后性ARF,早期阶段尿液检查常无异常或有红细胞、白细胞。

3. 血液检查 ①血常规检查:嗜酸性粒细胞明显增多提示急性间质性肾炎的可能。轻、中度贫血与体液潴留有关。②血尿素氮和肌酐:若每日血尿素氮升高3.6~7.1 mmol/L,血肌酐升高44.2~88.4 μmol/L,则表示有进行性ARF,或有高分解代谢存在。③血清电解质测定:血钾浓度常升高,可大于5.5 mmol/L,少数可正常或偏低;血钠可正常或偏低;血磷升高,血钙降低。④血pH值或血浆HCO_3^-浓度:血pH值常低于7.35,HCO_3^-浓度多低于20 mmol/L,甚至低于13.5 mmol/L。

4. 影像学检查 主要用于诊断肾后性肾衰竭。B超检查可显示双肾大小以及肾输尿管积水;尿路平片、CT平扫可发现尿结石影;如怀疑尿路梗阻,可做逆行尿路造影,输尿管插管既可进一步确定梗阻又有治疗作用。磁共振水成像可显示尿路梗阻部位及程度。X线或放射线核素检查可发现肾血管有无梗死,确诊则需行肾血管造影,但应特别注意造影剂的肾毒性。对老年人、肾血管灌注不足和肾小球滤过率降低者,毒性更大,会加重ARF。

五、治疗

(一)少尿期治疗

治疗原则是维持内环境的稳定。

1. 限制水分和电解质 密切观察并记录24 h出入液量,包括尿液、粪便、引流液、呕吐物量和异常出汗量。量出为入,每日补液量依据"显性失水＋非显性失水－内生水"计算得出,宁少勿多,避免引起水中毒。中心静脉压或肺毛细血管楔压监测能反映血容量状况。严禁摄入钾,包括食物和药物中的钾。血钠维持在 130 mmol/L 左右,除了纠正酸中毒外,一般无须补充钠盐。注意补充适量的钙。

2. 治疗高血钾 高血钾是少尿期最主要的死亡原因。当血钾＞5.5 mmol/L,应给予 10％葡萄糖酸钙 20 mL 经静脉缓慢注射或加入葡萄糖溶液中滴注;或以 5％碳酸氢钠 100 mL 静脉滴注或 25 g 葡萄糖及 6 U 胰岛素缓慢静脉滴注;当血钾＞6.5 mmol/L 或心电图呈高血钾图形时,有透析指征。

3. 纠正酸中毒 当血浆 HCO_3^- 低于 15 mmol/L 时,应予碳酸氢盐治疗。应控制所用的液体量,避免血容量过多。

4. 维持营养和供给热量 补充适量的碳水化合物能减少蛋白质分解代谢,体重 70 kg 的病人经静脉途径补充 100 g 葡萄糖可使蛋白的分解代谢量由每日 70 g 降至 45 g;补充 200 g 葡萄糖则蛋白的分解代谢量降至每日 20～30 g。但再增加摄入量,蛋白分解代谢不再减少。透析时应适当补充蛋白质,注意补充维生素。

5. 控制感染 减缓 ARF 发展的重要措施。必要时应用抗生素,但应避免使用肾毒性及含钾药物,并根据其半衰期调整用量和治疗次数。

6. 血液净化 ARF 治疗的重要组成部分。常用的血液净化分为三种:血液透析(hemodialysis,HD)、连续性肾替代治疗(continuous renal replace treatment,CRRT)和腹膜透析(peritoneal dialysis,PD)。

(1)血液透析:适用于高分解代谢的 ARF,病情危重、心功能尚稳定、不宜行腹膜透析者。

(2)连续性肾替代治疗:ARF 伴血流动力不稳定和多器官功能衰竭时更适宜于应用此种治疗方法。

(3)腹膜透析:适用于非高分解代谢的 ARF,以及有心血管功能异常、建立血管通路有困难、全身肝素化有禁忌和老年病人。

(二)多尿期治疗

多尿期初,由于肾小球滤过率尚未恢复,肾小管的浓缩功能仍较差,血肌酐、尿素氮和血钾还可以继续上升;当尿量明显增加时,又会发生水、电解质失衡,此时病人全身状况仍差,蛋白质不足,容易感染,故临床上仍不能放松监测和治疗。治疗重点为维持水、电解质和酸碱平衡,控制氮质血症,增进营养,补充蛋白质,治疗原发病和防止各种并发症。当出现大量尿液时,既要防止水分和电解质的过度丢失,还要注意因为补液量过多导致利尿期延长。液体补充一般以前一天尿量的 2/3 或 1/2 计算,使机体轻度负平衡而不出现脱水现象。当 24 h 尿量超过 1500 mL 时,可酌量口服钾盐,超过 3000 mL 时,应补充 3～5 g/d 钾盐。注意适当补充胶体,以提高胶体渗透压。

第四节　急性肝衰竭

急性肝衰竭(acute hepatic failure,AHF)可在急性或慢性肝病、肝肿瘤、外伤、肝脏手术后、其他系统器官衰竭等过程中发生。AHF 如不及早诊断和救治,则治疗困难,预后较差。

一、发病基础

1. 病毒性肝炎 AHF 的多见病因,甲、乙、丙型肝炎均可发生,在我国尤其以乙型肝炎最常见。急性发病时,肝细胞可大量坏死,肝功能不能维持;慢性病变与病毒引起人体免疫反应有关,难以完全治愈。

2. 化学物中毒 较常见是药物的毒性损害,如对乙酰氨基酚、甲基多巴、非类固醇类抗炎药等,肝毒性物质如四氯化碳、黄磷等;误食毒菌也可造成 AHF。

3. 外科疾病 肝巨大或弥漫性恶性肿瘤,尤其合并肝硬化时,易并发 AHF。严重肝外伤,大范围肝被手术切除或者有肝血供的损害如血管损伤、肝血流阻断时间过长等,治疗门静脉高压的门体静脉分流、胆道长时间阻塞、肝胆管结石反复炎症导致肝损害,都可能发生 AHF。

4. 其他 脓毒症、肝豆状核变性、妊娠期急性脂肪肝等也可引起 AHF。

二、临床表现和诊断

1. 早期症状 初期为非特异性表现,如恶心、呕吐、腹痛、缺水及黄疸。

2. 意识障碍 主要是肝性脑病,原因为肝不能代谢和排出毒性物质导致血氨升高。缺氧、低血糖、酸碱平衡失调等可使脑损害加重;血脑屏障复杂的改变也可能加重意识障碍。肝性脑病根据程度分为四度:Ⅰ度(前驱期)为反应迟钝;Ⅱ度(昏迷前期)为行为不能自控,可激动、打瞌睡;Ⅲ度(昏迷期或浅昏迷期)为嗜睡,仍可唤醒;Ⅳ度(昏迷期)为昏迷不醒,对刺激无反应,反射逐渐消失。

3. 肝臭 呼气有特殊的气味(似烂水果味),可能为肝的代谢功能紊乱,血中硫醇增多引起。

4. 出血 纤维蛋白原和肝内合成的凝血因子减少、DIC 或消耗性凝血病,引起皮肤出血斑点、注射部位出血或胃肠道出血等。

5. 其他器官系统功能障碍 ①体循环:血管张力下降,低血压,心排血量减少,组织缺氧,无氧代谢增强,乳酸堆积。②脑水肿及颅内压增高:多发生在Ⅳ度肝性脑病病人,可表现为血压高、心率慢、瞳孔异常、去大脑姿势、癫痫发作等。③肺水肿:主要是肺毛细血管通透性增加,呼吸加快加深,可引起呼吸性碱中毒,后期可发生 ARDS。④肾衰竭:尿减少和氮质血症。⑤并发和加重感染:大多数病人合并感染,如肺炎、菌血症、尿路感染等,真菌感染的发生率也有增高趋势。

6. 实验室检查 ①转氨酶可增高,但肝细胞大量坏死时可不增高;②血胆红素增高;③白细胞常增多;④电解质异常如低钠、高钾或低钾、低镁;⑤多为代谢性酸中毒;⑥血肌酐和尿素氮可能增高;⑦凝血酶原时间延长,纤维蛋白原、血小板减少。

三、治疗

1. 一般治疗 ①肠外营养支持不能使用一般氨基酸,必须要用富含支链氨基酸的制剂和葡萄糖,使用脂肪乳时应选用中/长链脂肪乳。尽量使用肠内营养。②补充血清白蛋白。③口服乳果糖,以排每天软便 2~3 次为度,也可灌肠。口服肠道抗菌药物,以减少肠道菌群。④静脉滴注谷氨酸钾(或钠)、精氨酸或酪氨酸,以降低血氨。⑤静滴左旋多巴,可能有利于恢复大脑功能。⑥全身使用广谱抗生素,包括抗真菌感染药物。⑦防治其他脏器功能衰竭等。

2. 肝性脑病的治疗 ①应用硫喷妥钠,可抗惊厥、抑制脑血管痉挛、减轻脑水肿和降低大脑氧代谢率;②过度换气,减少二氧化碳张力和颅内压,并使用甘露醇;③降体温至 32~33 ℃,以降低颅内压、增加脑血流量和脑灌注压。

3. 肝移植 治疗 AHF,特别是肝病变引起的 AHF 唯一有效的方法。临床上对药物和非药物引起的 AHF 的肝移植各有适应证和禁忌证。在肝移植病人等待供肝期间,可用人工肝暂时支持肝的功能,对肝移植起"桥梁"作用。

Note

第五节　急性胃肠功能障碍

急性胃肠功能障碍（acute gastrointestinal dysfunction，AGD）是继发于创伤、烧伤、休克和其他全身性病变的一种胃肠道急性病理改变，以胃肠道黏膜损害以及运动和屏障功能障碍为主要特点。本病不是一组独立的疾病，而是多器官功能障碍综合征（MODS）的一部分，包括急性胃黏膜病变（应激性溃疡）、急性非结石性胆囊炎、肠道菌群与毒素移位、危重病相关腹泻、神经麻痹引起的肠蠕动缓慢或消失等。

一、病因

急性胃肠功能障碍常见于以下外科疾病。

1. 感染性疾病　如全身严重感染、重度感染性休克等，特别是大肠杆菌和铜绿假单胞菌引起的腹腔感染。

2. 非感染性疾病　包括严重烧伤、战伤、创伤大出血、各种非感染性休克、DIC、重症胰腺炎、重要脏器的功能衰竭等。

3. 医源性因素　如大手术、麻醉并发症、持续全胃肠外营养、心肺复苏后等。

二、发病机制

本病的发生主要与胃肠黏膜缺血、缺氧有关。

胃肠黏膜缺血导致黏膜微循环障碍、能量不足、渗透性增加，抵抗 H^+ 的能力下降，同时，胃黏膜分泌碳酸氢根减少，如有胆汁反流将遭受进一步破坏。胃内 H^+ 的浓度相对增高，黏膜的损害使 H^+ 逆向弥散更容易且难于清除，造成黏膜糜烂、出血。黏膜缺血致细胞坏死、凋亡，尤其是肠绒毛对缺血、缺氧非常敏感，黏膜上皮的坏死、脱落，使胃肠道机械屏障功能受损，通透性增高。在缺血时肠蠕动减弱，胃肠道内存在的很多细菌可大量繁殖，导致细菌及内毒素移位。肠道壁内含有丰富的黄嘌呤脱氢酶，胃肠黏膜缺血-再灌注损伤使次黄嘌呤在黄嘌呤氧化酶作用下生成黄嘌呤，释放活性氧自由基，氧自由基与其他炎症介质的作用可进一步损伤肠管，影响黏膜的修复。

三、临床表现

1. 腹胀、腹痛　由于肠蠕动减弱或消失，致肠胀气、肠内容物积聚，肠麻痹使消化吸收功能障碍。持续腹胀使肠壁张力增加，加重肠道的微循环障碍；腹压增加影响呼吸，加重缺氧。危重病人出现腹胀常是病情恶化和不可逆转的征兆。

2. 消化道出血　胃肠黏膜炎症坏死引起消化道出血，如病变侵入黏膜下，可出现溃疡出血。出血灶常呈弥漫性，可呕血或解柏油样大便，大量出血可导致出血性休克、贫血。胃镜检查可见散在出血点或溃疡。

3. 腹膜炎　胃肠缺血缺氧及持续腹胀，致肠腔内细菌穿过肠壁进入腹腔；如溃疡发展侵入胃肠道浆膜层，可发生溃疡穿孔，导致弥漫性腹膜炎，出现全腹肌紧张、压痛和反跳痛。

4. 肠源性感染　因胃肠屏障功能减弱，细菌及毒素可移位于肠壁和肠外血液和淋巴中，甚至可成为全身感染的感染源，引起或加重全身感染。病人可有严重全身感染中毒的症状。

5. 急性非结石性胆囊炎　胃肠道功能障碍的常见表现之一，如发生则往往提示危重病人预后凶险。

四、诊断

诊断本病时应该注意以下几点。

（1）了解原发疾病,多有严重感染、缺血缺氧、休克或创伤、手术等急性危重病基础。

（2）及时排除胃肠本身疾病和外科急腹症,如坏死性小肠结肠炎、机械性肠梗阻、肠穿孔、出血、腹水等;立位 X 线片可了解有无肠胀气、液气平面或膈下游离气体等。

（3）密切监测其他器官的功能状态,本病常是 MODS 的一部分,要注意全身状态和内环境监测,全面估计病情。

由于胃肠功能的多样性和复杂性,本病尚未有统一的诊断标准。当急性或危重病人有胃肠道吸收、蠕动障碍,或黏膜糜烂出血、屏障功能损害时,应诊断为本病。

五、治疗

1. 原发病的治疗 积极有效地处理原发病,加强对休克、创伤、感染的早期处理,以消除产生 SIRS 的基础。

2. 保护和恢复胃肠黏膜的屏障功能 防治内源性感染,但不滥用抗生素,以维持菌群生态平衡。缩短肠外营养时间,尽量恢复肠内营养,并补充谷氨酰胺。选用保护肠黏膜的药物,免受细菌及毒素的损害,以增强肠黏膜屏障功能。

3. 降低胃酸及保护胃黏膜 可使用硫糖铝、铝碳酸镁等,质子泵抑制剂如奥美拉唑或 H_2 受体拮抗剂如雷尼替丁。胃肠减压抽出胃液可减少损害黏膜的 H^+ 及胆汁,减低胃肠道张力以改善胃肠壁血运。

4. 手术治疗 一般不适宜手术治疗。但对合并急性非结石性胆囊炎、消化道穿孔、弥漫性腹膜炎者宜及时积极手术治疗。手术治疗应处理合并病变并行腹腔引流。对非手术治疗无效的持续出血,也需考虑手术止血。术中除采取缝合法止血外,可做胃切除术。

目标检测
及答案

本 章 小 结

多器官功能障碍综合征(MODS)是指急性疾病过程中两个或两个以上的器官或系统同时或序贯发生功能障碍。迄今为止,对其发病机制尚未完全了解。根据不同的病因,发病机制有所差异。但是,已认识到各种炎症介质、细胞因子的参与加剧了全身炎症反应综合征并导致 MODS 的发生。ARF 是指各种原因引起的肾功能损害,在短时间(几小时至几日)内出现血中氮质代谢产物积聚,水、电解质和酸碱平衡失调及全身并发症,是一种严重的临床综合征。按病因 ARF 可分为肾前性、肾后性、肾性三种类型。

（河西学院　陈吉兵）

Note

第七章 麻 醉

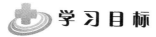
案例导入

病人，男，62 岁，在蛛网膜下腔阻滞下行踝关节手术后 8 h，自觉下腹部胀痛不适、尿急，但不能自行排尿。检查见膀胱充盈，尿道无异常。

想一想：

病人排尿困难的原因可能有哪些？如何处理？

第一节 概 论

一、基本概念

麻醉(anesthesia)的原意是用药物或非药物的方法，使病人整个机体或机体的一部分暂时失去知觉，以达到无痛的目的，多用于手术或某些疼痛的治疗。随着各相关学科及麻醉学科本身的发展，麻醉的概念也随之发生变化。现代麻醉学成为研究临床麻醉、重症监测治疗、急救复苏和急、慢性疼痛治疗理论与技术的一门发展中的学科。但临床麻醉是麻醉学的主要内容之一，其任务是消除病人手术疼痛，保证病人安全，为手术创造良好条件。确保病人安全，就是要掌握病人病情，熟悉手术及麻醉对病人的生理功能的影响，选择恰当的麻醉方法，加强麻醉手术期间的监测与管理，最大限度地减少麻醉意外及并发症的发生。

良好的手术条件，除了消除疼痛外，需提供适当的肌肉松弛，以利于手术操作；必要时采取一些特殊措施以调节和控制病人的生理功能。例如，在安全范围内应用药物或麻醉技术主动控制病人的血压在一较低水平，以减少手术失血或为手术创造条件，称为控制性降压；利用药

Note

45

物和物理方法使病人的某些部位或全身的体温适当降低,以适应手术或治疗的需要,称为低温治疗。

疼痛治疗与麻醉在生理学和药理学上关系十分密切,主要是应用各种镇痛药物和某种麻醉方法来达到减轻或消除疼痛的方法,外科重症监测治疗与复苏将在第八章中介绍。

麻醉作用的产生主要是利用麻醉药物使中枢神经系统或神经系统中某些部位受到暂时的、完全可逆的抑制。根据麻醉作用部位及所用药物的不同,将临床麻醉方法分为如下几种。

1. 全身麻醉　麻醉药物作用于中枢神经系统,使全身都不感到疼痛。包括吸入全身麻醉和静脉全身麻醉。

2. 局部麻醉　麻醉药作用于外周神经,使躯体某部位感觉丧失。包括表面麻醉、局部浸润麻醉、区域阻滞麻醉和神经阻滞麻醉。

3. 椎管内阻滞　从广义上讲,也属于局部麻醉,但因其操作特点,用药方法有其特异之处,故通常另外列出。包括蛛网膜下腔阻滞、硬膜外阻滞麻醉。

4. 复合麻醉　又称平衡麻醉,是采用不同药物和(或)方法配合使用施行麻醉的方法。

5. 基础麻醉　麻醉前使病人进入类似睡眠状态,以利于其后的麻醉处理,这种麻醉前的处理称为基础麻醉。

二、麻醉前准备

为了保障手术病人在麻醉期间的安全,增强病人对麻醉和手术的耐受能力,避免或减少围手术期的并发症,应认真做好麻醉前病情评估和准备工作。

(一)掌握病情

麻醉前必须访视病人,通过了解病情、全面体检、查看必需的化验及特殊的检查结果,对病人心、肺、肝、肾、脑等重要脏器功能做出判断。

1. 阅读病历　详细了解临床诊断、病程记录及与麻醉有关的检查,有无合并症、病程长短、严重程度等。

2. 访视病人　应询问既往史、药物过敏史、手术麻醉史等;体格检查要全面进行,重点检查生命体征,心、肺、呼吸道、脊柱以及神经系统,有无张口困难、后仰受限、脊柱畸形等影响麻醉操作的因素。

3. 病情评估　根据访视和检查结果,对病情和病人对麻醉及手术的耐受能力做出全面评估。目前多采用美国麻醉医师协会(ASA)的分级标准,将病情分为5级(表7-1)。

表7-1　ASA病情分级和围手术期死亡率

分级	标　　准	死亡率/(%)
I	体格健康,发育营养良好,各器官功能正常	0.06~0.08
II	除外科疾病外,有轻度并存病,功能代偿健全	0.27~0.40
III	并存病较严重,体力活动受限,但尚能应付日常活动	1.82~4.30
IV	并存病严重,丧失日常活动能力,经常面临生命威胁	7.80~23.0
V	无论手术与否,生命难以维持24 h的濒死病人	9.40~50.7

注:急症病例注急或E,表示风险较择期手术增加。

(二)麻醉方法的选择

根据手术种类及手术方式、病人的病情特点、麻醉设备条件及麻醉者对麻醉方法的熟练程度等来综合考虑,原则上选用既能满足手术要求又对病人生理干扰小、安全可行的麻醉方法。

（三）病人的准备

对病人术前存在的合并症,如高血压、冠心病、糖尿病、严重心律失常、呼吸系统疾病等,要给予相应治疗,尽可能改善心肺功能;对已有的水、电解质及酸碱平衡失调,贫血,低蛋白血症,凝血功能异常等,应给予适当纠正,以提高耐受力及安全性。为防止麻醉及术中呕吐、误吸,成人择期手术前应禁食8～12 h,禁饮4 h。小儿术前应禁食(奶)4～8 h,禁水2～3 h。急诊手术前,也应抓紧时间做必要的准备。

上述准备由外科医师在病人入院后、手术前进行,麻醉医师访视病人时要进行检查,对准备不充分的病人提出合理建议,必要时暂缓手术,以免造成不良后果。

（四）麻醉前用药

目的:①消除病人紧张、恐惧使其情绪安定;②提高痛阈,增强麻醉效果;③抑制腺体分泌,减少唾液,保持口腔干燥,以防发生误吸;④消除因手术或麻醉引起的不良反射,使麻醉过程平稳。常用药物有如下四类。

1. 安定镇静药 具有镇静、催眠、抗焦虑及抗惊厥作用,对局麻药的毒性反应也有一定的防治作用。常用药:地西泮,成人口服2.5～5 mg。咪达唑仑,0.04～0.08 mg/kg肌内注射。异丙嗪除了有较强的镇静作用外,还有止吐、抗心律失常和抗组胺作用,成人12.5～25 mg肌内注射。

2. 催眠药 具有镇静、催眠和抗惊厥作用。常用药:苯巴比妥,成人0.1～0.2 g肌内注射。

3. 镇痛药 具有镇痛及镇静作用,能提高痛阈,增强麻醉效果。常用药有吗啡,成人0.1 mg/kg肌内注射。哌替啶,成人1 mg/kg肌内注射。

4. 抗胆碱药 能抑制腺体分泌而减少呼吸道及口腔分泌物,解除平滑肌痉挛和迷走神经兴奋。常用药物有阿托品,成人0.01～0.02 mg/kg肌内注射。东莨菪碱0.2～0.6 mg肌内注射。

（五）麻醉器械及药品的准备

根据选择的麻醉方法,充分选择好麻醉机、监护仪、氧气、喉镜、气管导管、麻醉穿刺包等,并做好相应的性能检查。麻醉用药及抢救用药均应准备齐全,做到有备无患。

三、麻醉期间病人的监测与液体管理

1. 麻醉期间病人的监测 为保证手术病人的安全,麻醉过程必须利用各种检测手段连续观测重要生理指标的变化,以便指导麻醉实施,并针对发生的病理生理改变及时给予恰当处理。

（1）基本监测:包括无创血压、心率、脉搏、心电图、血氧饱和度、呼吸、意识、尿量、体温等。

（2）特殊监测:包括有创血压、中心静脉压、肺毛细血管楔压、心排血量、吸入氧浓度、呼气末二氧化碳分压、血气分析、颅内压、肌松程度、全麻深度、血糖水平、凝血功能等。

2. 液体管理 麻醉手术期间输液,一方面是为了满足病人正常的代谢需要,另一方面是为了补充手术创伤所致的失血、体液额外丧失和转移。麻醉者根据病人和手术的具体情况确定输液的种类、量和速度。

Note

第二节　局 部 麻 醉

用局部麻醉药(简称局麻药)暂时阻断某些周围神经的冲动传导,使这些神经所支配的相应区域产生麻醉作用,称为局部麻醉(简称局麻)。包括表面麻醉、局部浸润麻醉、区域阻滞麻醉及神经阻滞麻醉四类。其优点为简便易行、安全性大、并发症少,病人意识清醒。临床主要用于较表浅、局限的手术,以及全身情况差或伴有其他严重病变而不宜采用其他麻醉方法的病例。对局麻药过敏病人,局部麻醉应视为禁忌证。

一、局麻药的药理

(一) 分类

局麻药按其化学结构中间链为酯链或酰胺链的不同,分为酯类和酰胺类两大类。常用酯类局麻药如普鲁卡因、丁卡因等;酰胺类局麻药如利多卡因、布比卡因、罗哌卡因等。

(二) 理化性质和麻醉性能

理化性质中解离常数、脂溶性、血浆蛋白结合率和非离子成分等,影响局麻药的麻醉性能(表7-2)。

表7-2　常用局麻药比较

药名	理化性质				麻醉性能			
	pKa	脂溶性	血浆蛋白结合率/(%)	显效时间/min	弥散性能	效能	作用时间/h	一次限量/mg
普鲁卡因	8.9	低	5.8	5	弱	弱	0.75~1	1000
利多卡因	7.8	中等	64	2	强	中等	1~2	400(神经阻滞)
丁卡因	8.5	高	76	10~15	弱	强	2~3	80(神经阻滞)
布比卡因	8.1	高	95	中等	中等	强	5~6	150

1. 解离常数(pKa)　局麻药在水溶液中离解成非离子状态、有药理活性的自由碱基(B)和离子状态、无药理活性的阳离子(BH^+)两个部分,pKa即为碱基(B)与阳离子(BH^+)比值为1时的pH值,常用局麻药都有其固定的pKa值。局麻药的显效快慢、弥散性能与pKa值成反比关系,pKa值越大,则显效越慢;反之则显效越快,弥散性能越强。

2. 脂溶性　麻醉效能的决定因素,脂溶性越高,效能越强。

3. 血浆蛋白结合率　局麻药的血浆蛋白结合率与作用时间密切相关,血浆蛋白结合率愈高,麻醉作用时间愈长。

二、局麻药的不良反应

1. 毒性反应　局麻药吸收入血后,当血药浓度超过一定阈值,就发生药物毒性反应,严重者可致死。

(1) 常见的原因:①一次用量超过病人的耐量;②误入血管内;③注射部位血管丰富,未酌情减量;④局麻药液内未加肾上腺素;⑤病人体质弱等原因而导致耐受力降低。临床上有病人用小剂量局麻药后即出现毒性反应症状,称为高敏反应。

(2) 临床表现:主要为中枢神经系统和心血管系统的反应。轻度毒性反应时,病人常有嗜睡、眩晕、多言、寒战、恐惧不安和定向障碍等症状。此时如药物已停止吸收,一般在短时间内症状可自行消失。如继续发展,则可出现意识丧失,并出现面肌和四肢的震颤,这常是惊厥的前驱症状。一旦发生抽搐和惊厥,则血压上升、心率增快,继而发生全身抑制、呼吸困难、缺氧、心率缓慢、血压下降,致呼吸循环衰竭死亡。

（3）预防措施:①一次用药量不超过限量;②注射前先回抽,无血方可注射;③根据病人具体情况或用药部位酌情减量;④如无禁忌,药液中加入少许肾上腺素;⑤用地西泮或巴比妥类药物作为麻醉前用药等。

（4）治疗:一旦发生毒性反应,应立即停药,吸入氧气;轻度毒性反应者可静脉注射(简称静注)地西泮 0.1 mg/kg,有预防和控制抽搐的作用;已发生抽搐和惊厥者,静注 2.5％硫喷妥钠 1～2 mg/kg;若抽搐不止,在可实施控制呼吸的条件下,静注琥珀胆碱 1 mg/kg,行气管插管给氧并维持呼吸;出现心率慢、低血压,可静注阿托品、麻黄碱或间羟胺;一旦呼吸心跳停止,应立即进行心肺复苏。

2.过敏反应 临床上酯类局麻药过敏者较多,酰胺类极罕见。

（1）临床表现:在使用很少量局麻药以后,出现荨麻疹并伴有瘙痒、咽喉水肿、支气管痉挛、呼吸困难、低血压及血管神经性水肿等,可危及生命。

（2）预防:用药前一般做皮试,但皮试结果可能为假阳性和假阴性,故不很可靠。重要的是用药过程中要严密观察病人。

（3）治疗:一旦发生,立即行对症处理。严重病人应立即静注肾上腺素 0.2～0.5 mg,吸氧,继之给予肾上腺皮质激素和抗组胺药物,如地塞米松 10 mg 静注,苯海拉明 20～40 mg 肌内注射等。低血压时可用麻黄碱,支气管痉挛可用氨茶碱或异丙肾上腺素。

三、常用局麻药

1.普鲁卡因(procaine) 一种麻醉效能弱、作用时间短但较安全的常用局麻药。因其毒性低,适用于局部浸润麻醉,常用浓度为 0.5％,成人一次限量为 1 g。目前逐渐被利多卡因取代。

2.丁卡因(dicaine) 一种麻醉效能强、作用时间长、毒性较大的局麻药,因其黏膜穿透力强,故适用于表面麻醉、神经阻滞麻醉、椎管内麻醉。成人一次限量为表面麻醉 40 mg,神经阻滞麻醉 80 mg。

3.利多卡因(lidocaine) 一种效能和作用时间均属中等程度的局麻药,可用于各种麻醉方法。最适用于神经阻滞和硬膜外阻滞麻醉。成人一次限量表面麻醉为 100 mg,局部浸润麻醉和神经阻滞麻醉为 400 mg。但反复使用可产生快速耐药性。

4.布比卡因(bupivacaine) 一种强效和长效局麻药。常单独或与利多卡因混合用于神经阻滞麻醉,常用浓度为 0.25％～0.5％。该药血浆蛋白结合率高,透过胎盘的量少,故适用于产科麻醉。用于分娩镇痛,常用浓度为 0.125％～0.25％。成人一次限量为 150 mg。使用时应注意其心脏毒性。

5.罗哌卡因(ropivacaine) 一种新型强效和长效局麻药,具有中枢神经和心血管系统毒性低、低浓度时感觉运动分离等优点。适用于硬膜外镇痛如分娩镇痛,硬膜外阻滞麻醉的浓度为 0.25％～0.75％。成人一次限量为 150 mg。

四、局麻方法

（一）表面麻醉

将穿透力强的局麻药施用于黏膜表面,使其透过黏膜作用于神经末梢而产生的局部麻醉现象,称为表面麻醉。适用于眼、鼻、咽喉、气管、尿道等处的浅表手术或内镜检查。眼用滴入法,常用 0.5%～1% 丁卡因。鼻用涂敷法,咽喉气管用喷雾法,尿道用灌入法,常用 1%～2% 丁卡因或 2%～4% 利多卡因。

(二)局部浸润麻醉

沿手术切口线分层注射局麻药,阻滞组织中的神经末梢,称为局部浸润麻醉。一般用于身体浅表部位的小手术。常用 0.5%～1% 普鲁卡因或 0.25%～0.5% 利多卡因。操作方法:先在手术切口线一端进针,针尖斜面向下刺入皮内,推注局麻药液形成白色橘皮样皮丘。将针拔出,在第一个皮丘边缘再进针注药,形成第二个皮丘,如此在切口线上形成皮丘带,然后经皮丘向皮下组织注射局麻药,即可切开皮肤和皮下组织。若手术部位较深,可浸润麻醉一层,切一层,注药和手术同时进行。

(三)区域阻滞麻醉

围绕手术区域四周和底部注射局麻药,以阻滞进入手术区的神经干和神经末梢,称为区域阻滞麻醉。适用于肿块切除术如乳房良性肿瘤、头皮手术等。用药及操作同局部浸润麻醉。主要优点是可避免穿入肿瘤组织;不致因局部注射药液后小肿块不易被扪及;不会因注药使手术区的局部解剖难于辨认。

(四)神经阻滞麻醉

将局麻药注射于神经干、丛的周围,阻滞其冲动的传导,使所支配的区域产生麻醉作用,称为神经阻滞麻醉。临床上常用的有颈丛、臂丛、肋间神经、指(趾)神经阻滞麻醉等。

1. 颈丛神经阻滞麻醉 颈丛神经由 $C_{1～4}$ 脊神经组成。每一脊神经出椎间孔后,离开横突尖端,构成深丛和浅丛。深丛多分布于颈前及颈侧方的深层组织中;浅丛由胸锁乳突肌后缘中点穿出深筋膜,向前、上、下分布于颌下和锁骨上整个颈部、枕部区域的皮肤和浅层组织。颈丛阻滞麻醉主要用于颈部手术,常用 1%～1.5% 利多卡因或 1% 利多卡因与 0.25% 布比卡因混合液。

(1)深丛阻滞:有两种方法。①病人去枕仰卧,头偏向对侧,双上肢紧贴身体两侧,自乳突尖至锁骨中点作一连线,此线中点即为 C_4 横突位置。该点一般在胸锁乳突肌后缘与颈外静脉交叉点附近。乳突尖下方 1～1.5 cm 处为 C_2 横突,C_2 与 C_4 横突之间为 C_3 横突,在 C_2、C_3、C_4 横突处分别做标记,常规消毒皮肤,用局麻药在上述各标志记处做皮丘,用 7 号穿刺针先行 C_4 神经阻滞,于颈侧皮肤垂直进针,寻找颈椎横突,进针深度达 2～3 cm 后,若遇坚实的骨质,说明已触及横突,回抽无血及脑脊液,注入局麻药 3～4 mL,然后用同样的方法根据手术要求进行 C_2、C_3 的阻滞。②改良颈丛阻滞,即在 C_4 横突处做穿刺,当穿刺抵达 C_4 横突后,一次性输入局麻药 10～15 mL,可阻滞整个颈丛,满足颈部手术。

(2)浅丛阻滞:体位同深丛阻滞,在胸锁乳突肌后缘中点垂直进针,遇一刺破纸张样的落空感后表示针尖已穿透筋膜,将局麻药注射到筋膜下。

并发症:①喉神经麻痹;②膈神经麻痹;③霍纳综合征;④药液注入硬膜外间隙或蛛网膜下腔,可危及生命,需立即抢救。

2. 臂丛神经阻滞麻醉 臂丛主要由 $C_{5～8}$ 和 T_1 脊神经前支组成。这些神经自椎间孔穿出后,经过前、中斜角肌之间的肌间沟,相互合并成臂丛神经,然后在锁骨上方第一肋骨面上横过而进入腋窝。臂丛神经支配上肢的感觉和运动,故臂丛神经阻滞麻醉是上肢手术的主要麻醉方法。阻滞可经肌间沟径路、锁骨上径路和腋径路行穿刺注药(图 7-1)。

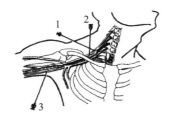

图 7-1　臂丛神经阻滞

注:1.肌间沟径路;2.锁骨上径路;
3.腋径路。

常用药同颈丛神经阻滞麻醉。

（1）肌间沟径路：病人去枕仰卧，头偏向对侧，手臂贴身旁，使肩下垂。让病人略抬头以显露胸锁乳突肌的锁骨头，用手指在其后缘向外滑动，可摸到一条小肌肉即前斜角肌，以及它和中斜角肌之间的凹陷即肌间沟，选环状软骨水平线与肌间沟交点为穿刺点。将针头与皮肤垂直进针，刺破椎前肌膜时可有突破感，然后针向内向脚方向进入少许，回抽无血或脑脊液，即可注射局麻药 20～25 mL。并发症同颈丛神经阻滞麻醉。

（2）锁骨上径路：体位同肌间沟径路，但需于患侧肩下垫一薄枕，以充分显露颈部。在锁骨中点上 1 cm 处进针，并向后、内、下方向推进，当病人诉有放射到手指、腕或前臂的异感时即停止进针，回抽无血或空气，注入局麻药 20～25 mL。若无异感，可先将针触及第一肋，沿第一肋探索，直至引出异感后注药。

（3）腋径路：病人仰卧，剃去腋毛，头偏向对侧，患侧上肢外展 90°，屈肘 90°，呈行军礼姿势。在胸大肌外侧缘触到腋动脉，直至搏动最高点。操作时左手示、中指按住皮肤和动脉，右手持针头，在腋动脉的上缘或下缘进针，针尖刺入腋鞘有突破感即停止进针，松开手指，可见针头随动脉搏动而动，回抽无血后即可注入局麻药 25～30 mL。

并发症：①局麻药毒性反应：三种径路均可发生。②膈神经、喉返神经麻痹及霍纳综合征：肌间沟及锁骨上径路可发生。③高位硬膜外或蛛网膜下腔阻滞：见于肌间沟径路。④气胸：见于锁骨上径路。

3. 肋间神经阻滞麻醉 肋间神经由 $T_{1\sim12}$ 前支组成。其自椎间孔穿出后与肋间血管一起在肋骨沟中绕躯干环行，越过腋前线神经血管，位于内外肋间肌之间，第 1～6 肋间神经主要支配胸壁；第 7～12 肋间神经除支配胸壁外，其远侧还是支配腹前壁的主要神经。肋间神经阻滞麻醉可用于胸壁及腹部手术，常用 1% 的利多卡因或 0.5% 的布比卡因。阻滞一般在肋骨角或腋后线处进行。病人侧卧或俯卧，上肢外展，前臂上举。肋骨角位于距脊柱中线 6～8 cm 处，摸清要阻滞神经所处的肋骨后，用左手示指将皮肤轻轻上拉，右手持注射器在肋骨下缘垂直刺入至触及肋骨骨质。松开左手，针头随皮肤下移。将针再向内刺入，滑过肋骨下缘后又深入 0.2～0.3 cm，回抽无血、气后注入局麻药 3～5 mL。腋后线注射法除穿刺点位置不同外，其余与此相同。

并发症：①气胸；②局麻药毒性反应，由于药液注入肋间血管或同时阻滞多根肋间神经用药量过大、吸收过快所致。

4. 指（趾）神经阻滞麻醉 用于手指（脚趾）手术。常用 1% 的利多卡因。

（1）指根部阻滞：在指根一侧背部进针，向前滑过指骨至掌侧皮下，术者用手指抵于掌侧可感到针尖，此时后退 0.2～0.3 cm，注入局麻药 1 mL，然后退针至进针点皮下注药 0.5 mL，另一侧如法注射。

（2）掌骨间阻滞：针自手背部刺入掌骨间，直达掌面皮下。随着针头推进和拔出时，连续注射局麻药 4～6 mL。

并发症：指神经损伤。

课堂互动
病人，男，40岁，背部有直径为 3 cm 的脓肿，拟行手术切开引流，该病人应选择哪种局部麻醉方法较好？

第三节　椎管内麻醉

将局麻药注入椎管内的不同腔隙，阻滞脊神经根或脊神经的传导，达到相应区域的麻醉效应，称椎管内麻醉。椎管内有两个可用于麻醉的腔隙，一个是硬脊膜外腔，另一个是蛛网膜下腔。根据注入腔隙的不同，分别称硬膜外阻滞（含骶管阻滞）和蛛网膜下腔阻滞（简称腰麻）。

Note

此类麻醉镇痛确切,肌松良好,但可致生理紊乱,需加强管理。

一、椎管内麻醉的解剖

(一)脊柱和椎管

脊柱由脊椎连接而成,椎体和椎弓围成椎管,脊髓位于其中。椎管上起枕骨大孔,下止于骶裂孔。正常脊椎有 4 个生理弯曲即颈、胸、腰和骶尾(图 7-2)。病人仰卧时,C_3 和 L_3 位置最高,T_5 和 S_4 最低。这对腰麻时药液的分布有重要影响。

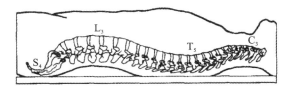

图 7-2 脊柱弯曲图

(二)韧带

与麻醉有关的是连接椎弓的韧带。自外而内为棘上韧带、棘间韧带和黄韧带。棘上韧带连接棘突尖端,质地较坚韧,老年人常发生钙化而变得坚硬。棘间韧带连接上下两棘突,质地较疏松。黄韧带连接上下椎板,覆盖着椎板间孔,它几乎全由弹力纤维构成,组织致密厚实,针刺抵达时阻力增加,穿过后有落空感,提示已进入硬膜外腔(图 7-3)。

(三)脊髓与脊神经

脊髓下端成人一般终止于 L_1 椎体下缘或 L_2 上缘;儿童终止位置较低,新生儿在 L_3 下缘,以后随年龄增长而逐渐上移。故成人行腰椎穿刺应在 L_2 以下进行,儿童在 L_3 以下间隙进行,以免损伤脊髓。脊神经有颈神经 8 对、胸神经 12 对、腰神经 5 对、骶神经 5 对、尾神经 1 对,共31 对。每条脊神经由前、后根合并而成。前根由运动和交感(骶段为副交感)传出纤维组成。后根由感觉和交感(骶段为副交感)传入纤维组成。各种神经纤维粗细不同,交感和副交感纤维最细,最先被局麻药阻滞,其次是感觉神经,运动纤维最粗,最后被阻滞。

(四)被膜与腔隙

脊髓有三层被膜,自内向外分别为紧贴脊髓表面的软膜,透明而薄的蛛网膜和由坚韧结缔组织形成的硬脊膜。蛛网膜与软膜之间的腔隙称为蛛网膜下腔,内有脑脊液,它的上端与脑蛛网膜下腔相通,下端止于 S_2 水平。蛛网膜与硬脊膜之间存在着狭窄的潜在腔隙为硬膜下腔。硬膜与椎管内壁(即黄韧带和骨膜)之间构成硬膜外腔,内有脂肪、疏松结缔组织、血管和淋巴管(图 7-4)。硬膜外腔在枕骨大孔处闭合,与颅腔不通,下端止于骶裂孔。

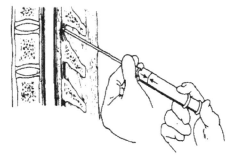

图 7-3 黄韧带的弹样感

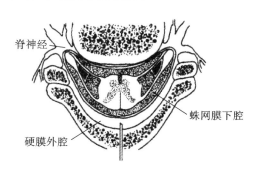

脊神经

蛛网膜下腔

硬膜外腔

图 7-4 椎管横断面图

二、椎管内麻醉生理

（一）脑脊液

脊髓蛛网膜下腔的脑脊液含量为 $25\sim30$ mL，行蛛网膜下腔阻滞麻醉时，脑脊液起稀释和扩散局麻药的作用。

（二）药物作用部位

椎管内麻醉的主要作用部位是脊神经根。

（三）麻醉平面与阻滞作用

麻醉平面是指感觉神经被阻滞后，用针刺法测定皮肤痛觉消失的范围。交感神经被阻滞后，能减轻内脏牵拉反应；感觉神经被阻滞后，能阻断皮肤和肌肉的疼痛传导；运动神经被阻滞后，能产生肌肉松弛。交感神经最先被阻滞，且阻滞平面一般要比感觉神经高 $2\sim4$ 个节段；运动神经最晚被阻滞，其平面比感觉神经也低 $1\sim4$ 个节段。参照体表解剖标志，不同部位的脊神经支配：胸骨柄上缘为 T_2，两侧乳头连线为 T_4，剑突下为 T_6，季肋部肋缘为 T_8，平脐为 T_{10}，耻骨联合上 $2\sim3$ cm 为 T_{12}，大腿前面为 $L_{1\sim3}$，小腿前面和足背为 $L_{4\sim5}$，大腿和小腿后面以及肛门会阴区为 $S_{1\sim5}$ 脊神经支配。故如痛觉消失范围上界平脐，下界平大腿中部，则其上平面和下平面分别为 T_{10} 和 L_2。

（四）椎管内麻醉对生理的影响

1. 对呼吸的影响　取决于运动神经被阻滞的范围。主要是胸神经与膈神经阻滞的程度。轻者可出现呼吸减弱，重者可呼吸停止。

2. 对循环的影响　取决于交感神经阻滞的范围。①由于交感神经被阻滞后可引起血管扩张，回心血量及心排血量减少而产生低血压，多发生在阻滞平面高和范围广的情况下；②迷走神经兴奋性增强，可使心率减慢；③心加速神经被阻滞后，则可引起心动过缓。

3. 对其他系统的影响　椎管内麻醉下，迷走神经功能亢进，胃肠蠕动增加，易诱发恶心、呕吐。骶神经阻滞后，可致尿潴留等。

三、椎管内麻醉方法

（一）蛛网膜下腔阻滞麻醉（又称腰麻或脊椎麻醉）

1. 适应证　适用于 3 h 以内的下腹部、盆腔、下肢及肛门会阴部手术。

2. 禁忌证　①中枢神经系统疾病；如颅内高压、椎管内病变等；②休克；③穿刺部位或四周有感染灶；④败血症；⑤脊柱畸形、外伤或结核；⑥急性心力衰竭或冠心病发作期；⑦难以合作者。

3. 操作方法

（1）体位：一般取侧卧位，也可取坐位。病人两手抱膝，大腿贴腹，下颌贴胸，脊柱背屈使棘间隙尽量张开，背部与床面垂直，与床沿齐平。

（2）定位：两髂嵴连线与脊柱中线交合点即 L_4 棘突或 $L_{3\sim4}$ 间隙。成人一般选 $L_{3\sim4}$ 间隙。

（3）穿刺：有直入和侧入两种方法。

①直入法：常规消毒铺单，摸清棘突间隙后，用局麻药在间隙正中做皮丘，并在皮下和棘间韧带做浸润。用 7 号腰穿针经皮丘垂直刺入，逐层徐缓进针，针达黄韧带时阻力增大，穿过时阻力消失，伴有落空感，再进针刺破硬膜和蛛网膜时可出现破膜感，拔出针芯见有脑脊液自针内滴出，表明穿刺成功。注入局麻药 $1.5\sim3$ mL 后，将注射器连同穿刺针一同拔出。

②侧入法：用于直入穿刺困难者。在脊柱正中旁开 $1\sim1.5$ cm 处，针干与皮肤成 $75°$ 角刺

入,避开棘上韧带而刺入蛛网膜下腔。

4. 麻醉平面的调节 在注药后短时间内使麻醉平面控制在手术所需的范围内。一般应在注药后 5～10 min 进行。影响麻醉平面的因素:①穿刺间隙:由于脊柱的生理弯曲,病人仰卧时 L_3 位置最高,T_5 和 S_4 最低,故如在 $L_{2～3}$ 间隙做穿刺并注入重比重的局麻药液,病人转为仰卧位后,药液将在脑脊液中沿着脊柱的坡度向胸段低处流动,使麻醉平面容易偏高。如在 $L_{4～5}$ 间隙穿刺注药,则病人仰卧后,大部分药液将向骶段流动,麻醉平面容易偏低。②病人体位:由于重比重药液在脑脊液中向低处扩散,故病人体位对于麻醉平面的调节起着十分重要的作用。病人注药仰卧后,应随时测定麻醉平面,并根据手术区对麻醉平面的要求,改变病人体位进行调节。③注药速度:注药速度愈快,麻醉范围愈广;速度愈慢则麻醉范围愈局限,一般速度为每 5 s 注射 1 mL。

5. 并发症

(1) 术中并发症:

①血压下降和心动过缓:麻醉后因交感神经被阻滞,麻醉区域的血管扩张,回心血量减少,心排血量下降,导致血压下降。麻醉范围越广或麻醉前病人已有血容量不足、心功能不全等情况,血压下降更明显。因迷走神经张力增高,心率可减慢,尤其是麻醉平面超过 T_4 时,心加速神经被阻滞,可出现心动过缓和血压再下降,应立即处理。血压下降时,首先加快输液速度,同时可静注麻黄碱 10～30 mg。出现心动过缓时,可静注阿托品 0.25～0.5 mg。

②呼吸抑制:麻醉平面过高常出现呼吸抑制,表现为胸闷、气短、说话费力,甚至呼吸停止。要根据抑制程度给予吸氧,人工辅助呼吸或气管内插管人工呼吸。

③恶心、呕吐:迷走神经兴奋使胃肠蠕动增强;手术牵拉腹腔内脏;低血压、呼吸抑制造成脑缺氧而兴奋呕吐中枢等。应针对原因处理。

(2) 术后并发症:

①头痛:多发生于麻醉后 1～3 天,常在病人术后第一次抬头或起床活动时发生,以枕额部疼痛明显,坐、立时加剧,平卧后减轻,约半数病人的症状在 4 天内消失,重者可持续一周至数周。一般可采用平卧、输液、针灸、服用镇痛药等处理。对顽固性头痛,可向硬膜外腔注入生理盐水 20～30 mL,头痛可立即消失,但仍需卧床 6～8 h,以免头痛重新出现。

②尿潴留:较常见。主要是支配膀胱的骶神经被阻滞后恢复较晚引起。可按摩、热敷下腹部,必要时导尿。

此外,偶有脊髓炎、化脓性脑膜炎、马尾综合征等并发症。重在预防,要严格无菌操作,准确无误使用麻醉药。

6. 常用药物及配制 一般将局麻药配成重比重溶液。①丁卡因:1% 丁卡因、3% 麻黄碱及 10% 葡萄糖各 1 mL,配成所谓的 1∶1∶1 溶液,总量 3 mL。②布比卡因:0.5% 或 0.75% 布比卡因 2 mL,加 10% 葡萄糖 1 mL,总量 3 mL。也可用无菌注射用水配成轻比重溶液。普鲁卡因其作用持续时间短现已少用。

(二) 硬膜外阻滞麻醉

与腰麻相比,硬膜外阻滞麻醉具有麻醉节段明显的特点,临床应用广泛。

1. 适应证 适用于头颅以外人体各部位的手术。但以横膈以下手术最常用。

2. 禁忌证 ①穿刺部位有感染;②脊柱畸形或有结核;③凝血机制障碍;④休克;⑤中枢神经系统疾病;⑥病人不合作。

3. 操作方法 有单次法和连续法两种,临床上主要用连续法。

(1) 体位:同腰麻。

(2) 定位:根据手术要求选择相应的穿刺间隙。如上腹部胃、胆囊、肝手术选择穿刺间隙

$T_{8\sim9}$,置管方向向头。下腹部阑尾手术选择穿刺间隙 $T_{12}\sim L_1$,置管方向向头。大腿手术选择穿刺间隙 $L_{2\sim3}$,置管方向向头。

（3）穿刺:和腰椎穿刺相似。也有直入法和侧入法两种。与腰麻不同的是,穿刺针用 16 G 或 18 G 勺状针,当穿刺针穿过黄韧带后即停止进针,不能刺破硬脊膜,然后确定是否进入硬膜外腔。方法:①阻力消失法:当穿刺针刺入黄韧带时有坚韧感,取下针芯,接上内盛生理盐水留一小气泡的 2 mL 或 5 mL 注射器,推注射器有阻力,气泡压缩;继续进针,穿过黄韧带后阻力突然消失,表明已进入硬膜外腔。②毛细管负压法:针尖进入黄韧带后,拔出针芯,在针柱口连接盛有液体的玻璃毛细接管,继续缓慢进行,当有落空感且管内液体被吸入时,表明已进入硬膜外腔。穿刺成功后,经针管置入硬膜外导管(图7-5),根据穿刺针的深度,确定导管的留置长度,使其在硬膜外腔保留 3～4 cm,退出穿刺针。固定导管于背部皮肤,与盛有局麻药的注射器相接。

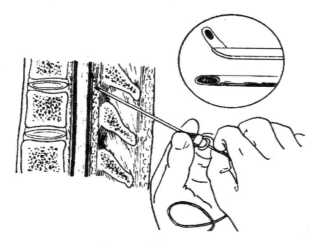

图 7-5　硬膜外插入导管

（4）注药:回抽注射器无血和脑脊液后注入试验量的局麻药 3～5 mL,观察 5～10 min。排除误入蛛网膜下腔后,根据试验量后麻醉平面出现的范围及血压变化情况,决定追加剂量,一般为 3～10 mL,一次或分次给予。

（5）麻醉平面的调节:影响硬膜外阻滞平面的因素很多,主要决定因素有:①穿刺部位:麻醉上、下平面的高低决定于穿刺间隙的高低。如果选择不当,将导致阻滞范围不能满足手术要求,故是最重要的影响因素。②局麻药容积:注入的量越多,扩散越广。相同药量,如一次集中注入则麻醉范围较广,分次注入则范围较小。③导管的位置和方向:头向置管时,药物易向头端扩散;尾向置管时,药液多向尾端扩散。如导管偏向一侧,可出现单侧麻醉;如导管误入椎间孔,则只能阻滞单个脊神经。④注药速度:注药速度愈快,阻滞范围越广,反之阻滞范围窄。⑤病人情况:老年、动脉硬化、妊娠、脱水、恶病质等病人,注药后麻醉范围较一般人广,故应减少用量。

4. 并发症

（1）术中并发症:

①全脊椎麻醉:全部脊神经被阻滞,称全脊椎麻醉,是硬膜外阻滞麻醉最严重的并发症。往往是硬膜被穿破而未被及时发现,使注入硬膜外腔的大部或全部局麻药进入蛛网膜下腔所致。病人表现为注药后数分钟内即出现进行性呼吸困难,继而血压下降、意识消失,危及生命。一旦发生,立即气管内插管行人工呼吸,同时加快输液并给予升压药维持循环。

②血压下降及心率减慢:其机制同腰麻。常在注药后 20～30 min 出现,必要时给予麻黄碱、阿托品处理。

③呼吸抑制：见于颈部和上胸部阻滞，严重时可致呼吸停止。因此，高位阻滞应用低浓度、小剂量麻药。必要时给氧并行辅助呼吸。

④恶心、呕吐：同腰麻。

⑤局麻药毒性反应：由药物用量过大或误注入血管所致。当局麻药达一定量，但麻醉效果不佳时，切勿盲目加大剂量，可改用其他麻醉方法。另外在注药时一定要回抽，无血后方可注药。注药时应严密观察病人有无自觉症状，一旦发现，立即按局麻药中毒的治疗原则进行处理。

（2）术后并发症：

①硬膜穿破及头痛：硬膜外阻滞穿刺过程中不慎穿破硬膜可致头痛。表现及处理同腰麻后头痛。

②神经损伤：偶见并发脊神经根损伤。穿刺当时病人可诉有触电感，向单侧发散，术后出现该神经分布区疼痛、感觉障碍。可采取对症治疗。

③硬膜外血肿：病人有凝血机制障碍易发生血肿，一旦发生，将产生不同程度的神经功能障碍，甚至发生截瘫。典型症状是麻醉平面消失后再出现平面，腰背部剧痛，CT 检查可证实，确诊后 6 h 内应手术清除血肿及减压。

④脊髓前动脉综合征：脊髓前动脉是一终末血管，供应脊髓截面前 2/3 的区域，如较长时间供血不足，可引起脊髓缺血性改变，甚至坏死，称脊髓前动脉综合征。病人一般无感觉障碍，主诉躯体沉重，翻身困难。部分病人能逐渐恢复，也有些病人病情不断恶化，终致截瘫。其发生原因有各种推测：病人原有动脉硬化，血管腔狭窄，常见于老年人；局麻药中肾上腺素浓度过高，引起脊髓前动脉持久收缩；麻醉期间有较长时间低血压。

5. 常用局麻药 一般用 1%～2% 利多卡因、0.15%～0.3% 丁卡因、0.25%～0.75% 布比卡因及 0.5%～1% 罗哌卡因。常采用两种药物联合使用，取长补短。若无禁忌证，局麻药中可加入 1∶20 万肾上腺素，以延长麻醉作用时间。

（三）骶管阻滞

经骶裂孔将局麻药注入骶管腔内，阻滞骶脊神经，称骶管阻滞，是硬膜外阻滞的一种。

1. 适应证和禁忌证 主要适用于直肠、肛门和会阴部手术。禁忌证为穿刺部位感染和骶骨畸形。

2. 操作方法

（1）体位：侧卧或俯卧。

（2）定位：先摸清尾骨尖端，再沿中线向头端按摩，3～4 cm 处有一"V"或"U"形凹陷，其两旁各有一豆大骨质隆起的骶角，此凹陷即骶裂孔。

（3）穿刺：多采用垂直进针法。常规消毒铺单，以 7 号注射针于骶裂孔中央做局麻皮丘，针垂直刺过皮肤和覆盖骶裂孔的骶尾韧带，穿过后有阻力突然消失的落空感，经回抽及负压测定，确认针进入骶管腔。

（4）注药：先注入试验量 5 mL，观察 5 min，无不良反应再给 15 mL。

3. 并发症

①尿潴留较多见，处理同腰麻。

②局麻药毒性反应：骶管内有丰富的静脉丛，若穿刺时损伤，可使局麻药吸收加快。

③全脊椎麻醉：穿刺针插入过深，刺破硬膜，进入蛛网膜下腔未被及时发现。

4. 常用药物 同硬膜外阻滞。

第四节 全身麻醉

麻醉药经呼吸道吸入或静脉、肌内注射进入人体内,产生中枢神经系统的抑制,临床表现为神志消失,全身的痛觉丧失,遗忘,反射抑制和一定程度的肌肉松弛,这种方法称为全身麻醉(简称全麻)。对中枢神经系统抑制的程度与血液内的药物浓度有关,并且可以调控。这种抑制是完全可逆的,当药物被代谢或从体内排出后,病人的神志和各种反射逐渐恢复。

一、麻醉器械及应用

(一)麻醉机

麻醉机可以供给病人氧气、麻醉气体和进行人工呼吸,是进行临床麻醉及急救时不可缺少的设备。

1. 气源 主要指供给氧气和氧化亚氮(N_2O)的储气设备,有装有压缩氧气和液态氧化亚氮的钢瓶或中心供气源。经压力调节器将压力减低后供给麻醉机使用。通过气体流量计调节新鲜气流量。为使呼吸囊能快速充气,设有快速充氧阀。

2. 蒸发器 能有效地将挥发性麻醉药液蒸发为气体,并能精确调节麻醉药蒸汽输出浓度的装置。蒸发器具有药物专用性,如恩氟烷蒸发器、异氟烷蒸发器等。

3. 呼吸环路系统 通过呼吸环路系统将新鲜气体和吸入麻醉药送到病人的呼吸道内,并将病人的呼出气体排出到体外。常用的呼吸环路如下。

(1)紧闭式:病人吸入和呼出的气体完全由麻醉器械控制,便于病人的呼吸管理,可行辅助或控制呼吸。

(2)开方式:病人的呼吸不受麻醉器械的控制,吸入或呼出的气体都可以自由出入于大气中,而且呼出的 CO_2 无重复吸收现象。

(3)半紧闭式或半开放式:病人呼出和吸入的气体部分受麻醉器械的控制。

4. 麻醉呼吸器 在麻醉期间可用呼吸器来控制病人的呼吸。呼吸器可分为定容型和定压型两种,可设置或调节潮气量(VT)或每分通气量(VE)、气道压(P_{aw})、呼吸频率(RR)、吸呼时间比(I:E)等呼吸参数。有时可设置呼气末正压(PEEP),并可设置吸入氧浓度(FiO_2)、每分通气量及气道压的报警界限,以保证麻醉的安全性。

(二)麻醉喉镜

麻醉喉镜用于气管插管时暴露声门。喉镜由镜柄及镜片两个部分组成。镜柄内装有电池,当镜片与镜柄连接成直角时,镜片前端的小电珠即接通电源发光,以便清楚窥视咽喉腔;镜片分弯型及直型两种,有大小不同型号,要根据病人的情况具体选用。

(三)气管导管

气管导管为一特制的塑料导管,置入病人气管后,便于麻醉药吸入、保持呼吸道通畅,并可控制呼吸。气管导管前端有一斜坡面向左侧开口,便于插入气管,斜口上缘 1 cm 处附有一带充气管的充气套囊,充气后套囊紧贴气管黏膜,封闭气管腔,以防漏气和口腔内分泌物进入。气管导管长短、粗细不一,有适于各年龄组病人的不同型号。

(四)其他

除上述主要器械外,还有面罩、气管导管芯、插管钳、牙垫、喷雾器、吸痰管、吸引器等。

Note

（五）气管内插管术

气管内插管术是将特制的气管导管,经口腔或鼻腔插入病人的气管内,是麻醉医师必须熟练掌握的基本操作技能,也是临床麻醉的重要组成部分。

1. 气管内插管的目的 ①便于吸入全身麻醉药;②麻醉期间保证病人的呼吸道通畅,防止异物进入呼吸道,及时吸出气管内分泌物或血液;③进行有效的人工或机械通气,防止病人缺氧和二氧化碳蓄积。

2. 适应证 ①凡是在全身麻醉时难以保证病人呼吸道通畅者;②危重病人的抢救如呼吸衰竭、心跳呼吸停止行心肺复苏者。

3. 插管前麻醉 除心脏停搏不需麻醉即可行气管插管外,通常手术病人均需要有良好的麻醉,使病人舒适、安全地耐受气管内插管,并使插管操作迅速平顺。

（1）全麻诱导:最为常用。以静脉麻醉药辅以肌松药静脉注射,做快速诱导后完成气管内插管,所用药物可根据病人具体情况选用。

（2）局部麻醉:多用于困难插管、气道梗阻、有反流误吸倾向、需要保持清醒或自主呼吸的病人。可用喷雾器对口、鼻、咽喉部进行喷雾表面麻醉,必要时可行环甲膜注射表面麻醉。

（3）局麻复合静脉麻醉:有些病人局麻下插管难以耐受,可同时给予适量静脉麻醉药,使其意识模糊或消失,但自主呼吸保留,有利于盲探气管插管。

4. 插管方法

（1）经口明视插管:借助喉镜在直视下暴露声门后,将导管经口腔插入气管内。具体步骤:①病人仰卧,头后仰,操作者右手拇指对着下牙列,示指对着上牙列,借旋转力量使口腔张开;②左手持喉镜由右口角放入口腔,将舌推向左侧后缓慢推进,见到悬雍垂后,继续前进直到看见会厌,挑起会厌以暴露声门;③右手持气管导管,导管斜面端对准声门裂,轻巧插入,当导管尖端入声门后拔出管芯,再将导管插入气管内,插入深度为 4～5 cm,一般为气管套囊过了声门后,再进入约 1 cm 即可。导管尖端至中切牙的距离成人为 18～22 cm;④插管成功后,将导管与牙垫一起固定于口角边。

（2）经鼻盲探插管:多用于口内手术或有解剖畸形等不能直接窥喉,以及术后需长时间机械通气的病人。具体步骤:①右手持导管插入鼻腔,经过后鼻孔时可有一定阻力,需稍加用力便可通过,之后,边前进边侧耳听呼出气流的强弱,同时左手调整病人头部,以寻找呼出气流最强的位置;②于呼气时将导管迅速推进,若进入声门可见到导管内有明显的呼出气流,接上麻醉机可见呼吸囊随呼吸而张缩,表明导管已经插入气管内;③若迅速推进后,导管内无呼气气流,则为进入食管的表现,应将导管退至鼻腔部,调整头部位置后再插。

5. 导管插入气管后的判断 ①将气管导管与麻醉机的呼吸回路相接,挤压气囊见胸廓起伏,听诊两肺呼吸音清且对称;②若用透明导管,可见到呼气时导管内明显的白雾样变化;③若病人有自主呼吸,接麻醉机后可见呼吸囊随呼吸而张缩;④若呼气末二氧化碳分压监测有显示,则确认无误。

6. 气管内插管的并发症

（1）操作不规范或动作粗暴,可致牙齿损伤或脱落,口腔、鼻腔、咽喉部黏膜出血。

（2）浅麻醉下行气管插管可引起剧烈呛咳、屏气、喉及支气管痉挛,心率增快及血压增高等不良反应。

（3）导管过粗可致喉头水肿,导管过软容易打折而引起呼吸道梗阻。

（4）导管插入过深进入一侧支气管内,引起通气不足,缺氧以及术后肺不张;导管插入过浅,术中因体位变动易滑脱出气管,导致严重意外。

二、吸入麻醉

麻醉药经呼吸道吸入产生的全身麻醉方法,称吸入麻醉。一般用于全身麻醉的维持,也可用于麻醉诱导。

(一) 吸入麻醉药

吸入麻醉药有气体及液态可挥发性两类。

1. 理化性质及麻醉性能

(1) 油/气分配系数(即脂溶性):吸入麻醉药经呼吸道吸入后,通过与脑细胞膜的相互作用而产生全身麻醉作用。吸入麻醉药的强度与油/气分配系数成正比关系,油/气分配系数越高,麻醉强度越大。

(2) 血/气分配系数:吸入麻醉药的可控性与其血/气分配系数成反比关系。血/气分配系数越低的吸入麻醉药,其在肺泡、血液和脑组织中的分压越容易达到平衡状态,因而在中枢神经系统内的浓度越容易控制,故其诱导和恢复速度均较快。血/气分配系数越高,被血液摄取麻醉药越多,肺泡中麻醉药浓度上升越慢,麻醉诱导期越长,麻醉恢复也越慢。

(3) 代谢率:一般代谢率越低,其毒性也越小。吸入麻醉药的脂溶性较大,很难以原型由肾排出,绝大部分由呼吸道排出,仅小部分在体内代谢后随尿排出。由于药物的代谢过程及其代谢产物,对肝和肾的功能都有不同程度的影响,因此衡量药物的毒性则涉及其代谢率、代谢中间产物及最终产物的毒性。

2. 常用吸入麻醉药

(1) 氧化亚氮:又名笑气,为麻醉性能较弱的气体麻醉药。临床上常用吸入浓度为 50%,须与其他强效麻醉药复合应用,用于麻醉的诱导和维持。

(2) 恩氟烷:麻醉性能较强,常用吸入浓度为 0.5%~2%,用于麻醉的诱导和维持。诱导和苏醒在卤素吸入麻醉药中为最快。

(3) 异氟烷:麻醉性能强,对肝肾功能无明显影响。临床可用于麻醉诱导和维持。常用吸入浓度为 0.5%~2%。麻醉维持时易保持循环功能稳定,停药后苏醒较快,需时 10~15 min。因其对心肌有轻微抑制作用,而对外周血管扩张明显,因而可用于控制性降压。

(4) 七氟烷:麻醉性能较强,常用吸入浓度为 1.5%~2.5%,用于麻醉诱导和维持。

(5) 地氟烷:麻醉性能较弱,可用于麻醉的诱导和维持,麻醉诱导和苏醒都非常迅速。因其对循环功能的影响较小,对心脏手术或心脏疾病病人行非心脏手术的麻醉更为有利。

(二) 吸入麻醉方法

1. 半开放或半紧闭式 由于浪费麻醉药及污染手术室,且长时间使用可引起气道干燥,因此现已基本不用。

2. 紧闭式 优点:①可减少手术室的空气污染;②因采用低流量气体,行低流量吸入麻醉,可显著节约麻醉药和氧气;③麻醉深浅较易调节和控制,麻醉易维持平稳;④吸入气体的湿度接近正常,易保持呼吸道湿润,保留体内水分;⑤可随时了解潮气量的大小和气道阻力的变化。

(1) 吸入麻醉诱导:适用于不易静脉麻醉及不易保持静脉开放的小儿等。①慢诱导法:由左手将面罩固定于口鼻部,右手轻握储气囊,将蒸汽阀打开,让病人稍深呼吸,逐渐增加麻醉药浓度,至手术麻醉期。②高浓度诱导法:先用面罩吸纯氧 6 L/min,去氮 3 min,然后吸入高浓度麻醉药如 5%安氟烷,让病人深呼吸 1~2 次后改吸中等浓度麻醉药如 3%安氟烷,至手术麻醉期。继之,静注肌松药后行气管插管,施行辅助或控制呼吸。

(2) 吸入麻醉的维持:于麻醉诱导气管内插管后,持续吸入气体,或挥发性麻醉药,根据麻醉所需深度及病人情况,调节吸入浓度的大小。目前多采用低流量吸入麻醉,即新鲜气流量控制在 2 L/min 以下。

三、静脉麻醉

麻醉药经静脉作用于中枢神经系统而产生的全身麻醉作用的方法,称静脉麻醉。其优点为诱导快,对呼吸道无刺激,无环境污染,使用时无须使用特殊设备,是临床上常用的麻醉方法。

(一) 常用静脉麻醉药

1. 硫喷妥钠 超短效巴比妥类药物,是常用的巴比妥类静脉麻醉药。硫喷妥钠为淡黄色粉末,水溶液呈强碱性,其脂溶性高,静脉注药后到达血管丰富的脑组织,使病人的神志迅速消失进入麻醉状态。但药物很快再分布到骨骼肌及脂肪组织,使脑内浓度迅速降低,故苏醒迅速。常用浓度为 2.5%,小剂量有镇静催眠作用,大剂量产生麻醉作用。临床应用:①麻醉诱导:单次注入 2.5% 硫喷妥钠 3~5 mg/kg,配合肌松药行气管内插管。②麻醉维持:仅用于短小手术,如脓肿切开引流、髋关节脱位复位等。③控制惊厥:2.5% 硫喷妥钠 1~2 mg/kg。④小儿基础麻醉:深部肌内注射 1.5%~2% 硫喷妥钠 15~20 mg/kg。

2. 氯胺酮 苯环乙哌啶的衍生物,易溶于水。主要选择性抑制大脑联络径路和丘脑-新皮层系统,兴奋边缘系统,而对脑干网状结构的影响较轻。镇痛作用显著,静脉注射 30~60 s 病人意识即可消失,作用时间为 15~20 min。其特点:①有兴奋交感神经的作用,使心率减慢、血压及肺动脉压增高。而对低血容量性休克及交感神经呈高度兴奋者,则呈现心肌抑制作用。②对呼吸的影响较轻,但用量过大或注射速度过快,或与其他麻醉性镇痛药配伍使用时,可引起严重的呼吸抑制,甚至呼吸暂停,应高度警惕。③可增加脑血流,增高颅内压及脑代谢率。④可使唾液分泌和支气管分泌物增加。⑤对支气管平滑肌有松弛作用,因此可用于哮喘病人的麻醉。氯胺酮主要在肝内代谢,代谢产物去甲氯胺酮仍具有一定生物活性,最终代谢产物由肾排出。

临床应用:①小儿基础麻醉:5~10 mg/kg 肌内注射(简称肌注),用药后 3~5 min 起效,维持 20~30 min。②麻醉诱导:1~2 mg/kg 静注。③麻醉维持:以 15~45 μg/(kg·min)速度静脉输注。

3. γ-羟丁酸钠 γ-氨基丁酸的中间代谢产物,主要阻滞乙酰胆碱对受体的作用,干扰突触部位对冲动的传导。具有镇静和催眠作用。是现有静脉麻醉药中作用时间最长的。其作用如下:①使血压轻度升高,脉搏变慢,对心排血量无明显影响;②一般用量时呼吸减慢,潮气量增加,用量大时可抑制呼吸;③抑制中枢神经而引起生理样睡眠,同时出现肌颤搐、不随意运动及锥体外系症状。

临床应用:可用于麻醉诱导及维持。静脉注射 50~100 mg/kg,5~10 min 起效,维持 45~60 min,必要时可于 1 h 后追加 15~20 mg/kg 维持麻醉。多用于小儿、老年病人及体弱者。

4. 依托咪酯 一种新型的非巴比妥类快速、短效静脉麻醉药。催眠性强,无镇痛作用。静脉注射 30 s,病人意识即可消失,1 min 脑内浓度达峰值。对心率、血压及心排血量影响很小,不增加心肌氧耗量,并有轻度冠状动脉扩张作用。对呼吸的影响明显轻于硫喷妥钠。可减少脑血流量,降低颅内压及代谢率,对缺氧性脑损害可能有一定的保护作用。主要在肝内水解,代谢产物不具有活性。

临床主要用于全麻诱导,适用于老年体弱和心功能差的危重病人。一般剂量为 0.15~0.3 mg/kg。

5. 丙泊酚(异丙酚) 一种新型的快速、短效静脉麻醉药。起效快、持续时间短,苏醒快而完全,无兴奋现象,具有镇静、催眠作用,有轻微镇痛作用。可引起血压下降、心率减慢、外周阻力减小和心排血量降低。对呼吸有明显的抑制作用,表现为潮气量降低和呼吸频率减慢,甚至呼吸暂停。可减少脑血流量,降低颅内压和脑代谢率。丙泊酚经肝代谢,代谢产物无生物活性。

临床应用:①麻醉诱导:静脉注射 1.5～2.5 mg/kg。②麻醉维持:用于短小手术,可静注 2 mg/kg,4～5 min 追加一次。长时间手术可与其他全麻药联合使用,静脉持续注射 6～10 mg/(kg·h)。③辅助其他麻醉方法的镇静 1～2 mg/(kg·h)。

（二）静脉麻醉方法

1. 静脉诱导麻醉　通过静脉注射麻醉药物使病人由清醒到神志消失的麻醉方法。与吸入诱导法相比,静脉诱导较迅速,病人也较舒适,无环境污染。但麻醉深度分期不明显,对循环的干扰较大。开始诱导时,先以面罩吸入纯氧 2～3 min,增加氧储备并排出肺及组织内的氮气。根据病情选择合适的静脉麻醉药(如硫喷妥钠、依托咪酯、丙泊酚等)及剂量。从静脉缓慢注入并严密监测病人的意识、循环和呼吸的变化,同时用面罩行人工呼吸。待病人神志消失后再注入肌松药,全身骨骼肌及下颌逐渐松弛,呼吸从变弱到完全停止。然后进行气管内插管,成功后接麻醉机行人工或机械通气。

2. 静脉维持麻醉　在静脉麻醉诱导后继续静脉给药以维持麻醉全过程的麻醉方法。静脉麻醉方法有单次、分次和连续注入法三种。应根据手术需要和不同静脉全麻药的药理特点来选择给药方法。根据用药种类的不同,静脉全麻又分为单一药物麻醉和复合麻醉。单一药物麻醉是仅用一种静脉麻醉药完成麻醉,方法简易,但总药量有限制,仅适合于全麻诱导和短小体表手术。复合麻醉是采用两种以上的静脉全麻药,包括催眠药、镇痛药和肌松药,每种药物仅用小剂量即可达到镇痛、记忆消失和肌肉松弛的目的,麻醉效果较为理想,可用于复杂或长时间的手术。目前常用的静脉麻醉药有丙泊酚、咪达唑仑;麻醉性镇痛药有芬太尼;而肌松药则根据需要选用长效或短效药。多应用丙泊酚 4～8 mg/(kg·h)＋芬太尼 3～5 μg/kg＋肌松药,或咪达唑仑＋芬太尼 50～100 μg/kg＋肌松药,或丙泊酚(咪达唑仑)＋氯胺酮＋肌松药维持麻醉。

3. 靶控输注（TCI）　在输注麻醉药时应用药代动力学和药效动力学原理,通过调节目标或靶位(血浆或效应部位)的药物浓度或维持麻醉在适当的深度,以满足临床需要的一种静脉给药方法。其优点:①麻醉深度容易控制:可根据临床需要和病人对药物的反应,及时调整靶位药物浓度,以适应不同麻醉深度的需要。麻醉过程平稳,可减少因血药浓度的过度改变而引起循环和呼吸的波动。通过麻醉诱导期的观察,预测麻醉维持的效果。麻醉结束后,可以预测病人的清醒时间。②使用方便,操作简单:从麻醉诱导到维持可持续控制,如同吸入麻醉药的蒸发器一样,容易使麻醉深度达到临床需要。TCI 以血浆或效应室的药物浓度为标准来控制药物输注速度,靶位药物浓度的变化可以用曲线显示,给药时间和输注药物总量也可以用数据显示。能自动补偿中断的药物输注,节省计算药量或输注速度的时间。在临床麻醉中,TCI 技术可用于巴比妥类、阿片类、丙泊酚、咪达唑仑等药物的诱导和维持,目前已广泛应用于临床。

四、全身麻醉深度的判断

随着麻醉学的发展,临床麻醉中各种药物麻醉方式的复合应用,对麻醉深浅程度的判断变得复杂。经典的乙醚麻醉分期已不适用,但依据麻醉手术期间的体征变化判断麻醉深浅仍为其主体。因此,麻醉深度应根据复合应用的药物对意识、感觉、运动、神经反射及内环境稳定性的影响程度来综合判断。目前临床通常将麻醉深度分为浅麻醉期、手术麻醉期和深麻醉期(表 7-3)。

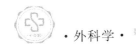

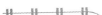

表 7-3 通用临床麻醉深度判断标准

	呼吸	循环	眼征	其他
浅麻醉期	不规则、呛咳、气道阻力↑、喉痉挛	血压↑ 心率↑	睫毛反射(—)、眼球运动(十) 眼睑反射(十)、流泪	吞咽反射(十) 出汗、分泌物↑
手术麻醉期	规律 气道阻力↓	血压稍低 刺激无改变	眼睑反射(—) 眼球固定中央	刺激时无体动 分泌物消失
深麻醉期	膈肌呼吸 呼吸↑	血压↓	对光反射(—) 瞳孔散大	

五、全身麻醉的意外及并发症的预防

全身麻醉(全麻)的意外和并发症与病人情况、麻醉前准备、麻醉手术期间及术后管理有密切关系。为此,必须强调以预防为主,早期发现和及时处理。

(一) 呼吸系统并发症

1. 呼吸暂停 多见于未行气管插管的静脉全麻病人,特别是使用硫喷妥钠、氯胺酮、丙泊酚施行短小手术时,麻醉药用量过大或注射速度过快所致。也可见于全麻苏醒拔管后,由于苏醒不完全、麻醉药的残余作用,在手术刺激结束后发生呼吸暂停。一经发现,立即利用面罩进行人工呼吸,并保持气道通畅。要针对发生的原因事先做好预防工作,静脉注射麻醉药时要缓慢并掌握好剂量,同时仔细观察病人。麻醉苏醒尽可能完全。

2. 呼吸道梗阻

(1) 上呼吸道梗阻:常见原因如下。①舌后坠;②咽喉部积存分泌物、脓痰、血液、异物;③喉痉挛,不全梗阻表现为呼吸困难有鼾声,完全梗阻者有鼻翼扇动和三凹征,虽有强烈的呼吸动作而无气体交换。预防处理措施:①舌后坠时可将头后仰、托起下颌、置入口咽或鼻咽通气道;②及时清除咽喉部的分泌物及异物;③轻度喉痉挛者加压给氧,重者可经环甲膜穿刺置管行加压给氧,多数均可缓解;④无效者可静注琥珀胆碱后行气管插管人工呼吸;⑤为预防喉痉挛的发生,应避免在浅麻醉时刺激喉头和进行手术操作,并应避免缺氧和 CO_2 蓄积。

(2) 下呼吸道梗阻:常见原因如下。①气管导管扭折;②分泌物或呕吐物误吸后堵塞气管及支气管;③支气管痉挛,梗阻不严重者除肺部听到啰音外,可无明显症状;梗阻严重者呼吸困难、潮气量降低、气道阻力增高、缺氧发绀、心率增快和血压下降,甚至危及生命。预防处理措施:①选择合适的气管导管,麻醉中应经常检查导管位置;②经常听诊肺部,及时清除分泌物;③维持适当的麻醉深度和良好的氧合。

3. 反流与误吸 常见原因:①全麻诱导时因病人意识消失,咽喉部反射消失,一旦有反流物即可发生误吸;②各种原因引起的胃排空时间延长;③全麻后病人没有完全清醒易发生胃内容物的反流及误吸。误吸后可引起急性呼吸道梗阻,导致窒息、缺氧,可危及病人的生命。误吸胃液可引起肺损伤、支气管痉挛和毛细血管通透性增加,导致肺水肿和肺不张。预防处理措施:①择期手术病人术前一定要严格禁饮禁食。饱食后需行紧急手术的病人,尽可能选局麻或椎管内麻醉,必须用全麻的病人,可先置胃管排空胃内容物,在清醒条件下插入带套囊的气管导管,然后再诱导。②麻醉苏醒期,应在吞咽、呛咳反射活跃或清醒后,再拔出气管内导管。③用药物减少胃液分泌及降低胃液的 pH 值。④发生误吸后应即将病人头偏向一侧,充分吸引口咽部胃液及食物残渣,插管后立即行气管内吸引,彻底清除分泌物。纯氧人工呼吸。⑤为防止胃酸所致化学性肺炎,可静脉使用糖皮质激素及抗菌药物,并经气管内导管注入 5～10

mL 生理盐水冲洗下呼吸道,以控制小支气管周围炎性渗出及肺部感染发生。

（二）循环系统并发症

1. 低血压 常见原因有:①麻醉过深,麻醉药物对心肌的抑制及引起血管扩张,可致血压下降;②过度通气致低二氧化碳血症;③手术过程出血,刺激压迫大血管、牵拉或直接刺激迷走神经;④术前低血容量未予纠正,肾上腺皮质功能衰竭,合并心脏疾病等。治疗包括补充血容量,恢复血管张力及病因治疗。如减浅麻醉,加快补液速度,必要时静注麻黄碱等升压药。

2. 高血压 全麻中最常见的并发症。常见原因有:①麻醉过浅,镇痛不足,手术操作刺激引起强烈应激反应;②某些麻醉药物有升高血压的作用,如氯胺酮;③通气不足引起 CO_2 蓄积;④病人术前并存高血压病、嗜铬细胞瘤、甲亢等疾病。高血压可致心脏做功增加,心律失常,或引起脑血管意外等。治疗包括:加深麻醉,给予足量的镇痛药,必要时给予降压药。

3. 心律失常 窦性心动过速与高血压同时出现时,常为浅麻醉的表现,应适当加深麻醉;低血容量、贫血及缺氧时,心率均可增快,应针对病因治疗。手术牵拉内脏或眼心反射可因迷走神经反射致心动过缓,严重者可致心搏骤停。应立即停止手术操作,必要时静注阿托品。偶发房性期前收缩及室性期前收缩对血流动力学影响不明显者,无须特殊处理;频发房性期前收缩有可能发生心房纤颤者,可给予西地兰治疗;室性期前收缩为频发、多源者,应积极治疗。心室颤动应立即进行电除颤,并按心肺复苏处理。

（三）中枢神经系统并发症

1. 高热、抽搐和惊厥 常见于小儿麻醉。由于小儿的体温调节中枢尚未发育完善,体温易受环境温度的影响。如对高热处理不及时,可引起小儿抽搐甚至惊厥。因此小儿麻醉过程要加强体温监测。一旦发现体温升高,应提高警惕。常发生在使用琥珀胆碱或某种吸入麻醉药进行麻醉时。欧美国家发生率稍高,近年来我国也屡有报道。故目前使用非去极化肌松药。

2. 脑出血与脑血栓 均为原有心脑血管病基础,麻醉期间血压又未能良好控制,以致出现严重高血压或低血压所致。术中往往难以发现,术后持续昏迷或出现一侧肢体症状后,才得以确诊。麻醉中尽可能维持血流动力学平稳,及时纠正高血压或低血压,适度稀释血液等。一经确诊,应请相应科室医师会诊,根据病情行保守或手术治疗。

第五节 疼 痛 治 疗

一、概述

疼痛是人体的一种感觉和体验,同时伴有不愉快的情感改变。这种感受和反应与机体存在明确的或潜在的组织损伤有关,是神经末梢痛觉感受器受伤害和病理刺激后通过神经冲动传导到中枢大脑皮层而产生的。疼痛往往是主观的,不仅给病人带来极大的痛苦,而且对中枢神经、循环、呼吸、消化、内分泌等系统造成不良影响。近年来疼痛治疗已成为现代医学的一个重要组成部分,并发展成为疼痛诊疗学。现代疼痛诊疗学的范畴包括许多疼痛性疾病、非疼痛性疾病、癌痛镇痛和术后镇痛。

二、疼痛的分类

1. 按疼痛的程度 ①轻微疼痛:程度很轻或仅有隐痛。②中等度疼痛:较剧烈,但尚可忍受。③剧烈疼痛:难以忍受。

2. 按疼痛的病程 ①急性疼痛：由创伤、手术、急性炎症、心肌梗死、脏器穿孔等所致。②慢性疼痛：如慢性腰腿痛、晚期癌症疼痛等。

3. 按疼痛的来源 ①躯体痛：源于组织损伤，为锐性痛，一般定位明确。②内脏痛：通常为钝痛，定位不明确，可能牵涉其他部位。③神经源性疼痛：源于中枢或外周神经系统的损伤。在慢性灼痛的基础上可有放射痛、电击样疼痛。

4. 按疼痛的部位 头面痛、颈肩痛、胸腹痛、腰背痛、四肢痛等。

三、疼痛的测定和评估

临床上常采用强度量表和问卷表进行评估，现介绍两种常用的方法。

1. 口诉言词评分法 病人描述自身感受的疼痛状态。一般将疼痛分为四级：①无痛；②轻微疼痛；③中度疼痛；④剧烈疼痛。

2. 视觉模拟评分法 在纸上画长为 10 cm 的一条直线，两端分别标明有"0"和"10"的字样。"0"代表无痛，"10"代表最剧烈的疼痛。让病人根据所感受的疼痛程度，在直线上标出相应位置，然后用尺量出起点至记号点的距离长度（以 cm 表示），即为评分值。评分值越高表示疼痛程度越重。此法是目前临床疼痛治疗最常用的疼痛定量方法，也是较敏感和可靠的方法。

四、疼痛的病理生理变化

1. 中枢神经系统 急性疼痛可引起病人精神兴奋、焦虑烦躁，甚至哭闹不安。长期慢性疼痛可使人精神抑郁、表情淡漠。

2. 循环系统 剧痛可兴奋交感神经，血中儿茶酚胺和血管紧张素Ⅱ水平的增高可使病人血压升高、心动过速和心律失常，对伴高血压、冠状动脉供血不足的病人极为不利。而醛固酮、抗利尿激素的增高又可引起病人体内水钠潴留，进一步加重心脏负担。但剧烈的深部疼痛有时可引起副交感神经兴奋，引起血压下降，脉率减慢，甚至发生虚脱、休克。

3. 呼吸系统 胸腹部手术后的急性疼痛对呼吸系统影响较大。因疼痛引起的肌张力增加，使总顺应性下降，病人呼吸浅快，肺活量、潮气量和功能残气量均降低，通气/血流值减小，易产生低氧血症。同时病人因疼痛不敢用力呼吸和咳嗽，积聚于肺泡和支气管内的分泌物不能很好地咳出，易引起肺炎和肺不张，在老年人更易发生。

4. 内分泌系统 疼痛可引起应激反应，促使体内释放出许多激素，如儿茶酚胺、糖皮质激素、血管紧张素Ⅱ、抗利尿激素、促肾上腺皮质激素、醛固酮、生长激素和甲状腺素等。由于儿茶酚胺可抑制胰岛素的分泌和促进胰高血糖素分泌增加，后者又促进糖原异生和肝糖原分解，最后造成血糖升高和负氮平衡。

5. 消化系统 慢性疼痛常引起消化功能障碍、食欲不振。强烈的深部疼痛可引起恶心、呕吐。

6. 泌尿系统 由于肾血管反射性收缩，垂体抗利尿激素分泌增加，导致尿量减少。由于体位的不适应，以及一些手术因切口疼痛造成排尿困难，较长时间排尿不畅可引起尿路感染。

7. 免疫系统 疼痛可引起免疫功能下降，对预防或治疗感染以及控制肿瘤扩散不利。

8. 凝血机制 手术后急性疼痛等应激反应可改变血液黏稠度，使血小板黏附功能增强，纤溶功能降低，使机体处于一种高凝状态，可促使血栓形成。

五、疼痛的诊断

(一) 病史

详细询问疼痛病史，对病因的诊断和治疗有很大帮助。病史包括性别、年龄、职业、起病原因和诱因、疼痛部位、疼痛的性质、疼痛发作的特点、疼痛的程度以及病程长短等。

（二）体格检查

除做一般的检查外,重点是做神经系统及运动系统的检查。

1. 一般检查 包括意识状态、表情、发育、营养、体位、姿势、运动功能、皮肤、淋巴结、血压等。尤其要注意表情、体位、姿势以及肢体关节运动。

2. 神经系统检查 主要是脑神经及感觉功能检查,观察神经系统有无损伤或受压等。

3. 运动系统检查 包括某些疼痛部位的触压诊、特殊检查,如直腿抬高试验、颈腰椎运动试验等。

（三）影像学检查

1. X线平片 对大多数骨关节疾病,依据平片表现可做出定性、定量或定位性诊断。正位和侧位片是最基本的投照体位,如检查颈、胸、腰、膝关节等。骨关节疾病有时需加照斜位片或功能位片。

2. CT扫描 主要是以各部位的横断面影像为基础,对骨质的分辨力较好,密度的测量准确而恒定。但对软组织的分辨力较差,需要进行增强扫描。适合于脑、肝、胰、肾、腹腔包块及颈、胸、腰椎椎管病变的诊断。

3. MRI 有利于准确和全面地了解各种结构的解剖关系,对神经系统疾病及血管病变的诊断有独到的优点。在疼痛性疾病诊断方面,应用于椎管疾病、骨骼肌肉疾病、膝关节疾病很有价值。

六、疼痛的治疗方法

1. 药物治疗 疼痛治疗最基本、最常用的方式。常用的疼痛治疗药物有:①麻醉性镇痛药,如吗啡;②解热镇痛抗炎药,如消炎痛;③局部麻醉药,如利多卡因;④神经破坏药,如无水酒精;⑤糖皮质激素,如强的松。可根据药物各自的特性采用口服、肌内注射、静注、椎管内给药等多种途径。

2. 神经阻滞 用局麻药或神经破坏药注入中枢及外周神经、神经节、交感神经,以阻断其内部信号传递的一种治疗方法。其作用主要有:①阻滞感觉神经:可阻断痛觉的传导,消除疼痛。②阻滞交感神经或神经节:可使血管扩张,改善局部组织循环,消除组织缺氧,缓解疼痛。此外,还可缓解各种疼痛所合并的交感神经紧张状态。③阻滞运动神经:使因疼痛造成痉挛的肌肉弛缓,改善组织的循环和氧供。神经阻滞是目前疼痛治疗的主要方法。

3. 物理治疗 应用物理因素治疗疾病的方法称为物理治疗。物理能源主要有电、光、声、磁、水、温热、冷等。物理治疗的作用机制主要是利用物理因子对机体的刺激作用,直接作用于病变部位,或通过神经和体液的调节作用,促进血液循环,降低神经兴奋性,改善组织代谢,加速致痛物质排泄,缓解肌痉挛,起到祛除病因、消炎、止痛、消除水肿的作用。一般是应用各种物理治疗机(仪)进行治疗,是疼痛治疗常用的方法之一。

4. 手术治疗 有些疼痛性疾病在用其他方法治疗无效时可采用手术方法,如腰椎间盘突出、胃十二指肠穿孔、胆石症发生急性梗阻或合并感染时等,有手术适应证的可行手术治疗。此外,对于某些软组织损伤,无菌性炎症和骨关节疼痛可采用针刀手术疗法。

5. 心理治疗 运用心理学的原则和方法,通过语言、表情、姿势、行为以及周围环境来影响及改变病人原来不健康的认识、情绪及行为等,从而达到改善其心理状态,端正对疾病的认识,解除顾虑,增强战胜疾病的信心,消除或缓解病人现有症状的目的。疼痛不仅是一个生理过程,同时也是一个复杂的心理表现过程,具有人的主观性和个体性。在慢性疼痛中,心理表现尤其突出。心理疗法是现代医学模式的主要组成部分,在疼痛治疗中占有十分重要的地位。

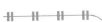

七、疼痛性疾病的治疗

（一）诊疗范围

①头痛：偏头痛、紧张性头痛、丛集性头痛。②颈肩痛和腰腿痛：颈椎病、肩周炎、腰椎间盘突出症、腰肌劳损。③四肢慢性损伤性疾病：滑囊炎、腱鞘炎、腱鞘囊肿、肱骨外上髁炎。④神经痛：三叉神经痛、肋间神经痛、幻肢痛、带状疱疹后遗神经痛等。

（二）常用的治疗方法

1．药物治疗

（1）解热镇痛消炎药：常用的有阿司匹林、消炎痛、布洛芬等。它们的镇痛作用都是外周的，是通过抑制体内前列腺素的生物合成而发挥作用的。对头痛、牙痛、神经痛、肌肉痛或关节痛效果较好。除镇痛作用外，还有较强的抗炎和抗风湿作用。对创伤性剧痛和内脏痛无效。

（2）麻醉性镇痛药：因这类药物多具有成瘾性，仅用于急性剧痛和生命有限的晚期癌症病人，如吗啡、哌替啶、芬太尼等。

（3）抗抑郁药：除镇静、抗抑郁、抗焦虑作用外，可通过阻滞去甲肾上腺素和5-羟色胺的再摄取，影响由内啡肽介导的疼痛调节通路，从而起到镇痛作用。常用阿米替林，主要用于慢性、顽固性疾病的治疗，如偏头痛、紧张性头痛、纤维肌痛综合征、肌筋膜炎、关节炎、幻肢痛和带状疱疹后遗神经痛等。

（4）抗癫痫药：如苯妥英钠和卡马西平对三叉神经痛有效。

2．神经阻滞

（1）脑神经阻滞：如头面部三叉神经阻滞、面神经阻滞等。

（2）脊神经阻滞：如枕神经阻滞，颈丛、臂丛神经阻滞，肩胛上神经阻滞、肋间神经阻滞、椎旁神经阻滞、坐骨神经阻滞、腓神经阻滞等。

（3）椎管内神经阻滞：如蛛网膜下腔阻滞、硬膜外阻滞、骶管神经阻滞等。

（4）交感神经阻滞：如星状神经节阻滞、腹腔神经节阻滞、胸部腰部交感神经节阻滞等。

（5）局部神经阻滞：一般在患处找出压痛点，行局部神经阻滞。

3．物理治法　常用的有电疗、光疗、磁疗和石蜡疗法等。电疗法中常用的有短波、超短波和微波等高频电疗。光疗法常用红外线疗法，有近红外线疗法和远红外线疗法两种。

4．手术疗法　如三叉神经痛行三叉神经切断术、三叉神经减压术；腰椎间盘突出症行髓核摘除术、椎板减压术；膝关节骨性关节炎行关节置换成形术；腱鞘囊肿行切除术等。

5．按摩疗法　治疗时，医生在病人身体一定的部位或穴位，沿经络运行路线或气血运行的方向，施以各种手法而达到治疗目的。它能治疗多种疾病，如颈椎病、肩周炎、肱骨外上髁炎、腰肌劳损、腰椎间盘突出症等。

八、非疼痛性疾病的治疗

这类疾病因交感神经与副交感神经的功能紊乱，常有血管舒缩功能障碍和疼痛，如雷诺综合征、血栓闭塞性脉管炎、反射性交感神经萎缩症等。采用以神经阻滞为主的综合治疗，可调节自主神经功能，舒张小动脉，改善局部血液循环和缓解疼痛。

九、癌痛治疗

恶性肿瘤在其发展过程中出现的疼痛称为癌痛。据统计，中期癌症病人有50%伴有疼痛，晚期癌症病人有疼痛者高达70%以上，严重影响病人的情绪和生活质量。因此，缓解这些病人的疼痛，提高其生活质量，是对这些病人临终关怀的重要内容。

（一）癌症致痛机制

1. 癌症发展所致的疼痛 ①肿瘤压迫神经根、神经干；②肿瘤浸润神经本身；③肿瘤引起骨折；④肿瘤浸润内脏使其腔隙堵塞；⑤肿瘤浸润血管使其堵塞，造成末梢灌注不足，产生致痛物质；⑥肿瘤侵及骨膜、筋膜等对疼痛敏感的组织。

2. 肿瘤治疗过程中产生的疼痛 肿瘤病人的疼痛有 15%～25% 发生在外科手术、化学药物治疗、放射治疗过程。

3. 合并慢性疼痛性疾病 如在患关节炎、颈椎病、腰椎间盘突出症的基础上患癌症。

（二）癌痛的治疗

1. 病因治疗 通过手术治疗、放射治疗、化学药物治疗，可使肿瘤消失或缩小，同时达到止痛目的。

2. 对症治疗

（1）药物治疗：应遵循世界卫生组织推荐的"三阶梯"用药原则。①阶梯给药：第一阶梯，轻度癌痛，第一线镇痛药为非阿片类镇痛药，如阿司匹林等，必要时加用镇痛辅助药。第二阶梯，中度癌痛及第一阶梯治疗不理想时，可选用弱阿片类药，如可待因，也可并用第一阶梯的镇痛药或辅助药。第三阶梯，对第二阶梯治疗效果不好的重度癌痛，选用强阿片类镇痛药，如吗啡，也可辅助第一、第二阶梯的用药。②口服给药。③按时给药。④用药个体化。⑤辅助用药。

（2）神经阻滞疗法：对采用"三阶梯"止痛药方案仍不能达到有效止痛时，可采用神经阻滞疗法。常用药物有局麻药、麻醉性镇痛药、糖皮质激素、B 族维生素以及神经破坏药等。可采用周围神经阻滞、硬膜外阻滞、蛛网膜下腔阻滞、交感神经阻滞以及神经破坏术等。

（3）手术方法：可采用选择性神经切断术、经皮脊髓神经阻断术及神经血管减压术等。

（4）病人自控镇痛（PCA）：需要专门设备，即 PCA 仪，由三个部分构成：①注药泵；②自动控制装置，一般用微电脑控制；③输注管道和防止反流的单向活瓣等。PCA 可经静脉给药，即病人自控静脉镇痛（PCIA）；也可通过硬膜外腔给药，即病人自控硬膜外镇痛（PCEA）。一般由病人根据自己的疼痛情况自行控制给药。为了能使血药浓度始终处于亚镇痛水平，常用持续小量注药的方式给予维持剂量，以提高镇痛质量。镇痛药的种类和剂量由医生选择配置。PCIA 主要以麻醉性镇痛药为主，常用药物为吗啡。而 PCEA 常以局麻药和麻醉性镇痛药复合应用为主，常用药为低浓度布比卡因（0.1%～0.25%）加少量芬太尼或吗啡。

（5）激素疗法：各种癌症晚期广泛转移所致的癌痛采用激素疗法均有效，但要注意副作用的发生。

（6）其他方法：心理治疗、物理治疗、中医中药及生物免疫治疗等均有一定的止痛效果。

十、术后镇痛

术后急性疼痛是指机体对疾病本身和手术造成的组织损伤的一种复杂的生理反应。以往人们将术后切口疼痛视为术后一种不可避免的经历，未予足够的重视。现已认识到术后急性疼痛对病人病理生理的影响是多方面的，直接关系到病人术后的恢复。术后镇痛不仅旨在减轻病人手术后的痛苦，而且在于提高病人自身防止围手术期并发症的能力。常用方法如下：

1. 肌内注射 传统的术后镇痛方法。在病人感觉疼痛时由护士执行医嘱，为病人肌内注射哌替啶。其缺点：①不能及时止痛；②不能根据个体差异合理用药；③有效镇痛时间有限，需多次重复注射。

2. 硬膜外镇痛 于手术结束时，经硬膜外导管将吗啡注入硬膜外腔。成人常用剂量为 2～3 mg，用生理盐水稀释到 10 mL 注入。约在注药后 30 min 起效，持续时间 6～24 h。也可留置硬膜外导管,当病人再次疼痛时,重复给药。常见的不良反应有恶心、呕吐、皮肤瘙痒、尿潴留和呼吸抑制等。

3.病人自控镇痛　目前多采用此种方法行术后镇痛。优点:①镇痛效果明确;②血药浓度相对保持恒定;③操作简单;④可根据病人个体化情况合理用药。可行 PCIA 或 PCEA。PCIA 可选用吗啡、芬太尼等。PCEA 则选用低浓度布比卡因或罗哌卡因,其内加入小剂量芬太尼。

知识链接 7-1

目标检测及答案

本章小结

　　麻醉是用药物或非药物的方法,使病人整个机体或机体的一部分暂时失去知觉,以达到无痛的目的,多用于手术或某些疼痛的治疗。麻醉的任务是消除病人手术疼痛,保证病人安全,为手术创造良好条件。为确保病人安全,麻醉前应掌握病人病情,熟悉手术及麻醉对病人的生理功能的影响,选择恰当的麻醉方法,加强麻醉手术期间的监测与管理,最大限度地减少麻醉意外及并发症的发生。根据麻醉作用部位及所用药物的不同,将临床麻醉方法分为以下 5 种。

　　(1)全身麻醉:麻醉药物作用于中枢神经系统,使全身都不感到疼痛。包括吸入麻醉和静脉麻醉。

　　(2)局部麻醉:麻醉药作用于外周神经,使躯体某部位感觉丧失。包括表面麻醉、局部浸润麻醉、区域阻滞麻醉和神经阻滞麻醉。

　　(3)椎管内阻滞:从广义上讲,也属于局部麻醉,但因其操作特点,用药方法有其特异之处,故通常另外列出。包括蛛网膜下腔阻滞、硬膜外阻滞麻醉。

　　(4)复合麻醉:又称平衡麻醉,是采用不同药物和(或)方法配合使用施行麻醉的方法。

　　(5)基础麻醉:麻醉前使病人进入类似睡眠状态,以利于其后的麻醉处理,这种麻醉前的处理称为基础麻醉。

(河西学院　陈吉兵)

Note

第八章　外科重症监测治疗与复苏

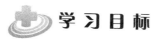学习目标

知识目标：

1. 掌握：心肺脑复苏的概念，初期复苏、后期复苏及复苏后的处理。
2. 熟悉：常用重症监测的项目及临床治疗意义。
3. 了解：重症监测的概念，监测项目的意义及相关指标。

能力目标：运用理论知识体系，熟练掌握心搏骤停的判断方法，心肺复苏的操作方法及后期复苏、复苏后治疗的内容。

情感目标：加强医患沟通，体现以人为本的服务理念。尊重生命，遵循急救原则、按流程施救。

扫码看课件

案例导入

病人，男，67岁。近两年无明显诱因经常出现胸闷、心慌等症状，医院就诊后以"冠心病"治疗，病情稳定。今晨上厕所后突然出现心前区剧痛，大汗淋漓，随后昏迷不醒，家属拨打120急救，急救车到达时病人已死亡。

想一想：

（1）现场如何判断病人心跳停止？

（2）该病人如何急救？

第一节　外科重症监测治疗

一、概述

重症监护治疗病房（ICU）是集中有关专业的知识和技术，先进的监测和治疗设备，对重症病例进行生理功能的监测和积极治疗的专门单位。我国将危重症医学（critical care medicine，CCM）定义为研究危及生命的疾病状态的发生、发展规律及其诊治方法的临床医学学科。ICU重症病人的生命支持技术水平，直接反映医院的综合救治能力，体现医院整体医疗实力，是现代化医院的重要标志。危重症医学和ICU的发展，符合社会需求、医疗需求和外科发展的需求。

ICU的设立应根据医院的规模病种、技术力量和设备条件而定。一般认为，规模较小的医院可设综合性ICU，500张床位以上的医院应设有重症医学科。重症医学科的建立，有利于

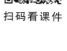
Note

69

合理集中使用大型仪器和设备,也有利于充分利用人力、物力和财力资源。ICU 的床位数在综合医院般为总床位数的 $2\%\sim8\%$。每个 ICU 管理单元病床数为 $8\sim12$ 张,床位使用率以 $65\%\sim75\%$ 为宜。ICU 护士总数与床位数的比例为 $(3\sim4):1$,护士长 $1\sim2$ 名,负责护理和护士培训工作,并参与行政管理。ICU 强调多专业协同工作,每天要与病人来源专科的医师以及其他相关专业的医师密切协作,提高救治效果。

二、重症监测技术

(一)呼吸功能监测与治疗

1. 呼吸功能监测 主要监测肺通气、肺氧合和呼吸机械功能,以协助判断肺功能的损害程度、治疗效果以及组织器官对氧的输送和利用状况。常用的呼吸功能监测参数见表 8-1。

表 8-1 常用呼吸功能监测参数

参　　数	正　常　值	机械通气指征
潮气量(VT,mL/kg)	$5\sim7$	—
呼吸频率(RR)	$12\sim20$	>35
无效腔量/潮气量(VD/VT)	$0.25\sim0.40$	>0.60
二氧化碳分压(PaCO$_2$,mmHg)	$35\sim40$	>55
氧分压(PaO$_2$,mmHg)	$80\sim100$	<70(吸 O$_2$)
血氧饱和度(SaO$_2$,%)	$96\sim100$	—
肺内分流量(Qs/Qr,%)	$3\sim5$	>20
肺活量(VC,mL/kg)	$65\sim75$	<15
最大吸气量(MIF,cmH$_2$O)	$75\sim100$	<25

注:1 mmHg＝0.13 kPa;1 cmH$_2$O＝0.098 kPa。

2. 呼吸治疗

(1)氧疗:吸入不同浓度的氧,使吸入氧浓度(FiO$_2$)高于大气的氧浓度,从而提高动脉血氧分压(PaO$_2$),以缓解或纠正机体缺氧状态,是治疗低氧血症的方法之一。氧疗可使 FiO$_2$ 升高,当肺换气功能无障碍时,有利于氧由肺泡向血流方向弥散,升高 PaO$_2$。轻度通气障碍、肺部感染等,对氧疗较为敏感,疗效较好;当肺泡完全萎陷、水肿或肺泡的血液灌流完全停止,单独氧疗的效果很差,必须治疗病因。

供氧方法:①高流量系统:病人所吸入的气体都由该装置供给,气体流速高,FiO$_2$ 稳定并能调节。常用方法有文图里(Venturi)面罩吸氧。②低流量系统:所提供的氧流量低于病人吸气总量,在吸氧的同时还吸入一定量的空气。因此 FiO$_2$ 不稳定,也不易控制。常用方法有鼻导管吸氧、面罩吸气、带储气囊面罩吸氧等。

(2)机械通气:治疗呼吸衰竭的有效方法。机械通气的目的:保障通气功能以适应机体需要;改善并维持肺的换气功能;减少呼吸肌做功;特殊治疗需要,如连枷胸的治疗等。机械通气本身也可引起或加重肺损伤,称为呼吸机相关肺损伤(ventilation-associated lung injury,VALI),包括气压伤(barotrauma)、容积伤及生物伤。机械通气常用模式有:

控制机械通气(controlled mechanical ventilation,CMV):呼吸机按预先设定的参数给病人进行机械通气,病人不能控制任何呼吸参数。该模式仅用于因各种原因引起的无自主呼吸者。辅助控制通气(assist-control ventilation,AC):呼吸机与病人的自主呼吸同步,给予预设定的潮气量。呼吸机的送气是由病人吸气时产生的负压触发,这一负压触发值是可调的。为防止因病人的呼吸频率过慢产生通气不足,可设置安全备用频率,当病人两次呼吸间歇长于备用频率的间歇时,呼吸机启动控制呼吸。

同步间歇指令通气(synchronized intermittent mandatory ventilation,SIMV):一种指令性正压通气和自主呼吸相结合的通气模式,在机械通气期间允许病人自主呼吸。呼吸频率可由病人控制,呼吸机以固定频率正压通气,但每次送气都是在病人吸气力的触发下发生的。

压力支持通气(pressure support ventilation,PSV):只适用于有自主呼吸者,可减少病人的呼吸做功。病人吸气相一开始,启动呼吸机送气并使气道压力迅速达到预设的压力值,当吸气流速降到一定量时即切换成呼气相。

呼气末正压通气(positive end-expiratory pressure ventilation,PEEP):机械通气过程中,借助于机械装置使呼气末期的气道压力高于大气压。PEEP可使肺容量和功能残气量(FRC)增加,防止肺不张;可使萎陷肺泡再膨胀,改善肺顺应性,从而减少肺内分流量,纠正低氧血症。适用于合并小气道早期关闭、肺不张和肺内分流量增加者。

(二)循环系统的监测与治疗

1. 循环功能监测 心电图是危重病人的常规监测项目,监测心电图的目的是了解心率的快慢,便于心律失常类型的诊断及心肌缺血的诊断等。血流动力学监测,尤其是有创伤性监测,可以实时反映病人循环状态,并可根据测定的心排血量和其他参数计算出血流动力学的相关数据(表8-2),为临床诊断、治疗和预后的评估提供可靠的依据。

表 8-2　血流动力学参数及正常值

参　　数	正　常　值
动脉血压(AP)	12.0~18.7/8.0~12.0 kPa(90~140/60~90 mmHg)
中心静脉压(CVP)	0.49~0.98 kPa(5~10 cmH$_2$O)
肺动脉压(PAP)	1.3~2.9 kPa(10~22 mmHg)
肺毛细血管楔压(PCWP)	0.8~2 kPa(6~15 mmHg)
心排血量(CO)	5~6 L/min
心脏指数(CI)	2.8~4.2 L/(min·m^2)
心搏出量(SV)	60~90 mL/beat
心搏指数(SI)	40~60 mL/(beat·m^2)
左心室做功指数(LVSWI)	45~60 g·m/m^2
右心室做功指数(RVSWI)	5~10 g·m/m^2
外周血管总阻力(TRP)	90~150 kPa·s/L
肺血管阻力(PVR)	15~25 kPa·s/L

2. 根据监测结果决定基本治疗原则 连续监测循环功能有利于循环状态的判断和治疗原则的确定。当肺毛细血管楔压(PCWP)低于1.3 kPa(10 mmHg),表示心脏前负荷降低,有效血容量不足,可参考血细胞比容和血浆渗透压输入晶体液、胶体液或全血。当PCWP大于2.4 kPa(18 mmHg)时,表明心脏前负荷升高,利用利尿药或血管扩张药降低前负荷,可使PCWP降低,保护心肌功能,心排血量(CO)增加。当外周血管总阻力(TRP)低于90 kPa·s/L时,表示心脏后负荷降低,应先补充血容量,并可辅以适量血管收缩药物治疗。当TRP大于150 kPa·s/L时,表示心脏后负荷升高,应用血管扩张药可使心搏出量(SV)和CO增加,并降低心肌耗氧量。当心肌收缩力降低时,表现为心脏指数(CI)和左心室做功指数(LVSWI)降低,可用正性肌力药物治疗,必要时应用主动脉内球囊反搏辅助。当心肌收缩力增强,心率快,

Note

血压升高时,心肌耗氧量增加,可给予钙离子通道阻断药或 β 受体阻滞药治疗。

三、营养支持

营养支持是治疗外科危重病人的一个重要措施,尤其是对严重创伤、手术或感染的病人。营养支持的目的是有效供给病人能量和营养物质,促进病人对能量的利用。合理的营养支持可减轻蛋白质消耗和营养不良,维持机体重要脏器的结构和功能,从而减少危重病人的并发症和降低病死率。

四、病情评估

在 ICU 对病情和预后进行正确的评估,对治疗十分重要。使用统一标准对 ICU 病人病情进行评估具有以下意义:①可正确评估病情的严重程度和预后;②合理选用治疗用药和措施,并评估其疗效;③为病人转入或转出 ICU 提供客观标准;④可根据干预措施的效果来评价医、护的质量。重症病人评分系统给临床提供了量化、客观的指标。常用病情评分系统有:

1. 急性生理与慢性健康状况评分(acute physiology and chronic health evaluation, APACHE) APACHE 系统是 Knaus 于 1978 年设计的,APACHE Ⅱ 是根据 12 所医院 ICU 收治的 5815 例危重病人的资料而设计的。主要由急性生理改变、慢性健康状况以及年龄三个部分组成。包含了 12 项生理指标和格拉斯哥(Glasgow)昏迷评分,加上年龄和既往健康等状况,对病情进行总体评估。积分越高病情越重,预后越差。一般认为,APACHE Ⅱ 评分大于 8 分者为轻度危险,大于 15 分者为中度危险,大于 20 分者为严重危险。

2. 治疗干预评价系统(therapeutic intervention scoring system, TISS) 由 Cullen 1974 年建立,根据病人所需要采取的监测、治疗护理和诊断性措施进行评分的方法。病情越重所采取的监测、治疗护理及诊断性措施越多,TISS 评分越高。目的是对病人病情严重程度进行分类,并可合理安排医疗护理工作。一般认为,积分为 40 分以上者都属高危病人。TISS 简单易行,但未考虑到病人的年龄和既往健康状况,不同水平的医疗单位所采取的监测和治疗方法也不一致。

3. 多脏器功能障碍评分(multiple organ dysfunction score, MODS) Marshall 于 1995 年提出多脏器功能障碍评分,Richard 于 2001 年加以改良。其特点是参数少,评分简单,对病死率和预后预测较准确。但其只反映了 6 个常见器官功能状态,对其他影响预后的因素也没有考虑。

4. 全身性感染相关性器官功能衰竭评分(sepsis related organ failure assessment, SOFA) 1994 年由欧洲重症医学会提出此评分系统。强调早期、动态监测;包括 6 个器官,每项 0～4 分,每日记录最差值。研究显示,最高评分和评分动态变化对评价病情更有意义。

第二节 心肺脑复苏

心肺复苏(cardiopulmonary resuscitation, CPR)是指针对呼吸和心搏骤停所采取的紧急医疗措施,以人工呼吸替代病人的自主呼吸,以心脏按压形成暂时的人工循环并诱发心脏的自主搏动。但是,心肺复苏的成功不仅是要恢复自主呼吸和心跳,更重要的是恢复中枢神经系统功能。从心搏骤停到细胞坏死的时间以脑细胞最短,因此,维持适当的脑组织灌流是心肺复苏的重点,一开始就应积极防治脑细胞的损伤,力争脑功能的完全恢复。故将“心肺复苏”扩展为“心肺脑复苏”(cardiopulmonary cerebral resuscitation, CPCR)。复苏可分为三个阶段:基本生命支持、高级生命支持和复苏后治疗。

一、基本生命支持

基本生命支持(basic life support,BLS)又称初期复苏或心肺复苏,是心搏骤停后挽救病人生命的基本急救措施。胸外心脏按压和人工呼吸(包括呼吸道的管理)是 BIS 的主要措施。成年病人 BLS 的主要内容包括:

(一) 尽早识别

心搏骤停和启动紧急医疗服务系统(emergency medical services systems,EMSs)对心搏骤停的早期识别十分重要,但也很困难。一旦犹豫不决,就有可能失去最佳的抢救时间。因此,为了避免在判断过程中花费过多时间,在 2010 年 AHA 复苏指南中不再强调检查是否有大动脉搏动作为诊断心搏骤停的必要条件,也将"看、听、感"作为判断是否有呼吸存在的方法从传统的复苏指南中删除。对于非专业人员来说,如果发现有人突然神志消失或晕厥,可轻拍其肩部并大声呼叫,如无反应(无回答、无活动),没有呼吸或有不正常呼吸(如喘息),就应立即判断已发生心搏骤停,立即呼叫急救中心,启动 EMSs,以争取时间获得专业人员的救助和得到电除颤器。即使是专业救治人员在 10 s 内还不能判断是否有脉搏,也应该立即开始 CPR。如果有两人或两人以上在急救现场,一人立即开始进行胸外心脏按压,另一人打电话启动 EMSs。

(二) 尽早开始 CPR

CPR 是复苏的关键,在启动 EMSs 的同时应立即开始 CPR。胸外心脏按压是 CPR 的重要措施,因为在 CPR 期间的组织灌注主要依赖心脏按压。因此,2010 年 AHA 复苏指南将成人 CPR 的顺序由 A—B—C 改为 C—A—B,即在现场复苏时,首先进行胸外心脏按压 30 次,随后再开放呼吸道并进行人工呼吸。实际上,在心搏骤停的最初时段仍有氧存留在病人肺内和血液中,及早开始胸外心脏按压可尽早建立血液循环,将氧带到大脑和心脏。

1. 心脏按压心搏骤停 心脏突然丧失其排血功能而导致周身血液循环停止和组织缺血、缺氧的状态。由心脏的功能状态来看,心搏骤停包括心室颤动(ventricular fibrillation,VF)、无脉性室性心动过速(pulseless ventricular tachycardia,PVT)、无脉性心电活动(pulseless electric activity,PEA)和心脏停搏(asystole)。PEA 包括心肌电-机械分离(electro-mechanical dissociation,EMD)、室性自搏心律、室性逸搏心律等。但不管什么原因引起的心搏骤停,都表现为全身有效血液循环停止,组织细胞立即失去血液灌流,导致缺血缺氧。因此,在 BLS 阶段的处理程序和方法基本相同。心脏按压亦称心脏按摩,是间接或直接施压于心脏,使心脏维持充盈和搏出功能,并能诱发心脏自律搏动恢复的措施。

(1)胸外心脏按压(external chest compression):在胸壁外施压对心脏间接按压的方法,称为胸外心脏按压或闭式心脏按压。传统概念认为,胸外心脏按压之所以能使心脏排血,是由于心脏在胸骨和脊柱之间直接受压,使心室内压升高推动血液循环,即心泵机制。研究认为,胸外心脏按压时,腔内压力明显升高并传递到胸内的心脏和血管,再传递到胸腔以外的大血管,驱使血液流动;按压解除时胸腔内压下降,静脉血回流到心脏,称为胸泵机制。但无论其机制如何只要正确操作,即能建立暂时的人工循环,动脉血压可达 $80\sim100$ mmHg,足以防止脑细胞的不可逆损害。

施行胸外心脏按压时,病人必须平卧,背部垫一木板或平卧于地板上,术者立于或跪于病人一侧。按压部位在胸骨下 1/2 处或剑突以上 $4\sim5$ cm 处。将一手掌根部置于按压点,另一手掌根部覆于前掌之上,手指向上方跷起,两臂伸直,凭自身重力通过双臂和双手掌,垂直向胸骨加压。胸外心脏按压应有力而迅速,每次按压后应使胸廓完全恢复原位,否则可导致胸膜腔

Note

内压升高,冠状动脉和脑的灌注减少(图 8-1)。根据2010 年心肺复苏指南,高质量的复苏措施包括:胸外按压频率至少 100 次/分;按压深度至少为胸部前后径的1/3 或至少 5 cm,大多数婴儿约为 4 cm,儿童约为 5cm;每次按压后胸部充分回弹;维持胸外按压的连续性,尽量避免或减少因人工呼吸或电除颤而使心脏按压中断。在心脏按压过程中,容易发生疲劳而影响心脏按压的频率和深度。因此,如果有两人以上进行心脏按压时,建议每 2 min(或 5 个按压呼吸周期)就交换一次。交换时一人在病人一旁按压,另一人在对侧做替换准备,当对方手掌一离开胸壁,另一方立即取代进行心脏按压。

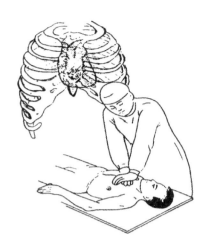

图 8-1 胸外心脏按压方法

心脏按压与人工呼吸比为 30∶2,直到人工气道的建立。人工气道建立后可每 6～8 s 进行一次人工呼吸或 8～10 次/分,而不中断心脏按压。心脏按压有效时可以触及大动脉的搏动,但只有当心肌,尤其是心肌起搏系统得到足够血液灌注,才可能恢复自主循环。监测呼气末 CO_2 分压($P_{ET}CO_2$)用于判断 CPR 的效果更为可靠,$P_{ET}CO_2$ 升高表明心排血量增加,肺和组织的灌注改善。动物研究表明,在 CPR 期间心肌血流量达到 15～20 mL/(min·100 g),主动脉舒张压达到 40 mmHg,冠状动脉灌注压达到 15～25 mmHg 时,一般都能恢复自主循环。

(2) 开胸心脏按压(open chest compression):切开胸壁直接挤压心脏者,称开胸心脏按压或胸内心脏按压。胸外心脏按压虽然可使主动脉压升高,但右心房压、右心室压及颅内压也升高,因此冠状动脉的灌注压和血流量并无明显改善,脑灌注压和脑血流量的改善也有限。而开胸心脏按压对中心静脉压和颅内压的影响较小,因而增加心肌和脑组织的灌注压和血流量,有利于自主循环的恢复和脑细胞的保护。但开胸心脏按压对技术条件的要求较高,且难以立即开始,可能会延迟复苏时间。对于胸廓畸形、胸外伤、多发肋骨骨折、心脏压塞等病人,应首选开胸心脏按压。胸外心脏按压效果不佳并超过 10 min 者,只要具备开胸条件,应采用开胸心脏按压,在手术室内应在胸外按压的同时,积极准备开胸心脏按压。

2. 人工呼吸 在 CPR 期间人工呼吸与心脏按压同样重要,尤其是因窒息导致心搏骤停者,如儿童、溺水者,已存在低氧血症。先心脏按压 30 次再进行人工呼吸 2 次。

(1) 呼吸道管理:保持呼吸道通畅是进行人工呼吸(artificial respiration)的先决条件。昏迷病人很容易因各种原因而发生呼吸道梗阻,其中最常见原因是舌后坠和呼吸道内的分泌物、呕吐物或其他异物引起呼吸道梗阻。因此,在施行人工呼吸前必须清除呼吸道内的异物。解除因舌后坠引起的呼吸道梗阻,最简单有效的方法是头

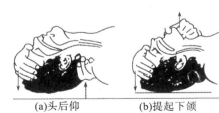

(a)头后仰　(b)提起下颌

图 8-2 头后仰法

后仰法(图 8-2);但对于有颈椎或脊髓损伤者,应采用托下颌法;有条件时可放置口咽或鼻咽通气道、食管堵塞通气道或气管内插管等,以维持呼吸道通畅。

(2) 徒手人工呼吸:以口对口(鼻)人工呼吸最适于现场复苏。施行口对口人工呼吸时,应先保持呼吸道通畅。操作者一手保持病人头部后仰,并将其鼻孔捏闭,另一手置于病人颈部后方并向上抬起。深吸一口气并对准病人口部用力吹入;每次吹毕即将口移开,此时病人凭胸廓的弹性收缩被动地自行完成呼气。进行人工呼吸时,每次送气时间应长于 1 s,以免气道压过高;潮气量以可见胸廓起伏即可,为 500～600 mL(6～7 mL/kg),尽量避免过度通气;不能因

人工呼吸而中断心脏按压。

（3）简易人工呼吸器和机械通气：凡便于携往现场施行人工呼吸的呼吸器，都属简易呼吸器。面罩-呼吸囊人工呼吸器是由面罩、呼吸活瓣和呼吸囊所组成。使用时将面罩扣在病人口鼻部，挤压呼吸囊即可将气体吹入病人肺内。松开呼吸囊时，气体被动呼出，并经活瓣排到大气。人工气道建立后，也可将其与人工气道相连接进行人工呼吸。呼吸囊远端还可与氧气源连接，提高吸入氧浓度。利用机械装置（呼吸机）辅助或取代病人的自主呼吸，称机械通气。进行机械通气必须有人工气道，主要用于医院内、ICU 或手术室等固定医疗场所。

（三）尽早电除颤

电除颤（electric defibrillation）是以一定能量的电流冲击心脏使室颤终止的方法，以直流电除颤法最为广泛应用。目前市售的除颤器多为双相性除颤器，除颤时所需的能量较低（≤200 J），除颤成功率也较高，但无提高出院率的证据。在心搏骤停中室颤动的发生率最高，在医院外发生心搏骤停者，85% 以上的病人开始都有室性心动过速，很快转为室颤，而电除颤是目前治疗室颤和无脉性室性心动过速的最有效方法。对于室颤者，如果除颤延迟，除颤的成功率明显降低，室颤后 4 min 内、CPR 8 min 内除颤可使其预后明显改善。因此，施行电除颤的速度是复苏成功的关键，尽早启动 EMSs 的目的之一，也是为了尽早得到自动体外除颤器（AED）以便施行电除颤。除颤时将一电极板放在靠近胸骨右缘的第 2 肋间，另一电极板置于左胸壁心尖部。电极下应垫以盐水纱布或导电糊并紧压于胸壁，以免局部烧伤和降低除颤效果。首次胸外除颤电能≤200 J（焦耳），第二次可增至 200～300 J，第三次可增至 360 J。小儿开始的能量一般为 2 J/kg，再次除颤至少为 4 J/kg，最大不超过 10 J/kg。开胸后将电极板直接放在心室壁上进行电击称为胸内除颤，胸内除颤的能量，成人从 10 J 开始，一般不超过 40 J；小儿从 5 J 开始，一般不超过 20 J。除颤后应立即行胸外心脏按压和人工呼吸。室上性或室性心动过速也可行电转复治疗，但所需要的电能较低。治疗成人心房纤颤所需能量为 120～200 J，心房扑动为 50～100 J。治疗儿童室上性心动过速所需能量为 0.5～1 J/kg，最大不超过 2 J/kg。

二、高级生命支持

高级生命支持（advanced life support，ALS）是基本生命支持的延续，是以高质量的复苏技术，复苏器械、设备和药物治疗，争取最佳疗效和预后的复苏阶段，是生命链中重要环节，其内容包括：

（一）呼吸支持

在 ALS 阶段应利用专业人员的优势和条件，进行高质量的心脏按压和人工呼吸。适时建立人工气道更有利于心脏复苏，最佳选择是气管内插管，不仅可保证 CPR 的通气与供氧、防止发生误吸、避免中断胸外心脏按压，并可监测 $P_{ET}CO_2$，有利于提高 CPR 的质量。通过人工气道进行正压通气时，频率为 8～10 次/分，气道压低于 30 cmH_2O，避免过度通气。

（二）恢复和维持自主循环

ALS 期间应着力恢复和维持自主循环，为此应强调高质量的 CPR 和对室颤及无脉性室性心动过速者进行早期除颤。对室颤者早期 CPR 和迅速除颤可显著增加病人的成活率和出院率。对于非室颤者，应该采取高质量的复苏技术和药物治疗以迅速恢复并维持自主循环，避免再次发生心搏骤停，并尽快进入复苏后治疗以改善病人的预后。

高质量的 CPR 和复苏的时间程序对于恢复自主循环非常重要。CPR 开始后即要考虑是否进行电除颤，应用 AED 可自动识别是否为室颤或无脉性室性心动过速（VF/PVT）并自动除颤。除颤后立即 CPR 2 min；如果是无脉性心电活动或心脏停搏，则应用肾上腺素，每 3～5

min 可重复给予,同时建立人工气道,监测 $P_{ET}CO_2$;如果仍为 VF/PVT,则再次除颤,并继续 CPR 2 min,同时给予肾上腺素(每 3~5 min 可重复给予),建立人工气道,监测 $P_{ET}CO_2$。再次除颤后仍为 VF/PVT,可继续除颤并继续 CPR 2 min,同时考虑病因治疗。如此反复救治,直到自主循环恢复。病因治疗对于成功复苏十分重要,尤其是对于自主循环难以恢复或难以维持循环稳定者。

(三)CPR 期间的监测

在不影响胸外按压的前提下,CPR 时应建立必要的监测方法和输液途径,以便于对病情的判断和药物治疗。主要监测内容包括:

1. 心电图 心搏骤停时的心律和复苏过程中出现其他心律失常,只有心电图可以明确诊断,监测心电图可为治疗提供极其重要的依据。

2. 呼气末 CO_2 分压($P_{ET}CO_2$) 近年来在复苏过程中连续监测 $P_{ET}CO_2$ 用于判断 CPR 的效果。在 CPR 期间,体内 CO_2 的排出主要取决于心排血量和肺组织的灌注量,当心排血量和肺灌注量很低时,$P_{ET}CO_2$ 则很低(<10 mmHg);当心排血量增加、肺灌注量改善时,$P_{ET}CO_2$ 则升高(>20 mmHg),表明胸外心脏按压已使心排血量明显增加,组织灌注得到改善。当自主循环恢复时,最早的变化是 $P_{ET}CO_2$ 突然升高,可达 40 mmHg 以上。因此,连续监测 $P_{ET}CO_2$ 可以判断胸外心脏按压的效果,能维持 $P_{ET}CO_2>10$ mmHg 表示心肺复苏有效。

3. 冠状动脉灌注压(coronary perfusion pressure,CPP)和动脉血压 CPP 为主动脉舒张压与右心房舒张压之差,对于改善心肌血流灌注和自主循环的恢复十分重要。临床观察表明,在 CPR 期间 CPP 低于 15 mmHg,自主循环是难以恢复的。但在 CPR 期间很难监测 CPP,而动脉舒张压与主动脉舒张压很接近。因此,监测直接动脉压对于评价 CPR 十分必要。如果在胸外按压时,动脉舒张压低于 20 mmHg,是很难恢复自主循环的,应提高 CPR 质量,或同时应用肾上腺素或血管升压素。

4. 中心静脉血氧饱和度(Sc_vO_2) Sc_vO_2 与混合静脉血氧饱和度(S_vO_2)有很好的相关性,是反映组织氧平衡的重要参数,而且在临床上监测 Sc_vO_2 更具可操作性。Sc_vO_2 的正常值为 70%~80%。在心肺复苏过程中,如果不能使 Sc_vO_2 达 40%,即使可以间断测到血压,复苏成功率也很低。如果 Sc_vO_2 大于 40%,则有自主循环恢复的可能;如 Sc_vO_2 在 40%~72% 之间,自主循环恢复的概率增大;当 Sc_vO_2 大于 72% 时,自主循环可能已经恢复。

(四)药物治疗

复苏时用药的目的是为了激发心脏恢复自主搏动并增强心肌收缩力,防治心律失常,调整急性酸碱失衡,补充体液和电解质。复苏期间给药途径首选为静脉(IV)或骨内注射(IO),如经中心静脉或肘静脉穿刺给药。建立骨内通路可用骨髓穿刺针在胫骨前、粗隆下 1~3 cm 处垂直刺入胫骨,注射器回抽可见骨髓即穿刺成功。经骨内可以输液、给药,其效果与静脉给药相当。此外,还可以经气管内插管给药,肾上腺素、利多卡因和阿托品可经气管内给药,而碳酸氢钠、氯化钙不能经气管内给药。一般将药物常规用量的 2~2.5 倍量以生理盐水稀释到 10 mL,经气管内插管迅速注入,然后立即行人工呼吸,使药物弥散到两侧支气管。由于心内注射引起的并发症较多,如张力性气胸、心脏压塞、心肌或冠状血管撕裂等,一般不采用。

1. 肾上腺素(epinephrine) 心肺复苏中首选药物,其药理特点:①具有 α 与 β 肾上腺能受体兴奋作用,有助于自主心律的恢复;②可使舒张压升高,周围血管总阻力增加而不增加冠状动脉和脑血管的阻力,因而改善冠状动脉和脑的灌注压和灌流量;③能增强心肌收缩力,可使室颤者由细颤波转为粗颤波,提高电除颤成功率。研究表明,在心脏按压时使用肾上腺素能使冠状动脉和心内膜的血流量明显增加,并可增加脑血流量。如心脏按压未能使心跳恢复,可静脉注入肾上腺素 0.5~1.0 mg,0.01~0.02 mg/kg 静注以促进心跳的恢复,必要时 3~5 min

可重复注射。

2. 血管升压素(vasopressin) 一种抗利尿激素,当用量超过正常用量时,可作用于血管平滑肌的 V1 受体,产生非肾上腺素样的血管收缩作用,使外周血管阻力增加。其半衰期为 10~20 min,比肾上腺素长。早期观察认为,血管升压素用于复苏可增加器官灌注、改善脑供氧。但目前的研究认为,在自主心搏恢复、成活出院及神经功能改善方面,无论是作为一线用药,或结合用药,两者之间都没有区别。鉴于血管升压素在复苏中的效果与肾上腺素未见明显区别,心搏骤停的急救中可以将其代替肾上腺素,一次用量及重复用量为 40 U,静脉或骨内注射。

3. 利多卡因(lidocaine) 可使心肌因缺血或梗死而降低的纤颤阈值得以恢复或提高,并于心室舒张期使心肌对异位电刺激的应激阈值提高。对于除颤后又复发室颤而需反复除颤的病例,利多卡因可使心肌的激惹性降低,或可缓解室颤的复发。适应证:频发性室性期前收缩、室性二联律、多形性室性期前收缩、室性心动过速,还可预防性用于心肺复苏后和放置心导管时。单次静脉注射开始用量为 1~1.5 mg/kg,每 5~10 min 可重复应用。一旦恢复窦性心律即可以 2~4 mg/min 的速度连续静脉输注。

4. 胺碘酮(amiodarone) 胺碘酮同时具有钠、钾、钙离子通道阻断作用,并有 α 和 β 肾上腺能受体阻滞功能。因此,对治疗房性和室性心律失常都有效。在 CPR 时,如果室颤或无脉性室性心动过速对电除颤、CPR 或血管加压药无效,可考虑应用胺碘酮。无论在临床上还是在动物实验中胺碘酮在治疗室颤或室性心动过速方面都具有一定的优势,但低血压和心动过缓的发生率较高。对于成人胺碘酮的初始用量为 300 mg(或 5 mg/kg)静脉注射,必要时可重复注射 150 mg,每日总量不超过 2 g。

以下几种药物在传统的心肺复苏中都作为常规用药,但在 2010 年 AHA 复苏指南中将它们都列为非常规用药。

1. 阿托品 阿托品对于因迷走神经亢进引起的窦性心动过缓和房室传导障碍有一定的治疗作用。而引起心脏停搏和 PEA 的主要原因是严重心肌缺血,最为有效的治疗方法是通过心脏按压及应用肾上腺素来改善冠状动脉血流灌注和心肌供氧。因此,2010 年 AHA 复苏指南中不推荐在心脏停搏和 PEA 中常规使用阿托品。但对于因严重心动过缓而引起临床症状或体征(如神志消失、心绞痛、低血压等),可用阿托品改善。

2. 氯化钙 钙可以增强心肌收缩力和心室自律性,使心脏的收缩期延长。但是,多个临床研究都发现,钙剂在促进心脏停搏和 PEA 的恢复中几乎没有任何效果。因此,心搏骤停不是应用钙剂的适应证。但有以下并发症时可应用钙剂,包括高钾血症、低钙血症、高镁血症等。一般用量为 10%氯化钙溶液 2.5~5 mL,或 2~4 mg/kg。

3. 碳酸氢钠 在 CPR 期间纠正代谢性酸中毒的最有效方法是提高 CPR 的质量,增加心排血量和组织灌流,尽快恢复自主循环。在复苏期间不主张常规应用碳酸氢钠。因为在心脏按压时心排血量很低,通过人工通气虽然可维持动脉血的 pH 值接近正常,但静脉血和组织中的酸性代谢产物及 CO_2 不能排出,导致 PCO_2 升高和 pH 值降低。如果给予碳酸氢钠,可解离出更多的 CO_2,使 pH 值更低。因 CO_2 的弥散力很强,可自由地透过血脑屏障和细胞膜,而使脑组织和细胞内产生更加严重的酸中毒。对于原已存在严重的代谢性酸中毒、高钾血症、三环类或巴比妥类药物过量,可考虑给予碳酸氢钠溶液,首次用量为 1 mmol/kg,每 10 min 可重复给 0.5 mmol/kg。最好能根据动脉血气分析结果按公式计算给予:$NaHCO_3$(mmol)=碱剩余(BE)×0.2×体重(kg)。

三、复苏后治疗

心搏骤停使全身组织器官立即缺血缺氧。心脏缺氧损害是否可逆,决定病人能否存活;中枢神经功能的恢复取决于脑缺氧损伤的程度;而肺、肾和肝功能的损害程度,决定整个复苏和恢复过程是否平顺。进行系统的复苏后治疗不仅可以降低因复苏后循环不稳定引起的早期死亡率,以及因多器官功能障碍和脑损伤引起的晚期死亡率,而且可改善病人的生存质量。因此,一旦自主循环恢复应立即转运到有 ICU 条件的医疗单位进行系统的复苏后治疗。防治缺氧性脑损伤和多器官功能障碍或衰竭是复苏后治疗的主要内容,而前提是要维持呼吸和循环功能的稳定。

(一) 呼吸管理

自主循环恢复后,维持良好的呼吸功能对于病人的预后十分重要。通常情况下都已经行气管内插管,应摄 X 线胸片以判断气管内插管的位置,有无肋骨骨折、气胸及肺水肿等。对于自主呼吸已经恢复者,应常规进行吸氧治疗;对于昏迷、自主呼吸尚未恢复,或有通气或氧合功能障碍者,应进行机械通气治疗,维持 SpO_2 为 $94\%\sim96\%$,PaO_2 为 100 mmHg 左右,$P_{ET}CO_2$ 为 $35\sim40$ mmHg,$PaCO_2$ 为 $40\sim45$ mmHg。在复苏后治疗期间应避免发生低氧血症,避免高气道压和大潮气量的过度通气,以免由此带来的肺损伤、脑缺血和对心功能的不利影响。对于心搏骤停者自主循环恢复后的呼吸管理,目前仍以维持正常通气功能为宜。尽管过度通气可降低 $PaCO_2$ 而有利于降低颅内压,但也可引起脑血管收缩而降低脑的血流灌注,导致进一步的脑损伤。

(二) 维持血流动力学稳定

脑损伤程度和血流动力学稳定性是影响心肺复苏后成活的两个决定因素。发生心搏骤停后,即使自主循环恢复,也常出现血流动力学不稳定,应从心脏前负荷、后负荷和心功能三方面进行评估和治疗。因此,自主循环恢复后,应加强生命体征的监测,全面评价病人的循环状态。最好能建立有创性监测,如直接动脉压、CVP 监测等,有条件者可应用食管心脏超声或放置 Swan-Ganz 漂浮导管,以便能实时准确测定血流动力学参数和指导治疗。

一般来说,复苏后都应适当补充体液,结合应用血管活性药物以维持理想的血压、心排血量和组织灌注。一般认为,维持血压在正常或稍高于正常水平为宜,平均动脉压≥65 mmHg,Sc_VO_2≥70% 较为理想,有利于脑内微循环血流的重建。对于顽固性低血压或心律失常者,应考虑病因的治疗,如急性心肌梗死、急性冠脉综合征等。

(三) 多器官功能障碍或衰竭的防治

机体某一器官功能衰竭,往往影响其他器官功能的恢复;周缘器官功能的异常也无疑会影响到脑组织的病理性改变。因此,缺氧性脑损伤实际也是复苏后多器官功能障碍的一部分,如不能保持周缘器官功能的完好,亦难以有效防治缺氧性脑损伤。心搏骤停虽只数分钟,复苏后的多器官功能障碍却可持续数小时以致数天,这是组织细胞灌流不足导致缺血缺氧的后果,也称为心搏骤停后综合征(post-cardiac arrest syndrome)。临床表现为代谢性酸中毒、心排血量降低、肝肾功能障碍、急性肺损伤或急性呼吸窘迫综合征等。复苏后应保持呼吸和循环功能的稳定,根据监测结果调整体液平衡,改善组织灌注压和心肌收缩力,使血流动力学处于最佳状态,以改善组织的血流灌注和氧供。

(四) 脑复苏

为了防治心搏骤停后缺氧性脑损伤所采取的措施称为脑复苏(cerebral resuscitation)。人脑组织按重量计算虽只占体重的 2%,而脑血流量却占心排血量的 $15\%\sim20\%$,需氧量占全身的 $20\%\sim25\%$,葡萄糖消耗占 65%。可见脑组织的代谢率高,氧耗量大,但能量储备很有限。当大脑完全缺血 5 min 以上者,发现有多发性、局灶性脑组织缺血的形态学改变。当自主循环功能恢复,脑组织再灌注后,脑缺血性改变仍继续发展。脑细胞发生不可逆性损害是在再灌注后,相继发生脑充血、脑水肿及持续低灌流状态,使脑细胞继续缺血缺氧,导致细胞变性和坏死,称为脑再灌注损害。脑细胞从缺血到完全坏死的病理变化过程是非常复杂的。有人观察到,在心跳停止 5 min 后,以正常压力恢复脑的灌流,可见到多灶性"无再灌流现象",可能与红细胞凝聚、血管痉挛、有害物质的释放等因素有关。因此,脑复苏的主要任务是防治脑水肿和颅内压升高,以减轻或避免脑组织的再灌注损伤,保护脑细胞功能。

1. 低温治疗 低温治疗是脑复苏综合治疗的重要组成部分。因为低温可使脑细胞的氧需量降低,从而维持脑氧供需平衡,有利于脑细胞功能的恢复。研究表明,体温每降低 1 ℃ 可使脑代谢率下降 5%～6%,脑血流量降低约 6.7%,颅内压下降 5.5%。这对于防治复苏后发生的脑水肿和颅内高压十分有利。但是,全身低温也可带来一些不利的应激反应,如寒战、心肌抑制等。我国自 20 世纪 60 年代开始将低温治疗应用于脑复苏。研究表明,浅低温和中低温对心搏骤停复苏后的神经功能恢复是有益的。欧洲的研究结果显示,因室颤引起的心搏骤停自主循环恢复后,施行 32～34 ℃ 低温治疗,持续 24 h 的操作,6 个月后病人神经功能恢复良好率和死亡率(55%,41%)均显著优于常温组(39%,55%)。澳洲的研究认为,医院外心搏骤停自主循环恢复后,施行 33 ℃ 低温治疗,持续 12 h,神经功能恢复良好率为 48.8%,显著优于常温组(26.5%)。但在对复苏后施行低温的适应证,目标温度降温开始达到目标温度和持续的时间,以及降温方法等,仍有待于进一步研究。

低温对脑和其他器官功能均具有保护作用,对于心搏骤停自主循环恢复后仍然处于昏迷者,即对于口头指令没有反应者,都主张进行低温治疗。但不能认为凡是发生心搏骤停者都必须降温。一般认为,心搏骤停不超过 4 min 者,其神经系统功能可自行迅速恢复,不必低温治疗;循环停止时间过久以致中枢神经系统严重缺氧而呈软瘫状态者,低温治疗亦不能改善其功能。因此,对于心搏骤停时间较久(>4 min),自主循环已恢复仍处于昏迷者,或病人呈现体温快速升高或肌张力高,且经过治疗后循环稳定者,应尽早开始低温治疗。如果心搏骤停时间不能确定者,则应密切观察,若病人神志未恢复并出现体温升高趋势或开始有肌紧张及痉挛表现时,应立即开始降温。2010 年 AHA 复苏指南推荐,对于院外、因室颤发生的心搏骤停,经 CPR 已恢复自主循环但仍处于昏迷的成年病人,应进行浅低温(32～34 ℃)治疗 12～24 h。一旦开始低温治疗,就应持续到病人神志恢复,尤其是听觉恢复。有的病人 24 h 后即恢复,如果 24 h 仍未恢复者,可持续低温治疗 72 h,但一般都不超过 5 天。

2. 促进脑血流灌注 脑血流量取决于脑灌注压的高低,脑灌注压为平均动脉压与颅内压之差。因此,应适当提高动脉压,降低颅内压和防治脑水肿。有人主张在自主循环恢复后即刻应控制血压稍高于基础水平,并维持 5～10 min,此后通过补充血容量或应用血管活性药物维持血压在正常偏高水平。脱水、低温和肾上腺皮质激素的应用仍是现今常用的防治急性脑水肿和降低颅内压的措施。脱水的目的是减少细胞内液,但临床上往往是先减少血管内液,其次是组织间液,最后才能达到减少细胞内液的目的。因此,在脱水过程中应适当补充胶体液以维持血管内容量和血浆胶体渗透压,使细胞内和组织间质脱水而维持血管内的容量正常。脱水应以增加排出量来完成,而不应过于限制入量。适当的血液稀释(HCT 为 30%～35%)有利于改善脑血流灌注,促进神经功能的恢复。

3. 药物治疗 对缺氧性脑细胞保护措施的研究虽已不少,如钙通道阻滞剂、氧自由基清除剂的应用等,但迄今仍缺乏能有效应用于临床的措施。肾上腺皮质激素在脑复苏中的应用虽在理论上有很多优点,但临床应用仍有争议。实验研究中激素能缓解神经胶质细胞的水肿,临床经验认为激素对于神经组织水肿的预防作用似较明显,但对于已经形成的水肿,其作用则难以肯定。一般主张使用 3～4 天即停药,以免引起并发症。

知识链接 8-1

Note

目标检测
及答案

本 章 小 结

　　心肺复苏是指针对呼吸和心搏骤停所采取的紧急医疗措施,以人工呼吸替代病人的自主呼吸,以心脏按压形成暂时的人工循环并诱发心脏的自主搏动。复苏可分为三个阶段:基本生命支持、高级生命支持和复苏后治疗。胸外心脏按压和人工呼吸是 BLS 的主要措施。按压部位在胸骨下 1/2 处或剑突以上 4~5 cm 处,胸外按压频率至少 100 次/分;按压深度至少为胸部前后径的 1/3 或至少 5 cm,大多数婴儿约为 4 cm,儿童约为 5 cm。心脏按压与人工呼吸比为 30∶2。

（河西学院　陈吉兵）

Note

第九章 围手术期处理

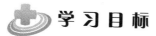

学习目标

知识目标：

1. 掌握：手术前准备原则及手术后的处理原则。
2. 熟悉：术后并发症的防治方法。

能力目标：运用理论知识体系，具备对围手术期病人做好术前准备及术后观察、各种不适症状处理、换药和拆线的能力。

情感目标：通过良好的医患沟通，消除病人对手术的紧张、恐惧心理，提供围手术期指导，加强病人术后的康复指导，促进早日康复。

案例导入

　　病人，女，54岁。阑尾切除术后第 5 天，出现头痛、发热、乏力，体温 38.5 ℃，切口红肿、疼痛、有波动感。

　　想一想：

　　（1）请分析病人发热的原因。

　　（2）如何进一步治疗？

　　围手术期处理就是为病人手术做准备和促进术后康复。手术是外科治疗疾病的重要手段，也是取得治疗效果的关键环节，但一次成功的手术，可以完全毁于术前准备的疏忽和术后处理的不当。因此，外科医生要像认真对待手术操作一样，重视外科围手术期的处理。

第一节 手术前准备

一、手术的类型

　　手术前准备与手术的类型有密切关系。外科手术种类繁多，按照手术急缓的程度，可分为三大类。

　　1. 择期手术 一般慢性疾病，病情发展较缓慢，短时期内不会发生很大变化，手术的时间可选择在病人的最佳状态下进行。如可复性腹股沟疝修补术和无并发症的消化性溃疡的胃大部切除术等。手术可选择在做好充分准备和条件成熟的情况下进行。

　　2. 限制手术 有些疾病如恶性肿瘤、甲状腺功能亢进症等，手术前准备的时间不能任意延长，否则会失去手术的时机。为了取得较好的手术效果，要在尽可能短的时间内有计划地完成各项准备工作,及时完成手术,这类病的手术称为限制手术。

3. 急症手术　各种创伤、急性大出血和急腹症等,属于急症手术。这类病人发病急,病情发展快,只能在一些必要环节上,分秒必争地完成准备工作,及时手术,否则将会延误治疗,造成严重后果。

二、心理准备

多数病人术前怀有恐惧感。病人住院后,由于生活环境的改变和工作、家庭联系的暂时中断,特别是对自身疾病的种种猜疑。对即将进行的手术治疗,怀着各种各样顾虑:害怕麻醉不满意而术中疼痛,担心手术后不能坚持工作和丧失劳动力,对肿瘤根治性手术的效果悲观失望等。医护人员应和家属、亲友一起共同做病人的思想工作,有针对性解除病人的各种忧虑,增强病人与疾病斗争的决心。同时,医生和护士要用优质服务和满腔热忱,无微不至的关怀,使病人对手术充满信心,让病人从医护人员的言行中,建立起对手术的安全感和必胜的信念。

三、病人对手术的耐受能力

根据病变程度、主要脏器功能状态及全身健康情况,可将病人对手术的耐受性分为两类:耐受力良好和耐受力不良。耐受力良好的病人,经过一段时间一般准备后即可进行手术。耐受力不良的病人,需要对主要脏器的功能进行认真检查,有针对性地做好细致的特殊准备后,才能考虑手术。

四、手术前的一般准备

1. 适应性锻炼　长期吸烟者,住院后应立即戒烟。要求特殊体位下手术的病人(如做甲状腺手术的病人,术中取头后仰、颈部过伸姿势),术前 2～3 日应在医生指导下,进行相应的训练。术后病情需要较长时间卧床者,术前应进行卧床大小便的练习。

2. 饮食的管理　中小手术饮食一般不需严格限制,但必须在术前 12 h 禁食、6 h 禁饮,以防麻醉和手术过程中发生呕吐而误吸入肺。胃肠道的较大手术,术前 24～48 h 开始改成流质饮食,有幽门梗阻、慢性结肠梗阻者,禁食的时间还可提前。

3. 肠道的处理　局麻下的一般手术,肠道无须准备。需要全麻和硬膜外麻醉者,手术前一日晚和手术当日清晨各灌肠一次,排出积存的粪块,可减轻术后的腹胀,并防止麻醉后肛门松弛粪便污染手术台。肛门和直肠常规手术如痔切除等,应进行清洁灌肠,结、直肠的大手术(如直肠癌根治术),术前 3～5 日即开始每晚灌肠一次,并口服肠道抗菌药物 2～3 日。

4. 手术前用药　体质差伴营养不良的病人,术前数日可适当输入适量的白蛋白液、复方氨基酸等,并口服各种维生素。恶性肿瘤如胃癌、大肠癌病人可辅助以免疫治疗,可选用特异性转移因子、白细胞介素-2 及干扰素等。手术复杂和时间较长,或在感染区内的手术,术前 48 h 开始预防性应用抗生素,可使手术过程中血液内和手术野内保持一定浓度的抗生素,对降低术后切口感染的发生率有一定作用。

5. 手术部位的皮肤准备　病情允许时,病人在手术前一日应洗澡、洗头和修剪指(趾)甲,并更换清洁的衣服,按各专科的要求剃去手术部位的毛发,清除皮肤污垢,范围一般应包括手术区周围 15～20 cm,剃毛时应避免损伤皮肤。备皮的时间,多数在手术前一日完成,部分骨、关节手术,无菌要求较严格,皮肤的准备应连续进行 3 日。手术前日晚主管医师应该仔细检查皮肤准备情况,如发现切口附近皮肤有破损、毛囊炎,应推迟手术日期。

五、术前的特殊准备

对手术耐受力不良的病人,除了要做好一般的术前准备外,还需根据病人的具体情况,做好特殊准备。

1. 营养不良 营养不良的病人常伴有低蛋白血症,往往与贫血、血容量减少同时存在,因而耐受失血、休克的能力降低。低蛋白状况可引起组织水肿,影响愈合;营养不良的病人抵抗力低下,容易并发感染。如果血浆白蛋白测定值在 30～35 g/L,应补充富含蛋白质饮食予以纠正;如果低于 30 g/L,则需通过输入血浆、人体白蛋白制剂才能在较短的时间内纠正低蛋白血症。

2. 高血压 病人血压在 160/100 mmHg 以下,可不必做特殊准备。血压过高者,麻醉和手术应激可并发脑血管意外和充血性心力衰竭等危险,术前应选用合适的降血压药物,使血压平衡在一定水平,但并不要求降至正常后才做手术。

3. 心脏疾病 伴有心脏疾病的病人,施行手术的死亡率无疑将高于非心脏疾病者,心脏疾病的类型与手术耐受力有关。手术前准备的注意事项:①长期使用低盐饮食和利尿药物,已有水和电解质失调的病人,术前应予纠正。②伴有贫血的病人携氧能力差,对心肌供氧有影响,术前应少量多次输血矫正贫血。③有心律失常者,如为偶发的室性期前收缩,一般不需要特别处理。如有心房纤颤伴有心室率增快者,或确定为冠心病并出现心动过缓者,都应通过有效的内科治疗,尽可能使心率控制在正常范围内。④急性心肌梗死病人发病后 6 个月内,不宜施行择期手术;6 个月以上且无心绞痛发作者,可在良好的监护条件下施行手术。心力衰竭病人,最好在心力衰竭控制 3～4 周后,再施行手术。

4. 呼吸功能障碍 呼吸功能不全的主要表现是轻微活动后就出现呼吸困难。哮喘和肺气肿是两个最常见的慢性阻塞性肺功能不全疾病。凡有呼吸功能不全的病人,术前都应做血气分析和肺功能检查。术前准备应包括:①停止吸烟 2 周,鼓励病人多练习深呼吸和咳嗽,以增加肺通气量和排出呼吸道分泌物。②应用麻黄碱、氨茶碱等支气管扩张剂以及异丙肾上腺素等雾化吸入剂,对阻塞性肺功能不全有较好的作用,可增加肺活量。经常发作哮喘的病人,可口服地塞米松等药物,以减轻支气管黏膜水肿。③痰液稠厚的病人,可采用蒸汽吸入,或口服药物使痰液稀薄,易于咳出。④麻醉前给药量要适当,以免抑制呼吸。⑤重度肺功能不全及并发感染者,必须采取积极措施,改善肺功能、控制感染后才能施行手术。⑥急性呼吸系统感染者,如为择期手术,应推迟至治愈后 1～2 周,如为急症手术,需用抗生素并避免吸入麻醉。

5. 肝疾病 肝炎和肝硬化是最常见的肝疾病。术前(尤其是大中手术)都应做各项肝功能检查,以便发现事实上存在的肝功能损害。许多肝功能损害病人经过一段时间内科治疗后,多数能得到明显改善。如:高糖、高蛋白质饮食、改善营养状况;小量多次输给新鲜血液或人清蛋白制剂。同时应补充多种维生素。一般来说,肝功能轻度损害者,不影响手术耐受力,肝功能损害较严重或濒于失代偿者,手术耐受力显著削弱,必须经过较长时间严格准备,方可施行择期手术;肝功能有严重损害,表现有明显营养不良,腹水、黄疸者,或急性肝炎病人,除急症抢救外,多不宜施行手术。

6. 肾疾病 麻醉、手术创伤都会加重肾的负担。因此,凡有肾病者,都应进行肾功能检查。根据 24 h 内生肌酐清除率和血尿素氮测定值判断,肾功能损害的程度大致可分三类,即轻、中和重度。对于轻、中度肾功能损害病人,经过适当的内科疗法处理,都能较好地耐受手术;重度损害者,需要在有效的透析疗法处理后,才能实施手术。

7. 糖尿病 糖尿病人的手术耐受力差,术前应控制血糖水平,纠正水、电解质代谢失调和酸中毒,改善营养情况。择期手术的糖尿病病人,术前血糖宜控制在 7.28～8.33 mmol/L 较为适宜,尿糖±～＋。这样既不至于因胰岛素过多而发生低血糖,也不致因胰岛素过少而发生酸中毒。手术应在当日尽早施行,以缩短术前禁食时间,避免发生酮症酸中毒。可按 5∶1 的比例(葡萄糖 5 g 加胰岛素 1 U),在葡萄糖溶液中加入胰岛素。术后,根据 4～6 h 尿糖测定结果,确定胰岛素用量。

Note

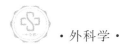
六、术前 24 h 内的准备

（1）查好血型及输血前的交叉配合试验，并根据手术的需要提前向血库预约一定数量的全血和血浆。

（2）完成各项皮试，如麻醉药品及抗生素皮试，将皮试结果即时填写在医嘱单上。

（3）签好手术同意书：主要脏器的手术，创伤较大、并发症多的大手术，术前均需向家属或单位交代清楚，并签好手术同意书。

（4）组织术前讨论，制订手术方案：主要脏器大手术及病情危重的手术，应组织有关人员参加讨论，并做详细记录。

（5）消化道手术，于手术日清晨放好胃肠减压管。会阴及盆腔的手术，必要时术前插好导尿管。

（6）术中需要行放射线造影、特殊化验检查和冰冻切片检查时，主管医师应在手术前一日与有关科室取得联系。

（7）遵照麻醉医师的术前医嘱，按时给药。精神特别紧张的病人，术前 30 min 可给一次量的镇静药。

七、急诊手术前的准备

除特别紧急的情况，如呼吸道梗阻、心搏骤停、脑疝及大出血等外，大多数急诊室病人，仍应争取时间完成必要的准备。首先在不延误病情发展的前提下，进行必要的术前准备，尽量做出正确的估计，拟订出较为切合实际的手术方案。其次要立即建立通畅的静脉通道，补充适量的液体和血液，如为不能控制的大出血，应在快速输血的同时进行手术止血。伴有中毒性休克的病人，术前即应开始抗感染治疗，同时要纠正水、电解质紊乱，迅速扩容改善微循环的灌注，必要时辅助以升压药及利尿药，待休克情况有所改善时，再行手术治疗。

第二节　手术后处理

手术后处理的目的是根据病情和手术的具体情况不同，在手术后进行必要的治疗处理措施，最大限度地减轻病人痛苦和不适，预防并发症的发生，使病人能顺利恢复健康。

一、手术后的一般处理

1. 病人去手术室后　要整好床铺，准备好输液架、胃肠减压器、氧气瓶及引流瓶等。少数病人尚需要准备气管切开包和吸痰器，以及专科所需的急救药品和器材。

2. 病人卧床期间　保持床铺和被褥的整洁。加强口腔护理，协助病人勤翻身、咳嗽和活动四肢，减少并发症的发生。保证病人进食和饮水，协助并及时处理病人的大小便。

3. 严密观察病情的变化　重危病人和主要脏器手术后，应保持病室的安静，按时观察和记录生命体征的变化。接好各种管道，并保证其通畅，准确记录排出量及其性质。

二、病人的体位

手术后病人的卧床姿势取决于麻醉方法、手术部位和方式，以及病人的全身情况。病人全麻未清醒之前，应平卧并将头转向一侧，以防呕吐物的误吸。硬膜外麻醉和腰麻手术后，应平卧 6 h，可减少麻醉后并发症如头痛的发生。胸部、腹部和颈部的手术，如病情许可，常采用半侧卧位,有利于呼吸和循环。腹腔有感染时,半卧体位还有利于炎性渗出物聚集于盆腔,预防膈下脓肿的发生,一旦在盆腔形成残余脓肿,手术引流也较为方便。颅脑手术后,以上身抬高 $15°\sim30°$ 的斜坡位较好,可减轻脑水肿的发生。脊柱或臀部手术后,常采用仰卧位或俯卧位。

三、饮食的管理

一般中小手术后,饮食不需严格的限制。较大的手术,特别是食管和胃肠手术后,进食的时间和饮食的种类取决于病变的性质和手术的方式。由于手术创伤的影响,麻醉和镇痛药物的作用,术后短时间内病人食欲有所减退。另外,腹部手术后胃肠道蠕动功能的恢复需要 $24\sim48\ h$,病人已有正常排气和排便后,才能开始进食。口服饮食的原则是先从容易消化吸收的流质饮食开始,逐步过渡到半流质饮食,最后恢复到正常的普通饮食。要素饮食已广泛地应用于临床,它可提供足够的热量和蛋白质,是胃肠道手术前后较为理想的饮食。严重的消化道外瘘和主要脏器的复杂手术,对营养的要求较为严格,可在术前 $5\sim7$ 日开始实施完全胃肠外营养,以提供足够的热源和氮源,满足病人正氮平衡的需要。

四、输液与输血

禁食期间,每日应由外周静脉补入一定数量的葡萄糖、盐水和电解质。成年人每日补液总量为 $2500\sim3500\ mL$,其中等渗盐水不超过 $500\ mL$,其余液体由 5% 和 10% 的葡萄糖液补充。3 日后仍不能进食者,每日可静脉补钾 $3\sim4\ g$,如有大量的额外丢失(如胃肠减压、胆瘘或胰瘘),应如数补入。术后有严重低蛋白血症者,可间断补入复方氨基酸、人体白蛋白和血浆,有利于手术创口的愈合。慢性失血伴贫血的病人,术后应继续给予输血,以保证手术的成功。

五、术后的早期活动

局麻下的一般性手术,只要病情允许,术后应尽量早的开始活动。重病人和大手术后的病人,次日即可在医护人员指导和帮助下,做深呼吸运动和四肢的伸屈运动,并逐步增加活动量和活动范围。无禁忌者,第二天即可逐渐坐起,并在搀扶下离床走动,时间可慢慢延长。也可在病人取坐位时拍打病人背部,同时让病人用力咳嗽,有利于肺的膨胀。早期活动可改善呼吸和循环,减少肺部并发症的发生和下肢深静脉血栓形成的机会,也有利于胃肠道和膀胱功能的迅速恢复。

六、各种管道的处理

由于治疗上的需要,手术后的病人常常带有各种管道,因放置管道的目的不同,各管道拔出的时间不尽相同,个别管道可能是永久性的。因此,必需认真管理,既要发挥各管道的治疗作用,又要防止发生因管道所产生的并发症。

1. 胃肠减压管 上腹部手术前常规经鼻腔向胃内放置一减压用的橡胶管或硅胶管,术后接在胃肠减压器上,并需保留管道一段时间。留管期间应保持该管的通畅,确实起到减压作用,同时每日准确记录引流物的总量,并观察其性质有无异常。胃肠减压的目的是防止术后胃肠道过度膨胀,减少对呼吸的影响和有利于胃肠道吻合口愈合。留管时间在非胃肠道的手术为 $24\sim48\ h$,胃肠道手术则 $3\sim7$ 日不等,待病人能自行排气或已大便时即可拔出。

2. 留置导尿管 肛门和盆腔的手术后,常留有导尿管,留管时间长短不等,少数可长达 $1\sim2$ 周。留管期间应记录每日尿量,定时更换外接管和引流瓶,应防止导尿管过早脱出。留置时间较长的导尿管,应用呋喃西林溶液冲洗膀胱,拔管前数日可先试夹管,每 $4\ h$ 开放一次,以促使膀胱功能的恢复。

3. 营养性造瘘等 不能切除的晚期食管癌或胃癌伴有梗阻,有时需行胃或空肠造瘘,留置一较粗的软橡胶管。通过永久性造瘘灌注营养物质(如混合奶或要素饮食),延长病人的生存期。应防止造瘘管的脱出,灌注营养液后,要适当冲洗管腔,保持造瘘管的通畅和清洁。

4. 体腔与内脏的引流管 手术后的胸腔引流管、膈下引流管和胆总管内的 T 形引流管等,在治疗上有重要意义。术后应仔细观察引流物数量和性质方面的变化,定时更换外接管及引流瓶,保持清洁,防止脱出。引流管留置的时间差异较大,确实达到治疗目的后,才能考虑拔管。关于拔管的方法、步骤及适应证,可参考各有关章节。

5. 深静脉营养管 严防硅胶管的脱出和阻塞,及时更换营养液,预防空气栓塞的发生,每晚更换输液附件,导管和输液针头连接处要用无菌纱布包好,减少污染。导管的皮肤入口处定期消毒,涂以抗生素软膏。如穿刺部位出现明显的炎症迹象,或是导管已完全阻塞,应提前拔出导管。

七、手术切口的处理

1. 无感染的缝合切口 缝合切口无感染时应按时拆除缝线,并根据切口愈合情况,按统一要求做出准确的记录。

(1)拆线的时间:经临床观察无任何感染迹象的切口,不应随意更换敷料。结合病人的年龄、营养状态、手术部位和切口的大小等情况,决定缝线拆除的时间。头面部和颈部血运丰富,切口愈合较快,术后 4～5 日即可拆线;胸腹部切口需 7～10 日;下肢、腰背部切口需 10～14日;腹部的减张缝线的拆除时间不得少于两周。较长的腹部切口,可分次拆线,或拆除缝线后继续用腹带包扎 1～2 日。切口一旦发生感染,拆线的时间应该提前。

(2)切口的分类和愈合的记录:根据手术中的无菌程度,通常将缝合的切口分为三类,分别用罗马字 Ⅰ、Ⅱ 及 Ⅲ 来表示。而切口愈合的情况也分为三级,分别用甲、乙和丙来表示。每一个病人出院时都要对切口的愈合等级做出正确的记录,如Ⅰ/甲、Ⅰ/乙、Ⅱ/甲或Ⅲ/丙等。

2. 引流切口的处理 部分手术为了防止术后切口内积血或积液,术毕于切口内留置橡皮条或细橡皮管作为引流用,一般 24～48 h 后拔出。手术创面较大,渗出物较多时,可适当延长时间,但要经常更换已被浸透的敷料,防止切口的污染。腹腔内的相关引流,从 24 h 后,逐日转动并拔出少许,直到全部拔完。

3. 感染切口的处理 切口一旦发生感染,应及时拆除缝线,敞开伤口充分引流。更换敷料时,要仔细清除异物和坏死组织,脓性分泌物应做需氧菌和厌氧菌的培养及药敏试验,以便能准确选用有效的抗生素。若感染逐渐控制,肉芽组织迅速生长,可争取二期缝合,以缩短病程。

八、手术后的对症处理

1. 切口疼痛 麻醉作用消失后,切口即开始疼痛,24 h 内达到高峰,持续 48～72 h。疼痛的程度与手术的大小、部位和病人的耐受性有关。疼痛不仅能影响病人的休息,不利于疾病的恢复,而且可能诱发一些并发症的发生。为了减少切口的疼痛,腹部手术后的病人常不敢深呼吸及咳嗽,使肺的膨胀受到影响,增加了肺部并发症的发生机会;会阴和肛门部的手术后疼痛较为剧烈,可导致排尿困难。解除切口疼痛的方法很多,一般手术口服止痛药即可,大手术后的 1～2 日,可肌注哌替啶 50～100 mg 1～2 次,肛门手术后,应 4～6 h 用止痛药一次。手术后 4～5 日,切口疼痛逐渐加重时,应想到切口感染的可能性。

2. 恶心、呕吐 手术后的恶心、呕吐是麻醉恢复过程中常见的反应,也可能是吗啡一类镇痛药的副作用。随着麻醉药和镇痛药作用的消失,恶心和呕吐即可停止,不需要特殊的处理。但频繁的呕吐也可能是某些并发症的早期症状之一,呕吐有阵发性腹痛时,应想到机械性肠梗阻存在。处理上要有针对性,如果无特殊情况,可给予适当的镇静药或解痉药。

3. 腹胀 腹部手术后胃肠道的蠕动功能暂时处于抑制状态,手术创伤愈大,持续时间愈长。胃肠道蠕动功能在术后48～72 h逐渐恢复,大致经过"无蠕动期—不规律蠕动期—规律蠕动期"三个阶段。胃肠蠕动功能未能恢复之前,随着每一次呼吸所咽下的空气在消化道内大量积存是引起腹胀的主要原因。严重的胃肠胀气可压迫膈肌影响肺的膨胀,压迫下腔静脉使下肢血液回流受阻,增加了深静脉血栓形成的机会。同时,胃肠胀气也使胃肠道本身的吻合口局部张力增大,对愈合有一定的影响。防治术后腹胀的主要措施是持续而有效的胃肠减压,非胃肠道本身的手术,可肌注新斯的明0.5 mg,每4 h一次,能促进肠蠕动的恢复。有经验的医生,也可指导病人内服中药(大承气汤)有助于较早的排气和排便。

4. 呃逆 手术后发生呃逆多为暂时性,大多数病人可自行停止,但有时顽固。连续不断的呃逆,不仅影响病人的休息,而且对切口的愈合也极为不利。呃逆的主要是膈肌受到机械性或炎症性刺激的结果,个别病人也可由于进食不当而诱发,顽固的呃逆可能是膈下感染的一个症状,应进一步检查。关于呃逆的处理,可首先试用针刺天突、鸠尾、内关及足三里等穴位,或压迫眶上神经或压迫眼球,有时可以奏效。也可给予安眠药、镇静药和解痉药,极个别病人需封闭膈神经后才能控制。

5. 排尿困难 多发生于肛门直肠和盆腔手术后的病人,全身麻醉或椎管内麻醉后也可引起,前者由于切口疼痛反射性引起膀胱括约肌痉挛,后者是排尿反射受到抑制的结果。少数病人由于不习惯于卧床排尿,下腹膨胀有排尿感,但无法排出。处理方法:病情允许时,可协助病人改变姿势(或侧卧或立位)后排尿,也可于膀胱区进行理疗、热敷和按摩,以促进排尿。还可使用氨甲酰胆素,每次肌注0.25 mg。一般措施无效时,应在无菌操作下予以导尿,并留置导尿管2～3日后拔除。

第三节　术后并发症的防治

虽然外科技术已日臻完善,大多数病人手术后都可顺利康复,重返各自的岗位,但仍有少数病人可发生各种不同的并发症。从总体上可将术后并发症归为两大类:一类为一般性并发症,即各专科手术后共同的并发症如切口感染、出血和肺炎等;另一类为各特定手术的特殊并发症,如胃切除后的倾倒综合征、肺叶切除术后的支气管胸膜瘘。前者将在本节内加以介绍,后者将在专科疾病讲解中进行重点讨论。

一、术后出血

1. 病因与病理 术后出血可发生于术后24 h内(称为原发性出血)和术后7～10日(称为继发性出血)。术中止血不彻底、不完善,如结扎血管的缝线松脱;小血管断端的痉挛及血凝块的覆盖,使创面出血暂时停止而使部分出血点被遗漏,这些是原发性出血的主要原因。由于后期手术野的感染和消化液外渗等因素,使部分血管壁发生坏死、破裂,可导致术后的继发性出血。

2. 临床表现 原发性出血多开始于手术后的最初几小时。表浅手术后的原发性出血,表现为局部渗血多,并逐渐形成血肿,一般不引起严重后果,如疝修补术后的阴囊血肿。但发生于甲状腺术后的颈部血肿,可压迫气管引起呼吸困难,甚至可突然发生窒息。体腔内的原发性出血,引流管可流出大量鲜血;或术后短期内出现休克,虽然经输血补液处理,休克不见好转,甚至加重时表示内出血量较大。术后1～2周,化脓伤口深部突然出现血块或有鲜血涌出,或大量呕血、黑便、尿血和咳血,这些都是继发性出血的主要表现。严重的出血可发展为出血性

课堂互动
如何预防手术后出血?

休克,后果较为严重。

3. 防治措施 首先,手术止血要彻底,术毕应用生理盐水冲洗创面,清除凝血块之后,再仔细结扎每个出血点,较大的血管出血应该缝扎或双重结扎止血。术后积极预防感染,减少继发性出血的发生。一旦发生术后出血,应立即输血,并同时做好再次手术止血的准备,如保守治疗无效,应尽早手术探查并止血。再次止血后仍应严密观察,防止再度出血。

二、肺不张与肺炎

1. 病因与病理 手术后肺部并发症中以肺不张最常见,原因是多方面的。长期吸烟的病人,常伴有慢性气管炎,呼吸道内分泌物较多。而术中及术后应用各种止痛药和镇静药,又抑制了呼吸道的排痰功能。切口疼痛、术后胃肠胀气和长期卧床,使肺的扩张受到影响。过于黏稠的分泌物无力咳出时,可阻塞小支气管,所属肺泡内的空气被完全吸收后,肺组织萎陷。轻者仅限于肺底部,严重者有大块肺组织萎陷,使纵隔拉向患侧,引起呼吸功能障碍。肺不张常常伴有肺部的感染,使病情更加严重。

2. 临床表现 少数病人仅在胸片上显示有肺不张,可无任何自觉症状。多数病人表现为术后 2～3 日开始烦躁不安,呼吸急促,心率增快。严重者伴有发绀、缺氧,甚至血压下降。病人常有咳嗽,但痰液较黏稠不易咳出。合并感染时,出现体温升高、白细胞总数增加等。患侧肺叩诊发实,呼吸音消失,有时呈管状呼吸音。胸部透视或拍 X 线片,即可确诊。

3. 防治措施 预防的环节:术前 1～2 周严格禁烟,并积极治疗急、慢性呼吸道感染;术后强调早期活动,帮助病人咳嗽,排出黏痰;进行有效的胃肠减压,减少胃肠胀气对呼吸的影响。想办法清除支气管的黏痰是治疗的关键,口服祛痰剂,定时做雾化吸入可使黏痰变稀,容易咳出。必要时经导管行气管内吸痰,或在支气管镜直视下吸出黏稠痰。重危或昏迷病人,因无法咳嗽,可考虑行气管切开术。合并肺部感染时,可适当应用抗生素。

三、下肢深静脉血栓形成

1. 病因与病理 下肢深静脉内血栓形成的关因素:术后长期卧床,下肢静脉回流缓慢;手术创伤和组织的破坏后,大量凝血物质进入血流;盆腔和下腹部手术,可引起静脉壁的损伤,有利于血栓的形成;严重的脱水,血液浓缩,血流缓慢。血栓好发于下肢的深静脉内,尤其是多见于左侧腓肠肌静脉丛内,栓子可向上蔓延到股静脉和髂静脉内。已经形成的血栓容易脱落,可引起肺梗死或致死性的肺动脉栓塞。

2. 临床表现 一般无全身不适,初期局部体征也不明显,随后病人自觉小腿肌肉疼痛、下肢肿胀。如果髂、股静脉内形成血栓,则整个下肢严重水肿,皮肤发白或发绀,局部有压痛,浅静脉常有代偿性扩张。血管造影可以确定病变部位。

3. 防治措施 手术后应加强早期活动,尤其是下肢的自动或被动活动,加速下肢静脉的回流。低分子右旋糖酐静脉点滴,对容易发生静脉栓塞的病人有一定预防作用。如证实为深静脉血栓形成,应卧床休息,抬高患肢,全身应用抗生素,局部理疗,并早期应用链激酶和尿激酶,对血栓的溶解有一定作用。

四、急性胃扩张

1. 病因与病理 水、电解质的紊乱,麻醉口罩下加压呼吸时大量氧气灌入胃内,腹部术后持续性幽门痉挛,严重感染和休克等,均能诱发急性胃扩张。发病后胃壁张力降低,静脉回流障碍,大量体液与电解质进入胃内,使胃容量迅速、急剧增加,胃腔扩大。

2. 临床表现 病人觉上腹有饱胀和重物感,呈进行性加重。频繁、无力的呕吐,每次呕吐物的量很少,呕吐后自觉症状不减轻,呕吐物为棕绿色或褐色,潜血阳性。严重者呼吸急促,烦

Note

躁不安,面色苍白,迅速出现脱水和电解质平衡失调,甚至发生休克。查体见上腹部或全腹部膨隆,伴压痛,振水音阳性。胃管减压时,可吸出大量胃液,随后腹胀有所减轻。

3. 防治措施 腹部手术后应保持胃肠减压管的通畅,是预防急性胃扩张的主要措施。治疗的方法:立即更换口径较大的胃管,彻底减压,并持续 3～4 日,以保证胃壁张力的完全恢复。同时应注意纠正水、电解质紊乱,必要时输入适量的全血或血浆。

五、泌尿系统感染

1. 病因与病理 手术后泌尿系统的任何部位均可并发感染,但以膀胱炎最为常见。各种原因所致的尿潴留,多次导尿和长期留置导尿管等,均容易引起膀胱炎。膀胱的感染又可沿输尿管逆行向上,蔓延到肾盂。导尿本身的刺激,也可引起尿道和尿道球腺的感染。

2. 临床表现 单纯的尿道感染,主要表现为尿道和尿道口的疼痛,排尿时尤为明显,尿道有脓性分泌物。膀胱炎发生后,则出现膀胱刺激征:尿频、尿急和尿痛,有时伴有排尿困难。如出现发冷、发热和肾区疼痛,则表示肾盂已有感染。

3. 防治措施 正确预防和治疗尿潴留是减少泌尿系统感染的关键。已发生感染时,应碱化尿液,保持充分的尿量和排尿通畅。局部理疗、热敷和口服解痉药物,可解除膀胱颈的痉挛,减轻疼痛,同时可全身应用抗生素。

六、切口感染和裂开

(一) 切口感染

1. 病因与病理 切口感染的发生与病人的体质和病变的性质有一定关系。腹部切口感染的病原菌具有内源性和混合性的特点,主要致病菌有金黄色葡萄球菌、粪链球菌、铜绿假单胞菌和大肠杆菌。近年来,肠道内的无芽孢厌氧菌,特别是脆弱类杆菌,受到临床的重视。切口感染发生的时间大多在术后 7～10 日,个别发生较晚,在 3～4 周。

2. 临床表现:手术后 3～4 日,已经正常的体温重新上升,应首先想到切口的感染。如同时出现切口的胀痛和跳痛,应立即进行检查。切口局部肿胀、发红、有明显的压痛,甚至有脓性分泌物由缝合针眼溢出,均说明已发生感染。少数病人可伴有全身症状,有时因感染的位置较深,不易早期发现。

3. 防治措施 切口感染的预防应遵循的原则:严格无菌操作技术;广谱抗生素的预防性应用;严重污染切口的延期缝合;增强病人的抵抗力等。近年来采用术前单次剂量的甲硝唑静脉滴注或肛门内应用,较明显地降低了腹部手术切口的感染率。感染的早期阶段,及时进行物理治疗,促进炎症的吸收。切口已化脓时,应立即拆除缝线,扩开切口充分引流,并剪去已经坏死的皮下组织、肌膜和腱膜。脓液应进行需氧菌和厌氧菌两种培养及药敏试验,为选用有效抗菌药物提供依据。为缩短治疗时间,可于更换敷料后在肉芽新鲜的创面行二期缝合。

(二) 切口裂开

1. 病因与病理 切口裂开主要发生在腹部的手术切口。裂开的时间大多在术后 1～2 周,与下列因素有关:年老体弱,营养不良,慢性贫血等;切口局部张力过大,切口血肿和化脓感染;缝线过细,缝扎不紧,在麻醉不满意情况下缝合时腹膜被撕破;突然咳嗽、用力排便和呕吐,术后胃肠胀气。

2. 临床表现 病人在一次突然腹部用力后,随之切口疼痛并有血性渗出,有时甚至能听到切口崩裂的响声。严重时,有内脏由裂开的切口脱出,常见为大网膜和小肠袢,可发生休克。检查时可见腹部切口有不同程度的裂开,裂开可分为两大类:完全性裂开——腹部各层组织均已裂开,伴内脏脱出;部分性裂开——皮肤缝合完好,皮下各层裂开,故无内脏外露。

Note

3. 防治措施　纠正病人的营养状况,老年病人切口采用减张缝合法,术后腹部应用腹带适当包扎等,可减少切口裂开的机会。如切口已裂开,无论是完全性或部分性,只要没有感染,均应立即手术,在腹肌完全松弛的情况下,重新逐层减张缝合腹壁。

 本 章 小 结

　　围手术期处理就是为病人手术做准备和促进术后康复。手术按照急缓的程度可分为三大类:择期手术、限期手术、急诊手术。缝合切口无感染时应按时拆除缝线,拆线的时间:头面部和颈部血运丰富,切口愈合较快,术后4～5日即可拆线;胸腹部切口需7～10日;下肢、腰背部切口需10～14日;腹部的减张缝线的拆除时间不得少于两周。较长的腹部切口,可分次拆线,或拆除缝线后继续用腹带包扎1～2日。切口一旦发生感染,拆线的时间应该提前。切口的分类和愈合的记录:根据手术中的无菌程度,通常将缝合的切口分为三类,分别用罗马字Ⅰ、Ⅱ及Ⅲ来表示。而切口愈合的情况也分为三级,分别用甲、乙和丙来表示。术后常见并发症有术后出血、下肢深静脉血栓形成、肺不张与肺炎、急性胃扩张、泌尿系统感染、切口感染和裂开等。

(河西学院　陈吉兵)

目标检测
及答案

Note

第十章　外科病人的营养支持

扫码看课件

学习目标

知识目标：

1. 掌握外科病人的营养代谢和营养支持的适应证。
2. 熟悉外科营养支持的并发症及防治。
3. 了解肠内营养种类、给予途径及监测；肠外营养的配制、输注、监测。

能力目标： 运用理论知识体系，对病人的营养代谢能做出正确评估，选择并制订切实可行的支持计划。

情感目标： 对不同类型的病人提供合适的营养治疗方案，告知病人营养支持的必要性，并对病人进行科学的饮食指导。

案例导入

　　病人，女，60岁。胃大部切除术后第10天出现吻合口漏，给予禁食水、胃肠减压、补液等治疗，病人营养状况较差，该病人应给予何种营养支持治疗？营养支持治疗的并发症有哪些？

　　临床营养支持治疗是20世纪临床医学中的重大发展之一，已经成为危重病人救治中不可缺少的重要措施。合理的营养支持应充分了解机体各种状况下的代谢变化，正确进行营养状况评价，选择合理的营养支持途径，提供合适的营养底物，尽可能地避免或减少并发症的发生。因此，应该重视外科病人营养的管理，并把它作为围手术期中的重点内容进行深入的研究。临床营养支持包括肠内营养（EN）支持与肠外营养（PN）支持。只要胃肠道有功能，就应该首先选择肠内营养支持。

第一节　外科病人的代谢改变

　　新陈代谢是维持人体生命活动及内环境稳定最根本的需要，也是营养学最基本的问题。正常情况下，机体将食物中所含营养物质转化成生命活动所需的能量或转化为能量的储存形式。疾病状态下，机体可发生一系列代谢改变，以适应疾病或治疗等状况。

一、正常情况下的物质代谢

　　人体能量的物质来源是食物，当人类消化、利用碳水化合物、蛋白质及脂肪时，可产生能量或以可能的能量形式储存。机体需每日不断地从所摄入食物或储存的物质中进行能量转换，

Note

产生热量和机械做功,以维持机体正常的生命活动。

1. 碳水化合物 碳水化合物的主要生理功能是提供能量,同时也是细胞结构的重要成分之一。正常情况下,维持成年人机体正常功能所需要的能量中,一般55%~65%由碳水化合物供给,人体大脑、神经组织及其他些组织则完全依赖葡萄糖汽化供能。食物中的碳水化合物经消化道消化吸收后以葡萄糖、糖原及含糖复合物三种形式存在。

2. 蛋白质 蛋白质是构成生物体的重要组成成分,在生命活动中起着极其重要的作用。蛋白质的主要生理功能是参与构成各种细胞组织,维持细胞组织生长、更新和修复,参与多种重要的生理功能及氧化供能。

3. 脂肪 脂肪的主要生理功能是提供能量、构成身体组织、供给必需脂肪酸并携带脂溶性维生素等。

二、能量代谢

生物体内碳水化合物、蛋白质和脂肪在代谢过程中所伴随的能量释放、转移和利用称为能量代谢。准确地了解和测定临床上不同状态下病人的能量消耗是提供合理、有效的营养支持及决定营养物质需要量与比例的前提和保证。

1. 机体能量消耗组成、测定及计算 机体每日的能量消耗包括基础能量消耗(BEE,或称静息能量消耗)、食物的生热效应、兼性生热作用和活动的生热效应几个部分,其中基础能量消耗在每日总能量消耗所占比例最大(60%~70%),是机体维持正常生理功能和内环境稳定等活动所消耗的能量。

临床上最常用的机体能量消耗测定方法是间接测热法,测定机体在单位时间内所消耗的氧和产生的二氧化碳量,即可计算出机体在该时间内的产热即能量消耗。

由于设备或条件的限制,临床实践中并非所有单位或部门均能实际测量病人的静息能量消耗以指导临床营养的实施,因此需要一些简便、有效的能量消耗计算公式供临床使用。Harris-Benedict公式是计算机体基础能量消耗的经典公式:

$$BEE(kcal/d)=66+13.8W+5.0H-6.8A(男)$$
$$BEE(kcal/d)=655+9.6W+1.85H-4.7A(女)$$

式中:W,体重(kg);H,身高(cm);A,年龄(年)。

Harris-Benedict公式是健康机体基础能量消耗的估算公式,临床上各种疾病状态下的病人的实际静息能量消耗值与该公式估算值之间存在一定的差异。

2. 机体能量需要量的确定 准确的能量供给或能量平衡与外科病人尤其是危重病人的预后直接相关。在许多情况下,机体能量消耗值并不等于实际能量需要量,而且不同病人的能量消耗与利用效率之间的关系也不同。对于无法实际测定静息能量消耗的病人(BMI<30),推荐的能量摄入量为20~25 kcal/(kg·d);BMI≥30的病人,推荐的能量摄入量应为正常需要量的70%~80%。

三、饥饿、创伤状况下机体代谢改变

外科病人由于疾病或手术治疗等原因,常常处于饥饿或感染、创伤等应激状况,此时机体会发生一系列代谢变化,以维持机体疾病状态下组织、器官功能以及生存所需。

1. 饥饿时机体代谢改变 外源性能量底物和营养物质缺乏是整个饥饿反应的基础。饥饿早期,机体首先利用肝脏及肌肉的糖原储备消耗以供能直至糖原耗尽,然后再依赖糖异生作用。此时,机体能量消耗下降,肝及肌肉蛋白分解以提供糖异生前体物质,蛋白质合成减少。随后,脂肪动员增加,成为主要能源物质,以减少蛋白质消耗。血浆葡萄糖及胰岛素浓度下降,血酮体及脂肪酸浓度增高,组织对脂肪酸利用增加。饥饿第3天,体内酮体形成及糖异生作用达到高峰,大脑及其他组织越来越多地利用酮体作为能源,减少对葡萄糖的利用,较少依赖糖异生作用,从而减轻了骨骼肌蛋白质分解程度。随着饥饿的持续,所有生命重要器官都参与适应饥饿的代谢改变,平衡有限的葡萄糖产生和增加游离脂肪酸及酮体的氧化,其目的是尽可能地保存机体的蛋白质,使生命得以延续。

2. 创伤应激状态下机体代谢变化 外科感染、手术创伤等应激情况下,机体发生一系列代谢改变,其特征为静息能量消耗增多、高血糖及蛋白质分解增强。应激状态时碳水化合物代谢改变的主要表现:一方面是内源性的葡萄糖异生作用明显增加,另一方面是组织、器官葡萄糖的氧化率利用下降以及外周组织对胰岛素抵抗,从而造成高血糖。创伤后蛋白质代谢变化是蛋白质分解增加、负氮平衡,其程度和持续时间与创伤应激程度、创伤前营养状况、病人年龄及应激后营养摄入有关,并在很大程度上受体内激素反应水平的制约。脂肪是应激病人的重要能源,创伤应激时机体脂肪组织的脂肪分解增强,其分解产物作为糖异生作用的前体物质,从而减少蛋白质分解,保存机体蛋白质,对创伤应激病人有利。

第二节　营养状态的评定

营养状态的评定是通过临床检查、人体测量、生化检查人体组成及多项综合营养评价等手段,判定机体营养状况,确定营养不良的类型和程度,估计营养不良所致的危险性,并监测营养支持的疗效。

一、临床检查

临床检查是通过病史采集和体格检查来发现是否存在营养不良。病史采集包括膳食调查、病史、精神史、用药史及生理功能史等,可记录一段时期内每日、每餐摄入食物和饮料的量,以了解有无厌食、进食量改变情况。通过细致的体格检查可以及时发现肌肉萎缩、毛发脱落、皮肤损害、水肿或腹水、必需脂肪酸及维生素等缺乏的体征并判定其程度。

二、人体测量

1. 体重 体重是机体脂肪组织、瘦组织群、水和矿物质的总和。通常采用实际体重占理想体重的百分比来表示。计算公式:实际体重占理想体重百分比(%)=实际体重/理想体重×100%。结果判定:80%~90%为轻度营养不良;70%~79%为中度营养不良;0%~69%为重度营养不良;110%~120%为超重;>120%为肥胖。

理想体重的计算方法:男性理想体重(kg)=身高(cm)-105;女性理想体重(kg)=身高(cm)-100。

由于体重的个体差异较大,临床上往往用体重改变作为营养状况评价的指标似更合理。计算公式:体重改变(%)=[通常体重(kg)-实测体重(kg)]/通常体重(kg)×100%。将体重改变的程度和时间结合起来分析,能更好地评价病人的营养状况,一般来说,3个月体重丢失>5%,或6个月体重丢失>10%,即存在营养不良。

2. 体重指数(body mass index,BMI) BMI是反映人体胖瘦程度以及是否健康的可靠指标,计算公式如下:BMI=体重(kg)/身高²(m²)。正常值为19~25(19~34岁),21~27(>35岁);>27.5为肥胖,其中17.0~18.5为轻度营养不良;16.0~17.0为中度营养不良;<16.0为重度营养不良;27.5~30.0为轻度肥胖,30.0~40.0为中度肥胖,>40.0为重度肥胖。

3. 皮褶厚度与臂围 通过三头肌皮褶厚度、上臂中点周径及上臂肌肉周径的测定可以推算机体脂肪及肌肉总量,并间接反映热能的变化。

4. 握力测定　握力与机体营养状况密切相关,是反映肌肉功能的指标,而肌肉力度与机体营养状况和手术后恢复程度相关。因此,握力是机体营养状况评价中一个良好的客观测量指标,可以在整个病程过程中重复测定,随访其变化情况。正常男性握力≥35 kg,女性握力≥23 kg。

三、生化及实验室检查

1. 血浆蛋白　血浆蛋白水平可以反映机体蛋白质营养状况、疾病的严重程度和预测手术的风险程度,因而是临床上常用的营养评价指标之一。常用的血浆蛋白指标有白蛋白、前白蛋白、转铁蛋白和视黄醇结合蛋白等。白蛋白的半衰期为 18 天,营养支持对其浓度的影响需较长时间才能表现出来。血清前白蛋白、转铁蛋白和视黄醇结合蛋白半衰期短、血清含量少且全身代谢池小,是反映营养状况更好、更敏感、更有效的指标。

2. 氮平衡与净氮利用率　氮平衡是评价机体蛋白质营养状况可靠和常用的指标。氮平衡＝摄入氮－排出氮。若氮的摄入量大于排出量,为正氮平衡;若氮的摄入量小于排出量,为负氮平衡;若氮的摄入量与排出量相等,则维持氮的平衡状态。机体处于正氮平衡时,合成代谢大于分解代谢,意味着蛋白净合成。而负氮平衡时,分解代谢大于合成代谢。

3. 免疫功能总淋巴细胞计数　评价细胞免疫功能的简易方法,测定简便、快速,适用于各年龄段,其正常值为 $(2.5 \sim 3.0) \times 10^9/L$。$(1.5 \sim 1.8) \times 10^9/L$ 为轻度营养不良,$(0.9 \sim 1.5) \times 10^9/L$ 为中度营养不良,$< 0.9 \times 10^9/L$ 为重度营养不良。

第三节　肠 外 营 养

肠外营养(parenteral nutrition,PN)是指通过胃肠道以外途径(即静脉途径)提供营养支持的方式。肠外营养是肠功能衰竭病人必不可少的治疗措施,挽救了大量危重病人的生命,疗效确切。凡是需要营养支持,但又不能或不宜接受肠内营养支持的病人均为肠外营养的适应证。具体适应证:一周以上不能进食或因胃肠道功能障碍或不能耐受肠内喂养者;通过肠内营养无法达到机体需要的目标量时。

一、肠外营养制剂

肠外营养由碳水化合物、脂肪乳剂、氨基酸、水、维生素、电解质及微量元素等基本营养素组成,以提供病人每日所需的能量及各种营养物质,维持机体正常代谢。

1. 碳水化合物制剂　葡萄糖是肠外营养中最主要的能源物质,其来源丰富,价廉,无配伍禁忌,符合人体生理要求。肠外营养时葡萄糖的供给量一般为 3～3.5 g/(kg·d),供能约占总热量的 50%,严重应激状态下病人葡萄糖供给量降至 2～3 g/(kg·d),以避免摄入过量所致的代谢副作用。

2. 氨基酸制剂　氨基酸是肠外营养的氮源物质,是机体合成蛋白质所需的底物。由于各种蛋白质由特定的氨基酸组成,因此输入的氨基酸液中各种氨基酸的配比应该合理,才能提高氨基酸的利用率,有利于蛋白质的合成。肠外营养理想的氨基酸制剂是含氨基酸种类较齐全的平衡型氨基酸溶液,包括所有必需氨基酸。肠外营养时推荐的氨基酸摄入量为 1.2～1.5 g/(kg·d),严重分解代谢状态下需要量可增至 2.0～2.5 g/(kg·d)。在输注氨基酸时应同时提供足量非蛋白热量,以保证氨基酸能被有效利用。

3. 脂肪乳剂制剂 脂肪乳剂是肠外营养中较理想的能源物质，可提供能量、生物合成碳原子及必需脂肪酸。脂肪乳剂具有能量密度高、等渗、不从尿排泄、富含必需脂肪酸、对静脉壁无刺激、可经外周静脉输入等优点。一般情况下肠外营养中脂肪乳剂应占 30%～40% 总热量，剂量为 0.7～1.3 g/(kg·d)甘油三酯。严重应激状态下，脂肪乳剂摄入量可占 50% 非蛋白热量，其摄入量可增至 1.5 g/(kg·d)甘油三酯。脂肪乳剂的输注速度为 1.2～1.7 mg/(kg·min)。高脂血症(血甘油三酯＞4.6 mmol/L)病人，脂肪乳剂摄入量应减少或停用。

目前，临床上常用的脂肪乳剂有长链脂肪乳剂、中/长链脂肪乳剂、含橄榄油的脂肪乳剂以及含鱼油的脂肪乳剂，不同脂肪乳剂各有其特点。

4. 电解质制剂 电解质对维持机体水、电解质和酸碱平衡，保持人体内环境稳定，维护各种酶的活性和神经、肌肉的反应性均有重要作用。

5. 维生素及微量元素制剂 维生素及微量元素是维持人体正常代谢和生理功能不可缺少的营养素。肠外营养时需要添加水溶性和脂溶性维生素以及微量元素制剂，以免出现维生素及微量元素缺乏。

二、肠外营养液的配制

为使输入的营养物质在体内获得更好的代谢、利用，减少污染等并发症的发生，肠外营养时应将各种营养制剂混合配制后输注，称为全合一营养液系统。肠外营养液配制所需的环境、无菌操作技术、配制流程、配制顺序均有严格的要求。目前，我国许多医院均建立了静脉药物配制中心，充分保证了肠外营养液配制的安全性。为确保混合营养液的安全性和有效性，目前主张不在肠外营养液中添加其他药物。

近年来随着新技术、新材质不断问世，出现了标准化、工业化生产的肠外营养袋。这种营养袋中有分隔腔，分装氨基酸、葡萄糖和脂肪乳剂，隔膜将各成分分开以防相互发生反应。临用前用手加压即可撕开隔膜，使各成分立即混合。标准化多腔肠外营养液节省了配制所需的设备，简化了步骤，常温下可保存较长时间，有很好的临床应用前景。

三、肠外营养途径选择

肠外营养的输注途径主要有中心静脉和周围静脉途径。中心静脉途径适用于需要长期肠外营养，需要高渗透压营养液的病人。临床上常用的中心静脉途径有颈内静脉途径、锁骨下静脉途径、经头静脉或贵要静脉插入中心静脉导管途径。周围静脉途径具有应用方便、安全性高、并发症少而轻等优点，适用于预期只需短期(＜2 周)肠外营养支持的病人。

四、肠外营养液的输注

肠外营养液的输注有持续输注法和循环输注法两种。持续输注法是指一天营养液在 24 h 内持续、均匀输入体内。由于各种营养素同时按比例输入，对机体氮源、能量及其他营养物质的供给处于持续状态，对机体的代谢及内环境的影响较少。循环输注法是在持续输注营养液稳定的基础上缩短输注时间，使病人有一段不输液时间，此法适合于病情稳定、需长期肠外营养，而且肠外营养素量无变化的病人。

五、肠外营养的并发症及防治

1. 静脉导管相关并发症 分为非感染性并发症及感染性并发症两大类，前者大多数发生在中心静脉导管放置过程中发生气胸、空气栓塞，血管、神经损伤等。也有少数是长期应用、导管护理不当或拔管操作所致，如导管脱出、导管折断、导管堵塞等。感染性并发症主要指中心静脉导管相关感染。周围静脉则可发生血栓性静脉炎。

2. 代谢性并发症　肠外营养时提供的营养物质直接进入循环中,营养底物过量容易引起或加重机体代谢紊乱和器官功能异常,产生代谢性并发症,如高血糖、低血糖、氨基酸代谢紊乱、高脂血症、电解质及酸碱平衡失调、必需脂肪酸缺乏、维生素及微量元素缺乏等。

3. 脏器功能损害　长期肠外营养可引起肝损害,主要病理改变为肝脏脂肪浸润和胆汁淤积,其原因与长期禁食时肠内缺乏食物刺激、肠道激素的分泌受抑制、过高的能量供给或不恰当的营养物质摄入等有关。此外,长期禁食可导致肠黏膜上皮绒毛萎缩,肠黏膜上皮通透性增加,肠道免疫功能障碍,导致肠道细菌易位引发肠源性感染。

4. 代谢性骨病　部分长期肠外营养病人出现骨钙丢失、骨质疏松、血碱性磷酸酶增高、高钙血症、尿钙排出增加、四肢关节疼痛,甚至出现骨折等表现,称之为代谢性骨病。

第四节　肠 内 营 养

肠内营养(enteral nutrition,EN)是指通过胃肠道途径提供营养的方式,它具有符合生理状态,能维持肠道结构和功能的完整,费用低,使用和监护简便,并发症较少等优点,因而是临床营养支持首选的方法。肠内营养的可行性取决于病人的胃肠道是否具有吸收所提供的各种营养素的能力,以及胃肠道是否能耐受肠内营养制剂。只要具备上述两个条件,在病人因原发疾病或因治疗的需要而不能或不愿经口摄食,或摄食量不足以满足机体合成需要时,均可采用肠内营养。适应证:胃肠功能正常,但营养物质摄入不足或不能摄入者。

一、肠内营养制剂

肠内营养制剂根据其组成可分为非要素型、要素型、组件型及疾病专用型制剂四类。

1. 非要素型制剂　也称整蛋白型制剂,该类制剂以整蛋白或蛋白质游离物为氮源,渗透压接近等渗,口感较好,口服或管饲均可,使用方便,耐受性强。适于胃肠道功能较好的病人,是应用最广泛的肠内营养制剂。

2. 要素型制剂　该制剂是氨基酸或多肽类、葡萄糖、脂肪、矿物质和维生素的混合物。具有成分明确、营养全面、不需要消化即可直接或接近直接吸收、含残渣少、不含乳糖等优点,但其口感较差,适合于胃肠道消化、吸收功能部分受损的病人,如短肠综合征、胰腺炎等病人。

3. 组件型制剂　该制剂是仅以某种或某类营养素为主的肠内营养制剂,其对完全型肠内营养制剂进行补充或强化,以适合病人的特殊需要。主要有蛋白质组件、脂肪组件、糖类组件、维生素组件和矿物质组件等。

4. 疾病专用型制剂　此类制剂是根据不同疾病特征设计的针对特殊病人的专用制剂,主要有糖尿病、肝病、肿瘤、婴幼儿、肺病、创伤等专用制剂。肠内营养制剂有粉剂及溶液两种,临床上应根据制剂的特点、病人的病情进行选择,以达到最佳的营养效果。

二、肠内营养途径选择

肠内营养的输入途径有口服、鼻胃/十二指肠置管、胃造口、空肠造口等,具体途径的选择取决于疾病情况、喂养时间长短、病人精神状态及胃肠道功能。

1. 鼻胃/十二指肠、鼻空肠置管　此途径简单易行,是临床上使用最多的方法。鼻胃管喂养的优点在于胃容量大,对营养液的渗透压不敏感,适合于各种完全型营养配方,缺点是有反流和吸入气管的风险。适合于短时间(小于2周)营养支持的病人,长期置管可出现咽部红肿、不适,呼吸系统并发症等。

2. 胃及空肠造口 常用于需要较长时间进行肠内喂养的病人,具体可采用手术造口或经皮内镜辅助胃/空肠造口,后者具有不需剖腹与麻醉、操作简便、创伤小等优点。

三、肠内营养的输注

肠内营养的输注方式有一次性投给、间歇性重力输注和连续经泵输注三种。

1. 一次性投给 将配好的营养液或商品型肠内营养液用注射器缓慢注入营养管内,每次200 mL 左右,每日 6~8 次。该方法常用于需长期家庭肠内营养的胃造瘘病人,因胃容量大,对容量及渗透压的耐受性较好。

2. 间歇性重力输注 将配置好的营养液经输液管与肠道喂养管连接,借重力将营养液缓慢滴入胃肠道内,每次 250~400 mL,每日 4~6 次。优点是病人有较多自由活动的时间,类似正常饮食。

3. 连续经泵输注 应用输液泵 12~24 h 均匀持续输注,是临床上推荐的肠内营养输注方式,胃肠道不良反应较少,营养效果好。

肠内营养输注时应循序渐进,开始时采用低浓度、低剂量、低速度,随后再逐渐增加营养液浓度、滴注速度以及投给剂量。一般第一天用 1/4 总需要量,营养液浓度可稀释一倍。如病人能耐受,第二天可增加至 1/2 总需要量,第 3、4 天增加至全量,使胃肠道有逐步适应、耐受肠内营养液的过程。开始输注速度为 25~50 mL/h,以后每 12~24 h 增加 25 mL/h,最大速度为125~150 mL/h。输入体内的营养液的温度应保持在 37 ℃ 左右,过凉易引起胃肠道并发症。

四、肠内营养的并发症及防治

1. 机械并发症 主要有鼻、咽及食管损伤,喂养管堵塞,喂养管拔出困难,造口并发症等。

2. 胃肠道并发症 恶心、呕吐、腹泻、腹胀、肠痉挛等症状是临床上常见的消化道并发症,这些症状大多数能通过合理的操作来预防和及时纠正、处理。

3. 代谢性并发症 主要有水、电解质及酸碱平衡失调,糖代谢异常,微量元素、维生素及脂肪酸缺乏,各脏器功能异常。

4. 感染性并发症 肠内营养感染性并发症主要与营养液的误吸和营养液污染有关。吸入性肺炎是肠内营养最严重的并发症,常见于幼儿、老年病人及意识障碍的病人。防止胃内容物潴留及反流是预防吸入性肺炎的重要措施,一旦发现误吸应积极治疗。

课堂互动
肠内营养和肠外营养哪种更方便、并发症相对少?

📖 本 章 小 结

外科病人营养支持可分为肠内营养支持和肠外营养支持。肠内营养支持的适应证:胃肠功能正常,但营养物质摄入不足或不能摄入者;胃肠功能不良者。途径:不能或不愿口服,常用鼻胃管、鼻十二指肠置管、空肠造口。肠外营养支持的适应证:凡不能或不宜经口摄食超过 7 天的病人。途径:周围静脉、中心静脉。只要胃肠道有功能,就应该首先选择肠内营养支持。

(河西学院　陈吉兵)

目标检测及答案

Note

第十一章 外科感染

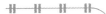

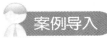

学习目标

知识目标：

1. 掌握软组织急性化脓性感染的病因、临床特点和治疗。

2. 熟悉全身性外科感染的诊断和治疗；破伤风的临床表现、诊断及治疗。

3. 了解外科感染的分类、临床表现及一般处理；抗生素的应用原则。

能力目标：

1. 树立良好的无菌观念。

2. 具备常见软组织感染的一般处理能力及清创、换药等基本外科操作技能。

素质目标：关爱病人、重视医患沟通，尽量减轻清创、换药等操作带给病人的痛苦，体现人文关怀。

案例导入

病人，男，58 岁。患糖尿病近 8 年。15 天前项部皮肤肿硬，色暗红，3 天前皮肤肿硬区凸出脓点，且病变区域不断扩大，脓点增大、增多，中心区表面呈紫褐色，破溃，形成蜂窝状疮口。伴畏寒、发热和全身乏力。

体格检查：T 38.6 ℃，P 110 次/分，R 22 次/分，BP 130/85 mmHg。余无特殊。项部红肿，溃烂，呈蜂窝状，边缘界限不清，触痛（＋）。

想一想：

（1）该病人入院后还需做哪些辅助检查？

（2）该病人可能的诊断是什么，最合适的治疗措施是什么？

外科感染一般是指需手术治疗的感染性疾病以及发生在创伤、手术、介入性诊疗操作后并发的感染。与内科感染相比，外科感染具有以下特点：多属几种需氧菌与厌氧菌的感染；以内源性（自身）感染为主，病原菌多来自人体的正常菌群；多数有明显的局部症状和体征，病变常导致组织结构破坏与修复、愈合并形成瘢痕；大多不能自愈或单靠抗菌药物治愈，常需外科处理。

外科感染按致病菌特性可分为非特异性感染与特异性感染两种。按病程可分为急性、亚急性与慢性感染三种，病程在 3 周以内为急性感染，病程超过 2 个月为慢性感染，3 周至 2 个月之间为亚急性感染。按病原微生物种类分为细菌感染、真菌感染、病毒感染、原虫感染等。

第一节 概　述

一、病原菌

外科感染的病原菌有细菌、真菌等，最常见是葡萄球菌（以金黄色葡萄球菌为主，但凝固酶阴性葡萄球菌也逐渐增多）、大肠埃希菌（大肠杆菌）、铜绿假单胞菌，三者合计，占全部病原菌的 50％以上。其他比较常见的细菌是肠杆菌属、凝固酶阴性葡萄球菌、肠球菌、不动杆菌和克雷伯菌属。革兰阴性杆菌仍占优势，占 60％～65％；革兰阳性球菌占 30％～35％；其余是真菌。不同种类的外科感染，病原菌构成有所不同（表 11-1）。

表 11-1　外科感染常见病原菌

感染种类	常见病原菌
一般软组织感染 疖、痈、蜂窝织炎、乳腺炎、丹毒、淋巴管炎	金黄色葡萄球菌、凝固酶阴性葡萄球菌、肠道杆菌（指肠道杆菌科细菌，包括大肠杆菌、克雷伯菌、肠杆菌属等）、乙型溶血性链球菌
软组织混合感染 糖尿病足、坏死性筋膜炎、咬伤感染、非梭状芽孢杆菌性坏死性蜂窝织炎及肌肉坏死	厌氧消化链球菌、葡萄球菌、链球菌、肠道杆菌、厌氧类杆菌
梭菌性肌肉坏死及蜂窝织炎	厌氧产气荚膜梭状芽孢杆菌
破伤风	厌氧破伤风梭状芽孢杆菌
烧伤创面感染	金黄色葡萄球菌、铜绿假单胞菌、肠道杆菌
骨髓炎： 血行性感染 人工关节或胸骨劈开术后 骨折复位及内固定术后 慢性骨髓炎（死骨形成）	葡萄球菌、链球菌 金黄色葡萄球菌、表皮葡萄球菌 肠道杆菌、葡萄球菌、铜绿假单胞菌 金黄色葡萄球菌、肠道杆菌、铜绿假单胞菌
化脓性关节炎（手术或注射后）	表皮葡萄球菌、金黄色葡萄球菌、肠道杆菌、铜绿假单胞菌
脑脓肿： 原发性或源自邻近感染 创伤或手术后感染	链球菌、厌氧类杆菌、肠道杆菌、金黄色葡萄球菌 金黄色葡萄球菌、肠道杆菌
脑膜炎、脑室炎	金黄色葡萄球菌、凝固酶阴性葡萄球菌、肠道杆菌
脓胸	需氧链球菌、厌氧链球菌、葡萄球菌、肠道杆菌、厌氧类杆菌
肝脓肿： 阿米巴性肝脓肿 血行性肝脓肿 胆源性肝脓肿	无菌生长 金黄色葡萄球菌 肠道杆菌、厌氧类杆菌、肠球菌、铜绿假单胞菌
胆囊炎、胆管炎	肠道杆菌、铜绿假单胞菌、不动杆菌、厌氧类杆菌

感染种类	常见病原菌
胰腺感染	肠道杆菌、铜绿假单胞菌、肠球菌、金黄色葡萄球菌、厌氧类杆菌
脾脓肿： 血行性感染 腹腔源性感染 严重免疫低下感染	金黄色葡萄球菌、链球菌 肠道杆菌、铜绿假单胞菌、肠球菌 念珠菌、结核分枝杆菌
腹、盆腔脓肿	肠道杆菌、铜绿假单胞菌、不动杆菌、肠球菌、厌氧类杆菌
原发性腹膜炎	肠道杆菌、链球菌、肠球菌
手术后切口感染： 头、颈、四肢手术感染 胸、腹、盆腔手术感染	金黄色葡萄球菌 肠道杆菌、厌氧类杆菌
手术后肺部感染	大肠杆菌、克雷伯菌、铜绿假单胞菌、金黄色葡萄球菌、肠球菌、厌氧类杆菌、真菌
静脉导管感染	表皮葡萄球菌、金黄色葡萄球菌、大肠杆菌、铜绿假单胞菌、真菌
导管相关性尿路感染	大肠杆菌、铜绿假单胞菌、肠球菌、金黄色葡萄球菌
中毒性休克综合征	金黄色葡萄球菌
伪膜性肠炎	厌氧难辨梭状芽孢杆菌
深部真菌感染	念珠菌、新生隐球菌、曲霉菌、毛霉菌

二、病理表现

外科感染的发生发展主要取决于人体抵抗力、病原微生物(包括其数量和毒力)、环境三个因素。人体抵抗力包括局部及全身两个方面。全身抵抗力与年龄、营养、一般状况有关。长期营养不良、血浆低蛋白、维生素缺乏、失血、过度疲劳、糖尿病等均会降低抵抗力。局部抵抗力与组织结构、部位、血供情况有关,如伤口的大小、深浅,是否有异物、血肿、无效腔和坏死组织等。狭小、潮湿、密闭等环境下更易发生感染,医院重症监护治疗病房(ICU)及烧伤病房也是感染高发区。

病变的演变与结局取决于病原菌的毒性、机体的抵抗力、感染的部位以及治疗措施是否得当,可能出现下列结果。

1. 炎症好转　经有效的治疗,吞噬细胞和免疫作用能抵制病原体,清除组织细胞崩解产物与死菌,炎症消退,感染就可以治愈。

2. 局部化脓　人体抵抗力占优势,感染局限化或形成脓肿。在有效的治疗下,炎症病变或小的脓肿可以吸收消退,或脓肿切开引流脓液后感染好转,形成瘢痕愈合。

3. 炎症扩散　病原菌毒性大、数量多,超过机体抵抗力,感染迅速扩展,可出现菌血症;机体对于感染的过度反应还可引起全身炎症反应综合征(SIRS),对宿主造成很大的损害。

4. 转为慢性炎症　大部分病原菌被消灭,但尚有少量残存;组织炎症持续存在,变为慢性炎症。在机体抵抗力减弱时,病原菌可再次繁殖,感染可重新急性发作。

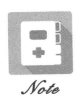

三、临床表现

（一）局部症状

感染区红、肿、热、痛及功能障碍是化脓性感染的五大典型症状。感染局部症状的程度随病变的位置、轻重和病程而不同。早期感染范围小、位置深，红、肿、热等不明显；反之范围大、位置浅、程度重的感染局部表现则较突出，但若病变的位置深，则局部症状不明显。

（二）全身症状

感染轻可无全身症状；感染重，常有发热、头痛、乏力、食欲减退及脉率加快等症状。感染时白细胞计数增高。全身感染严重时，尤其是革兰阴性杆菌败血症，可有水、电解质和酸碱平衡失调，贫血、血压下降甚至感染性休克。病程长者，因营养消耗可出现贫血、消瘦或水肿。

四、诊断

依据病史、体格检查，尤其是浅表外科感染典型的局部表现，诊断常无困难。波动感是诊断脓肿的主要依据。深部脓肿局部波动感不明显，但表面组织常有水肿，局部有压痛，且全身症状明显，可借助相关影像学检查辅助定位诊断，必要时借助诊断性穿刺抽取脓液。

（一）实验室检查

1. 血常规检查 白细胞总数＞12×10^9/L 或＜4×10^9/L 或发现未成熟的白细胞，提示重症感染。

2. 病原学检测 脓液涂片，或脓液、血液、尿液、痰液细菌培养及药敏试验，有助于选择有效的抗菌药物。

3. 其他实验室检查 尿常规、肝功能、肾功能等检查。

（二）影像学检查

主要用于深部感染的诊断，超声检查可显示出脓肿的部位和范围，还可显示胸腹腔、关节腔积液情况。骨与关节病变常选择 X 线摄片，胸腹部病变选用 X 线摄片亦可帮助诊断膈下脓肿，CT、MRI 等对腔内脓肿、炎症诊断率较高。

五、治疗

原则上是消除致病微生物，引流脓液或清除坏死组织，增强人体抗感染能力及组织修复能力。

（一）局部治疗

1. 局部制动、休息 感染部位避免受压，适当限制活动，必要时可用夹板或石膏绷带固定，以利于静脉回流，以免感染范围扩展，使炎症局限化。

2. 物理疗法 炎症早期局部热敷，红外线、超短波理疗，可改善血液循环、促进感染消退、止痛。

3. 外用药 位置表浅的早中期感染可涂抹 2.5% 碘酒、2% 鱼石脂软膏、50% 硫酸镁溶液或用中药等湿热敷，对于组织肿胀明显者可有缓解作用。厌氧菌感染伤口可用 3% 过氧化氢溶液冲洗、浸泡。感染破溃创面则需引流和进行换药处理。

4. 手术治疗 手术目的主要为引流脓液、切开减张、切除坏死组织，如脓肿的切开引流，清除坏死组织和异物，气性坏疽的紧急切开减张引流等，以减轻局部和全身症状，阻止感染继续扩散。

Note

（二）全身治疗

1. 支持疗法 目的是增强病人免疫力和改善全身状况。①保证病人充分休息,给予高营养、易消化的饮食;②维持体液平衡,纠正水、电解质和酸碱平衡失调,重症感染者,多次少量输新鲜血、丙种球蛋白增强免疫力;③缓解不适症状,体温过高给予物理及药物降温,体温过低则需保暖;④治疗感染前的原有疾病,如糖尿病、氮质血症等。

2. 抗菌药物的应用 正确、合理地应用抗菌药物可显著提高外科感染的治疗效果,但若滥用抗菌药物,则可增加细菌耐药性,影响疗效,出现二重感染,甚至危及生命。轻微或局限的感染可不用或口服抗菌药物,如毛囊炎、疖或表浅化脓性伤口等。严重或无局限趋势的感染,需全身用药。应根据细菌培养与药敏试验结果选用有效药物,在培养与药敏试验尚无明确结果时,常根据感染部位、脓液性状等估计病原菌种类,经验性选用抗菌药物。在应用抗菌药物时还应参考病人肝肾功能情况、药物毒副作用等。

第二节　皮肤和软组织的急性化脓性感染

一、疖

疖(furuncle)是单个毛囊及其所属皮脂腺的急性化脓性感染,常扩展累及皮下组织。

（一）病因

疖多由金黄色葡萄球菌引起,少数由表皮葡萄球菌致病。

（二）临床表现

感染好发于头面、颈项、背部毛囊与皮脂腺丰富的部位,炎热季节多见。与皮肤不洁、擦伤、环境温度较高或机体抵抗力降低有关。

疖初起时局部皮肤有红、肿、痛的小硬结,数日后中央组织坏死、软化形成脓肿,中心处出现脓栓;脓栓脱落、破溃流脓炎症逐步消退后而愈合。

面部疖特别是鼻、上唇周围"危险三角区"的疖危险性较大,若被挤压,病原菌可经内眦静脉、眼静脉进入颅内海绵状静脉窦引起脑膜炎,病人表现有颜面部肿胀、寒战、高热、头痛、呕吐,甚至昏迷等,病情严重,死亡率高。

（三）治疗

疖以局部治疗为主,可选用热敷、理疗等措施,也可涂碘伏或鱼石脂软膏,危险三角区的疖禁忌挤压。脓肿形成时做切开引流。症状严重者给予抗菌治疗。

二、痈

痈(carbuncle)是多个相邻毛囊和皮脂腺或汗腺的急性化脓性感染,或是由多个疖肿融合而成。

（一）病因

致病菌以金黄色葡萄球菌为主,其次为链球菌,但也有一部分为混合细菌感染。

（二）临床表现

痈好发于皮肤较韧厚的颈后部、背部,也可见于腹壁、上唇。常见于糖尿病或身体较衰弱病人。最初为小片皮肤硬肿,有紫红色炎症区、疼痛。随后中央区皮肤逐渐坏死、溃烂,接着病变部位出现多个脓栓,脓栓脱落后中心部塌陷,形似"火山口",溢脓血性分泌物,伴有明显全身症状,如畏寒、发热、乏力、食欲减退、白细胞数及中性粒细胞数增加等。唇痈也有导致海绵状静脉窦炎或血栓形成的危险。

（三）治疗

1. 局部处理 早期可用50％硫酸镁溶液、70％酒精湿敷或用鱼石脂软膏等,少部分痈创面逐渐愈合。病变范围大,多个脓栓破溃成蜂窝状时需手术做"＋"或"廾"形切口切开引流,切口长度应超出病变边缘皮肤,深达筋膜或筋膜下,切除所有纤维间隔,清除化脓和失活的组织。术后注意创面更换、填塞敷料(图11-1、图11-2)。

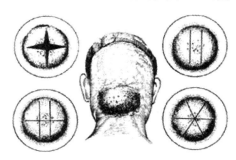

图 11-1 痈的各种切口

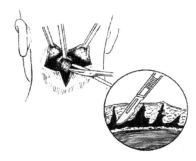

图 11-2 翻开四角皮瓣后,切除皮下坏死组织

2. 使用抗菌药物及全身支持治疗 一般根据细菌培养和药敏试验结果选药,常选用青霉素、红霉素或头孢菌素,应注意给予足够剂量和疗程。通常给予病人易消化、高能量的流质饮食,严重感染应注意维持内环境稳定,保证足够营养支持,伴糖尿病的病人还应积极控制血糖水平。

三、急性蜂窝织炎

急性蜂窝织炎(acute cellulitis)是皮下、筋膜下、肌间隙或深部疏松结缔组织的急性化脓性感染。

（一）病因

感染大多发生在软组织或皮肤损伤后,致病菌最常见为溶血性链球菌和金黄色葡萄球菌,偶见大肠杆菌。

（二）临床表现

局部红、肿、热、痛,表面色暗红,界限不清,中央较周围色深。感染浅且组织疏松者,肿胀明显;感染深者,水肿不明显,但深部压痛剧烈,且全身感染中毒症状较重,如畏寒、发热、头痛、全身不适、白细胞计数及中性粒细胞计数增高等。伴产气荚膜梭菌者,可触感皮下捻发音,破溃后可有臭味,全身状态恶化较快。口腔、颌下的急性蜂窝织炎,炎症迅速波及咽喉,阻碍通气,病人可出现呼吸急迫,病情危急。

（三）治疗

1. 局部处理 炎症早期局部可做物理治疗,或用50％硫酸镁溶液湿敷、敷贴中草药,如脓肿形成,需切开引流。口底、颌下急性蜂窝织炎应及早切开减压,以防喉头水肿、压迫气管。

2. 全身治疗 休息、加强支持治疗,应用足量抗菌药物控制感染。一般选用第一代头孢菌素、大环内酯类抗生素等。

四、丹毒

丹毒(erysipelas)是皮肤或黏膜内网状淋巴管的急性感染。

Note

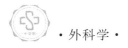

（一）病因

丹毒由乙型溶血性链球菌从皮肤、黏膜的细小伤口侵犯皮肤、黏膜、网状淋巴管引起。

（二）临床表现

起病急，常有寒战、发热、头痛、全身不适等。好发于下肢或面部，炎症呈片状皮肤红疹、肿胀、边界清，稍隆起、色鲜红、中间稍淡、压之褪色。局部有疼痛、压痛，区域淋巴结常肿大、疼痛。随局部炎症发展，中央红色消退、脱屑。如丹毒反复多次发作可使淋巴管阻塞、淋巴淤滞发展成"象皮肿"。

（三）治疗

卧床休息，抬高患肢。以50%硫酸镁溶液或70%酒精湿热敷，抗菌药物疗效显著，可选用磺胺类药物或青霉素，待全身、局部症状消失后，继续用药3～5天，以防复发。

五、浅部急性淋巴管炎和淋巴结炎

致病菌从皮肤、黏膜破损处或邻近病灶侵入淋巴管内，引起淋巴管与淋巴结的急性炎症。

（一）病因

溶血性链球菌、金黄色葡萄球菌感染等。

（二）临床表现

浅层急性淋巴管炎，多见于四肢，尤其以下肢常见，皮下浅层可见红色线条，病变部位有压痛，红线向近心端延伸。深层的淋巴管炎不出现红线，但患肢肿胀，有条形触痛区。均可伴有全身症状，如发热、畏寒、头痛、乏力等不适。

急性淋巴结炎早期为局部淋巴结肿大、疼痛。炎症扩散时表面皮肤可发红、发热，并可出现畏寒、发热、全身不适等症状。部分可发展成脓肿。

（三）治疗

主要针对原发灶的治疗，如手部感染、扁桃体炎、龋齿等的治疗。若已形成脓肿，应切开引流，全身症状明显应加用抗菌药物。

六、脓肿

化脓性感染在组织、器官或体腔出现的脓液聚合、周围有完整的腔壁者称为脓肿。

（一）病因

脓肿一般继发于急性蜂窝织炎、急性淋巴结炎、疖、痈，或损伤后感染。或由远处原发感染灶，经血流、淋巴管转移而来。致病菌常为金黄色葡萄球菌。

（二）临床表现

浅表脓肿局部常隆起，有红、肿、热、痛和波动感，小的脓肿多无全身反应，大或多发的脓肿可有全身症状。波动感与脓肿大小、位置、深浅及脓腔壁厚薄有关。脓肿小、位置深、腔壁厚时，波动感一般不明显。深部脓肿仅局部有疼痛和压痛，体表有水肿，而全身中毒症状明显。于波动感或压痛明显处穿刺抽得脓液即可确诊。

（三）治疗

当脓肿尚未局限时，局部应理疗、热敷等。一旦脓肿形成，应切开引流。切口应做在波动最明显处或脓肿低位，脓肿较大者应将手指伸入脓腔，分开间隔通畅引流。全身症状明显时，应用抗菌药物治疗及对症处理。

第三节 手部急性化脓性感染

一、甲沟炎

皮肤沿指甲两侧形成的甲沟及其周围组织的化脓性细菌感染,称为甲沟炎(paronychia)。甲沟炎常因微小创伤引起,如小刺、肉刺逆剥、修甲过短等损伤所致。致病菌多为金黄色葡萄球菌。

(一)临床表现

甲沟炎常先出现于一侧甲沟皮下,局部红、肿、热、痛。化脓时甲沟皮下出现白色脓点,有波动感,但不易破溃。若感染蔓延至甲根部和对侧,形成半环形脓肿,亦可向甲下蔓延,形成甲下脓肿,此时疼痛加剧,指甲与甲床分离。感染加重时常有疼痛加剧和发热等全身症状。

(二)治疗

甲沟炎初起未成脓时,局部可选用鱼石脂软膏、金黄散糊剂等敷贴或超短波、红外线等理疗,重者加用抗菌药物治疗。已有脓液积聚形成甲周脓肿时,应沿甲沟旁做纵向切口引流。甲下脓肿,需拔除部分指甲甚至全片指甲,手术时需注意避免损伤甲床,以利于指甲再生。切口或创面置凡士林纱布或乳胶片引流(图11-3)。

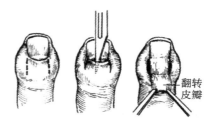

图11-3　甲沟炎切开引流术

二、脓性指头炎

手指末节掌面的皮下细菌化脓性感染,称为脓性指头炎(felon),多因指尖或手指末节皮肤刺伤后引起。致病菌多为金黄色葡萄球菌。

(一)临床表现

初起,指头有针刺样疼痛,轻度红肿。随肿胀加重,疼痛越来越剧烈。当压迫到指动脉时,可出现搏动性跳痛,手指下垂时尤为明显。多伴发热、全身不适、白细胞计数增高。后期感染加重,神经末梢因受压和营养障碍而麻痹,疼痛反而减轻。若末节指骨并发骨髓炎,手指皮肤破溃溢脓后,因指骨缺血性坏死和骨髓炎,伤口常迁延不愈。

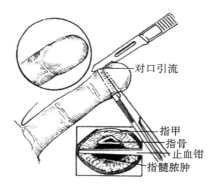

图11-4　脓性指头炎切开引流术

(二)治疗

早期以金黄散糊剂敷贴患指或70%酒精浸泡,同时抬高患肢,避免手指下垂以减轻疼痛,酌情给予青霉素等抗菌药物。若患指疼痛剧烈,出现波动性跳痛,应及时切开引流,以免指骨受压坏死。手术可选患指侧面做纵切口,切口远侧不超过甲沟的1/2,近侧不超过指节横纹,为引流通畅,可做对口引流,切口内放置橡皮片引流,有死骨片应当除去,切口不宜做成鱼口形切口,以免术后瘢痕形成影响手指触觉(图11-4)。

Note

三、急性化脓性腱鞘炎、滑囊炎和掌深间隙感染急性化脓性腱鞘炎、滑囊炎

手指屈肌腱鞘可因深部刺伤或掌部感染灶蔓延而致化脓性感染,称为手指掌侧急性化脓性腱鞘炎。手背伸指肌腱鞘的感染少见。手掌尺侧和桡侧各有一滑囊,相应的化脓性感染称为急性化脓性滑囊炎。原发性化脓性滑囊炎少见,拇指和小指的腱鞘分别与桡侧、尺侧滑液囊相通,因此桡、尺侧滑囊炎多数继发于拇指、小指的化脓性腱鞘炎。二者的致病菌多为金黄色葡萄球菌。

(一)临床表现

1. 急性化脓性腱鞘炎　病情发展迅速,24 h 即可出现明显的全身和局部症状,患指疼痛剧烈,多伴高热、寒战、白细胞增多等表现。典型的体征:患指中、近节呈均匀性肿胀,皮肤高度紧张。感染腱鞘有压痛,张力高但无波动感,各个指关节呈轻度弯曲,任何被动伸指运动,均可加重疼痛。鞘内感染若不及时切开减压,可致肌腱受压坏死而丧失功能。

2. 化脓性滑囊炎　分别由小指和拇指腱鞘炎引起。桡侧滑液囊感染时,拇指常有红肿微屈,不能伸直和外展,大鱼际处有压痛。尺侧滑液囊感染时肿胀偏于手掌尺侧,以小鱼际隆起与掌侧横纹交界处最为明显。小鱼际及小指腱鞘区压痛,小指及无名指呈半屈位,伸指剧痛。

(二)治疗

早期治疗同脓性指头炎。如经治疗仍无好转应尽早切开引流减压,可在肿胀腱鞘的远端与近端各做一个与手指侧面长轴平行的纵向切口,或做对口引流,切口应当避开手指、掌的横纹。切忌在手指掌面正中做切口,以免肌腱脱出,且以后所发生的粘连或皮肤瘢痕挛缩可影响患指伸直。尺侧和桡侧滑液囊感染时,分别在小鱼际和大鱼际掌面处做小切口引流,切口近端距离横纹至少 1.5 cm,以免损伤正中神经,术后放置乳胶片引流(图 11-5)。

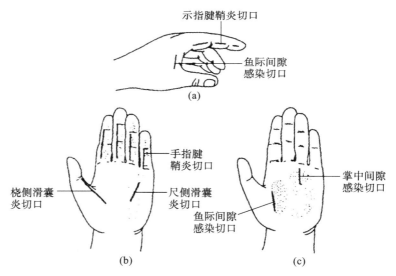

图 11-5　手指腱鞘炎、滑囊炎和掌深间隙感染的手术切口

四、掌深间隙感染

手掌内的筋膜间隙化脓性感染称为掌深间隙感染。掌深间隙感染多由腱鞘感染蔓延引起,也可因直接刺伤发生感染。致病菌主要为金黄色葡萄球菌。

(一)临床表现

掌深间隙感染均有发热、头痛、脉搏快、白细胞计数增高等全身症状。

1. 掌中间隙感染 掌心隆起肿胀,掌心凹陷消失,压痛明显,手背部水肿严重,中指、无名指、小指呈半屈曲状,伸指剧痛。

2. 鱼际间隙感染 鱼际和拇指指蹼明显肿胀,掌心凹陷,拇指外展略屈,示指呈轻度屈曲位,活动受限,不能对掌。

（二）治疗

大剂量抗生素静脉滴注。局部早期处理同化脓性腱鞘炎,如短期无好转必须及时切开引流。掌中间隙感染时纵行切开中指与无名指间的指蹼掌面,切口不应超过手掌远侧横纹,以免损伤掌浅动脉弓,亦可在无名指相对位置的掌远侧横纹处做一小横切口,进入掌中间隙,放乳胶片引流。鱼际间隙感染可在最肿胀处和波动最明显处切开引流,注意钝性分离组织,避免损伤血管、神经、肌腱等。

第四节　全身性外科感染

外科感染分为局灶性外科感染和全身性外科感染,全身性外科感染一般包括脓毒症和菌血症。

脓毒症:因病原菌因素引起的全身性炎症反应,体温、呼吸、循环、神志等有明显的改变者,以区别一般非侵入性的局部感染。

菌血症:细菌从感染原发灶或易感部位一过性或间歇性释放入血,诊断依据是血培养细菌阳性,多指临床有明显感染症状的菌血症。

全身性外科感染的病原菌及其产物,如内、外毒素等和它们介导的多种炎症介质均可对机体产生损害,如果有害因素得不到控制,可能会导致全身炎症反应综合征(SIRS),脏器受损和功能障碍,严重者可致感染性休克。

（一）病因

病原菌侵入人体内后,病原菌数量多、毒力强和(或)机体抗感染能力低下时易引起全身性外科感染。全身性外科感染多为继发性,可继发于严重创伤后和各种化脓性感染,如大面积烧伤、休克、弥漫性腹膜炎、胆道或尿路感染等。免疫力低下如糖尿病、尿毒症,长期大量使用皮质类激素、免疫抑制剂、抗癌药物等人群在化脓性感染后易诱发全身性外科感染。

常见致病菌为金黄色葡萄球菌、表皮葡萄球菌、溶血性链球菌、大肠杆菌、铜绿假单胞菌等以及部分厌氧菌和真菌。

（二）临床表现

脓毒症的主要表现:

1. 原发感染灶表现 如弥漫性腹膜炎有典型腹膜刺激征;尿路感染有腰痛、尿道刺激征、脓血尿等,均可伴有发热、寒战等症状。应仔细询问病史,结合体征和辅助检查明确感染灶。

2. 全身炎症反应表现 起病急骤,伴有寒战、高热、大汗、脉细快,体温可达 40 ℃以上,老年人或免疫力低下人群可出现低体温(<36 ℃)。

3. 器官功能不全的表现 尿少、血肌酐升高;呼吸急促,血氧分压下降;恶心、呕吐、食欲不振、腹胀、腹泻;神志淡漠、烦躁、谵妄或昏迷等,重症病人可出现脓毒症休克和器官功能衰竭表现。

4. 其他 肝脾可肿大,黄疸或皮下出血、淤斑等。

实验室检查:①白细胞计数增高,可达(20～30)×10⁹/L 以上,或降低、左移、幼稚型增多,可出现毒性颗粒。②常伴不同程度的酸中毒、氮质血症、溶血及代谢失衡和肝、肾受损征象。③寒战、发热时抽血进行细菌培养易发现细菌。

（三）诊断

根据原发病史的基础、结合全身炎症反应的临床表现和实验室检查,脓毒症的诊断基本可以确立。但有时原发灶隐蔽,或临床表现又不典型的病人,易造成诊断困难或延误。因此,对一些难用原发病灶来解释的临床表现,如畏寒、发热、贫血、呼吸急促、脉细而快、低血压、呼吸性碱中毒、腹胀、黏膜皮肤淤血点、神志改变等,对这类病人应密切观察并做进一步检查,以免误诊和漏诊。

病原学检查对确诊和治疗有重要意义,确定致病菌应做体液和分泌物的细菌培养,由于多数病人在发生脓毒症前往往已经行抗菌药物治疗,导致血培养得不到阳性结果,故应多次,且最好在发生寒战、发热时抽血做细菌培养,可提高阳性率。对于多次血液细菌培养阴性者,应考虑厌氧菌或真菌性脓毒症。

（四）治疗

加强重症监护下应用综合性治疗,关键是处理原发感染灶,同时联合应用抗生素、增强病人抵抗力和营养支持。

1. 原发感染灶处理 明确原发感染灶,做及时、彻底的处理,包括清除坏死组织和异物、脓肿引流等,若一时找不到原发灶,应进行全面的检查,尤其是应注意一些潜在的感染源和感染途径,并予以解决。如静脉导管感染时拔除留于体内的导管等。疑为肠源性感染时,应及时纠正休克,尽早恢复肠黏膜的血流灌注;早期肠道营养促使肠黏膜的尽快修复及维护肠道正常菌群等。

2. 抗生素的应用 先根据原发病灶性质、部位来选用抗菌药物,经验性选用广谱抗菌药物,后依据治疗效果、病原菌培养及药敏结果,针对性调整抗菌药物。真菌性脓毒症,应运用窄谱抗菌药物,加用两性霉素 B、酮康唑等。

3. 全身对症支持疗法 卧床休息,给予高营养、易消化的饮食,不能口服者应静脉补充能量、蛋白质,纠正水、电解质失衡。必要时反复输给新鲜血,纠正贫血。处理原有疾病,如糖尿病、尿毒症和酸碱失衡等。

4. 受累脏器处理 针对受累脏器如心、肝、肾、肺等给予相应处理。

第五节　有芽孢厌氧菌感染

案例导入

　　病人,男,46 岁,工作中因被钉子不慎刺伤手掌,7 天后出现头晕、头痛、咀嚼肌紧张、全身无力、打哈欠等症状,继之出现咀嚼不便、张口困难(牙关紧闭)、咧嘴苦笑、颈项强直、角弓反张等,急诊以"破伤风"收入院治疗。病人全身肌肉强直性收缩、阵发性痉挛,呼吸急促,呼吸道分泌物多。

　　想一想:

　　(1)病人目前可能出现的最危重的并发症是什么? 判断依据有哪些?

　　(2)应采取哪些护理措施预防该并发症的发生? 若该病人已经发生该并发症,处理原则是什么?

一、破伤风

破伤风(tetanus)是由破伤风杆菌导致的一种严重但可预防的急性特异性感染。临床上病人以全身或局部肌肉持续性痉挛和阵发性抽搐为主要特征。

(一) 病因

破伤风杆菌隶属梭状芽孢杆菌,为绝对厌氧菌,革兰染色阳性,外形似火柴棒。以芽孢状态广泛存在于自然界,尤以土壤中多见。破伤风发病的必需条件是组织缺氧,因此外伤后,尤其应注意小而深、污染重、坏死组织多、血块充塞,或填塞过紧、局部缺血等伤口,亦包括消毒不严的新生儿脐带残端与人工流产后,都为该菌生长繁殖提供了缺氧环境,较易发病。

(二) 发病机制

破伤风杆菌在创伤后通过皮肤或黏膜缺口进入人体,在缺氧环境下迅速繁殖,并产生大量外毒素,主要有痉挛毒素和溶血毒素等,在局部并不引起明显改变,伤口处无明显炎症或可能愈合。但痉挛毒素具有高神经亲和力,经血液与淋巴系统到达至脊髓、脑干等处,与联络神经细胞的突触相结合,抑制突触释放抑制性传递介质。引起全身横纹肌的强直性收缩与阵发性痉挛。同时导致交感神经兴奋,引起血压不稳、心率增快、体温升高、大汗等。

(三) 临床表现

1. 潜伏期 潜伏期长短不一,一般为 5～10 天,个别在伤后 1～2 天就发病,还有在伤后数月或数年因清除病灶或异物而发病的,潜伏期越短者预后越差。

2. 前驱期 病人主要有全身乏力、头晕、头痛、咀嚼无力、局部肌肉发紧、烦躁不安、反射亢进等症状。

3. 发作期 此期典型症状是肌肉紧张性收缩,阵发性强烈痉挛,最先受累的是咀嚼肌,随后为面部表情肌、颈、背、腹、四肢肌,最后为膈肌、肋间肌。相应出现咀嚼不便、张口困难(牙关紧闭)、咧嘴苦笑;颈项强直,头后仰;背、腹肌收缩,由于背部肌群力量较强,躯干因而扭曲成弓,结合颈、四肢的屈膝、弯肘、半握拳等痉挛姿态,形成"角弓反张"或"侧弓反张";膈肌受影响后,发作时面唇青紫、呼吸困难甚至暂停。每次发作持续数秒或数分钟不等,发作间歇期长短不一,发作时神志清楚,表情痛苦。可因任何轻微刺激,如声、光、饮水、接触而诱发。病程一般为 3～4 周,如处理得当,症状可逐渐减轻。

(四) 诊断与鉴别诊断

有近期外伤史和上述典型临床表现者,一般不易漏诊。困难在于早期诊断,凡有伤口,出现肌肉僵硬或痉挛者,应疑诊。

破伤风需与下列疾病鉴别:①化脓性脑膜炎:虽有角弓反张和颈项强直等症状,但无阵发性痉挛;病人有剧烈头痛、昏迷、高热和喷射性呕吐,脑脊液检查压力增高、白细胞计数增高。②狂犬病:有被疯狗、猫咬伤史,以吞咽肌痉挛为主。喝水不能下咽,并流大量口涎,听见水声或看见水,咽肌即发生痉挛。③其他:如颞下颌关节炎、子痫、癔症等。

(五) 预防

破伤风是可以预防的疾病。预防破伤风发生的关键是创伤后早期彻底清创,敞开引流,改善局部循环。还可通过人工免疫,产生较稳定的免疫力。包括自动和被动免疫两种方法。①自动免疫:皮下注射破伤风类毒素抗原,使人体产生抗体。前后共注射 3 次,每次 0.5 mL,第一次皮下注射后,间隔 4～8 周,再进行第 2 次注射,即可获得"基础免疫力",在 6 个月～1 年再进行第 3 次强化注射,以后每 5 年强化一次,每次 0.5 mL,即可有足够免疫力。②伤后尽早皮下注射破伤风抗毒素(TAT)1500～3000 U,因破伤风的发病有潜伏期,尽早注射有预防作用,但其作用短暂,有效期为 10 日左右。因此,对深部创伤,有潜在厌氧菌感染可能的病人,可在 1 周后追加注射一次。注射前常规做过敏试验。最佳被动免疫是肌内注射破伤风免疫球蛋白(TIG)250～500 U,TIG 效价比 TAT 强 10 倍以上,免疫效能可维持 3～4 周。

(六) 治疗

清除毒素来源,中和游离毒素,控制和解除痉挛,保持呼吸道通畅,预防并发症等是破伤风的治疗要点。

1. 抑制破伤风杆菌,消除毒素来源

(1)彻底清创:有伤口者在控制痉挛的情况下,进行病灶清理,清除一切坏死组织,去除异物,敞开伤口,充分引流,用 3％过氧化氢或 1∶5000 高锰酸钾溶液浸透的纱布冲洗、湿敷。

(2)抗生素的应用:青霉素对破伤风杆菌有抑制作用,一般用量为 80 万～100 万 U,肌内注射,每 4～6 h 1 次。也可给甲硝唑 2.5 g/d,分次口服或静脉滴注,持续 1 周左右。由于破伤风病人多为混合感染;故可加用头孢菌素或氨基糖苷类抗生素。

(3)高压氧治疗:高压氧治疗可有效提高血氧和局部组织的氧浓度,可抑制破伤风杆菌生长。

2. 中和游离毒素　破伤风抗毒素与破伤风免疫球蛋白不能中和与神经组织已结合的毒素,故应尽早使用。

(1)TAT:一般用量是 1 万～6 万 U 肌内注射或静脉滴注,静脉滴注是加入 5％葡萄糖溶液中,缓慢滴注。也可在伤口周围组织浸润注射 TAT 1 万 U,中和伤口周围游离毒素。

(2)TIG:一般需一次性深部肌内注射 3000～6000 U,TIG 也可用于伤口周围组织浸润注射。

3. 控制和解除痉挛　病人应住单人暗室,避免光、声等刺激,避免病人被骚扰。根据情况可交替使用镇静、解痉药物,以减少病人的痉挛和痛苦。

(1)病情较轻的可选用地西泮 10～20 mg 肌内注射或静脉滴注,每日 3 次。或 10％水合氯醛,保留灌肠量每次 20～40 mL,苯巴比妥钠肌内注射,每次 0.1～0.2 g。

(2)病情较重者,可用人工冬眠疗法,即氯丙嗪、异丙嗪各 50～100 mg,哌替啶 50～100 mg 加入 5％葡萄糖溶液 250～500 mL 中缓慢静脉滴注,低血容量时忌用。

(3)痉挛发作频繁不易控制者,可用 2.5％硫喷妥钠溶液缓慢静脉注射,每次 0.25～0.5 g,必要时应做气管切开,防治喉头痉挛导致窒息。

4. 保持呼吸道通畅　窒息是破伤风致死的首要原因。对重症病人,尽早行气管切开术,改善通气,清除呼吸道分泌物,必要时可进行人工辅助呼吸。并发肺部感染者,根据菌种选用抗生素。

5. 全身支持疗法　给予病人高热量、高蛋白、高维生素营养补充。注意维持水、电解质平衡。进食困难者,放置鼻胃管行管饲,或给予胃肠外营养支持。

二、气性坏疽

气性坏疽(gas gangrene)是由梭状芽孢杆菌所引起的肌坏死或肌炎,是一种发展急剧的特异性感染。伴有严重的毒血症。

(一) 病因和发病机制

致病菌为梭状芽孢杆菌,革兰阳性厌氧杆菌,种类较多,主要有产气荚膜杆菌、腐败杆菌、溶组织杆菌等。气性坏疽往往是几种细菌所致的混合感染。此类细菌的生长繁殖需依赖一定的条件,即广泛的失活组织和缺血、缺氧的环境。当组织血流灌注不良,又有深部组织坏死时,如开放性骨折伴有血管损伤,挤压伤伴有深部肌肉损伤,上止血带时间过长等情况,继发此类感染的概率较高。梭状芽孢杆菌主要为组织毒性,细菌在适宜环境下生长繁殖,并产生多种外毒素和酶。主要外毒素有 α 毒素、胶原酶、透明质酸酶、溶纤维酶等,以 α 毒素为最强,它是致命的坏死性溶血性毒素,能破坏多种细胞的细胞膜,造成广泛内脏损害和溶血。有些毒素可直接侵犯心脏、肝及肾,造成局灶性坏死和多器官功能衰竭。有的酶可产生大量不溶性气体如硫化氢、氮等,气体积聚在组织中,并散发恶臭味;有的酶使细胞坏死、渗出,产生恶性水肿。由于气、水夹杂,局部张力迅速增加,皮肤表面变硬,压迫微血管,进一步加重组织的缺血、缺氧与失活,更有利于细菌繁殖生长,形成恶性循环,感染急剧扩散,病情恶化。

（二）临床表现

潜伏期通常为 1～4 天。也有短至 6～8 h 的,最迟为 5～6 天。临床特点是病人病情急剧恶化,烦躁不安,伴有恐惧感;皮肤、口唇苍白,大量出汗、脉速、呼吸急促、体温上升。随病情进展,可出现溶血性贫血、黄疸与脓毒性休克。局部表现特点为病人主诉伤肢沉重,呈"胀裂样"疼痛,并持续加重,一般止痛药难以缓解。起初伤口周围皮肤水肿,苍白,紧张发亮,随后快速变为紫红色,进而为灰黑色,皮肤表面可出现如大理石样斑纹,并出现大小不等的水疱,伤口内流出带有恶臭的浆液性或血性液体。伤口周围组织间隙内气体积聚,触压有捻发音,有气泡和血性液体溢出。伤口内肌肉色暗红肿胀,失去弹性,如刀割熟肉般不出血。病人可在 12～20 h 全面崩溃,常在 24～48 h 死亡。

（三）诊断与鉴别诊断

梭状芽孢杆菌感染病人多有较严重的外伤史。伤后局部出现难以忍受的胀痛,无一般炎症的红、热表现,局部症状急剧持续性加重,迅速出现脓毒症症状,如烦躁不安、脉速、出汗等,是梭状芽孢杆菌性肌坏死的早期表现。梭状芽孢杆菌性肌坏死重在早期诊断,而早期诊断和治疗是保存伤肢和抢救生命的关键。伤口周围触诊有捻发音,渗出液细菌涂片检查出革兰阳性粗大杆菌,X 线平片检查发现肌群内有积气阴影,是诊断气性坏疽的三项重要依据。气性坏疽需与厌氧性链球菌和革兰阴性杆菌混合感染所致的蜂窝织炎鉴别,后者虽有组织肿胀、捻发音等,但全身中毒症状及疼痛较轻,渗出液涂片可见链球菌和革兰阴性杆菌。

（四）预防

创伤后尽早彻底清创,是预防气性坏疽的关键。包括清除失活、缺血的组织,去除异物,伤口充分敞开引流,消灭无效腔,可用 3% 过氧化氢或 1：1000 高锰酸钾等溶液冲洗、湿敷。早期使用大剂量的青霉素和甲硝唑可有较好作用。

（五）治疗

对污染严重、软组织损伤较多或疑为气性坏疽的伤口,清创后完全敞开,不予缝合,以预防梭状芽孢杆菌生长。诊断已确定者,需采用综合措施积极抢救。越早越好,不但可以挽救病人生命,也可降低组织坏死或截肢率。

1. 紧急手术治疗 术前给予大剂量青霉素静脉滴注或输血等,术前准备时间尽量不超过 45 min。术中充分暴露、探查,彻底清除伤口及周围坏死肌肉、异物、碎骨片等,直达色泽正常、有弹性、流出鲜血的健康组织为止,整块切除肌肉,包括肌肉的起止点。如感染限于某一筋膜腔,应切除该筋膜腔的肌群,伤口完全敞开。如整个肢体已广泛感染,为抢救生命应果断进行截肢,残端全部开放,伤口用 3% 过氧化氢溶液冲洗或湿敷。

2. 抗生素的应用 首选大剂量青霉素,每天应在 1000 万 U 以上。大环内酯类抗生素(如麦迪霉素)和硝唑类抗生素(如甲硝唑)静脉滴注也可取得较好疗效。

3. 高压氧治疗 提高组织间的含氧量,造成不适合细菌生长繁殖的环境,可提高治愈率,降低伤残率。

4. 全身支持疗法 给予病人高蛋白、高热量、易消化的饮食,补充维生素,维持水、电解质平衡,必要时少量多次输新鲜血。

第六节 抗生素的合理应用

抗生素的合理运用,极大地提高了外科感染疾病的防治效果,但随着新抗生素的不断问世,不加选择地滥用抗生素,可导致细菌的耐药性,增加药物相关毒副作用,引起二重感染等。如何合理选用抗生素,成为抗生素治疗的核心问题,另外外科感染关键是外科处理,抗生素不能取代外科处理,更不可依赖药物而忽视无菌操作,这是必须重视的一条外科原则。

一、抗生素经验治疗

急性外科感染的抗生素治疗一般都是在尚未获得细菌培养和药敏试验结果的情况下开始,属于经验性用药。经验性用药并不是单纯凭医生个人习惯或经验而用药,经验来自对有关感染的认识,包括本地区、本单位常见菌和药敏的动态。如:皮肤、皮下组织的感染,常驻菌以革兰阳性球菌居多;链球菌感染,炎症扩散快,易形成创周蜂窝织炎、淋巴管炎等;葡萄球菌感染,化脓性反应较明显,脓液稠厚,易有灶性破坏;若病情急剧,很快发展为低温、低血压、休克者以革兰阴性杆菌感染居多;病程迁延,持续发热,口腔黏膜出现霉斑,对一般抗生素治疗反应差,有明显免疫力低下如粒细胞减少和使用皮质激素或免疫抑制剂者应考虑真菌感染。

一种抗生素不能控制的感染以及多种细菌引起的混合感染,往往需联合用药。最合理也最常用的配伍是繁殖期杀菌剂和静止期杀菌剂联用,二者有互相协同作用。当考虑有厌氧菌参与时,常需加用抗厌氧菌药物。用药剂量应掌握在既能形成血和组织中有效浓度又不易产生毒副作用的范围内。重症感染病情变化快,用药要抓紧时机,不可拖延。最好经静脉给药。感染常有多种细菌参与,在病原菌尚不明确的情况下,用药要贯彻"全面覆盖"的方针,即同时控制最常引起外科感染的革兰阳性葡萄球菌、链球菌和革兰阴性肠道杆菌科细菌,并且应有足够大的抗菌力度。表 11-2 是常见外科感染的经验选药表,作为用药参考。

表 11-2 常见外科系统感染的经验选药表

疾病名称	主要致病菌	首选	次选或替代	备注
疖、痈、淋巴结炎、新生儿皮下坏疽	金黄色葡萄球菌	1. 不产酶株:青霉素; 2. 产青霉素酶株; 3. 苯唑西林、氯唑西林	头孢唑啉、利福平、氟喹诺酮类抗生素、阿米卡星	1. 如合并厌氧菌感染,加用甲硝唑或替硝唑; 2. 新生儿不用氟喹诺酮类抗生素
丹毒、蜂窝织炎	链球菌	青霉素 G	氨苄西林、第一代头孢菌素、大环内酯类抗生素	
坏死性筋膜炎	需氧菌＋厌氧菌	氨基糖苷类抗生素或第一、二代头孢菌素＋甲硝唑	氯霉素、第三代头孢菌素、氟喹诺酮类抗生素、亚胺培南	

续表

疾病名称	主要致病菌	首选	次选或替代	备注
气性坏疽	产气荚膜杆菌	青霉素 G（大剂量）＋克林霉素	头孢唑啉、他唑西林、氯霉素、万古霉素	高压氧
胆囊、胆管炎	肠杆菌、厌氧菌	甲硝唑＋阿莫西林或氨苄西林	第二、三代头孢菌素	
骨髓炎	金黄色葡萄球菌	林可霉素、氯林可霉素（克林霉素）	氟喹诺酮类抗生素，第一、三代头孢菌素，万古霉素	MRSA 首选万古霉素
口腔内感染	链球菌＋厌氧菌	青霉素 G	林可霉素，大环内酯类抗生素，第一、二代头孢菌素	
中耳炎、乳突炎、鼻窦炎	肠杆菌、铜绿假单胞菌、厌氧菌	广谱青霉素类＋甲硝唑或第一、二代头孢菌素＋甲硝唑	氟喹诺酮类抗生素	
眼外伤、眼内手术、角膜溃疡穿孔	1. 葡萄球菌、链球菌 2. 铜绿假单胞菌 3. 混合感染	1. 氯唑西林、苯唑西林、林可霉菌 2. 哌拉西林＋阿米卡星或头孢他啶 3. 青霉素＋氨基糖苷类抗生素	1. 阿米卡星、庆大霉素、第一代头孢菌素 2. 环丙沙星、他唑西林 3. 环丙沙星、亚胺培南	加局部用药，病毒性用阿昔洛韦
术后切口浅部感染： 1. 头面及横膈以上手术 2. 膈下手术	1. 葡萄球菌、链球菌 2. 大肠杆菌及其他肠杆菌为主，可混合厌氧菌感染	1. 同疖、痈等皮肤软组织感染 2. 第二代头孢菌素＋甲硝唑、哌拉西林＋氨基糖苷类抗生素	1. 同疖、痈等皮肤软组织感染 2. 第三代头孢菌素、他唑西林、广谱青霉素	轻者仅需伤口局部处理即可
术后切口深部感染 1. 中枢神经系统感染 2. 腹膜炎 3. 人工瓣膜心内膜炎	葡萄球菌 肠杆菌＋厌氧菌 手术后 60 天内（早期）：葡萄球菌 手术后 60 天以上（晚期）：D 组葡萄球菌	苯唑西林或氯唑西林（大剂量） 第一代头孢菌素或氨基糖苷类抗生素＋甲硝唑、他唑西林 苯唑西林或氯唑西林 青霉素类、头孢硫脒	头孢噻肟钠、氯霉素、头孢曲松、万古霉素 第二、三代头孢菌素，亚胺培南 万古霉素＋氨苄西林，万古霉素＋磷霉素 万古霉素	加庆大霉素或头孢唑林鞘内注射

二、抗生素针对性治疗

一旦获得细菌培养和药敏试验结果，就需及时审视原有方案，积极调整，进行针对性治疗。

需注意的是,在进行抗生素针对性治疗时,决不能单纯按照细菌培养和药敏试验报告结果对号入座,而要根据对病情和病人特点的掌握,对照实验室报告,进行综合分析,确定用药方案。对培养出来的多种细菌,无须一一顾及。例如,咽拭子或痰中培养出真菌,只是为诊断提供线索,而不一定是真菌感染的确证,若临床上并无真菌感染的相关证据,则不必使用抗真菌药。在抗菌治疗的同时,密切观察临床反应,坚持以临床为主的原则,临床效果好的,不应轻易放弃原有治疗方案,治疗效果不好的,认真分析原因。同时应积极寻找感染灶,必要时进行外科手段干预。急性感染症状、体征消失,体温和白细胞恢复正常3天,可以停药。

三、抗生素治疗中的观察和调整

确定和实施某个抗生素治疗方案之后,一般应观察3天,才能对其效果做出可靠的判断,在此之前不宜频繁变动。抗生素的剂量一般按体重计算,还要结合年龄和肾功能、感染部位而综合考虑。如老年人肾功能趋向衰退,要减少药物量。对有肾功能障碍的病人,更要注意延长两次用药的间隔时间。浆膜腔、滑液囊等部位,抗生素浓度一般只有血清浓度的一半,亦应适当增加剂量。当治疗反应不好,或病情短暂好转后又再度恶化,可能由于药物未能充分覆盖主要病原菌,抗菌治疗力度不够,原有药物不能有效进入感染组织,病原菌耐药。出现以上情况时应对原有方案进行必要的调整。可考虑改用抗菌谱更广的同类抗生素,根据感染组织的特点选择有效抗生素,并注意细菌培养和药敏试验结果,务求有的放矢,避免疏漏。

四、预防性应用抗生素

必须强调正确的预防性用药,借应用抗生素以增强临床的"安全感"是不可取的,反而导致医院感染中耐药菌的滋生和病人体内菌群失调。手术时是否预防性应用抗生素,应根据手术野的局部感染或污染的程度而定。以下情况时需要预防性应用抗生素:①手术中存在污染的手术,如胃肠道、呼吸道、女性生殖道中、大型手术。②清洁大手术,一旦感染后果严重者,如开颅手术、心脏和大血管手术、乳腺癌根治术、门静脉高压的门体静脉分流术等。③需使用人工材料的手术,如人工关节置换术、人工心脏瓣膜置换和人工血管移植术等。④有感染高危因素者,如高龄、营养不良、糖尿病、免疫功能低下病人等。⑤术前已发生污染(如开放性骨折、火器伤、腹腔脏器破裂等)的手术。

有效及合理地预防性用药常在麻醉开始时静脉滴入,剂量足够,如手术时间较长,术中还可追加一次剂量,一般均在术后24 h内停药。无须术前、术后漫长用药。使用广谱杀菌剂。腹部手术,选用针对革兰阴性杆菌的抗生素如第二、三代头孢菌素等,兼顾革兰阳性球菌。结、直肠术前药物准备是在手术前1日口服抗生素(如新霉素、卡那霉素、庆大霉素或诺氟沙星等)2~4次,这样在次日手术时肠道的细菌浓度便可降到最低水平。

📘 本章小结

每例外科病人均有发生感染的概率,特别是在创伤、手术、介入性诊疗操作后,更应警惕感染发生的可能。局部感染治疗的重点是局部病灶的处理,如疖、痈、蜂窝织炎等,所以脓肿切开、清创术等是每个医生必须掌握的外科技能。全身性外科感染病情重,并发症多,除应积极处理原发感染灶和全身应用抗生素外,还应注意各系统损害和内环境的紊乱,给予相应防治措施。抗生素的运用尽量做到有的放矢,避免滥用。

(陕西能源职业技术学院　王　婷)

第十二章　创　　伤

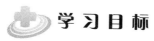学习目标

知识目标：

1. 掌握创伤的临床表现、并发症、诊断、急救与治疗原则。

2. 熟悉创伤的分类和创伤后人体的病理变化。

3. 了解创伤的修复。

能力目标：具备创伤的急救知识和基本临床技能，熟练掌握清创术的操作要点。

素质目标：紧急情况下的协调能力，关注创伤后病人心理状态和身体健康。

扫码看课件

创伤是指机械性因素作用于人体所造成的组织结构完整性的破坏和功能障碍。创伤的出现和存在伴随着整个人类历史，战争、交通事故、殴斗、自然灾害等均可导致创伤，近年来，创伤发生有增无减，且多发生在青壮年人群中，致残率也较高，因此，应引起人们足够的重视。

第一节　概　　述

一、创伤分类

创伤的分类是为了尽快对伤员做出正确的诊断，以便使伤员得到及时有效的救治。创伤的分类方法较多，目前常用以下几种。

（一）按伤后皮肤的完整性分类

1. 开放性损伤（opened injury）　皮肤或黏膜有破损者。

（1）擦伤：较轻的一种创伤，是体表与硬质粗糙致伤物表面摩擦造成的浅表损伤，表现为表皮剥脱、血痕、渗血或出血斑点，创面有轻度炎症反应，局部疼痛。

（2）撕裂伤：钝性暴力牵拉体表，造成皮肤和皮下组织撕裂或剥脱。因致伤物牵拉方向和力量不同，伤口形态各异，且多不规则，有大片创面暴露，污染严重。

（3）挫裂伤：钝性暴力冲击所造成的组织破裂，伤口可呈放射状，组织细胞挫裂较重。

（4）切伤和砍伤：锐器所致，创缘整齐，伤口深浅和大小不一，重者伤及深部血管、神经和肌肉等。其中砍伤暴力较大，组织损伤严重，伤口深，伤后局部炎症反应较重。

（5）刺伤：由尖细物猛力插入软组织所致，伤口小而深，甚至伤及内脏，伤道易被血凝块堵塞，并发厌氧菌感染。

（6）火器伤：枪弹或弹片等投射物击中人体所致，除直接损伤外，伤口污染重，易感染并多有异物存留。

Note

2. 闭合性损伤(closed injury) 皮肤或黏膜完整者。

（1）挫伤：最常见，因钝性暴力所致皮下软组织损伤。局部表现为皮下淤血、肿胀和压痛明显甚至可形成深部血肿等。

（2）挤压伤：组织常由巨大重物较长时间挤压所致，常见于手、脚、躯干被钝性物体如门窗、机器或车辆挤压，也可见于人体被土方、石块的压埋。挤压伤一般受伤范围广，伤后局部严重肿胀，血液循环障碍，可并发休克和急性肾衰竭。

（3）扭伤：关节一侧受到过大的牵张力，关节韧带超过正常活动范围所致的损伤。局部呈青紫色、肿胀、出血和功能障碍。

（4）关节脱位：肢体受暴力牵拉或动力失衡时导致组成关节的各骨关节面失去正常的对合关系。骨关节部分脱离关节腔称半脱位。

（5）冲击伤：高速高压冲击波所致，又称爆震伤。肺、脑、胃肠等可发生损伤。

（二）按受伤部位分类

按受伤部位分类一般分为颅脑伤、颌面部伤、颈部伤、胸背部伤、腹腰部伤、骨盆伤、脊柱脊髓伤、四肢伤等。诊治时需进一步明确损伤的组织器官，如软组织损伤、骨折、内脏损伤、颅内血肿等。在此基础上明确单个伤和多发伤，由同一致伤原因造成两个系统以上组织或器官的严重损伤为多发伤，若为两种或两种以上原因引起的创伤为复合伤。

（三）按伤情轻重分类

1. 轻伤 主要是局部软组织损伤，无生命危险。

2. 中等伤 广泛软组织损伤、肢体挤压伤、创伤性截肢及一般腹腔脏器伤等，需手术，丧失作业和生活能力，但一般无生命危险。

3. 重伤 出现休克或呼吸、循环、意识等生理功能障碍，危及生命或治愈后有严重残疾者。

二、创伤病理

创伤后，依损伤程度不同可出现不同的反应，轻度创伤主要是局部反应，较重的创伤不仅有局部反应，还可引起全身一系列反应。

（一）局部反应

创伤的局部反应是由组织结构破坏，或细胞变性坏死、微循环障碍，或病原微生物入侵及异物存留等所致。主要表现为局部炎症反应：引起红、肿、痛、热等症状，这些征象，大多在伤后48～72 h达到最高峰。如果有细菌、异物进入伤口，局部炎症反应则更为严重。局部反应的轻重与致伤因素的种类、作用时间、组织损害程度和性质，以及污染轻重和是否有异物存留等有关。创伤性炎症反应是非特异性的防御反应，有利于清除坏死组织、杀灭细菌和组织修复。

（二）全身反应

全身反应是伤后机体的非特异性应激反应。表现为以神经内分泌活动增强而引发的各种功能和代谢改变的过程，不仅包括神经内分泌系统和物质能量代谢，还涉及凝血系统、免疫系统、重要的生命器官和一些炎症介质及细胞因子的变化。创伤愈严重，全身反应愈显著。

1. 神经内分泌系统的变化 创伤后由于失血、疼痛和精神紧张等因素的作用，机体表现出一系列神经内分泌系统的改变，通过下丘脑-垂体轴和交感神经-肾上腺髓质轴的应激反应，产生大量的儿茶酚胺、肾上腺皮质激素、抗利尿激素、生长激素和胰高血糖素；同时，肾素-血管紧张素-醛固酮系统也被激活。以上三个系统相互协调共同维持重要脏器的功能和代谢，动员机体以对抗致伤因素的损害作用。

2. 代谢变化　在神经内分泌系统的作用下,糖、脂肪、蛋白质的代谢均发生相应变化。创伤后由于儿茶酚胺、肾上腺皮质激素、胰高血糖素等的增加,机体基础代谢率增高,能量消耗增加,蛋白质、糖原、脂肪分解增加,糖异生增加,使分解代谢超过合成代谢,因此伤后常出现高血糖、尿糖、血中游离脂肪酸和酮体增加,尿素氮排出增加,出现负氮平衡等现象。这些变化一方面为伤后机体提供能量,保障创伤修复所需的蛋白质;另一方面又导致机体消瘦、体重降低等,故需对机体提供有效的营养支持。创伤后常伴有水、电解质代谢紊乱,如水钠潴留,钾、钙、磷等代谢异常。

（三）并发症

创伤后并发症可影响病人病程的发展和预后,甚至危及病人生命,所以对创伤后并发症应足够重视,早期诊断,尽早处理。常见的并发症有以下几种。

1. 感染　化脓性感染居并发症首位,开放性伤口一般均有污染或异物存留,处理不及时或不当,很容易发生感染。组织损伤重、深部伤口应警惕厌氧菌感染,如破伤风、气性坏疽等,后果严重。早期为局部感染,重者可演变扩散为全身感染。

2. 休克早期　在重要脏器损伤和大出血的基础上易并发低血容量性休克,也可因伤后剧烈疼痛,神经系统受强烈刺激等因素导致神经性休克。晚期因感染原因可导致感染性休克。

3. 器官功能障碍　创伤后机体的全身反应或并发休克、感染后可导致重要脏器的功能障碍,如急性肾衰竭、急性呼吸窘迫综合征、意识障碍等。由于缺血缺氧、毒性产物、细胞因子和炎症介质的作用,还可发生心脏和肝功能损害,最终出现多器官功能障碍综合征（MODS）,危及生命。

4. 脂肪栓塞综合征　多见于骨折后,主要病变部位在肺,造成肺通气功能障碍和急性呼吸功能不全。

5. 应激性溃疡　创伤后可出现胃肠道黏膜的水肿、出血、糜烂、溃疡等,多见于胃、十二指肠,小肠、食管也可发生,可为多发性,溃疡可深达浆膜层,发生大出血和穿孔。

6. 凝血功能障碍　由于凝血因子的消耗,抗凝系统的激活,机体一般表现为出血倾向,为重症创伤后死亡的重要原因之一。

7. 挤压伤综合征　肌肉组织丰富的四肢和躯干受到重物长时间压迫后,可造成局部血液循环障碍,肌肉组织缺血坏死,出现以伤处严重肿胀、肌红蛋白尿、高钾血症和急性肾衰竭为特征的病理过程,称为挤压伤综合征。

三、创伤的修复

创伤修复的基本方式是由伤后增生的细胞和细胞间质再生增殖、充填、连接或替代受损的组织。理想的创伤修复,是组织缺损完全由原来性质的细胞来修复,并完全恢复原组织的结构和功能,称完全修复,如表皮、黏膜、血管内膜等组织的修复。而对于像心肌、骨骼肌等增生能力弱的组织细胞,需由其他性质细胞（常为成纤维细胞）增生来替代,且形态和功能不能完成复原,称纤维组织瘢痕愈合。

（一）组织修复过程

组织修复和伤口愈合大概需要三个阶段:

1. 局部炎症阶段　伤后立即发生,通常持续3～5天,其主要改变是血液凝固和纤维蛋白溶解、免疫应答、微血管通透性增高、炎症细胞渗出,其意义在于清除致伤因子和坏死组织,以奠定组织再生和修复的基础。

2. 组织增生和肉芽组织形成阶段　伤后24～48 h,即有新生细胞出现。成纤维细胞、内皮细胞等增殖、分化、迁移、分别合成、分泌组织基质和形成新生毛细血管,并共同构成肉芽组织。浅表损伤一般通过上皮细胞的增殖、迁移,进而覆盖创面来修复。较重的软组织损伤则通过肉芽组织生成的形式来完成修复。

3. 组织塑形阶段 经过细胞增生和基质沉积,创伤组织得以初步修复。但新生组织如纤维组织,在数量和质量方面并不一定达到结构和功能的要求,需进一步改构和重建。伤后 3～5 天,伤口边缘开始向中间移动、收缩,以消除创面,恢复组织连续性。随着愈合过程的进展,胶原纤维不断增加,成纤维细胞和毛细血管不断减少,最后转变为瘢痕组织。

（二）创伤的愈合类型

创伤愈合有两种方式,即一期愈合和二期愈合。

1. 一期愈合 组织修复以原来细胞为主,仅含少量纤维组织,局部无感染、血肿或坏死组织,再生修复过程迅速,且结构和功能修复良好。多见于创口小、清洁、无污染、不产生或很少产生肉芽组织的愈合,典型的实例是外科切口的愈合。

2. 二期愈合 以纤维组织修复为主,不同程度地影响结构和功能的恢复,多见于创口较大、坏死组织较多、伴有感染或未经及时合理的外科处理的伤口。因伤口不能直接对合,需经过伤口收缩和肉芽组织填补缺损方能愈合,因此伤口的瘢痕组织较多,故又称瘢痕愈合。因此在创伤治疗时应创造条件,争取达到一期愈合。

（三）影响创伤修复的因素

创伤修复必须经过早期炎症反应、细胞增生和组织塑形的过程,其中不论哪个环节受到干扰,都会影响创伤的修复。

1. 感染 这是影响创伤修复最常见的因素。致病菌不仅直接损害局部组织细胞和基质,还可使局部形成脓性病灶,影响创伤的修复。

2. 局部血供不良 局部血管损伤或受压,或发生休克等,可引起创伤组织血液灌注不足,细胞缺氧和发生代谢障碍,抑制局部炎症反应和细胞增生。

3. 异物存留或血肿 伤口内有异物和较大血肿时,易并发感染,而且这类物质充填组织裂隙成为一种机械性障碍,阻碍新生细胞和基质连接,延长治愈时间。

4. 全身性因素 主要有低蛋白血症、糖尿病、大量使用细胞增生抑制剂（如皮质激素等）、免疫功能低下及全身严重并发症（如多器官功能障碍综合征）等。

对上述影响创伤修复的因素,临床上必须严密监测,必须予以预防和及时治疗。

四、创伤的诊断

创伤的诊断主要是明确损伤的部位、性质、程度、全身性变化及并发症,特别是原发损伤部位相邻或远处内脏器官是否损伤及其程度。因此,需要详细了解受伤史,进行全面体格检查,借助辅助检查,综合分析判断,才能得出全面、正确的诊断。

（一）病史

详细询问受伤经过、临床表现及既往疾病情况等,若病人昏迷不能配合,需询问现场目击者、护送人员及家属。

1. 受伤情况 了解受伤的原因、时间、部位,伤时姿势,暴力大小、作用时间和方式等,坠落伤不仅造成软组织伤,还可导致骨折甚至内脏损伤,如左下胸或左上腹的撞击,跌落时左侧躯干着地可发生脾破裂;刺伤,虽伤口较小,但可伤及深部血管、神经或内脏器官。

2. 伤后的表现及演变的情况 不同部位创伤,伤后表现不尽相同。神经系统损伤,应了解是否有意识丧失、肢体瘫痪及持续时间等;胸部损伤,是否有呼吸困难、咳嗽及咯血等;腹部创伤应了解最先疼痛部位、疼痛程度和性质等;开放性损伤,应询问大致失血量、失血速度及口渴情况。此外,还应了解伤后的处理情况,包括现场急救所用药物及采取的措施等,如使用止血带者,应计算使用时间。

3. 既往健康状况 了解有无其他相关的疾病。若原有高血压病史,则应根据基础血压评估创伤后引起的血压改变。若病人原有糖尿病、尿毒症、血液病病史或长期使用肾上腺皮质激素,伤后就易并发感染且愈合延迟。同时应了解病人有无药物过敏史。

(二)体格检查

首先应从整体上观察伤员状态,判断伤员的一般情况,区分伤情轻重。首先应迅速查明有无心搏骤停、窒息、活动性大出血、休克等,如有需要优先处理紧急的伤情,再做有重点的系统检查。对伤情复杂者,可边抢救边检查,切勿为了检查而延误治疗。

(1)注意呼吸、脉搏、血压、体温等生命体征,以及意识状态、面容、体位等。如发现有血压降低、脉率增快,应立即检查有无活动性出血,监测中心静脉压、尿量等,着手防治休克。

(2)根据病史或某处突出的体征,进行详细的局部检查。同时应遵循各部位检查的要求,腹部损伤需观察压痛、肌紧张、反跳痛、移动性浊音、肝浊音界和肠鸣音等,并对受伤部位邻近器官做详细的检查。胸部损伤需注意检查肋骨、双侧呼吸音是否对称、是否合并腹部脏器损伤;骨盆骨折需了解是否伴有尿道损伤等。

(3)开放性创伤须仔细观察伤口的形状、大小、边缘、深度等,可提示创伤的类型和原因。同时还应注意伤口的出血性状、外露组织、沾染情况和异物存留等。

(三)辅助检查

辅助检查对创伤诊断有一定的价值,尤其是闭合性损伤,但应针对性选择检查项目,以免延误治疗。

1. 实验室检查 血常规、尿常规、血细胞比容,可提示失血、感染和泌尿系统损伤等;血气分析及水、电解质检查,判定有无呼吸功能障碍和电解质紊乱、酸碱平衡失调;肌酐和尿素氮等测定可了解肾功能状态;疑有胰腺损伤时,应做血或尿淀粉酶测定等。

2. 穿刺和导管检查 诊断性穿刺检查可观察体腔内改变,如血胸、气胸、腹膜炎等,判断内脏器官有无损伤,但穿刺阴性,也不能完全排除组织器官的损伤,有可能是损伤早期出血量较少或血凝块堵塞针头等所致;留置导尿管可辅助尿道和膀胱损伤的诊断;腹腔内留置导管可动态观察腹腔出血和渗液情况。

3. 影像学检查 X线检查最适用于骨折、脱位、金属异物存留和胸腹腔的血胸、气胸等;B超检查适用于肝、脾、肾等实质器官和局部积液等,并可指引穿刺点;CT可辅助诊断颅脑损伤和某些腹部实质性器官损伤;MRI有助于诊断颅脑、脊柱、脊髓等损伤。

4. 手术探查 手术探查是诊断闭合性创伤的重要方法之一,不仅是为了明确诊断,更重要的是为了抢救和进一步治疗,但必须严格掌握手术探查指征。其适应证需具备以下条件:①尽量了解受伤史、临床表现,已做可能的辅助检查,至少已有初步诊断或了解主要的受伤部位;②病人出现生命体征的改变,怀疑有大出血或内脏破裂,估计实施手术可改善病人情况;③同时采取各种非手术治疗措施,保障病人安全。

五、创伤的救治

创伤病情往往都比较危重,其处理是否及时和正确直接关系到伤员的生命安全和功能恢复。尤其是妥善地急救处理能为后继的治疗奠定良好的基础,预防和减轻并发症。因此,医务人员应熟悉创伤的救治,并向社会加强宣传教育,采取预防措施,以减少创伤的发生。

(一)急救

创伤发生时,急救的目的是挽救生命和稳定伤情。首先判断病人有无危及生命的情况存在,如有应当紧急处理,并尽可能稳定伤情,为后续转院及治疗创造条件。必须优先抢救的急症主要包括心搏、呼吸骤停,窒息、大出血、张力性气胸和休克等。常用的急救技术主要有复苏和通气、止血、包扎、固定、搬运等。

1. 复苏和通气　针对呼吸、心搏骤停者立即行心肺复苏救治;尽快解除呼吸道阻塞,保持呼吸道的通畅。舌根后坠者应头部侧向,抬起下颌,可立即用口咽通气管,或将舌牵出固定;立即清除口腔及气道内异物、凝血块、分泌物等;吸氧,必要时做气管切开或插管接呼吸机辅助呼吸等。

2. 止血　伤口止血有多种方法,应根据伤口形状和部位选择。对外出血可视情况立即止血,若病人凝血机制正常者常采用压迫填塞止血法;对四肢伤口出血,用止血带是最有效的方法(必须注明使用时间和有明显标志);对内脏大出血者要进行手术处理,并采取治疗措施(输液、输血或用药物等)改善心功能,恢复循环血量,监测病人生命体征。

3. 包扎　包扎的目的是保护伤口、减少污染、压迫止血,固定骨折部位、关节和止痛。包扎需用无菌敷料,缺少敷料时可选用清洁织物。包扎应松紧适宜和稳固,以免移位、脱落和阻碍血液循环。遇外露污染的骨折断端或腹内脏器,原则上不在现场还纳。应先用干净器皿保护后再包扎,待清创时处理。

4. 固定　良好的骨关节损伤固定能有效减轻疼痛,避免骨折断端损伤血管和神经,并有利于防治休克和搬运后送。对骨折、关节伤、肢体挤压伤、大块软组织损伤都需妥当固定。疑有神经损伤,更需注意固定或颅骨牵引,以免加重脊髓损伤。肢体的固定可用夹板或其他硬性支持物,躯干的制动可采用担架和束带等。

5. 搬运　伤后经过初步处理后,需及时转送至上级医疗机构行进一步检查治疗。正确的搬运可减少病人痛苦,避免继发性损伤。多采用担架或徒手搬运,注意搬动病人时勿使伤处移动、扭曲、震动等。搬运昏迷伤员时,应将头偏向一侧,注意保持呼吸道通畅。

（二）进一步处理

1. 判断伤情　首先应区分伤情轻重,把需做紧急手术和心肺监护的伤员与一般伤员区分开来。常可简单地分为三类:①第一类:致命性创伤,如危及生命的大出血、窒息、开放性或张力性气胸。对这类伤员,只能做短时的紧急复苏,应及时手术治疗。②第二类:生命体征尚属平稳的伤员,如不会立即影响生命的刺伤、火器伤或胸腹部伤,可观察或复苏1~2 h,争取时间,做好交叉配血及必要的检查,并同时做好手术准备。③第三类:潜在性创伤,性质尚未明确,有可能需要手术治疗,应继续密切观察,并做进一步检查。

2. 呼吸支持　伤后呼吸障碍常因上呼吸道梗阻或胸部损伤。针对上呼吸道梗阻,可清理鼻咽腔分泌物,清除血及分泌物,必要时行气管插管或气管切开,吸氧;对胸部损伤,张力性气胸穿刺排气后,行闭式引流,如有多根肋骨骨折引起反常呼吸时,先用加垫包扎设法固定肋骨,消除反常呼吸;发生外伤性膈疝时,先插入气管导管行人工呼吸,准备手术处理。

3. 循环支持　循环障碍大多是由失血过多引起的低血容量性休克,见于血管破裂、肝脾或多处损伤出血,故应积极抗休克。尽快建立一条以上静脉输液通道,补充血容量,酌情使用血管活性药物。对心搏骤停者,立即行胸外心脏按压,药物或电除颤起搏。心包填塞者应立即行心包穿刺抽血。

4. 防治感染　开放性损伤或有胸、腹内脏器损伤的闭合伤,都应重视防治感染。治疗过程中应严格遵循无菌原则,配合使用抗菌药物,主要措施是及时正确清创和闭合伤的手术处理,根据沾染和组织损伤程度选用抗生素,开放性创伤需加用破伤风抗毒素。

5. 营养支持　为促进创伤修复和增强免疫功能,应注意能量和氮的补充,口服高蛋白、高维生素、高热量的饮食,若不能口服或消化功能障碍者,应选用要素饮食和肠外营养。

6. 维持水、电解质平衡　创伤后机体因失血、神经内分泌反应或饮食受限制、体液丢失等,容易发生水、电解质和酸碱平衡失调,应根据具体情况予以及时调整。

7. 对症处理 在不妨碍伤情判别的情况下酌情选用药物镇痛、镇静等对症处理。部分病人还需注意心理治疗。

(三) 伤口处理

开放性创伤(如擦伤、表浅小刺伤和切割伤)的处理可用非手术疗法。浅表小伤口出血,直接压迫 3~5 min 即可止血,止血后用 70% 酒精或碘伏原液涂擦,包以无菌敷料,保持局部干燥 24~48 h。浅部切割伤根据伤口具体情况施行清创和修复,如处理长径 1 cm 左右的皮肤、皮下浅组织伤口,先用等渗盐水棉球蘸干净组织裂隙,再用 70% 酒精或碘伏消毒外周皮肤,后用小蝶形胶布固定创缘,对合皮肤,消毒皮肤,外加包扎,每日涂碘伏一次,10 日左右除去胶布即可。

其他开放性创伤常需手术处理。伤口可分为三类,各类处理方法不同:①清洁伤口:未被细菌污染的伤口,一般为无菌手术(甲状腺切除术、腹股沟疝修补手术等)切口,直接缝合后可一期愈合。②污染伤口:伤口有细菌沾染,但尚未发展成感染。一般伤后 8 h 以内伤口属于此类,可采用清创术处理,经过处理后可成为或接近清洁伤口,行一期缝合。但若伤口污染严重或细菌毒力强,4~6 h 即可发展成感染,不能视为污染伤口。③感染伤口:细菌严重污染伤口甚至化脓,包括延迟处理的开放伤和继发感染的手术切口。伤口须经过换药,延期缝合达到二期愈合。

第二节 清 创 术

清创术是将污染伤口通过手术处理成清洁伤口,使其顺利愈合的方法。它是处理开放性损伤最重要、最基本、最有效的手段。

(一) 清创目的

清创目的是通过清除污染伤口中的污物、异物、失活组织,彻底止血等措施,使伤口变为清洁伤口,防止感染,争取达一期愈合。

(二) 适应证

适用于开放性创伤,一般在伤后 6~8 h 施行清创术,绝大多数可达一期愈合。血运丰富部位(如头面部)的伤口,局部抵抗力强,也可在伤后 12 h 内行清创后缝合。一般伤口超过 12 h,污染严重时,按感染伤口处理,清创后不缝合,无感染征象时再给予缝合。

(三) 术前准备

(1) 充分了解伤情,判断伤口是否伴有神经、血管、肌腱和骨等损伤,完善必要的实验室检查。

(2) 有活动性大出血者应先行止血、抗休克,全身情况稳定后再清创。

(四) 麻醉

清创术应在良好的麻醉状态下实施,视伤口部位、大小和估计手术所需时间而定,分别采用局部麻醉、臂丛麻醉或椎管内麻醉,必要时可选用全身麻醉。

(五) 操作步骤

实施清创术必须严格遵循各项基本准则,并按一定程序、步骤对伤口进行清理、修复,以降低伤口感染率,促使伤口一期愈合。

1. 清洗　①清洗皮肤:伤口内以无菌纱布覆盖伤口,戴无菌手套,用无菌软毛刷或钳夹纱布,使用肥皂液(油污可用酒精或乙醚)洗净伤口周围皮肤 2～3 次,每次用大量生理盐水冲洗,每次冲洗后更换毛刷、手套及无菌纱布,勿使冲洗液流入伤口。②清洗伤口:除去伤口纱布,用生理盐水反复冲洗伤口,并用无菌纱布球擦去伤口内异物和污物,亦可用新洁尔灭溶液浸泡伤口 3 min,擦干皮肤,常规伤口周围皮肤消毒铺巾,准备手术。

2. 清理

(1)仔细检查伤口后,清除异物、血块、组织碎片。修整创缘皮肤等。

(2)由浅入深对各层组织进行清创,充分显露潜在的创腔,必要时扩大伤口,仔细辨认组织活力及血供,彻底清除失活的组织、血凝块和异物等。充分止血并随时用生理盐水冲洗。尽可能保留重要的血管、神经、肌腱,较大骨片即使已游离,也应清洗后原位回植。清理伤口至比较清洁和显露血液循环较好的组织,通过清创后的创壁应尽量接近手术切口。

3. 修复　伤口经彻底清创后,用无菌生理盐水再次冲洗伤口,皮肤重新消毒铺巾,更换手术器械、手套,根据各组织特点进行修复。非重要血管可结扎,重要血管清创后在无张力下一期缝合;重要的神经断裂,应修齐断端,对齐后在无张力下间断缝合神经鞘;污染不重的肌腱,彻底清创后缝合,若缺损过多,则行肌腱移植;骨折后污染不重的,清创后可在直视下复位,依据情况做外固定或内固定。

4. 缝合　按组织解剖层次缝合创缘。如有渗液,需在伤口内放置引流管,保持引流通畅。如组织损伤及污染程度较轻,清创及时(伤后 8 h 以内)彻底者,可一期缝合;如伤口污染严重或已伤后超过 8 h 而清创后仍有可能感染者,只缝合深层组织,在伤口内放置引流管,无感染后延期缝合。

(六)注意事项

(1)创伤清创术应尽早施行,按一定顺序进行,由一侧开始,依次清创。

(2)在清理伤口时,由浅入深,仔细探查,尽可能保留和修复重要的血管、神经、肌腱和较大游离的骨片,并尽力一期修复。

(3)严密止血,逐层缝合,避免残留无效腔。

(七)术后处理

(1)防治体液和营养代谢失衡,有助于伤口损伤组织的修复。

(2)严重大范围开放性损伤,注意维持呼吸、循环和肝、肾功能的稳定。

(3)给予抗生素预防感染。

(4)伤肢适当抬高和制动,并注意患肢血运。

(5)严密观察伤口渗液和引流情况,观察有无感染征象,如有感染,应及时拆除缝线敞开引流。

目标检测
及答案

本章小结

本章主要阐述创伤的基本理论和处理原则。创伤救治中应把握先救命、后治伤的急救原则,快速准确地进行伤情判断并采取适宜的急救措施是创伤处理中的关键。开放性伤口一般均伴有细菌沾染,正确按照受伤类型和时间进行分类处理,可有效减轻病人痛苦。清创术是应用广泛的基本外科操作,每个外科医师都应熟练掌握其操作步骤。

(陕西能源职业技术学院　王　婷)

第十三章　烧伤、冻伤、咬蜇伤

学习目标

知识目标：

1. 掌握热力烧伤面积、深度和严重程度的判断方法。
2. 熟悉热力烧伤的病理变化和临床分期。
3. 了解电烧伤、化学烧伤、冻伤和咬蜇伤的特点和防治方法。

能力目标：

1. 能正确判断热力烧伤病人的病情，具备对大面积烧伤的治疗能力。
2. 具备对冻伤、咬蜇伤的初步处理能力。

素质目标：做好医患沟通，体现人文关怀，消除病人紧张不安心理，执行合适的个体化诊疗方案。

第一节　热　力　烧　伤

案例导入

病人，男，50 岁，锅炉工人，不慎被热水烫伤急诊入院。

体格检查：体重 50 kg，血压 120/80 mmHg，脉搏 105 次/分，双手、双前臂、双下肢烫伤和下腹部有相当于 4 个手掌面积的烫伤，创面布满小水疱，疱壁较厚。

想一想：

（1）请评估该病人的烧伤面积和深度。

（2）请写出入院后第一个 24 h 为该病人实施的补液计划。

烧伤泛指由热力、电流、激光、放射线、化学物质等所致的组织损伤。热力烧伤是指由火焰、热液、蒸汽、热固体等热力引起的组织损伤，狭义的烧伤一般指热力烧伤。临床上也有将热液、蒸汽所致的烧伤称为烫伤。

一、烧伤的病理变化

（一）局部反应

轻度烧伤时，局部毛细血管扩张、充血，烧伤部位可见红肿，此时有少量血浆渗入细胞间隙。烧伤稍重时，因毛细血管壁通透性增高，血浆外渗增多，可见烧伤部位表皮与真皮之间形成水疱和组织水肿。严重烧伤时,因组织蛋白凝固或炭化,最终形成焦痂。

（二）全身反应

烧伤后是否出现全身反应,主要取决于烧伤面积和烧伤深度。大面积深度烧伤时全身反应较重。

二、烧伤的诊断

烧伤面积与深度是烧伤病人伤情判断的最基本要素,同时还应考虑病人是否伴有休克、呼吸道烧伤或严重复合伤等。

（一）烧伤面积的估算

烧伤面积是指皮肤烧伤区域占全身体表面积的百分数。目前在我国常采用新九分法结合手掌法。

1. **中国新九分法**　将体表面积划分成 11 个 9% 等份,另加 1%,构成 100% 的人体总体表面积,其中头颈部占 1 个 9%,双上肢占 2 个 9%,躯干前后与会阴部占 3 个 9%,双下肢占 5 个 9%+1%,共 11×9%+1%＝100%。因儿童头部较大而下肢较短小,估算时可依据公式:头面部面积=[9+(12－年龄)]%,双下肢面积=[46－(12－年龄)]%(表 13-1、图 13-1)。

课堂互动

烧伤面积如何评估计算?

表 13-1　中国新九分法

部位		占成人体表面积/(%)		占儿童体表面积/(%)
头颈部	发部	3		
	面部	3	9×1　(9%)	9+(12－年龄)
	颈部	3		
双上肢	双手	5		
	双前臂	6	9×2　(18%)	9×2
	双上臂	7		
躯干	躯干前	13		
	躯干后	13	9×3　(27%)	9×3
	会阴部	1		
双下肢	双臀	5 *		
	双足	7 *	9×5+1　(46%)	46－(12－年龄)
	双小腿	13		
	双大腿	21		

注: * 成年女性双臀部和双足各占 6%。

2. **手掌法**　用病人自己的手掌测量自身烧伤面积。不论性别、年龄,将病人五指并拢,其一个手掌面积约占体表面积的 1%(图 13-2)。此法可辅助九分法计算烧伤面积,也适用于小面积烧伤的计算。

课堂互动

不同深度的烧伤有何临床表现?

（二）烧伤深度与严重程度的判定

1. **深度的判定**　一般采用三度四分法,即将烧伤深度分为 Ⅰ 度、浅 Ⅱ 度、深 Ⅱ 度、Ⅲ 度。组织损害层次见图 13-3。

Ⅰ 度烧伤:又称红斑烧伤,仅伤及表皮浅层,生发层健在。表面呈现红斑状,无水疱,有烧灼感,皮温稍增高。再生能力强,3～7 天脱屑痊愈,短期内可有色素沉着。

浅 Ⅱ 度烧伤:又称大水疱烧伤,伤及表皮的生发层和真皮乳头层。因渗出较多,局部红肿

Note

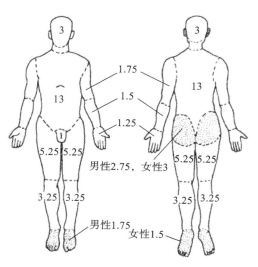

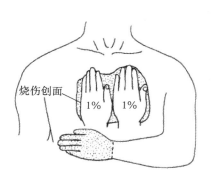

图 13-1 成人体表各部所占百分比(%)示意图

图 13-2 手掌法判断烧伤面积

明显,有大小不一的水疱形成,内含淡黄色澄清液体。水疱皮如剥脱,创面红润、潮湿,疼痛剧烈。如不感染,1~2 周内愈合,多数有色素沉着,一般不留瘢痕。

深Ⅱ度烧伤:又称小水疱烧伤,伤及真皮乳头层以下,残留部分网状层。也可有水疱形成,水疱较小,痛觉迟钝。去疱皮后创面微湿,呈红白相间,可见网状栓塞血管。若不感染,3~4周可愈,但常有瘢痕增生和色素增生。

Ⅲ度烧伤:又称焦痂烧伤,伤及皮肤全层,甚至可深达皮下组织、肌肉或骨骼等。创面无水疱,呈蜡白或焦黄色,甚至炭化。皮层凝固性坏死后形成焦痂,干燥如皮革样坚硬,焦痂下可见树枝状栓塞的血管网。痛觉消失,皮温低。由于皮肤及其附件全部被毁,3~4 周后焦痂自然脱落,呈现肉芽创面,难愈合,愈合后留有瘢痕,且常造成畸形。

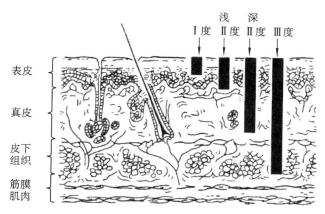

图 13-3 烧伤深度分度示意图

2. 烧伤严重程度分度 烧伤面积和深度可作为估计其严重程度的依据,而烧伤严重程度的判断是设计治疗方案和抢救成批伤病员的需要。目前多采用 1970 年全国烧伤会议拟定的分类标准:

(1)轻度烧伤:Ⅱ度烧伤面积在 10%以下。

(2)中度烧伤:Ⅱ度烧伤总面积在 11%~30%或Ⅲ度烧伤面积不足 10%。

(3)重度烧伤:烧伤总面积在 31%~50%,或Ⅲ度烧伤面积在 11%~20%,或Ⅱ度、Ⅲ度烧伤面积虽不足上述比例,但已发生休克、呼吸道烧伤或有较重复合伤者。

Note

（4）特重度烧伤：烧伤总面积在 50％以上；或Ⅲ度烧伤面积 20％以上；或已有严重并发症。

（三）吸入性损伤

吸入性损伤又称"呼吸道烧伤"，是较危重的特殊部位烧伤，是指吸入火焰、蒸汽或化学烟尘、气体等所引起的呼吸系统损伤。致伤因素除热力外，还包括燃烧时烟雾中大量的化学物质如 CO、氰化物等，能够引起局部腐蚀或全身中毒。吸入性损伤可从病史、症状、体征等方面判断：①燃烧现场相对密闭；②面、颈和前胸部烧伤，特别是口、鼻周深度烧伤；③鼻毛烧焦，口唇肿胀，口腔、口咽部红肿有水疱或黏膜发白者；④刺激性咳嗽，痰中有炭屑；⑤声音嘶哑、吞咽困难或疼痛；⑥呼吸困难或肺部闻及哮鸣音；⑦纤维支气管镜检查发现气道黏膜充血、水肿、苍白、坏死、剥脱等，是诊断吸入性损伤最直接和准确的方法。在火灾现场，死于呼吸性窒息者多于烧伤者。

（四）烧伤并发症

1. 休克 早期为体液外渗引起的低血容量性休克。当发生感染时，可出现感染性休克。

2. 脓毒症 烧伤部位皮肤保护屏障遭破坏，免疫力低下，大量组织坏死和渗出形成微生物的良好培养基。致病菌多为金黄色葡萄球菌或铜绿假单胞菌。

3. 肾衰竭 多方面原因所致。血容量减少可使肾缺血，加上血红蛋白、肌红蛋白和细菌毒素对肾脏的损害，常引起急性肾衰竭。

4. 肺部感染 主要与呼吸道烧伤、休克等多种因素有关，使肺间质水肿，换气功能低下，造成严重缺氧症状，严重者出现急性呼吸窘迫综合征（ARDS）。

5. 应激性溃疡 某些烧伤后可发生十二指肠黏膜糜烂、溃疡、出血，称为应激性溃疡。

6. 多器官功能障碍综合征 严重烧伤病人，要严密监测心、肺、肾等重要器官功能变化，及时发现器官功能衰竭，以便早期预防和治疗。

三、烧伤的临床分期

分期的目的是突出各阶段临床处理的重点。根据烧伤病理生理特点，一般将烧伤病程分为 4 期，各期之间往往互相重叠和相互影响，烧伤越重，其关系越密切。

课堂互动
大面积烧伤病人不同时期可能发生哪些休克？

（一）体液渗出期

烧伤后迅速发生的变化为体液渗出，体液的渗出一般以伤后 6～12 h 最快，持续 24～36 h，严重烧伤可延至 48 h 以上。较小面积的浅度烧伤，体液的渗出量有限，通过人体的代偿，不致影响全身的有效循环血量；烧伤面积大而深者，尤其抢救不及时或不当，由于体液的大量渗出，循环血量明显下降，进而发生休克。此外，烧伤区因失去皮肤保护而水分蒸发加速，加重脱水，可引起低血容量性休克，所以较大面积烧伤时此期又称为休克期。烧伤早期的休克基本属于低血容量性休克，液体复苏是烧伤早期最重要的措施，防治休克是此期的关键。

（二）急性感染期

从烧伤渗出液回吸收开始，感染就上升为主要矛盾。烧伤早期皮肤屏障被破坏，致病菌在创面坏死组织和渗出液中大量繁殖。浅度烧伤如早期创面处理不当，此时可出现创周炎症。严重烧伤由于经历低血容量甚至休克的打击，中性粒细胞功能和免疫功能下降，伤后机体能量消耗增加，分解代谢加速而引起负氮平衡，全身免疫功能处于低迷状态，对病原菌的易感性很高，早期暴发全身性感染的概率也高，预后也最严重。深度烧伤形成凝固性坏死和焦痂，伤后 2～3 周可进入广泛组织溶解阶段，细菌极容易通过创面侵入机体引起感染。此期病人易发生感染性休克，防治感染是此期的关键。

（三）创面修复期

烧伤后,在炎症反应的同时,组织修复也已开始。创面修复与烧伤的面积、深度和感染程度密切相关。浅度烧伤多能自行修复,无瘢痕形成;深Ⅱ度烧伤靠残存的上皮岛融合修复,如无感染,修复需 3～4 周,留有瘢痕;Ⅲ度烧伤形成瘢痕或挛缩,可导致畸形或功能障碍,需靠皮肤移植修复。修复期应注意对烧伤部位关节、功能进行防挛缩和畸形的锻炼。大面积深度烧伤的修复过程需要较长的时间,甚至某些病人还需要做整形手术。此期的关键是加强营养,增强修复功能和抵抗力。

（四）康复期

深度创面愈合后形成瘢痕,严重者其外观和功能受影响,需要锻炼、体疗和整形达到恢复的目的;某些器官的功能损害及病人的心理异常需要一个恢复过程;深Ⅱ度和Ⅲ度创面愈合后,常有瘙痒或疼痛,反复出现水疱,甚至破溃,并发感染,形成"残余创面",这种现象的终止往往需要很长时间;严重大面积深度烧伤愈合后,由于大部分汗腺被毁,机体散热调节体温能力下降,在夏季,这类伤员多感全身不适,需要 2～3 年的调整适应过程。

四、烧伤的治疗

（一）治疗原则

小面积浅表烧伤按外科原则,及时清创、保护创面,大多能自行愈合。大面积深度烧伤的全身性反应较重、并发症较多、死亡率和伤残率均较高,治疗原则如下。

（1）早期及时补液,迅速纠正低血容量性休克,保持呼吸道通畅。

（2）及时应用抗生素,有效防治全身感染。

（3）尽早切除深度烧伤坏死组织,用自、异体皮移植覆盖,促进创面修复,减少感染来源。

（4）积极治疗吸入性损伤,采取有效措施防治脏器功能衰竭。

（5）实施早期救治和功能恢复重建一体化理念,早期重视心理、外观和功能的恢复。

（二）现场急救

现场急救的目的是去除致伤原因,脱离危险环境,对危及生命的损伤如窒息等情况采取急救措施。若心搏、呼吸骤停,立即实施心肺复苏术。

1. 迅速脱离热源　包括尽快扑灭火焰,尽快脱离火场,脱去燃烧或沸液浸渍的衣服。伤员衣服着火时忌站立或奔跑呼叫,以防增加头面部烧伤或吸入性损伤;迅速脱离密闭和通风不良的现场;及时冷疗能防止热力继续作用于创面,并可减轻疼痛、减少渗出和水肿。中小面积烧伤,特别是四肢烧伤,将烧伤创面在自来水下淋洗或浸入水中,或用冷水浸湿的毛巾、纱布等敷于创面。一般至冷疗停止后不再有剧痛为止,多需 30～60 min。

2. 保护创面　不可剥脱伤处衣裤,可用剪刀剪开取下。在现场附近,创面只求不再污染、不再损伤。因此,可用干净敷料或布类保护,或行简单包扎后送医院处理。避免用有色药物涂抹,增加对烧伤深度判定的困难。

3. 保持呼吸道通畅　火焰烧伤常伴烟雾、热力等吸入性损伤,可引起呼吸困难和窒迫,应注意保持呼吸道通畅,必要时放置通气管,也可行气管插管或气管切开。合并一氧化碳中毒者应移至通风处,给予高流量氧气或纯氧吸入。

4. 其他救治措施　对有口渴的病人,可口服淡盐水或烧伤饮料,避免单纯大量饮水而引起水中毒。安慰和鼓励受伤者,使其情绪稳定。对伤情严重者,应争取尽快建立静脉通道,进行有计划的液体治疗。针对疼痛剧烈的病人可酌情使用地西泮、哌替啶等镇静止痛药物。

5. 转送大面积严重烧伤者　早期应避免长途转送,必须转送者应建立静脉输液通道,待休克控制、病情稳定后再转送,途中应继续输液,保持呼吸道通畅。

(三)小面积轻度烧伤治疗

Ⅰ度烧伤创面能自行消退,无须特殊处理,但应注意保持清洁和防止再损伤,面积较大者可冷敷、湿敷或涂抹烧伤油膏以缓解疼痛。小面积浅Ⅱ度烧伤清创后,如水疱皮完整,应予保存,可用消毒空针抽去水疱液,水疱皮可充当生物敷料保护创面,且有利于创面愈合。如水疱皮已撕脱,可用包扎疗法,内层用油质纱布,可添加适量抗生素,外层用吸水敷料均匀包扎,包扎范围超过创周 5 cm。

(四)大面积深度烧伤治疗

1. 创面初期处理　清创术,目的是尽量清除创面污物,防治感染,促进创面愈合。对已并发休克者须先行抗休克治疗,待休克好转后再行清创。

2. 包扎疗法和暴露疗法　创面经初期处理后,根据情况可选用包扎或暴露疗法。包扎有保护创面、减少污染和及时引流渗液的作用,适用于四肢浅Ⅱ度烧伤。包扎后,应经常检查敷料松紧,有无浸透及臭味,肢端循环是否良好等。为避免发生粘连或畸形,指(趾)间应分开包扎。如已发生感染,则应充分引流。浅Ⅱ度烧伤面包扎后,若无不良情况,可保持 10～14 天再更换敷料。深Ⅱ度或Ⅲ度的创面包扎后,每 3～4 天更换敷料 1 次。头面、会阴部烧伤及大面积烧伤或创面严重感染者适用暴露疗法,不能彻底清创的大面积烧伤,特别是铜绿假单胞菌感染的创面也适用暴露疗法。暴露在清洁、温暖、干燥的空气中,使创面渗液及坏死组织干燥成痂,可暂时保护创面。暴露要求在无菌或较干净的病室,室温要求在 28～30 ℃,定时更换无菌床单,2～4 h 翻身一次。

3. 去痂和植皮　切痂主要用于Ⅲ度烧伤,切痂深度应达深筋膜平面。若深部组织已失活,一并切除,每次切痂不超过 25%。创面彻底止血后,尽可能及时植皮。削痂主要用于深Ⅱ度烧伤,削去坏死组织至健康平面,然后植皮。植皮目的是使创面早日愈合,从而减少烧伤并发症产生,有利于功能恢复。所用的自体皮为中厚或薄层,制成大张网状、小片邮票状或粒状。异体皮取自新鲜尸体,新鲜使用或深低温保存待用。可采用大张异体皮开洞嵌植小块自体皮、异体皮下移植微粒自体皮、网状皮片移植等方法。异体皮在创面上移植成活后终将溶解,适用于自体皮片不足时。

4. 感染创面的处理　引流和清洁创面是处理感染创面的基本原则。可选用湿敷、半暴露法(用薄层油质纱布或药液纱布覆盖)或浸浴法等,防止形成脓痂,使感染创面长出新鲜的肉芽组织,以利植皮或自行愈合。创面用药主要是为了杀灭或抑制致病菌。一般的细菌感染,可用呋喃西林、新洁尔灭、氯己定、新霉素等;铜绿假单胞菌感染时,创面用磺胺灭脓、磺胺嘧啶银、多黏菌素等冷霜制剂;真菌感染创面可选用大蒜液、制霉菌素等,同时应停用广谱抗生素及激素。

5. 全身治疗　对严重大面积烧伤者防治休克至关重要,液体疗法是最主要措施。主要方法是根据Ⅱ度、Ⅲ度烧伤面积和病人体重计算补液量,以静脉途径补液为主,以维持有效循环血量。

(1)早期补液方案:烧伤后第 1 个 24 h 的补液量,按每 1% 烧伤面积(Ⅱ度、Ⅲ度)每千克体重补给溶液共 1.5 mL(儿童 1.8 mL,婴儿 2 mL),其中胶体溶液 0.5 mL 和晶体溶液 1 mL,晶体和胶体的比为 2:1,广泛深度烧伤者与小儿烧伤其比例可改为 1:1。另外,补给日需水量,成人以 2000 mL 计算(小儿另按年龄、体重计算,儿童 60～80 mL/kg,婴儿 100 mL/kg)。

第一个 24 h 补液量=体重(kg)×烧伤面积×1.5 mL(儿童 1.8 mL,婴儿 2 mL)+2000 mL(儿童 60～80 mL/kg,婴儿 100 mL/kg)。

补液应遵循先盐后糖、先快后慢、先晶后胶、交替输入的原则,早给碱性药,早给利尿药,预防并发症。胶体液首选血浆,紧急抢救时可用低分子量血浆代用品,总量不宜超过 1000 mL,Ⅲ度烧伤可适当补全血。电解质溶液首选平衡盐溶液,适当补充碳酸氢钠溶液。生理需要量可用 5% 或 10% 的葡萄糖溶液。补液速度要求在伤后第 1 个 8 h 输入总量的一半,其余一半在伤后 16 h 平均输入。伤后第 2 个 24 h 的补液量晶体溶液和胶体溶液为第 1 个 24 h 的一半,再加生理需要量 2000 mL。

(2)补液量计算举例:一成人病人烧伤总面积为 40%,体重 60 kg,第 1 个 24 h 补液量为 40×60×1.5+2000=5600 mL,其中胶体液为 40×60×0.5=1200 mL,晶体液为 40×60×1=2400 mL,水分为 2000 mL,伤后前 8 h 输入 2800 mL,后 16 h 平均输入 2800 mL。伤后第 2 个 24 h 的补液,胶体液及晶体液皆为第 1 个 24 h 的一半,日需水分不变。伤后 3 天因渗出开始吸收,为减少并发症,尽量不补液及少补液。

使用补液公式计算的量只是估计量,由于伤情和个体的差异,应严密监测尿量、心率、血压、精神状态、皮肤色泽等,根据病人的反应,随时调整补液的质与量。简便的几项观察指标:观察尿量和比重,成人要求每小时尿量在 30 mL 以上,小儿每千克体重每小时不少于 1 mL;成人脉率在 120 次/分以下,小儿在 140 次/分以下;成人收缩压维持 90 mmHg、脉压在 20 mmHg 以上;呼吸平稳;神志清楚,不烦躁,治疗合作。如出现血压低、尿量少、烦躁不安等现象,则应加快输液速度。输液的同时还应特别注意保持病人呼吸道通畅。

此外,广泛深度烧伤者,常伴有较严重的酸中毒和血红蛋白尿,为了减轻肾小管痉挛和阻塞,应碱化尿液,预防肾衰竭,及早给予利尿药和碱性药物。

(五)全身性感染的防治

烧伤全身性感染的防治关键在于对其感染发生和发展的规律性认识。应理解烧伤休克和感染的内在联系,及时积极地抗休克,维护机体的防御功能。应认识到烧伤感染途径的多样性,包括外源性和内源性以及静脉导管感染等,才能全面予以防治。

(1)及时积极地纠正休克,预防组织器官缺血缺氧,维护机体的防御功能,保护肠黏膜的组织屏障,对防止感染有重要意义。

(2)正确处理烧伤创面,深度烧伤创面是主要感染源,应早期进行切痂、削痂和植皮,是防治全身性感染的关键措施。

(3)抗生素的选择应针对致病菌,在病菌侵入开始就及时用药。一般烧伤创面的病菌多为多菌种的混合感染,为了减少细菌耐药性,先联合使用足量抗生素,然后依细菌培养结果,选用敏感抗生素,静脉给药,剂量须足够。感染控制后应及时停药,因在烧伤创面未修复前一定程度的体温升高是不可避免的,要防止体内菌群失调或二重感染,如真菌的感染。

(4)其他措施如营养的支持,水、电解质平衡紊乱的纠正,脏器功能的维护等均属重要。要增加营养,少量多次输入新鲜血浆或全血,给予免疫球蛋白、烧伤免疫血清、纤维结合素等,营养支持可尽可能用肠内营养法,因其接近生理,可促使肠黏膜屏障的修复,且并发症较少。

知识链接 13-1

第二节 电烧伤和化学烧伤

一、电烧伤

电烧伤(electric burn)是电流通过人体所引起的电接触烧伤以及闪光损伤,主要因用电不慎、装备电器、雷击等引起。电流对人体的损害作用可分为直接的局部作用和间接的全身作

Note

用,电流通过人体可造成全身电击伤和局部电烧伤。电接触烧伤为电流直接通过身体,不仅烧伤深,而且交流电对心脏损害较大,电流通过脑、心等重要器官可危及病人生命。

(一) 临床表现

1. 全身性损害 电流通过皮肤后沿阻力低的体液、血管传导引起全身性损害,主要损害心脏。轻者可出现一过性神志丧失、心悸、头晕或耳鸣等;重者在接触烧伤或闪电烧伤时,病人可立即出现电休克,甚至心搏、呼吸骤停。

2. 局部损害 电流通过人体有"入口"和"出口","入口"和"出口"处最明显的损伤是高温引起的烧伤,"入口"处损伤较"出口"处严重,皮肤烧伤处有焦黄或炭化,严重时形成裂口或洞穴。烧伤局部组织蛋白可发生凝固或炭化、血栓形成等。烧伤常深达肌肉、肌腱、骨周,损伤范围常外小内大;深部组织可夹心坏死,没有明显的坏死层面,早期很难确定损伤范围和严重程度;局部渗出较一般烧伤重,包括筋膜腔内水肿;受伤 24 h 后,伤处周围组织发红、肿胀,范围逐渐扩大。由于邻近血管的损害,经常出现进行性坏死,伤后坏死范围可扩大数倍,在电流通过的途径中,肘、腋或膝、股等屈面可出现"跳跃式"伤口。伤后一周开始发生广泛组织坏死,可确定组织坏死范围,并可发生继发性大出血。坏死组织易并发感染,如湿性坏疽、气性坏疽、脓毒症等,并可出现相应表现。

(二) 治疗

1. 现场急救 立即切断电源,或用木棒、竹竿等不导电的物品,使伤者脱离电源,切不能用手拉病人或电器,以免施救者触电。有衣服燃烧者应立即扑灭火苗。对呼吸、心搏骤停者,立即进行心肺脑复苏;复苏后还应注意心电监护。

2. 全身治疗 补液量不能根据其表面烧伤面积计算,对深部组织损伤应充分估计,应适当增加补液量。由于肌肉和红细胞的广泛损害,将释放大量的血红蛋白和肌红蛋白,在酸血症的情况下,很容易沉积于肾小管,导致急性肾衰竭。早期补液量要高于一般烧伤,应补充碳酸氢钠以碱化尿液,还可用甘露醇利尿,每小时尿量应保持在 50 mL 以上,以防止肾衰竭。

3. 局部治疗 ①早期处理:伤情稳定后尽早清创,对深度电烧伤创面应争取尽早进行早期探查与清创,清创时应注意切开减张,彻底切除坏死组织。通常采用暴露疗法,保持局部清洁、干燥。②创面修复:伤后 3～5 日可切除烧伤表面坏死皮肤和焦痂,并探查深部组织,隔 2～3 日再次手术探查,清除坏死组织,至坏死组织彻底清除,待肉芽组织生长良好后植皮。③感染创面处理:早期全身应用较大剂量的抗生素,同时注射破伤风抗毒素。已感染的伤口要充分引流、湿敷,逐日清除创面坏死组织和焦痂。④截肢:当血液循环完全中断而致坏死、厌氧菌严重感染、血管和神经等严重损伤无法修复时,应实施截肢。

二、化学烧伤

化学烧伤(chemical burn)不同于热力烧伤,以强酸、强碱烧伤及磷烧伤为多见。某些化学物质在接触人体后,除立即损伤外,往往在一个较长的时间内继续在皮肤表面、深部和水疱下发挥其作用,所以损害是进行性的。化学烧伤的损害程度除与化学物质的性质有关外,还取决于剂量、浓度和接触时间的长短。化学烧伤主要导致细胞脱水和蛋白质变性,有的可产生高热灼伤组织,有的可被吸入而损害内脏或引起中毒。处理时应了解致伤物质的性质,方能采取相应的措施。

化学烧伤的急救除复苏补液外,应迅速脱离有害化学物质场所,防止化学物质继续损害人体,已明确为化学毒物致伤者,应选用相应的解毒剂或对抗剂。

(一) 酸烧伤

高浓度强酸如盐酸、硫酸、硝酸与皮肤接触后,很快引起细胞脱水,使组织蛋白凝固而坏死;很少有水疱,皮革样成痂。创面初期呈黄色或棕黄色,硫酸可使组织炭化,皮肤呈黑绿色或深棕色。一般不向深部侵蚀,烧伤严重程度与酸的种类、浓度、接触时间及烧伤部位等有关。急救时用大量清水冲洗伤处,随后按一般烧伤处理。

(二)碱烧伤

强碱包括腐蚀性强的氢氧化钠、氢氧化钾和腐蚀性较弱的氧化钙(生石灰)、氨水等。强碱类烧伤对组织破坏力大,渗透力强,碱烧伤使局部细胞脱水,碱离子与组织蛋白形成碱变性蛋白复合物,皂化脂肪组织,皂化时产生的热使深部组织继续损伤;碱烧伤后,应立即用大量清水冲洗或较长时间浸浴,冲洗时间越长,效果越好。

生石灰烧伤:生石灰遇水后生成氢氧化钙,并放出大量反应热,可加重烧伤,因此必须先去除伤处的颗粒或粉末,再用清水冲洗,以免加水后产热。

(三)磷烧伤

磷烧伤是有特点的化学烧伤,磷与空气接触即自燃;磷氧化后形成的五氧化二磷对皮肤有腐蚀作用,伤处灼痛剧烈,迅速形成焦痂;五氧化二磷粉末吸入呼吸道可致肺水肿。磷是细胞质毒物,吸收后有肝、肾、心、肺等脏器损害作用。磷烧伤特点是创面有大蒜样臭味,Ⅱ度烧伤创面呈棕褐色,Ⅲ度烧伤创面呈蓝黑色,创面上无水疱形成,界限清晰,疼痛明显。早期可出现头痛、头晕和乏力,后期个别病人可出现烦躁不安,磷中毒者可出现肝区疼痛、肝大和黄疸,血清胆红素含量增加,可出现少尿、血红蛋白尿或管型尿,血清肌酐及血尿素氮含量升高,严重者可发展为急性肾衰竭。急救时用大量清水冲洗伤处或将其浸于清水池中,以隔绝氧气,以免继续燃烧,在缺水情况下,可用浸水的湿布包裹创面,防止磷颗粒继续燃烧,忌用油质敷料,因磷易溶于油脂而更易吸收;适用 3%～5% 碳酸氢钠湿敷包扎。

对于深度创面尽早切除植皮。

第三节 冻 伤

冻伤(cold injury)是机体遭受低温侵袭所引起的局部或全身性损伤,依据损伤的性质分为非冻结性冻伤和冻结性冻伤两类。

一、非冻结性冻伤

(一)致病因素

一般人体在 10 ℃ 以下至冰点以上的低温和潮湿的环境中即可发生非冻结性冻伤,如冻疮、战壕足等。冻疮多发生在冬季或早春气温较低、较潮湿的地区,长江流域多见。战壕足(浸渍足)在平时多发生于野外施工人员、部队执勤等情况下。

(二)病理生理

机体局部皮肤暴露于冰点以上低温时,可引起血管收缩和血流滞缓,影响细胞代谢。当局部处于常温后,血管扩张、充血且有渗液,甚至可发生水疱。继而因毛细血管、小动脉、小静脉损伤而发生血栓,以致引起组织坏死。

(三)临床表现

冻疮在个体常有复发现象,此点提示与皮肤抗寒能力降低有关。冻疮常在不知不觉中发生,待局部出现红肿才开始发觉。好发于耳廓、手、足、鼻尖等处,局部发红或发紫,肿胀、发痒或刺痛,一部分可起水疱,水疱去皮后创面发红、有渗液,可并发感染形成糜烂或溃疡。

（四）治疗

发生冻疮后,每日温敷数次,局部表皮完整者可涂冻疮膏,有糜烂或溃疡者应换药,可用含抗生素和皮质类固醇的软膏、樟脑膏或桑寄生软膏,也可用冻疮膏,还应有效改善肢体循环。

（五）预防

做好防冻的宣传教育工作,冬季在野外劳动、执勤的人员,应有防寒、防水服装;患过冻疮的人,特别是儿童,在寒冷季节要注意手、足、耳等的保暖,并可涂擦某些防冻疮霜剂;肢端等易冻部位局部温度的保持,主要靠血液循环带来的热量,所以一切能阻碍局部血流的情况,均应避免或纠正。

二、冻结性冻伤

（一）致病因素

局部冻伤和全身冻伤(冻僵)大多发生于意外事故或战时,如突然发生的暴风雪,陷入冰雪环境中等。环境低温是冻伤发病的最主要原因;局部防护不当,衣着保暖不良,散热量大于局部获得的热量,局部温度持续下降到组织冰点以下,组织即会发生冻结。全身冻伤常发生在严寒季节、高海拔地区,或是在雪崩、暴风雪等灾害状况下发生。风和潮湿也是促进冻伤发病的强力因素。因人体组织对热的传导很差,冻伤的程度与局部暴露于寒冷的时间成正比。

（二）病理生理

全身受低温侵袭时,首先周围血管发生强烈收缩和寒战(肌收缩)反应,继而体温可由表及里逐渐降低(中心体温降低至 32 ℃以下),使心血管、脑等重要器官功能受损,若接触时间稍久或温度过低,则细胞外液甚至连同细胞内液均可形成冰晶。如不及时抢救,可直接致死;如果及时抢救复苏,也常由于血液循环曾经接近或完全停滞,组织、细胞可发生继发坏死和凋亡,导致多器官功能不全,此外还可能有局部冻伤的病变。冻融后,局部血管扩张、充血、渗出及有血栓形成等;组织内冰晶融化后,可发生组织坏死,邻近组织发生炎症反应。

（三）临床表现

局部冻伤后伤处皮肤苍白,温度低,麻木刺痛,不易区分其深度,复温后不同深度的创面表现有所不同。冻融后按其损伤程度分为四度。

Ⅰ度冻伤:伤及表皮层。局部轻度红肿,有红斑损害,有发热、痒、刺痛的感觉,1 周后表皮脱落、红肿消退而愈,不留瘢痕。

Ⅱ度冻伤:伤及皮肤真皮层。局部红肿较明显,且有水疱形成,水疱内为血清状液或稍带血性,有自觉疼痛,但感觉迟钝,若无感染,局部可成痂,经 2~3 周脱痂愈合,少有瘢痕,若并发感染,则创面形成溃疡,愈合后有瘢痕。

Ⅲ度冻伤:伤及皮肤全层或深达皮下组织。局部由苍白变为黑褐色,感觉消失,其周围有红肿、疼痛,可出现血性水疱,若无感染,坏死组织干燥成痂,4~6 周后逐渐脱痂和形成肉芽创面,愈合甚慢而且留有瘢痕。

Ⅳ度冻伤:损伤深达肌肉、骨骼等组织。局部表现类似Ⅲ度冻伤,即伤处发生坏死,其周围有炎症反应,常需在处理中确定其深度,容易并发感染而成湿性坏疽,中毒症状严重,还可因血管病变(内皮损伤、血栓形成等)扩展而使坏死加重,治愈后多留有功能障碍或残疾。

全身冻伤初起时,由于血管强烈收缩和肌痉挛,病人出现寒战、四肢发凉、皮肤苍白或发绀、疲乏、无力、打呵欠等表现,当体温由表及里渐降时,病人感觉迟钝、四肢无力、头昏、嗜睡,严重者神志不清,继而出现肢体僵硬、麻木、幻觉或神志模糊甚至昏迷、心律失常、呼吸抑制,最终会发生心搏、呼吸骤停;病人如能得到抢救,其心搏、呼吸虽可恢复,但常有心室纤颤、低血压、休克等;呼吸道分泌物多或发生肺水肿;尿量少或发生急性肾衰竭;其他器官也可发生功能障碍。

（四）治疗

1. 急救和复温 迅速使病人脱离低温环境和冰凉物体,衣服、鞋袜等粘住肢体冻结者,不可勉强卸脱,应用温水（40 ℃左右）使冰冻融化后脱下或剪开。用恒定温度（38～42 ℃）的水使受冻局部在 20 min 内,全身在 30 min 内复温。复温以肢体红润、循环恢复良好、皮温达到 36 ℃左右为妥。浸泡时可轻轻按摩未损伤的部分,帮助改善血液循环。快速复温时疼痛剧烈（应给镇痛药）,复温后较早出现水疱,肿胀可更明显,但预后较佳;对心搏、呼吸骤停者要立即施行心肺脑复苏。如无复温条件,可利用常人腋窝、胸腹部取暖。快速复温后,应在 22～25 ℃室内继续保暖休息。不能口服者可静脉输入加温至 37 ℃的葡萄糖溶液或能量合剂,并防治休克。心搏、呼吸骤停者立即实施心肺复苏。

2. 局部冻伤的治疗 Ⅰ度冻伤创面保持清洁、干燥,数日后可治愈。Ⅱ度冻伤经过复温、消毒后,创面干燥者可加软干纱布包扎;有较大的水疱者,可将疱内液体吸出后,用软干纱布包扎,或涂冻伤膏后暴露;创面已感染者先用含抗生素的纱布湿敷,而后再用冻伤膏;Ⅲ度、Ⅳ度冻伤多用暴露疗法,保持创面清洁、干燥,待坏死组织边界清楚时予以切除,若出现感染,则应充分引流;对并发湿性坏疽者常需截肢。

Ⅲ度以上冻伤还常需全身治疗:注射破伤风抗毒素;注射抗生素抗感染;选用改善血液循环的药物,常用的有低分子右旋糖酐、妥拉苏林、罂粟碱等,也可选用活血化瘀中药;Ⅲ度、Ⅳ度冻伤病人需要高价营养,包括高热量、高蛋白质和多种维生素等。

3. 全身冻伤的治疗 复温后首先要防治休克和维护呼吸功能。防治休克主要是补液、选用血管活性药等,有房颤者应积极除颤;胃管内热灌洗或温液灌肠有助复温;还需考虑到脑水肿和肾功能不全,故又需选用利尿剂;维护呼吸功能主要是保持呼吸道通畅、给予吸氧,必要时给予辅助呼吸、防治肺部感染等;其他处理如纠正水、电解质、酸碱失衡和维持营养等。全身冻伤常合并局部冻伤,故不可忽视创面处理。冻僵者复温后应重点防治多系统器官衰竭。

（五）预防

寒冷环境中工作的人员或部队,应做到"三防"即防寒、防湿和防静止（适当活动）。对寒区人员应实施防冻教育,普及防冻知识,采取防冻措施,备好足够的防冻物资;加强耐寒锻炼;对身体的暴露部位如手、耳、鼻等处要加强防护,戴手套、口罩、棉帽等。对在寒冷环境中作业的人员,饮食应有足够的热量,做到热食、热饮,保证睡眠时间充足,禁忌大量饮酒,以免血管扩张,增加身体热量散失。

第四节 咬 蜇 伤

一、兽咬伤

家畜或野兽可能咬伤人体,以犬咬伤多见,且狂犬咬伤可使人发生狂犬病。

兽咬伤均有伤口或伤痕,利齿咬伤伤口深细,周围组织常有不同程度的挫裂伤;并有致病微生物的沾染,因此可能继发感染,较严重的感染是狂犬病毒感染,病毒由患狂犬病的犬、猫或狼等咬伤或抓伤后带入人体组织。狂犬病毒主要侵犯中枢神经系统,病人在见水、闻水声或提及饮水均可诱发咽喉痉挛,因此,狂犬病又称恐水病。

咬伤后,伤口应立即清创,一般应开放引流,不宜做一期缝合,以大量无菌水、生理盐水、肥皂水或稀释的碘伏液冲洗伤口,再用高锰酸钾、3%过氧化氢液冲洗。如可疑狂犬咬伤,应扩大伤口、彻底清创,再用过氧化氢冲洗。给予破伤风抗毒素 1500 U 注射,并应用抗生素如青霉素、甲硝唑等,同时,必须密切观察伤人的犬或猫,判别是否患有狂犬病;高度怀疑及肯定为患狂犬病动物伤害的病人,应接受免疫治疗。注射狂犬疫苗做到每日 1 次,每次 2 mL,14~21次为 1 个疗程;也可选择注射狂犬病免疫血清。狂犬病发病后预后不良,因此预防极为重要,主要是加强对犬、猫的管理工作,此外,可以对婴儿接种白喉、破伤风、百日咳、脊髓灰质炎和狂犬病的联合疫苗。

二、蛇咬伤

毒蛇咬伤(snake bite)是指具有毒牙的毒蛇咬破人体皮肤,毒液侵入人体后进入血液和淋巴循环引起局部和全身中毒的一类急症。蛇分无毒蛇和毒蛇两类,我国蛇类有 160 余种,毒蛇有 50 余种;毒蛇咬伤主要发生在我国南方农村和山区,两广地区蛇害严重,每年蛇咬伤的发病率约 0.25%。无毒的蛇咬伤只在人体伤处皮肤留下细小的齿痕,轻度刺痛,有的可引起小水疱,无全身性反应,一般无不良后果。毒蛇咬人时,毒腺周围肌群收缩,挤出毒液,通过毒牙注入人体,被咬伤处皮肤留下一对大而深的牙痕,因有蛇毒进入组织,并进入淋巴和血液循环,可引起严重的中毒,必须紧急救治。

(一)蛇毒按毒理学分类

蛇毒是含有多种毒蛋白、溶组织酶以及多肽的复合物,可分为神经毒素与血液毒素两种,有些蛇毒两种性质兼有,属混合蛇毒。

1. 神经毒素 主要作用于延髓和脊神经节,且可阻断运动神经-肌肉接头的传导,引起呼吸肌麻痹和全身横纹肌松弛性麻痹,常见于金环蛇、银环蛇咬伤。因其毒素相对分子质量小、吸收快,故全身症状出现较早而局部症状较轻,表现为软弱、疲乏、视物模糊、眼睑下垂、言语不清、吞咽困难、四肢麻木、感觉迟钝、嗜睡、昏迷,呼吸肌受抑制时,出现胸闷、呼吸困难,严重时呼吸停止,有时心肌受抑制而出现血压下降等循环衰竭表现;局部症状较轻,伤口麻木,常不引起注意。

2. 血液毒素 包括心脏毒和血管毒,具有强烈的溶组织、溶血和抗凝作用。血液毒素对血细胞、血管内皮及组织有破坏作用,可引起出血、溶血、休克、心力衰竭等,见于竹叶青蛇、五步蛇咬伤。因其相对分子质量大,吸收较慢,局部症状出现早而全身症状出现较迟,病人有全身出血现象,如出现广泛皮下淤斑,并可有眼结膜下出血、咯血、呕血、便血和血尿等,严重时,因休克、心力衰竭或急性肾衰竭而死亡。

3. 混合毒素 兼有上述两种征象,以神经毒素为主,局部损害也较重。

(二)毒蛇咬伤的急救

急救原则是阻止蛇毒吸收和使蛇毒从局部排出。伤者切勿惊慌奔跑,以减少毒素吸收和扩散,必须就地急救。

(1)在现场立即用条带绑紧咬伤处距伤口 5~10 cm 的近侧肢体,如足部咬伤者在踝部和小腿扎两圈,松紧以阻止静脉血和淋巴回流为度,尽快转送,绑扎应每 20~30 min 松开 1~2 min。可在伤口周围挤压排毒。如口腔无溃疡、龋齿等,也可用口直接吮吸排毒,边吐出毒液边漱口。

(2)到达医疗单位后,先用 3%过氧化氢或 0.05%高锰酸钾溶液冲洗伤口,拔出残留的毒蛇牙,去除污物;伤口较深者切开真皮层少许,再用拔罐法或吸乳器抽吸,促使部分毒液排出;

课堂互动
毒蛇咬伤的
急救措施有
哪些?

Note

134

也可以伤口为中心做"＋""艹"或放射状切口,用手由伤肢上部至下部,由外周向中心挤压。对伤肢制动放低并降温,以减少毒素吸收。胰蛋白酶有直接解蛇毒作用,可取 2000 U 加入0.5% 普鲁卡因 10~20 mL,封闭伤口外周或近侧,减少毒素吸收。

(三)治疗

(1)蛇药是治疗毒蛇咬伤有效的中成药,可以内服或以蛇药外敷伤口周围,有的还有注射剂。

(2)抗蛇毒血清有单价的和多价的两种,单价抗蛇毒血清对已知的蛇类咬伤有较好的效果,用前须做过敏试验,结果阳性应用脱敏注射法。

(3)防治合并感染可用抗生素及使用破伤风抗毒素。

(4)采取相应的治疗措施防治各种器官功能不全或休克;在治疗过程中禁用中枢神经抑制剂、肌肉松弛剂、肾上腺素和抗凝剂。

(5)给予高热量、高维生素和易消化饮食。多饮水,必要时输血、输液,使用利尿剂,加强利尿排毒。

三、虫蜇伤

(一)蜂蜇伤

蜂毒与蛇毒相似,包含具有抗原性质的蛋白质混合物、激肽、组织胺和血清素。毒蜂蜇伤后局部发生痛、红、肿,甚至在刺伤的中心组织坏死,还可出现荨麻疹、血管神经性水肿、哮喘或过敏性休克;全身表现为毒素作用和过敏反应,还有头晕目眩、恶心、呕吐,面部水肿、呼吸困难、烦躁不安,出现昏迷、休克甚至死亡,有的出现血红蛋白尿,甚至肾衰竭。

毒蜂蜇伤后可用肥皂水、3%氨水或 5%碳酸氢钠冲洗伤口,并用尖镊子取出可见的尾刺,以食醋纱条贴敷,或蛇药敷伤口,可以较快治愈;如果被蜜蜂群蜇伤,则可引起严重的症状,除了多处皮肤红肿,还有头晕、恶心呕吐、烦躁不安等,甚至出现昏迷、少尿、呼吸困难、血压降低等危重症状;全身症状严重者,应口服抗组胺药,皮下注射肾上腺素,支气管痉挛者可静脉注射氨茶碱,全身支持疗法包括吸氧、补液、维持循环和血压,防治急性肾衰竭等。

(二)蝎蜇伤和蜈蚣咬伤

(1)蝎的毒液有神经毒素、溶血毒素等。蝎尾端有一钩刺,刺入时有蝎毒进入皮肤,可引起局部和全身性反应。人被蝎蜇后局部有红肿、疼痛、水疱、出血、麻木,具烧灼感,局部组织坏死;全身性症状有头晕、头痛、流泪、畏光、恶心、流涎、体温降低或增高等,严重时可出现心律失常、血压降低、消化道出血、肺水肿、偏瘫或失明、昏迷等。

治疗:蝎蜇伤后,用稀氨水涂于患处,疼痛即可快速缓解,严重的病例先在蜇伤处冷敷,用 1%碳酸氢钠液洗敷,较深的伤口,用 0.25%普鲁卡因封闭后,以刀尖扩大口径,取出残留的钩刺,可向伤处注射 3%依米丁 1 mL 或复方奎宁 0.3 mL(均加注射用水 5 mL);全身症状较重时,静脉滴注地塞米松或静脉注射葡萄糖酸钙,注射抗蝎毒血清,并进行其他对症治疗。

(2)蜈蚣咬伤后,蜈蚣毒进入皮肤,伤处红肿,出现剧痛,局部组织可坏死,还可出现全身症状,如头痛、眩晕、发热、呕吐、抽搐等;伤口处理可用碱性溶液冲洗,剧痛者可用 0.25%~ 0.5%普鲁卡因在伤口周围封闭,口服镇痛药,出现全身症状时给予对症治疗。

(三)水蛭咬伤

水蛭(蚂蟥)的头尾各有吸盘。前吸盘叮在人(也可叮牛、马等)的皮肤上,用吸盘内腭齿咬伤皮肤,并分泌有抗凝作用的蛭素,能顺利地吸血,直至吸饱后脱离人体,而人体伤口暂时还不能止血;发现水蛭叮吸在身上,可用手轻拍外周皮肤,或选用浓盐水、酒精、醋滴在蛭体上,使水蛭自行脱落,勿用手直接拉下蛭体,以免其吸盘留在伤口内;如果伤者已经硬拉下蛭体,应止血后仔细检查伤口,如有蛭吸盘残留,应设法摘出,以呋喃西林等纱布条包扎;伤口流血可用干纱布压迫 5 min 左右止血,出血仍不止时用止血剂。

本章小结

　　本章主要阐述了热力烧伤的病理、诊断、临床分期和治疗原则,同时分别简要讲述了电烧伤、化学烧伤、冻伤和咬蜇伤的临床表现和治疗。本章重点内容包括烧伤面积计算、深度估计和烧伤早期补液量的计算;吸入性损伤的诊断;烧伤现场的急救;中小面积烧伤的治疗;冻伤的诊断和防治方法。难点内容包括烧伤的主要病理和病理生理;大面积烧伤休克期的液体复苏。

（平顶山学院　余小柱）

目标检测
及答案

第十四章　肿　瘤

扫码看课件

学习目标

知识目标：

1. 掌握肿瘤的临床表现；掌握纤维瘤、脂肪瘤、血管瘤、囊性肿瘤与囊肿的诊断和治疗。

2. 熟悉肿瘤的治疗原则；熟悉三级预防措施；熟悉皮肤癌、神经纤维瘤的特征和治疗方法。

3. 了解肿瘤的病因和发病机制；了解痣与黑色素瘤的诊断和治疗。

能力目标：

1. 能有较好的临床思维能力，运用正确的方法对病人进行病史采集和体格检查从而做出初步诊断。

2. 具备穿刺、活检等操作能力。

素质目标： 体现人文关怀，帮助病人正确认识罹患肿瘤的现实，消除病人恐惧心理，做好随访、复查等指导工作，改善病人的生存质量。

案例导入

病人，男，49 岁，大便带脓血 1 年余，全身乏力，食欲下降，消瘦、贫血，右上腹可扪及肿块，较硬，触之有疼痛，直肠指检无异常发现。

想一想：

(1) 该病人可能的诊断是什么？

(2) 为进一步确诊，应做的检查是什么？

(3) 病人术后接受化疗，大部分抗癌药物共有的副作用是什么？

第一节　概　　述

肿瘤(tumor)是指机体细胞在各种始动与促进因素长期作用下产生增生与异常分化所形成的新生物。新生物一旦形成，不因病因消除而停止生长。它的生长不会受正常机体生理调节，而是能够破坏正常组织与器官。

由于传染病被人类逐渐控制，人类平均寿命延长，恶性肿瘤对人类的威胁已日益突出，且已成为目前常见的死亡原因之一。在男性、女性死因中恶性肿瘤分别占到第 2 位和第 3 位。全球每年有 1200 万人被诊断为癌症，全球每年有 720 万人死于癌症，预计到 2030 年全球新增病例 2600 万，预计到 2030 年癌症死亡病例将达到 1700 万。我国每年新发病例约为 200 万例,死亡 140 余万例。我国癌症患病率的四大现状是比例高、人数多、增长快、种类全。我国常见的恶性肿瘤,在城市依次为肺癌、胃癌、肝癌、大肠癌与乳腺癌,在农村为胃癌、肝癌、肺癌、食管癌、大肠癌。

一、病因

课堂互动
肿瘤的发病因素有哪些?

恶性肿瘤的病因迄今尚未完全明确。大量流行病学调查、实验研究及临床观察发现,环境与行为对人类恶性肿瘤的发生有重要影响(表 14-1)。据统计,约 80% 以上的恶性肿瘤与环境因素有关。环境因素可分为致癌因素与促癌因素。机体的内在因素在肿瘤的发生、发展中也起着重要作用,如遗传、内分泌与免疫机制等。

表 14-1　环境、行为因素与相关恶性肿瘤的发生部位

因素		相关肿瘤发生部位
职业因素	接触石棉、沥青	肺、皮肤
	接触煤烟	阴囊、皮肤
生物因素	病毒、细菌	肝、胃、宫颈、鼻咽
生活方式	烟草	肺、胰腺、膀胱、肾
	饮食:硝酸盐、亚硝酸盐、低维生素 C、真菌毒素	胃、肝
	高脂、低纤维、煎或烤焙食物	大肠、胰腺、乳腺、前列腺、卵巢、子宫内膜
多种因素	烟与酒	口腔、食管
	烟与石棉	肺、呼吸道
	烟与病毒	肝
医源性因素	放射线、药物	皮肤、造血系统

(一)外界因素

1. 化学因素　烷化剂类属直接化学致癌物,如有机农药、硫芥等,可致肺癌及造血器官肿瘤。多环芳香烃类化合物如沥青、煤焦油等长期接触易患皮肤癌和肺癌。亚硝胺类与食管癌、胃癌、肝癌关系密切,黄曲霉素污染的食物可致肝癌、肾癌、胃癌、肠癌等。

2. 物理因素　电离辐射易致皮肤癌、白血病等,过多紫外线照射易致皮肤癌,石棉纤维与肺癌有关,滑石粉与胃癌有关。

3. 生物因素　生物致癌因素主要是病毒。EB 病毒与鼻咽癌有关,单纯疱疹病毒与宫颈癌有关,乙型肝炎病毒与肝癌有关。

(二)内在因素

1. 遗传因素　肿瘤有遗传倾向,即有遗传易感性。BRCAI 基因突变者易患乳腺癌,APC基因突变者易患肠道息肉病,此外,食管癌、肝癌、鼻咽癌病人也有家族史。

2. 内分泌因素　雌激素和催乳素与乳腺癌有关,雌激素与子宫内膜癌有关等。

3. 免疫因素　先天或后天免疫缺陷者易发生恶性肿瘤。艾滋病(获得性免疫缺陷综合征)病人易患恶性肿瘤,肾移植后长期服用免疫抑制剂者肿瘤发生率较高。

二、分类与命名

对肿瘤分类的目的在于明确肿瘤的性质和组织来源,有助于选择治疗方案并能提示预后。根据肿瘤的形态及肿瘤对机体的影响,即肿瘤的生物学行为,肿瘤可分为良性、恶性和交界性

Note

三大类。良性肿瘤一般称为"瘤"。恶性肿瘤来自上皮组织者称为"癌";来自间叶组织者称为"肉瘤";胚胎性肿瘤常称母细胞瘤,如肾母细胞瘤、神经母细胞瘤等。但某些恶性肿瘤仍沿用传统名称"瘤"或"病",如恶性淋巴瘤、精原细胞瘤、白血病、霍奇金病等。良性肿瘤和恶性肿瘤的区别见表14-2。

表 14-2 良性肿瘤和恶性肿瘤的区别

项目	良性肿瘤	恶性肿瘤
分化程度	分化好,异型性小	分化不好,异型性大
核分裂象	无或少	多
生长速度	缓慢	较快
生长方式	膨胀性或外生性生长	浸润性或外生性生长
继发改变	少见	常见,如出血、坏死、溃疡形成等
转移	不转移	直接蔓延、淋巴转移、血行转移、种植转移
复发	很少复发	易复发
对机体的影响	较小,主要为局部压迫或阻塞	较大,坏死、出血、合并感染、恶病质

少数肿瘤在形态上虽属良性,但通常呈浸润性生长,切除后易复发,多次复发有可能出现转移,在生物学行为上介于良性与恶性之间,故称交界性肿瘤或临界性肿瘤,如包膜不完整的纤维瘤、黏膜乳头状瘤、唾液腺混合瘤等。有些肿瘤虽为良性,但因生长部位与器官特性所致的恶性后果,而显示为恶性生物行为,如颅内良性肿瘤伴颅内高压、肾上腺髓质肿瘤伴恶性高血压及胰岛素瘤伴低血糖等。临床上还将肿瘤分为实体瘤和非实体瘤。实体瘤常形成明确的肿块,主要应用以外科为主的综合治疗;非实体瘤多为血液系统恶性肿瘤,在临床上常无明确肿块,治疗以化学治疗为主。

各种良性肿瘤或恶性肿瘤,根据其组织及器官来源部位不同而冠以不同的名称,如背部脂肪瘤、乳腺癌、肺癌、结肠癌、股骨骨肉瘤等。相同器官或组织可发生不同细胞类型的肿瘤,如肺鳞状细胞癌与肺腺癌、胃腺癌与胃类癌等。同一细胞类型的癌由于细胞分化程度不一又分为高分化、中分化、低分化癌,如胃高分化腺癌、肺未分化癌等。

三、发病机制与病理生理

肿瘤是在机体内在因素与外界因素联合作用下,细胞中基因改变并积累而逐渐形成的。癌变是一个多基因参与、多步骤发展的非常复杂的过程,其中的许多环节尚待进一步研究来阐明和完善。癌变分子机制主要包括:①癌基因激活、过度表达;②抑癌基因突变、丢失;③微卫星不稳定,出现核苷酸异常的串联重复(1~6个碱基重复序列)分布于基因组;④修复相关基因功能丧失;⑤凋亡机制障碍;⑥端粒酶过度表达;⑦信号传导调控紊乱;⑧浸润转移相关分子改变等。

恶性肿瘤的发生发展过程可分为癌前期、原位癌、浸润癌3个阶段。致癌因素作用30~40年,经历10年左右的癌前期阶段恶变为原位癌。原位癌可历时3~5年,在促癌因素作用下发展为浸润癌。浸润癌的病程一般1年左右,低度恶性者可达10年左右。癌前期表现为上皮增生明显,伴有不典型增生;原位癌指癌变细胞局限于上皮层、未突破基底膜的早期癌;浸润癌指原位癌突破基底膜向周围组织浸润发展,破坏周围组织的正常结构。

四、肿瘤的诊断

诊断的目的在于确定有无肿瘤及肿瘤的性质。对肿瘤的正确诊断是实行合理治疗的基础,不仅包括肿瘤的部位和病变的性质,对恶性肿瘤还应包括病变的恶性程度及分期,有助于选用合理的治疗方案。由于目前恶性肿瘤的治疗手段大多会对机体的功能引起永久的损伤或有较严重的毒副作用,所以在绝大多数情况下,恶性肿瘤治疗前应获得正确诊断,而很少采用诊断性治疗。

课堂互动

肿瘤的临床表现有哪些?

(一)临床诊断

肿瘤的临床表现决定于肿瘤的性质、发生组织、所在部位以及发展程度。恶性肿瘤早期多无症状,即使有症状也常无特征性。待病人有特征性症状时病变常已属晚期。下列10项症状并非恶性肿瘤的特征性症状,但常被认为是恶性肿瘤的早期信号:①身体任何部位发现肿块并逐渐增大;②身体任何部位发现经久不愈的溃疡;③中年以上女性出现阴道不规则流血或白带增多;④进食时胸骨后不适,灼痛、异物感或进行性吞咽困难;⑤久治不愈的干咳或痰中带血;⑥长期消化不良,进行性食欲减退,不明原因的消瘦;⑦大便习惯改变或便血;⑧鼻塞、鼻出血;⑨黑痣增大或破溃出血;⑩无痛性血尿。

1. 局部表现

(1)肿块:肿瘤最常见的表现,也是病人就诊的常见原因之一。位于体表或浅在的肿瘤,肿块常是第一表现,相应的可见扩张或增大、增粗的静脉。位于深部或内脏的肿块不易触及,但可出现脏器受压或空腔器官梗阻症状。

(2)疼痛:良性肿瘤和恶性肿瘤的早期一般无疼痛或仅有隐痛。肿块的膨胀性生长、破溃或感染等使末梢神经或神经干受刺激或压迫,可出现局部刺痛、跳痛、灼热痛、隐痛或放射痛。常难以忍受,尤以夜间更明显。肿瘤可致空腔脏器痉挛,产生绞痛。晚期癌肿疼痛是一种顽固性持续性疼痛,需要应用强效止痛药。

(3)溃疡:体表或胃肠的肿瘤,若生长过快,可因血供不足而继发坏死,或因继发感染而形成溃烂。恶性者常呈菜花状,或肿块表面有溃疡,可有恶臭及血性分泌物。

(4)出血:体表及与体外相交通的肿瘤,若组织发生破溃或血管破裂可致出血。上消化道肿瘤出血者表现为呕血或黑便;下消化道肿瘤出血时有血便或黏液血便;泌尿道肿瘤除出现血尿外,常伴局部绞痛;肺癌可有咯血或痰中带血;宫颈癌可有血性白带或阴道出血;肝癌破裂可致腹腔内出血。

(5)梗阻:肿瘤阻塞空腔器官可引起梗阻表现,不同的梗阻部位可有不同的表现形式。如胰头癌、胆管癌可合并阻塞性黄疸,胃癌伴幽门梗阻可致呕吐,肠肿瘤可致肠梗阻,支气管癌可致肺不张。梗阻的程度可有不完全性或完全性之分。

(6)转移症状:如区域淋巴结可出现转移性肿大;相应部位淋巴管或静脉回流受阻,可导致肢体水肿或静脉曲张;骨转移可有疼痛或触及硬结,甚至发生病理性骨折;肺癌、肝癌、胃癌可致癌性胸水、腹水等。

2. 全身症状 良性及恶性肿瘤早期多无明显的全身表现。恶性肿瘤病人常见的非特异性全身症状有贫血、低热、消瘦、乏力、水肿等。恶病质常是恶性肿瘤晚期全身衰竭的表现。有些肿瘤的瘤体细胞可分泌激素,成为功能性肿瘤,如胰岛素瘤释放胃泌素引起顽固性胃及十二指肠溃疡。此外,肾上腺嗜铬细胞瘤可引起高血压;甲状旁腺腺瘤引起骨质改变;颅内肿瘤引起颅内压增高和定位症状等。不少肿瘤病人以全身症状作为就医时的主诉。因此,对病因不明而有全身症状的病人,必须重视和深入检查。

(二)实验室诊断

1. 常规检查包括血、尿及大便常规检查 胃癌、结肠癌病人可伴贫血及大便隐血,大肠肿瘤者还可有黏液血便;白血病者白细胞明显改变;泌尿系统肿瘤者可有血尿。恶性肿瘤病人常可伴血沉加快。

2. 血清学检查 可用生化方法测定人体内由肿瘤细胞产生的分布在血液、分泌物、排泄物中的肿瘤标记物,这些标记物可以是酶、激素、糖蛋白、胚胎性抗原或肿瘤代谢产物。大多数肿瘤标记物在恶性肿瘤和正常组织之间并无质的差异而仅为量的差别,故特异性较差。但可作为辅助诊断指标,对疗效判定和随访具有一定的价值。常用的血清酶学检查有碱性磷酸酶(ALP)、酸性磷酸酶(ACP)、乳酸脱氢酶(LDH)等。

3. 免疫学检查 重点在于检测肿瘤的相关抗原和抗体。常用的肿瘤免疫学标志物如甲胎蛋白(AFP)对肝癌、前列腺特异性抗原(PSA)对前列腺癌、人绒毛膜促性腺激素(HCG)对滋养层肿瘤的诊断均有较高的特异性及敏感性,但也存在一定的假阳性。

4. 基因或基因产物检查 基因诊断利用核酸中碱基排列具有极其严格的特异序列的特征,根据有无特定序列以确定是否存在肿瘤或癌变的特定基因,从而做出诊断。

（三）影像学、腔镜和内镜诊断

应用 X 线、超声波、造影、核素、CT、MRI 等各种方法所得成像,检查有无肿块及其所在部位、阴影的形态与大小,可以判断有无肿瘤及其性质。肺肿瘤、骨肿瘤可行 X 线检查,超声显像目前广泛应用于肝、胆、胰、脾、甲状腺、乳房、颅脑、子宫、卵巢等部位肿瘤的诊断,对判断囊性与实质性肿块很有价值。CT 常用于颅内肿瘤、实质性脏器肿瘤、实质性肿块及淋巴结等的鉴别诊断。甲状腺肿瘤、肝肿瘤、骨肿瘤、脑肿瘤及大肠癌等常用放射性核素检查,一般可显示直径在 2 cm 以上的病灶。内镜检查常用的有食管镜、胃镜、纤维肠镜、直肠镜、乙状结肠镜、气管镜、腹腔镜、膀胱镜、阴道镜、子宫镜等,可直视病变部位,同时可取细胞或组织行病理学检查。

（四）病理学诊断

病理学诊断包括细胞学和组织学两个部分,为目前确定肿瘤直接而可靠的依据。

1. 临床细胞学检查 此法取材方便、易被接受,被临床广泛应用。①体液自然脱落细胞:肿瘤细胞易于脱落,标本取自胸水、腹水、尿液沉渣、痰液等。②黏膜细胞:取自食管拉网、胃黏膜洗脱液、宫颈刮片及内镜下肿瘤表面刷脱细胞。③细针吸取或 B 超引导穿刺吸取肿瘤细胞进行涂片染色检查。

2. 病理组织学检查 根据肿瘤所在部位、大小及性质等可应用不同的取材方法。有穿刺活检、钳取活检,经手术能完整切除者则行切除活检,或于术中切取部分组织做快速（冷冻）切片诊断。各类活检有促使恶性肿瘤扩散的潜在可能,因此应在术前短期内或术中施行。

（五）肿瘤的分期诊断

明确肿瘤的病变性质以后,对恶性肿瘤的分期诊断有助于合理制订治疗方案,正确评价疗效和判断预后。应在治疗开始前尽量完成临床分期诊断。临床上将恶性肿瘤分为早、中、晚三期。目前已广泛采用国际抗癌协会提出的 TNM 分期法。T 代表原发肿瘤(tumor),N 代表区域淋巴结(lymph node),M 代表远处转移(metastasis)。再根据病灶大小及浸润深度等在字母后标以 0～4 的数字,表示肿瘤发展程度:1 代表小,4 代表大,0 为无。以此三项决定其分期,根据不同 TNM 的组合诊断为不同的期别。在临床无法判断肿瘤体积时则以 Tx 表示。肿瘤分期有临床分期(CTNM)及术后的临床病理分期(PTNM)。各种肿瘤 TNM 分类的具体标准,是由各专业协会议定的。

五、肿瘤的治疗

对肿瘤的治疗关键在于"三早",即早期发现、早期诊断、早期治疗。良性肿瘤及交界性肿瘤以手术切除为主。交界性肿瘤必须彻底切除,否则极易复发或恶变。恶性肿瘤治疗的主要方法有手术治疗、化学药物治疗(简称化疗)、放射治疗(简称放疗)、生物治疗和中医药治疗等,近年来生物治疗及中医药治疗在恶性肿瘤中的应用报道日渐增多。临床上需根据肿瘤性质、病期和全身状态而选择。恶性肿瘤为全身性疾病，常伴浸润与转移。仅局部治疗不易根治，必须从整体考虑，拟订综合治疗方案，在控制原发病灶后进行转移灶的治疗。恶性肿瘤首次治疗的正确与否与预后有密切关系。恶性实体瘤 I 期以手术治疗为主；II 期以局部治疗为主，原发肿瘤切除或放疗，包括针对可能存在的转移灶的治疗，辅以有效的全身化疗；III 期者采取综合治疗，手术前、后及术中放疗或化疗；IV 期以全身治疗为主，辅以局部对症治疗。

课堂互动

肿瘤的治疗
手段有哪些？

（一）肿瘤的外科治疗

肿瘤外科（surgical oncology）是用手术方法将肿瘤切除，这是有效的治疗手段之一，在一个时期里它是癌症唯一的有效治疗手段。当今，60%以上的癌症病人仍需采用外科治疗，对大多数早期和较早期实体肿瘤来说手术仍是首选的治疗手段，并且还用于 90%以上癌症病人的诊断和分期。近年来，随着人们对肿瘤生物学知识的深入了解，已认识到绝大多数癌肿为全身性疾病，血行播散是常见的，也可能是无法避免的后果。在确诊时许多病人可能已存在亚临床转移，是否发生临床转移取决于肿瘤的生物学特性和肿瘤与宿主之间的相互作用，手术后残留在体内的癌细胞只有靠机体的免疫功能和其他的全身治疗来彻底消灭。良性肿瘤经完整切除后可获得治愈。即使是恶性实体瘤，只要癌细胞尚未扩散，手术治疗仍有较大的治愈机会。由于目前对恶性肿瘤的病因尚未完全了解也缺乏根本的预防措施，所以应早期发现、早期诊断，当肿瘤还处于局部范围之际即予以彻底切除，对实体瘤仍是一种非常有效的治疗方法。外科手术能治疗很大一部分没有扩散的实体瘤，并能提供准确的肿瘤病理分期和组织学特征。肿瘤外科可分为预防性手术、诊断性手术、根治性手术、姑息性手术和减瘤手术等。

1. 预防性手术 主要用于治疗癌前病变，防止其发生恶变或发展为进展期癌。通过外科手术早期切除癌前病变可预防恶性肿瘤的发生。

2. 诊断性手术 通过手术获取组织标本，包括切除活检术、切取活检术等。能为正确的诊断、精确的分期、进而进行恰当合理的治疗提供可靠的依据。

3. 根治性手术 通过手术切除全部肿瘤组织及肿瘤可能累及的周围组织和区域淋巴结，进而达到彻底治愈的目的。切除范围视肿瘤不同类型和侵犯情况而定。对恶性肿瘤一般都要求在最大可能范围内进行，在根治的前提下才考虑保留功能，而且手术治疗越早其疗效越好。广义的根治性手术包括瘤切除术、广泛切除术、根治术及扩大根治术等。瘤切除术适用于良性肿瘤，因良性肿瘤常有完整包膜，可在包膜外将肿瘤完整切除。也适用于一些瘤样病变，如色素痣、血管瘤等。广泛切除术适用于软组织肉瘤和一些体表高分化癌。手术在肿瘤边缘之外适当切除周围正常组织，切除范围视肿瘤的分化程度及所在部位而定。根治术及扩大根治术一般适用于转移主要发生在区域淋巴结的各类癌症。习惯将原发癌所在器官的部分或全部连同区域淋巴结整块切除的手术称为癌根治术，若切除的淋巴结扩大到习惯范围以外，则称为扩大根治术。如乳腺癌根治术切除全乳腺、腋下淋巴结、锁骨下淋巴结、胸大小肌及乳房附近的软组织。乳腺癌扩大根治术则包括胸骨旁淋巴结清扫。根治术只是手术方式的一种，所谓"根治"是针对切除范围而言，术后仍有不同程度的复发率。

4. 姑息性手术 相对于根治性手术而言的，适用于癌肿已超过根治术切除的范围，已无法彻底清除体内全部病灶。其目的是缓解症状、减轻痛苦、改善生命质量、延长生存期、减少和防止并发症。故行姑息性手术者多为晚期肿瘤或由于其他原因不宜行根治术者。如晚期胃癌行姑息性胃大部切除术是为了解除胃癌出血。

5. 减瘤手术 又称减量手术，当肿瘤体积较大，单靠手术无法根治的恶性肿瘤，宜行大部切除，术后继以其他非手术治疗，如化疗、放疗、生物治疗等以控制残留的肿瘤细胞。但减瘤手术仅适用于原发病灶大部切除后，残余肿瘤能用其他治疗方法有效控制者，如卵巢癌病人等。

如果对残余肿瘤组织除手术外无特殊有效治疗手段时,单用减瘤手术对延长病人生存期的作用不大。减瘤手术后结合化疗等控制残余癌的方法,与根治术后辅以针对体内可能存在的微小转移灶所使用的辅助化疗有本质的区别。

(二)肿瘤的化学治疗

肿瘤的化疗已成为肿瘤的主要治疗手段之一。

1. 抗肿瘤药物

(1)细胞毒素类:有氮芥、环磷酰胺、卡莫司汀(卡氮芥)等。烷化剂类药物的氮芥基团可作用于 DNA、RNA、酶和蛋白质,引起细胞死亡。

(2)抗代谢类:有氟尿嘧啶、替加氟、甲氨蝶呤等。对核酸代谢物与酶的结合反应有相互竞争作用,影响与阻断核酸的合成。

(3)抗生素类:具有抗肿瘤作用的抗生素有放线菌素 D(更生霉素)、丝裂霉素、多柔比星、平阳霉素等。

(4)生物碱类:长春新碱主要干扰细胞内纺锤体的形成,使细胞停留在有丝分裂中期。其他还有羟喜树碱、紫杉醇等。

(5)激素和抗激素类:代表药有他莫昔芬(三苯氧胺)、托瑞米芬(法乐通)、己烯雌酚、黄体酮、甲状腺素、泼尼松等。能改变内环境进而影响肿瘤生长,有的能增强机体对肿瘤侵害的抵抗力。

(6)分子靶向药物:以肿瘤相关的特异分子作为靶点的单克隆抗体和小分子化合物,其作用靶点可以是细胞受体、信号传导和抗血管生成等。单抗类代表药有赫赛汀、西妥昔、美罗华和贝伐单抗等;小分子化合物常用的有伊马替尼、吉非替尼等。

(7)其他:不属于以上诸类,如丙卡巴肼、L-门冬酰胺酶、铂类、抗癌锑、达卡巴嗪等。

还可根据化疗药物对细胞增殖周期作用的不同来进行分类:①细胞周期非特异性药物:代表药有氮芥类及抗生素类,该类药物对增殖或非增殖细胞均有作用。②细胞周期特异性药物:代表药如氟尿嘧啶等抗代谢类药物,作用于细胞增殖的全部或大部分周期时相。③细胞周期时相特异性药物:药物选择性作用于某一时相,如阿糖胞苷、羟基脲抑制 S 期,长春新碱对 M 期有抑制作用。

2. 化疗方式 化疗药物只能杀灭一定比例的肿瘤细胞,肿瘤细胞仍有临床复发的可能。联合用药是控制复发的可能途径。根据化疗在治疗中的地位和治疗对象的不同,其临床应用主要有以下四种。

(1)诱导化疗:常选择静脉给药,用于可治愈肿瘤或晚期播散性肿瘤,此时化疗是首选的治疗或唯一可选的治疗手段。全身诱导化疗的疗程通常不固定,根据肿瘤的缓解情况和病人的耐受情况而定。

(2)辅助化疗:也称保驾化疗,常选择静脉给药。一般在癌根治术后或治愈性放疗后,针对可能残留的微小病灶进行治疗,以达到进一步提高局部治疗效果的目的。术后化疗原则为早期、足量,疗程不宜过长,3～6 个月已足够。因为对化疗药物敏感的肿瘤在 6 个月内已足以被杀死。若未能将肿瘤细胞杀灭,则说明肿瘤对化疗不敏感或已产生耐药性,故延长疗程并不能提高疗效,而应更换化疗方案。全身辅助化疗的疗效评价指标为肿瘤的复发率和病人的无瘤生存率。全身辅助化疗通常有一个固定的疗程,除非病人有非常严重的毒副作用,否则不应轻易改变疗程。

(3)初始化疗:也称为新辅助化疗,用于尚可选用手术或放疗的局限性肿瘤,在手术、放疗等局部治疗前进行。应用初始化疗后常可使肿瘤缩小,进而缩小手术范围、减少放射治疗剂量或提高局部治疗的疗效。通常是在局部治疗前进行 1～3 个疗程的化疗。

（4）特殊途径化疗：与一般给药途径不同。为提高药物在肿瘤局部的浓度，可将药物做腔内注射、动脉内注入、动脉隔离灌注或门静脉灌注。介入治疗是近来应用较多的一种特殊途径化疗，一般在 X 线指引下经股动脉向患癌器官插入选择性定位导管，并注入化疗药物和血管栓塞剂，提高药物在肿瘤局部的浓度并阻断肿瘤的营养血供。

3. 化疗毒副作用 由于化疗药物对正常细胞也有一定的影响，尤其对处于增殖状态的正常细胞。化疗用药后可出现多种不良反应。常见的有：①骨髓抑制，白细胞、血小板减少，后期尚可出现贫血；②消化道反应，如恶心、呕吐、腹泻、口腔溃疡等；③毛发脱落；④肝、肾功能损害；⑤血尿；⑥免疫功能降低，容易并发细菌或真菌感染。

（三）肿瘤的放射治疗

放疗也是肿瘤治疗的主要手段之一。伴随着新放疗设备的大量涌现，尤其是医用直线加速器在肿瘤放疗中的普及使用，放射物理学、放射生物学、肿瘤学以及其他学科发展的促进，放射肿瘤学不断发展，放疗在肿瘤治疗中的地位不断提高。目前，大约 70% 的肿瘤病人在病程不同时期因不同的目的需要接受放疗。

1. 放疗技术 临床上常用的放疗技术有远距离放疗、近距离放疗、适形放疗、全身放疗、半身放疗、等中心放疗等。

2. 放疗的适应证 ①对放射线高度敏感的肿瘤，如恶性淋巴瘤、睾丸精原细胞瘤、肾母细胞瘤、神经母细胞瘤等低分化肿瘤；②对放射线中度敏感的表浅肿瘤和位于生理管道的肿瘤，如鼻咽癌、口腔癌（包括舌、唇、牙龈、硬腭、扁桃体等）、皮肤癌（面部和手部）、上颌窦癌、外耳癌、喉内型喉癌、宫颈癌、膀胱癌、肛管癌等，这些肿瘤虽有些也适合手术治疗，但放疗损害小；③因肿瘤位置使手术难以根治的恶性肿瘤，如颈段食管癌、中耳癌等。

3. 放疗禁忌证 放疗禁忌证只是相对的，随时间、经验、设备等变化而不断有所改变。除了各种肿瘤的特殊禁忌证，放疗的禁忌证有：①肿瘤晚期，伴严重贫血，呈恶病质者；②血象过低，白细胞小于 $3.0 \times 10^9/L$，血小板小于 $50 \times 10^9/L$，血红蛋白小于 $90 \text{ g}/L$ 者；③合并各种传染病，如活动性肝炎、活动性肺结核者；④重要器官（如心、肺、肝、肾等）功能严重不全者；⑤对放射线中度敏感的肿瘤已有广泛远处转移或经足量放疗后近期内复发者；⑥已有放射损伤者。

4. 放疗的副作用 放射线治疗肿瘤的同时也能损伤正常细胞，故应注意对正常组织的保护，减轻放疗反应，尽量避免放疗副作用。放疗的副作用主要有：骨髓抑制（白细胞减少、血小板减少）、皮肤黏膜改变及胃肠道反应等。治疗中必须常规检测白细胞和血小板。放疗反应还包括各种局部反应。

（四）生物治疗

肿瘤的生物治疗是应用生物学方法治疗肿瘤，改善宿主个体对肿瘤的应答反应及直接效应的治疗。生物治疗包括免疫治疗与基因治疗两大类，目前尚处于研究阶段。

（五）中医药治疗

应用中医药手段治疗恶性肿瘤，主要运用祛邪、扶正、化瘀、软坚、散结、清热解毒、化痰祛湿、通经活络及以毒攻毒等治法。以中药补益气血、调理脏腑，配合化疗、放疗或手术治疗，可减轻毒副作用。

六、肿瘤的预防及随访

（一）预防

恶性肿瘤是由环境、营养、饮食、遗传、病毒感染和生活方式等多种不同的因素相互作用而引起的，所以目前尚无可利用的单一预防措施。国际抗癌联盟认为 1/3 的癌症是可以预防的，

1/3 的癌症如能早期诊断是可以治愈的,1/3 的癌症病人可以减轻痛苦、延长寿命。并据此提出了恶性肿瘤的三级预防概念:一级预防即病因预防,是指消除或减少可能致癌的因素,防止癌症的发生,改善生活习惯,注意环境保护;二级预防是指早期发现、早期诊断、早期治疗,积极处理癌前病变,若癌症一旦发生应在其早期阶段发现并予以及时治疗;三级预防是指对症治疗和治疗后的康复,提高生存质量及减轻痛苦,延长生命。对癌症疼痛的治疗,世界卫生组织提出了三级止痛阶梯治疗方案,其基本原则:①一级镇痛:疼痛较轻者,用阿司匹林等非阿片类解热消炎镇痛药。②二级镇痛:中度持续性疼痛者,用可待因等弱阿片类药物。③三级镇痛:疼痛剧烈者,用吗啡、哌替啶等强阿片类药物。

（二）随访

肿瘤的治疗不能仅追求近期状况的恢复,也应积极预防和治疗复发和转移症状,因此应做好定期随访。通过随访可:

1）早期发现有无复发或转移症状。有些肿瘤在复发和转移后若及时进行治疗仍能取得较好的疗效。如乳腺癌术后胸壁局部复发可再次行手术治疗,仍可取得较满意的效果。

2）研究、评价、比较各种恶性肿瘤治疗方法的效果,为改进综合治疗提供依据,以进一步提高疗效。

3）随访对肿瘤病人有一定的心理治疗和支持作用。应建立相应的随访制度,在恶性肿瘤治疗后最初 2 年内,每 3 个月至少随访一次,以后每半年复查一次,超过 5 年每年复查一次直至终生。复查的内容根据不同肿瘤而有所不同,主要包括以下几个方面:

（1）肿瘤切除后有无局部和区域淋巴结转移情况,如乳腺癌术后检查胸壁、腋窝和锁骨上淋巴结有无肿大等情况。

（2）肿瘤有无全身转移情况。如了解肺转移情况可拍摄 X 线胸片;观察肝转移可用 B 超或 CT 检查;腹部恶性肿瘤可发生盆腔种植转移,术后复查应进行直肠指检;怀疑骨转移者可做全身骨扫描,可比常规 X 线平片早 3 个月发现转移。

（3）与肿瘤相关的肿瘤标记物、激素和生化指标检查,如肝癌复查甲胎蛋白、白血病复查血常规、大肠癌复查癌胚抗原、绒癌和睾丸癌复查促性腺激素等。尤其在术前上述指标增高,术后恢复正常,而在随访中又出现逐渐升高时往往提示肿瘤复发。

4）对机体免疫功能测定可以了解病人的免疫状况。肿瘤经手术、放化疗等治疗后大致有三种转归:①临床治愈:各种治疗清除体内所有的癌细胞,病人获得长期生存,即使体内有少量的微转移灶,也可被机体的免疫系统所杀灭。②复发:经一个缓解期后又出现新的病灶,机体的免疫系统不能清除治疗后残留或转移的癌细胞。③恶化:肿瘤未能控制,继续发展而致死亡。各种肿瘤的恶性程度不一,故治疗后的疗效判断也不尽相同。发展迅速的儿童横纹肌肉瘤,易在短期内复发,治愈后随访 2 年以上很少再复发。胃肠道腺癌、肺癌、宫颈癌需观察 5 年以上。乳腺癌发展较慢,目前认为随访 10 年才能得出临床治愈的结论。甲状腺乳头状癌的发展更慢,至少随访 10 年才能判断是否治愈。

第二节　常见体表肿瘤

体表肿瘤指来源于皮肤、皮肤附件、皮下组织等浅表软组织的肿瘤。皮肤由外到内包括表皮、真皮和皮下组织,有丰富的血管、淋巴管、神经、肌肉和各种皮肤附属器。在各种致病因素作用下,这些组织可异常增生而发展为肿瘤或产生瘤样改变。常见的良性体表肿物有脂肪瘤、纤维瘤、血管瘤等;常见的恶性体表肿瘤有皮肤癌、黑色素瘤等。某些体表肿瘤属癌前病变,如皮肤或黏膜的乳头状瘤、交界痣等。

一、皮肤乳头状瘤

皮肤乳头状瘤(skin papilloma)由表皮乳头样结构的组织增生所致,向表皮下乳头状延伸,有恶变倾向,临床上常见的有:

(1)乳头状疣:又称寻常疣,多由病毒所致。皮肤表面有乳头样点状肿物突出,基底平整不向表皮下伸延。常为多发性,有时微痒,有时可自行脱落。可应用激光治疗,对于单发的也可行手术切除。

(2)老年性色素疣:又称老年斑,多见于头面部及躯干,以额头发际处最多见,高出皮面,黑色,斑块样,表面干燥、光滑或呈粗糙感。基底平整,不向表皮下伸延。如局部扩大增高、出血破溃需注意癌变可能。斑块较大者可行手术切除治疗。

二、皮肤癌

皮肤癌(skin carcinoma)以基底细胞癌与鳞状细胞癌较常见,多发生于头面部和下肢。

(1)基底细胞癌:来源于皮肤或附件基底细胞,好发部位在头面部,为皮肤癌中最常见的类型。可分为表浅溃疡型、表皮下型及基底鳞形基底细胞癌。基底因伴色素增多而呈黑色,称为色素性基底细胞癌,临床易误诊为恶性黑色素瘤。早期为淡黄色或粉红色,为略高于皮面的小结,表面光滑,质地硬,常无疼痛,发展缓慢,发生溃疡后边缘呈鼠咬状,呈浸润性生长,但很少发生转移。因对放射线敏感可行放疗,早期也可行手术切除。

(2)鳞状细胞癌:继发于慢性溃疡或慢性窦道开口,或瘢痕部溃疡经久不愈发生癌变。边缘隆起不规则,表面呈菜花状,边缘有不规则隆起,易出血,感染时有恶臭,可局部浸润及淋巴结转移。血行转移以肺多见。手术治疗为主,区域淋巴结也应清扫。对放疗敏感,但不易根治。

三、黑痣与黑色素瘤

(1)黑痣(black nevus):色素性斑块,来源于神经外胚叶,位于真皮层者称皮内痣,常高出皮面;位于表皮和真皮交界处为交界痣;皮内痣与交界痣同时存在称混合痣。黑痣表面光滑,有汗毛者很少恶变;当黑痣色素加深、变大,或有瘙痒不适、疼痛时,有恶变可能,应及时做完整切除,送做病理检查。不宜冷冻、电灼和激光治疗。

(2)黑色素瘤(melanoma):由制造黑色素的细胞组成,属高度恶性肿瘤。发展迅速,当妊娠时发展更快。好发于下肢、头颈部、上肢、眼、指甲下和阴唇处。早期为黄豆大的丘疹或结节,褐色或灰黑色,色素不均匀,边缘不规则,表面过度角化,可破溃出血。普通痣多为棕黄色,呈圆形隆起,边界清楚,表面光滑,直径<5 mm,数目较多,常见于暴露部位。恶性黑色素瘤主要以淋巴转移和血行转移为主,早期即可转移至肺、肝、脑、骨骼等处。治疗上,以手术根治为主,辅以免疫治疗、化疗和放疗。免疫治疗为卡介苗或白介素及干扰素治疗。

四、脂肪瘤

脂肪瘤(lipoma)为正常脂肪样组织的瘤状物,多见于四肢和躯干。多为单发,境界清楚,呈分叶状,质软可有假囊性感,无痛,生长缓慢,但可达巨大体积。多发者瘤体常较小,常呈对称性,有家族史,可伴疼痛。对于影响功能和外观及可疑恶变的较大脂肪瘤以手术彻底切除为宜,少有复发。

五、纤维瘤

纤维瘤由纤维结缔组织构成,种类较多,其好发部位各不相同。一般纤维瘤发自皮内、皮下及浅筋膜等处。弹力纤维瘤大多数位于肩胛骨下角附近深部组织内。韧带样瘤多发于女性腹壁肌肉及腱膜组织内。隆突性皮纤维肉瘤来源于皮肤真皮层,生长在体表、躯干部。纤维瘤多有包膜,边界清,体积小,呈球形,无皮肤粘连。质地较硬,多无疼痛。手术切除宜彻底,特别是隆突性皮纤维肉瘤手术切除应包括足够的正常皮肤及足够的深部相应筋膜,否则极易复发。

六、神经纤维瘤

神经纤维瘤大多从皮肤神经鞘膜的组织发生,分为神经鞘瘤和神经纤维瘤。前者由鞘细胞组成,后者为特殊软纤维。

(1)神经鞘瘤(schwannoma):临床上分为中央型(源于神经干中央)和边缘型(源于神经边缘)。常见于头颈部和四肢神经干的分布部位。恶性者除上述部位外,还可发生于腹膜后间隙。良性神经鞘瘤体积不大,边界清楚。恶性者体积较大,易破溃出血。神经鞘瘤触之在远段大多有触电感。治疗以手术为主,应沿神经纵行方向切开去除肿瘤,避免损伤神经。

(2)神经纤维瘤(neurofibroma):可夹杂有脂肪、毛细血管等,常对称性生长,沿神经干分布,呈多发性,且大小不一。病变广泛,遍及体表各部位。肿瘤大小不等,均高出皮面,与皮肤粘连,有的边界不清呈弥散性组织增厚。神经纤维瘤有明显触痛,因肿瘤无明显边界,手术治疗不易彻底,只能部分切除改善症状。

七、血管瘤

血管瘤发病率为 0.3%～1%,按其结构分为三类,临床过程和预后各不相同。

(1)毛细血管瘤(capillary hemangioma):位于皮肤浅表的异常毛细血管,多见于婴幼儿,且大多数是女性。好发于肩、颜面部和颈部。出生时或生后早期见皮肤有红点或小红斑,逐渐增大、红色加深并可隆起。如增大速度快,则为真性肿瘤。瘤体境界分明,压之可稍褪色,放开后恢复红色。大多数 1 年内可停止生长或消退。

早期瘤体较小时容易治疗,施行手术切除或以液氮冷冻治疗,效果均良好。瘤体增大时手术或冷冻治疗,易留有瘢痕。亦可用放疗使毛细血管栓塞,瘤体萎缩。个别生长范围较广的毛细血管瘤,可试用泼尼松口服治疗。

(2)海绵状血管瘤(cavernous hemangioma):由充满血液的血窦和薄壁的静脉所构成的皮内深层和皮下的暗红色、蓝色或紫色结节。多数生长在皮下组织内,也可在肌肉内,少数可在骨或内脏等部位。皮下海绵状血管瘤可使局部轻微隆起。皮肤正常,或有毛细血管扩张,或呈青紫色。肿块质地软而有弹性,有的稍有压缩性,可有钙化结节,可触痛。肌海绵状血管瘤常使肌肥大、局部下垂,在下肢久站或行走较多时有发胀感。

治疗应及早施行血管瘤切除术,以免增长过大,影响功能且增加治疗难度。术前需充分估计病变范围,必要时可行血管造影、超声和 MRI 等检查。术中要注意控制出血和尽量彻底切除血管瘤组织。非手术治疗可在局部注射 5% 鱼肝油酸钠或 40% 尿素等血管硬化剂。

(3)蔓状血管瘤(hemangioma racemosum):占血管瘤发病的 1.5%。好发于头皮、面、颈部和四肢,由较粗的迂曲血管构成,大多数为静脉,也可有动脉或动静脉瘘。除了发生在皮下组织和肌肉,还常侵入骨组织,范围较大,甚至可超过一个肢体。其典型特征:血管瘤外观常见蜿蜒的血管,有明显的压缩性和膨胀性,或可听到血管杂音,或可触到硬结。此外,局部病灶组织明显扩张增大,皮肤可因营养障碍而变薄、着色,甚至破溃出血。青少年累及骨组织的肢体可增长、增粗。

合理的手术是蔓状血管瘤最主要的治疗方法,术前做血管造影检查,详细了解血管瘤范围,同时可进行栓塞治疗,设计好手术方案。必须充分做好准备,包括准备术中控制失血及大量输血等。

八、囊性肿瘤与囊肿

(1) 皮样囊肿(dermoid cyst):先天性囊性畸胎瘤,好发于眉梢或颅骨骨缝处,可与颅内交通呈哑铃状。手术摘除时应有充分估计和准备。

(2) 皮脂腺囊肿(sebaceous cyst):由皮脂腺排泄受阻所致,又称"粉瘤"。多见于皮脂腺分布密集部位,如头面部、背部。表面可见皮脂腺开口处的小黑点,与皮肤紧密粘连,囊内皮脂呈油脂样"豆渣物",易继发感染,感染控制后可手术切除。手术时勿使囊肿破裂,否则易复发。

(3) 表皮样囊肿(epidermoid cyst):多因外伤时表皮基底细胞层进入皮下生长而成的囊肿,与皮肤及皮下均无粘连,活动度大。囊肿壁由表皮组成,囊内有角化鳞屑和液体。好发于易受外伤或磨损部位,如臀部、肘部,间或发生于注射部位,治疗以手术切除效果为佳。

(4) 腱鞘或滑液囊肿(synovial cyst):非真性肿瘤,由表浅滑囊经慢性劳损、无菌性炎症粘连而成。多见于手腕、足背肌腱或关节附近的浅表滑囊。囊肿较硬呈圆形、光滑,有弹性感或波动感,有一定活动度,无痛。可行加压挤破自行吸收或手术切除(术中勿伤及肌腱和腱鞘),但较易复发。

目标检测
及答案

本章小结

本章内容阐述了肿瘤的病因、分类、发病机制、诊断、治疗和预防,同时分别简要讲述了常见体表肿瘤与肿块的临床表现、诊断和治疗原则。重点内容是肿瘤的诊断和治疗,难点是肿瘤的发病机制、皮肤癌的诊断、血管瘤分类。肿瘤的病因十分复杂,发病机制尚未完全了解。在临床诊断中,通过对病人病史、查体资料进行综合分析,并结合实验室、影像学及病理学方法加以鉴别,从而确定诊断。注意环境保护,改善生活习惯、注意饮食平衡、适量运动等肿瘤的一级预防措施应受到更为广泛的关注、重视。体表肿瘤和肿块因部位表浅、取材方便而易于诊断,治疗上可根据具体病情采用冷冻、电灼、手术等方法。

(平顶山学院 余小柱)

第二篇

颅脑颈部外科疾病

LUNAOJINGBUWAIKEJIBING

第十五章　颅内压增高和脑疝

学习目标

知识目标：

1. 掌握颅内压增高的临床表现、诊断和治疗原则；脑疝的临床表现和治疗原则。
2. 熟悉脑疝的形成机制。
3. 了解颅内压增高的分类、病理生理改变。

能力目标： 具备对颅内压升高和脑疝病人进行初步诊断的能力和转诊能力。

素质目标： 体现人文关怀，进行良好医患沟通，能利用所学知识简单明了地向病人及家属阐述急性颅内压增高变化快、风险大等特点。

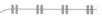

扫码看课件

案例导入

病人，男，18岁，枕部着地，昏迷5 min后清醒，并自己回到家中，其后出现头痛并呈逐渐加重伴呕吐，1 h后不省人事，急送医院。查体：血压140/90 mmHg，脉率75次/分，呼吸16次/分，浅昏迷，右枕部头皮挫伤，左侧瞳孔4 mm，对光反射消失；右侧瞳孔2.5 mm，对光反射存在。

想一想：

(1) 该病人可能的诊断是什么？

(2) 为进一步确诊，应做的检查是什么？

(3) 下一步处理原则是什么？

第一节　颅内压增高

一、颅内压的形成及其生理调节

颅内压(intracranial pressure, ICP)是指颅腔内容物(脑组织、脑脊液和血液)对颅腔壁产生的压力。成人及颅缝闭合后的儿童颅腔的容积固定不变，为1400～1500 mL。颅腔内的上述三种内容物，使颅腔内保持一定压力(ICP)，成人正常颅内压为70～200 mmH$_2$O，儿童正常颅内压为50～100 mmH$_2$O。临床可以通过颅内压监护装置获得该压力数值。

生理状态下，由于血压和呼吸的影响，颅内压可有小范围的波动。收缩期颅内压略有增高，舒张期颅内压稍下降，呼气时压力略增，吸气时压力稍降。颅内压的调节主要是通过脑脊液量的增减来调节。当颅内压低于70 mmH$_2$O时，脑脊液的分泌则增加，而吸收减少，使颅内

Note

151

脑脊液量增多,以维持正常颅内压不变。相反,当颅内压高于 200 mmH$_2$O 时,脑脊液的分泌较前减少而吸收增多,以代偿增加的颅内压。另外,当颅内压增高时,有一部分脑脊液被挤入脊髓蛛网膜下腔,也起到一定的调节颅内压的作用。脑脊液的总量占颅腔总容积的 10%,血液占总容积的 2%~11%,允许颅内内容物增加的临界容积约为 5%,超过此范围,颅内压开始增高,颅腔内容物体积增大或颅腔容积缩减超过颅腔容积的 8%,则会产生严重的颅内压增高。颅内体积/压力关系曲线见图 15-1。

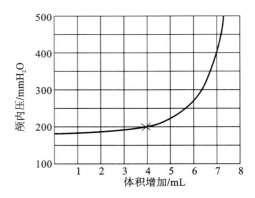

图 15-1 颅内体积/压力关系曲线

如体积/压力关系已达到×处,再增加体积,颅内压上升速度将明显增快(1 mmH$_2$O=0.0981 kPa)

颅内压增高(increased intracranial pressure)是指各种原因使颅腔内容物体积增加或颅腔容积缩小,导致颅内压成人持续在 200 mmH$_2$O 以上,儿童在 100 mmH$_2$O 以上,从而引起的相应的临床病理综合征,是神经外科常见的临床综合征。

二、颅内压增高的病因和病理生理

(一) 引起颅内压增高的原因

1. 颅腔内容物的体积增大 如脑组织体积增大(脑水肿)、脑脊液容量增多(脑积水)、颅内血容量增多(脑肿胀)。

2. 颅内占位性病变 如颅内血肿、脑肿瘤、脑脓肿、脑寄生虫病等。

3. 颅腔的容积变小 如狭颅症、颅底凹陷症、凹陷性颅骨骨折等。

(二) 病理生理(颅内压增高后果)

颅内压持续增高可引起一系列中枢神经系统功能紊乱和病理变化,主要有以下六点。

1. 脑血流量减少致脑缺血甚至脑死亡 正常成人每分钟约有 1200 mL 血液进入颅内,通过脑血管的自动调节功能进行调节。其公式:

$$脑血流量 = \frac{平均动脉压 - 颅内压}{脑血管阻力}$$

公式中的分子部分(平均动脉压－颅内压)又称为脑灌注压。正常的脑灌注压为 70~90 mmHg,脑血管阻力为 1.2~2.5 mmHg,此时脑血管的自动调节功能良好。如因颅内压增高而引起脑灌注压下降,则通过血管扩张,以降低脑血管阻力的自动调节反应使上述公式的比值不变,从而保证了脑血流量的稳定。如果颅内压不断增高使脑灌注压低于 40 mmHg 时,脑血管自动调节功能失效,这时脑血管不能再进一步扩张以减小脑血管阻力,公式的比值就变小,脑血流量随之急剧减少,造成脑缺血。当颅内压升至接近平均动脉压水平时,颅内血流几乎完全停止,病人处于严重的脑缺血状态,甚至出现脑死亡。

2. 脑疝 颅内压增高最严重的后果,造成病人死亡的直接原因。

3. 脑水肿 颅内压增高可直接影响脑的代谢和血流量从而产生脑水肿,使脑的体积增加,进而加重颅内压增高。脑水肿时液体积聚在细胞外间隙者,称为血管源性脑水肿,其主要病理变化是由于毛细血管的通透性增加,导致水分在神经细胞和胶质细胞间隙潴留,多见于脑损伤、脑肿瘤等病变的初期;液体积聚在细胞膜内者,称为细胞毒性脑水肿,是由脑缺血、脑缺氧、酸碱失调等因素引起脑细胞代谢功能障碍,使钠离子和水分子潴留在神经细胞和胶质细胞内所致。在颅内压增高时,由于上述两种因素可同时或先后存在,故出现的脑水肿多数为混合性。

4. 库欣(Cushing)反应 颅内压急剧增高时,病人出现脉搏减慢、呼吸减慢、血压升高(两慢一高),称为库欣反应。这种危象多见于急性颅内压增高的病例,慢性颅内压增高者不明显。

5. 胃肠功能紊乱及消化道出血 部分颅内压增高的病人可首先出现胃肠道功能紊乱、胃及十二指肠出血及溃疡和穿孔等。这与颅内压增高引起下丘脑自主神经中枢缺血而致功能紊乱有关。亦有人认为,是因为消化道黏膜血管收缩造成缺血产生广泛的消化性溃疡,而导致出血及穿孔。

6. 神经源性肺水肿 在急性颅内压增高病例中,发生率高达 $5\%\sim10\%$。这是由于下丘脑、延髓受压导致 α-肾上腺素能神经活性增强,血压反应性增高,左心室负荷过大,左心房及肺静脉压增高,肺毛细血管压力增高,液体外渗,引起肺水肿,病人表现为呼吸急促,有痰鸣音,并有大量泡沫状血性痰液。

三、颅内压增高的分类

(一)根据病因分类

1. 弥漫性颅内压增高 颅腔各分腔之间压力升高均匀,各部位无明显压力差,脑组织无明显移位。此多见于弥漫性脑膜脑炎、弥漫性脑水肿、交通性脑积水等。

2. 局灶性颅内压增高 因颅内有局限的扩张性病变,病变部位压力首先增高,使附近的脑组织受到挤压而发生移位,并把压力传向远处,造成颅内各腔隙间的压力差,这种压力差导致脑室、脑干及中线结构移位。此多见于颅内血肿、颅内肿瘤、脑脓肿等。

(二)根据病变发展快慢分类

1. 急性颅内压增高 常见于急性颅脑损伤引起的颅内血肿、高血压脑出血等。其病情危急,发展很快,病人生命体征变化剧烈,症状严重、体征明显。

2. 亚急性颅内压增高 病情发展较快,颅内压增高的反应较急性颅内压增高轻。多见于发展较快的颅内恶性肿瘤、转移瘤及各种颅内炎症等。

3. 慢性颅内压增高 病情发展较慢,可长期无颅内压增高的症状和体征。多见于生长缓慢的颅内良性肿瘤、慢性硬脑膜下血肿等。

急性或慢性颅内压增高均可导致脑疝发生。脑疝发生后,移位脑组织被挤进小脑幕裂孔或枕骨大孔中,压迫脑干,产生一系列危急症状。脑疝还可使脑脊液和血液循环严重受阻,导致颅内压力进一步增高,从而形成恶性循环,使脑疝更加严重。

四、颅内压增高的临床表现及诊断

(一)临床表现

颅内压增高的主要症状和体征如下。

1. 头痛 这是颅内压增高最常见的症状。部位多在额部、颞部。程度不一,以早晨或晚间较重,头痛程度随颅内压的增高而进行性加重,当用力、咳嗽、弯腰或低头活动时头痛常加重。头痛性质以胀痛和撕裂痛多见。

2. 呕吐 呈喷射状,常伴发于头痛剧烈时,表现为恶心和呕吐。严重时可导致水、电解质

Note

紊乱和体重减轻。

3. 视神经乳头水肿　颅内压增高的重要客观体征之一。眼底检查可见视神经乳头充血，边缘模糊不清，中央凹陷消失，视神经乳头隆起，静脉怒张。若视神经乳头水肿长期存在，则颜色苍白，视力减退，视野向心缩小，称为视神经继发性萎缩，表现为视力下降或失明。

以上三者是颅内压增高的典型表现，称之为颅内压增高"三主征"。其各自出现的时间并不一致，可以其中一项为首发症状。

4. 意识障碍及生命体征变化　疾病初期可出现嗜睡，反应迟钝。严重病例，可出现昏睡、昏迷，生命体征变化为血压升高、脉搏徐缓、呼吸不规则、体温升高等，处于病危状态甚至呼吸停止，终因呼吸、循环衰竭而死亡。

5. 其他症状和体征　头晕、猝倒，在病儿可有头颅增大、颅缝增宽或分离、前囟饱满隆起。头颅叩诊时呈破罐声及头皮和额眶部浅静脉怒张。

（二）诊断

1. 病史和体征　应全面而详细地询问病史和认真地进行神经系统检查，当病人出现颅内压增高"三主征"时，颅内压增高的诊断可成立。如小儿的反复呕吐及头围迅速增大，成人的进行性剧烈的头痛、癫痫发作，进行性瘫痪及各种年龄病人的视力进行性减退等，均应考虑到有颅内病变的可能。

2. 辅助检查

（1）CT：目前 CT 是诊断颅内占位性病变的首选检查，对绝大多数颅脑病变可做出定位诊断，也助于定性诊断。

（2）MRI：对脑组织的显现比 CT 有更高的分辨率，但检查时间长，对颅骨骨质显现较差。

（3）脑血管造影：主要用于疑有脑血管畸形或动脉瘤等疾病的病例。

（4）腰椎穿刺：腰椎穿刺测压对颅内压增高的病人有一定的危险性，有时可引发脑疝，故应当慎重进行。

（5）颅内压监测：将颅内压监测探头植入颅内，可持续监测颅内压。

五、颅内压增高的治疗

（一）一般处理

凡有颅内压增高的病人，应留院观察，以掌握病情发展的动态情况。密切观察神志、瞳孔、血压、呼吸、脉搏及体温等指标的变化。对昏迷的病人及咳痰困难者应采用包括气管切开等措施以始终保持呼吸道通畅。给予氧气吸入有助于降低颅内压。反复呕吐者应暂禁食，不能进食的病人应予补液，补液量应以维持出入液量的平衡为度，注意纠正电解质及酸碱平衡失调。用轻泻剂来疏通大便，不能让病人用力排便，不可做高位灌肠，以免颅内压骤然增高。

（二）病因治疗

病因治疗是治疗颅内压增高的最根本的方法。对颅内占位性病变，根据病变部位、性质、程度等情况可选用切除术、大部切除术、部分切除术或减压术。若有脑积水者，可行脑脊液分流术，将脑室内液体通过特制导管分流入蛛网膜下腔、腹腔或心房。颅内压增高已引起急性脑疝时，应进行紧急抢救或手术处理。

（三）降低颅内压治疗

适用于颅内压增高但暂时尚未查明原因或虽已查明原因但仍需要非手术治疗的病例。

1. 脱水疗法　在降低颅内压治疗中占有重要地位。

（1）高渗利尿剂选择应用的原则：若意识清楚，颅内压增高程度较轻的病例，先选用口服药物。若有意识障碍或颅内压增高症状较重的病例,则宜选用静脉或肌内注射药物。

(2)常用脱水药物及使用方法:①20%甘露醇 250 mL,快速静脉滴注,每日 2～4 次;②呋塞米 20～40 mg,肌内或静脉注射,每日 1～2 次;③口服药物常用的有氢氯噻嗪、乙酰唑胺、氨苯蝶啶等。此外,也可采用血浆、血清白蛋白等,其对减轻脑水肿、降低颅内压有效。

2. 激素应用 ①地塞米松 5～10 mg 静脉或肌内注射,每日 2～3 次;②氢化可的松 100 mg 静脉注射,每日 1～2 次;③泼尼松 5～10 mg 口服,每日 1～3 次,可减轻脑水肿,有助于缓解颅内压增高。

3. 亚低温冬眠疗法 有利于降低脑的新陈代谢率,减少脑组织的氧耗量,防止脑水肿的发生与发展,对降低颅内压亦起一定作用。

4. 脑脊液体外引流 可经脑室或腰大池缓慢放出脑脊液,以缓解颅内压增高。

5. 辅助过度换气 目的是促使体内 CO_2 排出。当动脉血的 CO_2 分压每下降 1 mmHg 时,可使脑血流量递减 2%,从而使颅内压相应下降。

6. 症状治疗 疼痛者可给予镇痛剂,但应忌用吗啡和哌替啶等药物,以防止对呼吸中枢的抑制作用而导致病人死亡。有抽搐发作的病例,应给予抗癫痫药物治疗,烦躁病人在排除颅内高压进展、气道梗阻等前提下,给予镇静剂。

第二节 脑 疝

一、解剖学基础

颅腔被小脑幕分成幕上腔及幕下腔,幕上腔又被大脑镰分隔成左右两分腔。颅内某分腔有占位性病变时,该分腔的压力大于邻近分腔的压力,分腔之间存在压力差,脑组织从高压力区向低压力区移位,导致脑组织、血管及脑神经等重要结构受压和移位,被挤入小脑幕裂孔、枕骨大孔、大脑镰下间隙等间隙或孔道中,从而出现一系列严重的临床症状和体征,称为脑疝(brain hernia)。小脑幕切迹处的局部解剖关系见图 15-2,枕骨大孔处的局部解剖关系见图 15-3。

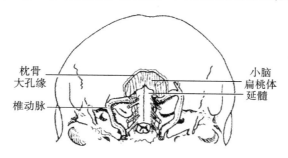

枕骨
大孔缘

椎动脉

小脑
扁桃体

延髓

图 15-2 小脑幕切迹处的局部解剖关系

二、病因及分类

颅内占位性病变发展到严重程度均可引起脑疝。常见病因:①外伤所致各种颅内血肿:如硬脑膜外血肿、硬脑膜下血肿及脑内血肿。②颅内肿瘤:尤其是颅后窝、中线部位及大脑半球的肿瘤。③颅内其他占位性病变:如脑脓肿、寄生虫病及肉芽肿性病变。④医源性因素:对于颅内压增高病人,进行不恰当的腰椎穿刺,放出脑脊液过多过快,使各分腔间的压力差增大,则可诱发脑疝。

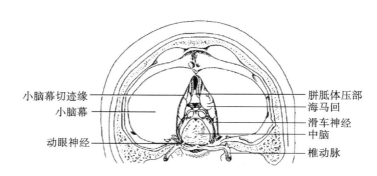

图 15-3　枕骨大孔处的局部解剖关系
由颅外向颅内观察,硬脑膜和窦、枢椎已去除

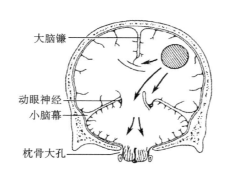

图 15-4　大脑镰下疝(上)、小脑幕切迹疝（中）和枕骨大孔疝(下)示意图

根据移位的脑组织及通过的硬脑膜间隙和孔道,将脑疝分为三类(图 15-4):①小脑幕切迹疝又称颞叶钩回疝。②枕骨大孔疝又称小脑扁桃体疝。③大脑镰下疝又称扣带回疝。

三、病理

当发生脑疝时,移位的脑组织在小脑幕切迹或枕骨大孔处挤压脑干,脑干受压移位可致其实质内血管受到牵拉,严重时甚至断裂出血。由于同侧的大脑脚受到挤压而造成病变对侧偏瘫,同侧动眼神经受到挤压可产生动眼神经麻痹症状。移位的钩回、海马回可将大脑后动脉挤压于小脑幕切迹缘上致枕叶皮层缺血坏死。小脑幕切迹裂孔及枕骨大孔被移位的脑组织堵塞,小脑幕切迹疝挤压中脑脑池,枕骨大孔疝挤压第四脑室中间孔,从而使脑脊液循环通路受阻,则进一步使颅内压增高,形成恶性循环,使病情迅速恶化。

四、临床表现

（一）小脑幕切迹疝

1. 颅内压增高的症状　表现为剧烈头痛,进行性加重伴烦躁不安。与进食无关的频繁的喷射性呕吐。急性脑疝病人视神经乳头水肿可有可无。

2. 意识改变　病人随脑疝进展可出现嗜睡、昏睡、浅昏迷至深昏迷。

3. 瞳孔改变　病初由于患侧动眼神经受刺激导致患侧瞳孔变小,对光反射迟钝,这一过程时间短,随病情进展受压的患侧动眼神经麻痹,患侧瞳孔逐渐散大,直接和间接对光反射均消失,并有患侧上睑下垂,眼球外斜。病情进一步加重,则出现双侧瞳孔散大,对光反射消失,此时病人多已处于濒死状态。

4. 运动障碍　表现为病变对侧肢体的肌力减弱或瘫痪,病理征阳性。严重时可出现去脑强直发作,表明脑干严重受损。

5. 生命体征紊乱　脑干受压,生命中枢功能紊乱或衰竭。表现为心率减慢或不规则,血压忽高忽低,呼吸不规则,大汗淋漓或汗闭,面色潮红或苍白,体温可高达 41 ℃以上或体温不升,最终因呼吸、循环衰竭而死亡。

（二）枕骨大孔疝

由于脑脊液循环通路被堵塞,病人剧烈头痛,频繁呕吐,颈项强直,呈强迫头位。生命体征紊乱出现较早,意识障碍出现较晚。由于位于延髓的呼吸中枢受损,病人早期可突发呼吸骤停而死亡。

五、处理

脑疝是由急剧的颅内压增高造成的,在做出脑疝诊断的同时,应按颅内压增高的处理原则快速静脉输注高渗降颅内压药物,以缓解病情,争取时间。当确诊后,根据病情迅速完成开颅术前准备,尽快手术去除病因,如清除颅内血肿或切除脑肿瘤等。如难以确诊或虽确诊而病因无法去除时,可选用下列姑息性手术。

1. 侧脑室外引流术 经额、眶、枕部快速钻颅或锥颅,穿刺侧脑室并安置硅胶引流管行脑脊液体外引流,以迅速降低颅内压。特别适合于严重脑积水或脑室内有积血或血块者,是常用的颅脑手术前辅助性抢救措施。

2. 脑脊液分流术 脑积水的病例可施行侧脑室-腹腔分流术、侧脑室-枕大池分流术或导水管疏通术。

3. 减压术 小脑幕切迹疝时可采用颞肌下减压术,枕骨大孔疝时可采用枕肌下减压术。重度颅脑损伤致严重脑水肿而颅内压增高时,可采用去骨瓣减压术,以上方法均称为外减压术。在开颅手术中可能会遇到脑组织肿胀膨出,此时可将部分非功能区脑组织切除,以达到减压目的,称为内减压术。

本章小结

颅内压增高是神经外科常见临床病理综合征,是诸多神经系统疾病的共同表现。因颅腔内容物的体积增大、颅内占位性病变或颅腔的容积变小而引起。典型临床表现为头痛、呕吐、视神经乳头水肿("三主征")。根据病史、体征、辅助检查(CT、MRI、颅内压测定等)可做出诊断。慢性颅内压增高的处理,重在病因的查找;而急性颅内压增高可导致脑疝等严重后果,准确判断并紧急处置是提高抢救成功率的关键。在不能开展神经外科工作的基层医院,掌握其急救原则及转诊指征,是每个医师必须具备的能力。

(邢台医学高等专科学校 李晓红)

目标检测
及答案

Note

第十六章　颅　脑　损　伤

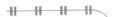

扫码看课件

学习目标

知识目标：

1. 掌握：头皮损伤的特点及处理原则；颅骨骨折的临床表现、诊断、治疗原则；脑震荡、脑挫裂伤、颅内血肿的临床表现、诊断。

2. 熟悉：颅内血肿的治疗原则。

3. 了解：颅脑损伤的机制、意识障碍的分级、格拉斯哥昏迷评分法及颅脑损伤的临床分型。

能力目标：具备初步诊断颅脑损伤的能力和转诊能力。

素质目标：体现人文关怀，进行良好医患沟通，并对颅脑损伤病人提供早期及后期健康指导。

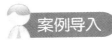 案例导入

病人，男，28岁。头部外伤，当即昏迷约3 h，醒后出现头痛、呕吐，右耳道流出血性液体，急送医院。查体：血压135/80 mmHg，脉率65次/分，呼吸17次/分，右枕部头皮挫伤，左侧瞳孔4 mm，对光反射消失；右侧瞳孔2 mm，对光反射存在。

想一想：

(1) 该病人可能的诊断是什么？

(2) 为进一步确诊，应做的检查是什么？

(3) 下一步处理原则是什么？

第一节　概　　述

颅脑损伤(craniocerebral injury)是一种常见的创伤，其发生率仅次于四肢创伤，而致残率和死亡率均高于其他各部位损伤。

一、颅脑损伤的分类

颅脑损伤的分类方法较多，常用的有以下几种。

1. 按颅腔是否与外界相通分类

(1) 开放性颅脑损伤：头皮、颅骨和硬脑膜三层均已破损，颅腔与外界相通。

(2) 闭合性颅脑损伤：硬脑膜完整，颅腔与外界不通。

2. 依据颅脑损伤的部位和病理改变进行分类

（1）头皮损伤包括：①头皮擦伤；②头皮裂伤；③头皮血肿；④头皮撕脱伤。

（2）颅骨损伤包括：①颅盖骨骨折；②颅底骨骨折。

（3）脑损伤：分为原发性脑损伤和继发性脑损伤。原发性脑损伤包括：①脑震荡；②脑挫裂伤；③原发性脑干损伤；④丘脑下部损伤；⑤弥散性轴索损伤。继发性脑损伤包括：①脑水肿；②颅内血肿；③继发性脑干损伤。

（4）火器损伤包括：①穿透伤；②非穿透伤。

3. 依据昏迷的程度和病人的反应分类 目前国际上通用格拉斯哥昏迷量表（Glasgow coma scale，GCS）。从伤员的运动、言语、睁眼反应评分，以三者的积分表示意识障碍的程度（表 16-1）。最高 15 分，最低 3 分，15 分表示正常。轻型：13～15 分，伤后昏迷时间少于 20 min。中型：9～12 分，伤后昏迷 20 min～6 h。重型：3～8 分，伤后昏迷超过 6 h 或在伤后 24 h 内意识恶化昏迷超过 6 h。

表 16-1 格拉斯哥昏迷量表

运动反应	记分	言语反应	记分	睁眼反应	记分
按吩咐动作	6	正确	5	自动睁眼	4
定位反应	5	不当	4	呼唤睁眼	3
屈曲反应	4	错乱	3	刺痛睁眼	2
过屈反应（去皮层强直）	3	难辨	2	无反应	1
伸展反应（去脑强直）	2	无反应	1		
无反应	1				

二、颅脑损伤机制

外界暴力造成颅脑损伤一般有两种方式：直接损伤和间接损伤。

1. 直接损伤 暴力直接作用于头部引起的损伤，包括加速性损伤、减速性损伤和挤压伤。

（1）加速性损伤：运动着的物体撞击相对静止的头颅，使头部在瞬间由静态转为动态造成的损伤，如头部遭到行驶车辆撞击、拳击，或棍棒等器械打击。脑损伤主要发生在着力部位，即着力伤。

（2）减速性损伤：运动着的头部突然撞于静止的物体上所引起的损伤，如跌倒或坠落时头部着地即属此类损伤。这种方式所致的损伤不仅发生于着力部位，也常发生于着力部位的对侧，称之为"对冲伤"。常见为枕部着力导致额极、颞极及颅底的脑损伤（图 16-1）。

（3）挤压伤：头部受到外力挤压而致伤，如产伤、碾压伤。

2. 间接损伤 暴力作用于头部以外部位，作用力传递至颅脑造成的脑损伤。常见有：

（1）挥鞭样损伤：当躯干突然遭受加速性或减速性暴力时，身体与头部运动不一致，使颈部剧烈过伸或过屈，或先过伸后过屈，犹如挥鞭样，造成颈髓上段和（或）延髓的损伤。

（2）胸部挤压伤：因胸壁突然遭受到巨大压力冲击，胸腔内压升高致使上腔静脉的血逆行灌入颅内，引起广泛性脑出血。

（3）传递性损伤：坠落时双足或臀部着地，外力沿脊柱向上传导，可导致颅底骨折和脑损伤。

Note

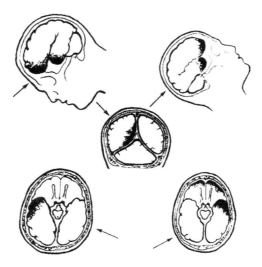

图 16-1　常见减速运动导致脑损伤示意图

第二节　头皮损伤

头皮由皮肤、皮下结缔组织层、帽状腱膜层、帽状腱膜下层和颅骨骨膜组成（图 16-2）。头皮损伤有多种类型，不同的类型处理原则和方法不同。

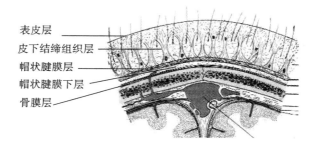

表皮层
皮下结缔组织层
帽状腱膜层
帽状腱膜下层
骨膜层

图 16-2　头皮构成

一、头皮擦伤

头皮擦伤仅限于头皮表层，创面不规则，可有少量的渗液或渗血。一般不需要特殊处理。创面大渗血多的剪除局部头发，清洁消毒创面后，暴露并保持创面干燥即可。

二、头皮裂伤

头皮裂伤多由锐器或较大钝力直接作用所致。由于头皮血管丰富，出血较多，处理不及时或伤口较大时，可引起失血性休克。头皮裂伤急救处理主要是止血。最常用的方法是加压包扎，然后尽快行清创缝合。

锐器所致的裂伤，裂口较平直，创缘整齐无缺损，除少数锐器可进入颅内造成开放性脑损伤外，大多数裂伤仅限于头皮，虽可深达骨膜，但颅骨常完整，大多可直接缝合；钝器或头部碰撞造成的头皮裂伤多不规则，创缘有挫伤痕迹，常伴颅骨骨折或脑损伤。

清创时认真检查伤口深处有无异物，异物应彻底清除以防引发伤口感染。另外应检查有无骨折或碎骨片,如有脑脊液漏或脑组织外溢,应按开放性脑损伤处理。头皮血供丰富,愈合能力强,即使伤后超过 24 h,只要没有明显的感染征象,仍可进行彻底的一期清创缝合。术后常规使用抗生素和破伤风抗毒素。

三、头皮撕脱伤

头皮撕脱伤常因长发卷入转动的机器中,将连同帽状腱膜在内的大块或全部头皮撕脱,有时连同部分骨膜也被撕脱,使颅骨暴露,创面大,出血多,可导致失血性或疼痛性休克。

现场急救应采用有效的包扎、止血方法,并将撕脱的头皮和病人同时送入医院。经积极抗休克后行清创术,根据情况选择不同的处理方法:①有蒂相连且有血运者可直接复位缝合。②对完全游离者,如无明显污染,且伤后未超过 6 h,有条件时可用显微外科吻合头皮小血管。③若不能吻合,可将撕脱的皮瓣切薄行中厚或全厚皮片移植。④若骨膜已撕裂,需在颅骨外板上多处钻孔,待新鲜肉芽长出后,再行植皮术。术后应注意抗休克,预防感染和对创面进行观察处理。

四、头皮血肿

头皮血肿多因钝器伤所致,按血肿出现于头皮内的不同层次,可分为头皮下血肿、帽状腱膜下血肿和骨膜下血肿三种。

1. 头皮下血肿　比较局限,无波动,体积小,疼痛显著,有时因血肿周围组织肿胀隆起,中心反而凹陷,易误认为凹陷性骨折,必要时可摄 X 线片鉴别。头皮下血肿 1～2 周可自行吸收,无须特殊治疗。

2. 帽状腱膜下血肿　由该层内小血管撕裂引起。由于帽状腱膜下为疏松结缔组织,血肿可蔓延至整个帽状腱膜下层,触之柔软,有波动感。小儿可导致贫血或休克。较小的血肿可采用局部加压包扎,防止血肿扩大并待其自行吸收。巨大血肿应在严格的无菌操作下,分次穿刺抽吸后加压包扎。应尽量少穿刺,以防感染。

3. 骨膜下血肿　骨膜下血肿多见于颅骨骨折和产伤之后。血肿局限于某一颅骨范围之内,不跨越颅缝,张力高,可有波动。诊断时应注意是否伴有颅骨骨折。应在严格皮肤准备和消毒情况下行血肿抽吸,一般 1～2 次即可恢复。对伴有颅骨骨折者不宜强力加压包扎,以防血液经骨折缝流入颅内,引起硬脑膜外血肿。

第三节　颅骨损伤

颅骨损伤表现为颅骨骨折,是指颅骨受暴力作用所致的颅骨结构改变。颅骨骨折提示伤者受暴力较重。临床上应注意有无并发脑膜、血管、脑神经和脑损伤。颅骨骨折按骨折部位可分为颅盖骨折和颅底骨折。按骨折形态又可分为线形骨折、凹陷性骨折和粉碎性骨折。按骨折处是否与外界相通,分为开放性骨折和闭合性骨折。

一、颅盖骨折

(一) 线形骨折

颅盖部线形骨折无特殊临床表现,主要靠 X 线摄片确诊。

单纯的线形骨折不需要特殊处理,但应注意有无并发脑膜、血管和脑组织的损伤,特别是骨折线通过脑膜中动脉和静脉窦时，应警惕硬膜外血肿的发生，受伤早期需要严密观察和多次CT复查。

（二）凹陷性骨折

凹陷性骨折好发于额骨和顶骨，多数为全层凹陷，少数仅为内板凹陷。成人凹陷性骨折多为粉碎性骨折，婴幼儿可呈"乒乓球"样凹陷性骨折。除拍摄头颅正侧位片外，还应拍切线位片显示凹陷的深度。CT扫描可全面了解骨折情况，并可了解有无并发脑损伤和继发颅内出血。闭合性凹陷性骨折是否需外科手术，取决于凹陷部位、深度、范围及有无对脑组织的压迫。

手术适应证包括：①合并脑损伤或大面积骨折陷入颅腔，引起颅内压增高，CT示中线结构移位，有可能发生脑疝者，应行急诊开颅去骨瓣减压术；②因骨折片压迫脑重要部位引起神经功能障碍，如偏瘫、癫痫等，应行骨折片摘除或复位手术；③在非功能部位的小面积凹陷性骨折，无颅内压增高，深度超过1cm者，为相对适应证，可择期手术；④位于大静脉窦处的凹陷性骨折，如未引起神经体征或颅内压增高，即使凹陷较深，也不应手术。如要手术，术前和术中都需做好处理大出血的准备。

（三）粉碎性骨折

粉碎性骨折多由较大暴力引起，颅骨骨折成游离骨片，骨折片可刺入脑组织中。手术应清除骨片，缝合或修补硬脑膜。

（四）开放性骨折

开放性骨折可分为单纯头皮、颅骨开放和头皮、颅骨及颅腔开放。开放性骨折应立即手术，局部清创，骨片复位或去除，硬脑膜破裂者需修补硬脑膜。伤口内常有异物或碎骨片，应彻底清创。线形骨折在没有严重污染时，将头皮分层缝合即可。有严重污染时，应将骨折边缘部分的骨质去除，以防感染。凹陷性骨折先行头皮彻底清创，视需要再复位凹陷的骨折。如为与颅腔相通的开放性骨折，在彻底头皮清创后，清除全部的碎骨片，然后严密缝合或修补硬脑膜，以防颅内感染。

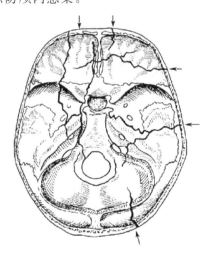

图16-3　常见颅底骨折线位置

二、颅底骨折

颅底骨折绝大多数是由颅盖骨骨折线延伸至颅底而致。也可因挤压和间接暴力所致。由于骨折线经常累及鼻旁窦、岩骨或乳突气房，使颅腔和这些窦腔相通而形成隐性开放性损伤，引起颅内感染（图16-3）。

（一）颅前窝骨折

颅前窝骨折常累及眶顶和筛骨，出血可经鼻孔流出，或淤滞于眶内、眶周皮下及球结膜下形成淤血斑，称为"熊猫眼征"。骨折处脑膜撕破时，脑脊液经额窦和（或）筛窦由鼻孔流出称为脑脊液鼻漏，空气也可经漏口逆行进入颅腔内形成颅内积气。筛板及视神经管骨折可损伤嗅神经和视神经。

（二）颅中窝骨折

颅中窝骨折累及蝶窦时，出血和脑脊液可经蝶窦由鼻孔流出。累及颞骨岩部同时又有脑膜和骨膜破裂时脑脊液经中耳由鼓膜裂孔流出形成脑脊液耳漏。如鼓膜完整，脑脊液可经咽鼓管流到鼻咽部，再从鼻孔漏出。此外也常合并第Ⅶ或Ⅷ脑神经损伤，引起面瘫和听力障碍。如骨折累及蝶骨和颞骨内侧可伤及脑垂体和第Ⅱ、Ⅲ、Ⅳ、Ⅴ、Ⅵ脑神经。

（三）颅后窝骨折

颅后窝骨折累及颞骨岩部后外侧时，多在伤后 1～2 日出现乳突部皮下淤血（Battle 征）。累及枕骨大孔周围时可在伤后数小时出现枕下部肿胀和颈后皮下淤血。骨折累及枕大孔或岩骨后缘，可损伤后组脑神经（第 Ⅸ～Ⅺ 脑神经）而出现声音嘶哑、吞咽困难等症状。

颅底骨折偶尔可伤及颈内动脉，造成颈动脉-海绵窦瘘或大量鼻出血。

与颅盖骨骨折不同，颅底骨折主要依据临床表现来诊断，表现为相应部位的皮肤黏膜淤血斑、脑神经损伤和脑脊液漏等。颅骨 X 线检查价值有限。CT 扫描时，通过调节窗宽和窗距，可显示骨折线、颅内积气、鼻旁窦积液积血、眼眶和视神经管骨折和脑损伤等。

颅底骨折本身无须特殊治疗，重点是处理脑损伤、脑脊液漏和脑神经损伤等合并伤。耳鼻出血和脑脊液漏者，应按颅脑开放性损伤处理，不可堵塞或冲洗耳鼻腔，也不宜行腰椎穿刺，以免引起颅内积气和逆行感染。取头高位卧床，尽量避免擤鼻、咳嗽和打喷嚏，同时预防应用抗生素。大多数漏口会在伤后 1～2 周自行愈合。如超过 1 个月仍未停止漏液，可考虑手术修补硬脑膜，封堵漏口。对伤后视力减退，疑为视神经管骨折或血肿压迫视神经者，力争在 12 h 内行视神经减压术。颅内积气者，一般可在 2～3 周完全吸收，不必处理。

第四节 脑 损 伤

脑损伤分为原发性损伤和继发性损伤两大类。原发性损伤是指暴力作用后立即导致的损伤，如脑震荡、脑挫裂伤、弥漫性轴索损伤等；继发性损伤是指暴力作用一段时间后出现的损伤，如脑水肿、颅内血肿等。

一、脑震荡

脑震荡是最轻的脑损伤，其特点为伤后即刻发生短暂的意识障碍和近事遗忘。一般认为脑震荡引起的脑功能障碍，是与脑干网状结构短暂功能障碍有关，脑组织无肉眼可见的病理变化。电镜下可见着力点处的神经细胞线粒体肿胀、神经元轴突肿胀和间质水肿。具体机制尚有争议。有学者认为脑震荡可能是一种较轻的弥漫性轴索损伤。

（一）临床表现

1. 意识障碍　伤后立即出现，可为神志不清或完全昏迷，持续数秒或数分钟，一般不超过 30 min。

2. 逆行性遗忘　清醒后大多不能回忆受伤当时及伤前一段时间内发生的事情。

3. 其他表现　伤后短时间内可出现面色苍白、出汗、血压下降、心动徐缓、呼吸浅慢、肌张力降低、各种生理反射迟钝或消失等。此后可能出现头痛、头昏、恶心、呕吐。这些症状多在数日内好转或消失，部分病人头痛等症状长时间存在。

4. 神经系统检查　无阳性体征，脑脊液无红细胞，CT 检查颅内无异常。有临床资料表明，有半数脑震荡病人的脑干听觉诱发电位检查提示有器质性损伤。

（二）治疗

单纯脑震荡无须特殊治疗，一般卧床休息 5～7 日，给予对症治疗，减少外界刺激，适当应用镇静剂即可。应重视心理治疗，做好解释工作，多数预后良好。但伤后早期应严密观察病情变化。

二、脑挫裂伤

脑挫裂伤是外力造成的原发性脑器质性损伤,是脑挫伤和脑裂伤的统称。脑挫伤指脑组织遭受破坏较轻,软脑膜尚完整者;脑裂伤指软脑膜、血管和脑组织同时有破裂。二者常同时并存,不易区别,故合称为脑挫裂伤。脑挫裂伤既可发生于着力部位,也可发生在对冲部位。主要发生在大脑皮层,如额极、颞极及脑底面(图16-4),轻者有大脑皮层或深部组织点状出血,重者脑皮质及其深部的白质广泛碎裂、坏死,伴有软脑膜、血管同时破裂,可伴有外伤性蛛网膜下腔出血,继发性脑水肿、颅内血肿形成而危及生命。

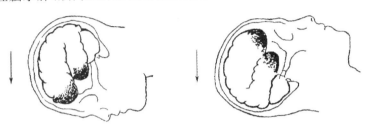

图16-4 速伤中着力部位和脑损伤位置

(一)临床表现

1. 意识障碍 与脑损伤轻重有关,由于伤情不同,意识障碍的程度、时间常不同,可数小时、数日至长期持续昏迷,昏迷时间越长,提示伤情越重;少数局限的脑挫裂伤,可不出现意识障碍。

2. 局灶性症状与体征 若伤及脑皮质功能区,伤后可立即出现相应症状,如伤及运动中枢可出现偏瘫、语言中枢可出现失语等;伤及大脑非重要功能区如额极、颞极等所谓"哑区"可无局灶性体征。

3. 头痛、恶心、呕吐 可能与颅内压增高、自主神经功能紊乱或外伤性蛛网膜下腔出血有关,疼痛可以是局限性的,也可以是全头疼痛。早期的恶心、呕吐可能因呕吐中枢受脑脊液冲击、蛛网膜下腔出血对脑膜的刺激或前庭功能受刺激引起,后期多为颅内压增高所致。

4. 生命体征改变 损伤较重者可因继发性脑水肿或颅内血肿而出现急性颅内压增高甚至脑疝的表现,如血压升高、心率下降、体温升高、瞳孔改变;下丘脑损伤可出现高热、昏迷,水、电解质紊乱等。

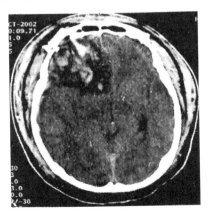

图16-5 CT脑挫裂伤(右额叶底面)

(二)诊断

脑挫裂伤的诊断依据是外伤史、临床表现和超过30 min的昏迷史。对有神经系统阳性体征者,可根据定位体征及意识障碍程度,结合受伤史,判断其损伤部位及程度;对没有神经系统阳性体征、多发性脑挫裂伤或脑深部损伤者,临床定位常困难,必要的辅助检查可明确诊断:①CT为首选检查:不仅可清楚地显示脑挫裂伤的部位、程度和有无继发性损害,还可与脑震荡做鉴别诊断,同时对预后有所判断。典型表现为局部脑组织高低密度混杂影(图16-5)。②MRI检查:不作为首选,但对合并脑干、胼胝体及轴索损伤有独特优势。③腰椎穿刺:可了解有无蛛网膜下腔出血及颅内压增高,急性颅内压增高者应慎用或禁忌用。

三、脑干损伤

脑干损伤是指中脑、脑桥和延髓的损伤,分为原发性和继发性两类。原发性脑干损伤是直接外力作用致使脑干和周围结构发生撞击或脑干受压、牵拉、扭曲而受伤。以中脑被盖多见,轻者在脑干可见点状出血灶和局部水肿灶,重者可见脑干内神经结构断裂和片状出血灶,晚期形成软化灶。继发性脑干损伤是指由脑水肿、颅内血肿等引起颅内压增高诱发脑疝,推移压迫脑干使之受伤。

（一）临床表现

1. 意识障碍 昏迷由脑干网状结构受损,上行激活系统功能障碍所致。原发脑干损害病人,伤后立即昏迷,持续时间较长,如出现中间清醒期或中间意识好转期,则应考虑脑水肿或颅内血肿引起的继发性脑干损伤。

2. 瞳孔和眼球运动变化 中脑受损时眼球固定,瞳孔大小、形态变化无常,对光反射消失。脑桥受损时,可出现两侧瞳孔极度缩小,眼球同向凝视。

3. 去脑强直 中脑损伤的表现,头部后仰,双上肢过伸和内旋,双下肢也过伸,呈现角弓反张状态。去脑强直开始为间断性,轻微刺激可诱发,后逐渐转为持续性。

4. 锥体束征 这是脑干损伤的重要体征之一,包括肢体偏瘫、肌张力增高、腱反射亢进、病理征阳性。

5. 生命体征变化 脑干损伤后生命体征变化出现早而且重。中脑和脑桥上端呼吸调节中枢受损伤时,引起呼吸节律的改变,如陈-施呼吸、抽泣样呼吸等。当延髓吸气和呼气中枢受损时,则发生呼吸停止。当延髓心血管中枢受损伤时,则不能维持血压和心跳。在一般情况下,呼吸停止早于心跳停止,在人工维持呼吸的情况下,心跳则可维持数日到数月,最后因心力衰竭而死亡。当脑干体温调节中枢受损伤后,可引起体温调节障碍,出现高热和体温不升。

6. 其他器官表现 脑外伤尤其是脑干损伤后,应激反应常引起上消化道出血。有些病人可出现顽固性呃逆。由于交感神经过度兴奋,引起体循环和肺循环阻力增高,导致神经源性肺水肿。

（二）诊断

单纯原发性脑干损伤临床少见,常与其他类型脑损伤合并存在。从临床表现严格区分原发性和继发性脑干损伤是困难的。CT 和 MRI 是有效的检查手段,尤其是 CT 更为便利,可发现脑干内灶状出血,表现为点片状高密度影,脑干周边脑池消失。如果受伤后没有典型的继发性脑干损伤过程和表现,依据 CT 显示,可诊断为原发性脑干损伤。

四、丘脑下部损伤

丘脑下部是自主神经系统重要的皮质下中枢,与机体内脏活动、内分泌、物质代谢、体温调节以及维持意识和睡眠有重要关系。单纯性丘脑下部损伤较少,多与严重脑挫裂伤和脑干损伤伴发,因此丘脑下部损伤后临床表现多而且重,表现为意识和睡眠障碍、循环和呼吸紊乱、体温调节障碍、水代谢紊乱、糖代谢紊乱和消化系统功能障碍。

丘脑下部损伤常与脑挫裂伤和脑干损伤同时伴发,临床表现复杂,如有下丘脑损伤的特殊征象,可考虑诊断。MRI 能显示下丘脑细小的损伤灶,诊断具有一定优势。

五、弥漫性轴索损伤

弥漫性轴索损伤是头部遭受加速性旋转外力作用时,因剪应力而造成的以脑内神经轴索肿胀断裂为主要特征的损伤,在重型颅脑损伤中占 $28\%\sim50\%$,诊断治疗困难,预后差。脑弥

Note

漫性轴索损伤好发于神经轴索聚集区,如胼胝体、脑干、小脑、内囊、基底核灰白质交界处。肉眼可见损伤区组织间裂隙和血管撕裂性出血灶,一般不伴明显脑挫裂伤和颅内血肿。显微镜下发现轴缩球(axonal retraction ball)是确认弥漫性轴索损伤的主要依据。轴缩球是轴索断裂后近段轴浆溢出膨大的结果。多数学者认为原发性脑干损伤实际上就是最重的弥漫性轴索损伤,而脑震荡则是最轻的一类。

(一)临床表现

1. 意识障碍 受伤即刻发生的长时间的严重意识障碍是弥漫性轴索损伤典型的临床表现。损伤愈重,昏迷愈深,特别严重者伤后数小时内死亡,幸存者多为重残或处于植物生存状态。近年研究认为,轻型弥漫性轴索损伤可有清醒期,甚至能言语,神志好转后可因继发性脑水肿而再次昏迷。

2. 瞳孔和眼球运动改变 表现为一侧或双侧瞳孔散大、对光反射消失,同向凝视等。

(二)诊断

典型的弥漫性轴索损伤伤后即刻发生意识障碍,CT 或 MRI 扫描可见大脑皮层与髓质交界处、胼胝体、脑干、基底节区、内囊或第三脑室周围有多个点状或小片状出血灶。但无出血的轴索断裂 CT 不能显示,轻型的弥漫性轴索损伤可以有清醒期,诊断较困难。目前公认的诊断标准:①伤后持续昏迷(大于 6 h);②CT 示脑组织撕裂出血或正常;③颅内压正常但临床状况差;④无明确脑结构异常的伤后持续植物生存状态;⑤创伤后期弥漫性脑萎缩;⑥尸检见特征性病理改变。

(三)治疗和预后

弥漫性轴索损伤的治疗目前仍无突破性进展,以传统的治疗为主,包括呼吸道管理、过度换气、吸氧、低温、脱水,给予激素、钙通道阻滞剂、巴比妥类药物等。弥漫性轴索损伤的致死率和致残率很高,易导致脑外伤后植物生存状态。

六、开放性颅脑损伤

非火器伤或火器伤造成头皮、颅骨、硬脑膜和脑组织与外界相通的创伤统称为开放性颅脑损伤。与闭合性颅脑损伤相比,除了损伤原因和机制不同外,治疗也不相同。

(一)非火器所致开放性颅脑损伤

1. 病因和损伤机制 致伤物可分为两类:一类是锐器,如刀、斧、钉等;另一类是钝器,如铁棒、石块、树枝等。锐器尖锐锋利易穿透头皮、颅骨和硬脑膜,进入脑内。伤道比较整齐,损伤主要限于局部,对周围影响很小。钝器的致伤机制因致伤物的种类而不同,如树枝、铁棍等穿入颅内,脑损伤情况类似锐器伤;而石块等击中头部造成的开放伤,损伤机制则类似闭合性颅脑损伤中的加速伤,除了损伤着力部位组织外,还有因惯性作用所致的对冲性脑挫裂伤和颅脑血肿。

2. 临床表现

(1)创伤局部表现:因致伤物不同,局部表现差别较大,伤口形状和大小不同,颅骨和脑组织损伤的范围也不一样。伤口一般出血较多,伤口中往往夹杂着头发、泥沙、碎石、玻璃等异物,有时可见脑脊液和脑组织外流。

(2)局灶症状和体征:依据受伤的部位不同,有相应表现,如肢体瘫痪、感觉障碍、失语、偏盲等。

(3)其他脑损伤表现:依据脑受伤程度不同,有不同程度的意识障碍,一般钝器伤意识障碍比锐器伤重。当颅内压增高并引发脑疝时,可有头痛、恶心、呕吐和生命体征变化。开放性损伤由于脑脊液及坏死液化脑组织从伤口溢出,可在一定程度上缓解颅内压的增高。

（4）失血:开放伤口处理不及时可引起大量失血,尤其是伤口较大者,可引起失血性休克。

3. 诊断 通过检查头部伤口,有脑脊液和脑组织溢出,诊断不困难。辅助检查如 X 线平片和 CT 扫描,能提供骨折的类型和范围、脑损伤范围和程度、有无颅内血肿、有无异物和碎骨片、有无脑水肿等信息,为手术提供参考。

（二）火器所致开放性颅脑损伤

火器损伤多为开放性颅脑损伤,在战时常见。除具有非火器所致的开放性颅脑损伤的特征外,还具有弹片或弹头所形成弹道伤的特点。

1. 分类 有切线伤、非贯通伤、贯通伤、颅内反跳伤和颅外反跳伤。

2. 病理和损伤机制 颅脑火器伤的损伤情况与致伤物的性状、速度、大小密切相关。高速的弹片或弹头穿通硬脑膜后,在脑内形成伤道,其病理改变如下:①原发性伤道区:伤道中心区,内含有毁损和液化的脑组织碎块、血块、碎骨片、头发、泥沙、弹片和弹头等。碎骨片常位于伤道近端,弹片或弹头常在伤道远端。伤道周围可形成血肿。②伤道外围脑挫裂伤区:由于高速投射物在穿过颅腔瞬间,在脑内形成暂时性空腔,产生超压现象,冲击波向周围脑组织传递,使脑组织瞬间承受高压和相继而来的负压作用而引起挫伤。脑组织有点状出血和水肿。③脑挫裂伤区周围脑震荡区:伤道的外层脑组织在肉眼和光镜下无明显病理改变,但可出现暂时性功能障碍。

3. 临床表现

（1）意识障碍:其发生率和严重程度与投射物的能量大小有关,枪弹伤时,枪弹能量以压力波形式广泛作用于脑组织,常累及下丘脑和脑干,伤后意识障碍程度重。

（2）生命体征变化:伤后多数立即出现呼吸、脉搏、血压变化。伤及脑干时,可早期发生呼吸缓慢或间歇性呼吸、脉搏缓慢或细速、脉律不齐、血压下降等中枢衰竭征象。如果伤后呼吸慢而深、脉搏慢而有力、血压升高是颅内压增高引发脑疝所致,提示有颅内血肿。伤口大量出血,可引起失血性休克。

（3）瞳孔变化:伤后逐步出现的一侧瞳孔散大,对光反射消失,为小脑幕切迹疝的征象,应考虑颅内血肿。双侧瞳孔散大固定,提示脑干受累严重,已处濒危阶段。

（4）局灶性症状和体征:因损伤部位不同而表现为肢体单瘫或偏瘫、失语、感觉障碍、癫痫发作和脑神经麻痹等。

（三）诊断

应用头颅 X 线平片和 CT 检查,迅速明确脑损伤的部位和范围,伤道的走向和其与重要结构的关系,明确颅内异物性质、数目、大小及位置,有无颅内血肿及脑水肿程度和有无合并伤等。晚期了解有无脑脓肿的发生及发生部位。

第五节 外伤性颅内血肿

外伤性颅内血肿是颅脑损伤中最常见、最严重的继发病变,常引起颅内压增高导致脑疝而危及生命。

颅内血肿按出血的来源和部位可分为硬脑膜外血肿、硬脑膜下血肿、脑内血肿（图 16-6）。按伤后至血肿症状出现的时间可分为:急性血肿（3 日内）、亚急性血肿（3 日以后到 3 周内）、慢性血肿（3 周以上）。

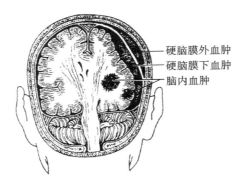

图 16-6　颅内血肿的部位

硬脑膜外血肿
硬脑膜下血肿
脑内血肿

一、硬脑膜外血肿

硬脑膜外血肿是指血肿位于颅骨内板与硬脑膜之间,好发于幕上半球凸面,约占外伤性颅内血肿的30%,大多属于急性型。以颞区、额顶部和颞顶部最多见,多数为单发,也可多发,与颅骨骨折关系密切。

发生机制:硬脑膜外血肿的主要来源是脑膜中动脉。该动脉经颅中窝底的棘孔入颅后,沿脑膜中动脉沟走行,在近翼点处分为前后两支,主干及分支均可因骨折而撕破,于硬脑膜外形成血肿。除此之外,颅内静脉窦(上矢状窦、横窦)、脑膜中静脉、板障静脉或导血管损伤也可酿成硬脑膜外血肿。少数病人并无骨折,其血肿可能与外力造成硬脑膜与颅骨分离,硬脑膜表面的小血管被撕裂有关。

(一)临床表现

1. 意识障碍　进行性意识障碍为颅内血肿的主要症状。可有三种表现:①原发性脑损伤较轻,伤后无原发昏迷,只是在血肿形成引起脑损害后才出现意识障碍(清醒—昏迷);②原发性脑损伤略重,伤后一度昏迷,随后完全清醒或好转,但不久又陷入昏迷(昏迷—中间清醒或好转—昏迷),中间清醒期长短取决于原发性脑损伤的轻重和出血速度;③如果原发性脑损伤较重或血肿形成迅速,表现为意识障碍进行性加重或持续昏迷;因为硬脑膜外血肿病人的原发脑损伤一般较轻,所以大多表现为①、②种情况。

2. 颅内压增高　病人在昏迷前或中间清醒(好转)期常有头痛、呕吐、躁动不安、血压升高、呼吸和脉搏减慢等生命体征改变;当颅内压增高到一定程度时可出现脑疝表现。幕上血肿大多先形成小脑幕切迹疝,除意识障碍外,出现瞳孔改变:早期因动眼神经受到刺激,患侧瞳孔缩小,但时间短暂,往往不被察觉;随即由于动眼神经受压,患侧瞳孔散大;若脑疝继续发展,脑干严重受压,中脑动眼神经核受损,则双侧瞳孔散大。与幕上血肿相比,幕下血肿较少出现瞳孔改变,而容易出现呼吸紊乱甚至骤停。

3. 神经系统体征　伤后立即出现的局灶症状和体征为原发性脑损伤的表现。单纯硬脑膜外血肿,除非压迫脑功能区,早期较少出现体征。但当血肿增大引起小脑幕切迹疝时,则可出现对侧肢体偏瘫、感觉障碍和锥体束征。脑疝发展,脑干受压严重时导致去脑强直。

(二)CT表现

对疑有颅内血肿的病人应及早进行头颅CT检查,颅内血肿的形成速度有快有慢,当在血肿还没有形成之前行CT检查结果为阴性时,对病人不能放松观察,应按具体情况定时复查CT。特别是临床表现如频繁呕吐或意识障碍加重时,应马上复查CT。CT扫描不仅可以直接显示硬脑膜外血肿,表现为颅骨内板与硬脑膜之间的双凸镜形或弓形高密度影(图16-7)。CT还可准确定位,计算出血量,了解脑室受压和中线结构移位的程度及并存的脑挫裂伤、脑水肿等情况。

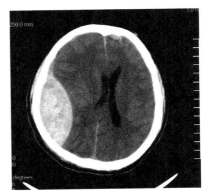

图 16-7　侧颞枕部硬膜外血肿

Note

（三）诊断

根据头部受伤史,伤后当时清醒,以后昏迷,或出现有中间清醒(好转)期的意识障碍过程,结合 CT 检查,若发现颅骨内板与脑表面之间有双凸镜形或弓形高密度影,一般可以早期诊断。

二、硬脑膜下血肿

硬脑膜下血肿是指血肿位于硬脑膜下腔,约占颅内血肿的 40%,是颅内血肿最常见的类型。急性和亚急性硬脑膜下血肿的出血来源主要是脑皮质血管,大多由对冲性脑挫裂伤所致,好发于额极、颞极及其底面。可视为脑挫裂伤的一种并发症。另一种较少见的血肿出血是由大脑表面回流到静脉窦的桥静脉或静脉窦本身撕裂所致,范围较广,可不伴有脑挫裂伤。

慢性硬脑膜下血肿的出血来源和发病机制尚不完全清楚。好发于老年人,多有轻微头部外伤史。部分病人无外伤,可能与营养不良、维生素 C 缺乏、硬脑膜出血性或血管性疾病等相关。此类血肿常有厚薄不一的包膜。

急、慢性硬脑膜下血肿临床表现有所不同。

（一）急性硬脑膜下血肿

多数伴有较重的脑挫裂伤,病情一般较重。脑挫裂伤、脑水肿和血肿所致脑疝的意识障碍相互重叠,表现为持续性昏迷并进行性加重,少有中间清醒期和意识好转期。颅内压增高和脑疝的征象多因血肿和脑水肿而进行性加重。脑挫裂伤重,脑肿胀剧烈或血肿形成快且大时,伤后很快发生脑疝,病情呈急性进展。脑挫裂伤轻和血肿形成速度慢,且血肿较小时,病情进展相对较为缓慢,呈亚急性进展。

CT 检查除显示脑挫裂伤灶外,可见颅骨内板与脑表面之间出现高密度、等密度或混杂密度的新月形或半月形影,有助于确诊(图 16-8)。

（二）慢性硬脑膜下血肿

进展缓慢,病程较长,可为数月甚至数年。临床表现差异很大。大致可归纳为三种类型:①以慢性颅内压增高的征象为主,主要表现为头痛、恶心、呕吐和视神经乳头水肿,缺乏定位症状;②血肿压迫脑功能区,以病灶症状为主,如偏瘫、失语、局限性癫痫等;③以智力和精神症状为主,表现为头昏、耳鸣、记忆力减退、精神迟钝或失常。

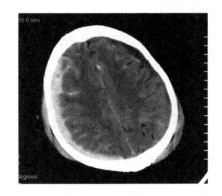

图 16-8 右侧额颞顶部急性硬脑膜下血肿

慢性硬脑膜下血肿容易误诊漏诊,应引起注意。本病易误诊为神经官能症、老年性痴呆、高血压脑病和脑血管意外后遗症等。如有上述临床表现,不论有无外伤史,都应及时行 CT 或 MRI 检查来确诊。CT 表现为脑表面新月形或半月形低密度或等密度影,MRI 则为短 T_1、长 T_2 信号影。

三、脑内血肿

脑内血肿比较少见,在闭合性颅脑损伤中,发生率为 0.5%~1%,常与枕部着力时的额、颞对冲性脑挫裂伤同时存在,少数位于着力部位。脑内血肿有两种类型:浅部血肿多由挫裂的脑皮质血管破裂所致,常与硬脑膜下血肿同时存在,多位于额极、颞极及其底面;深部血肿由脑深部血管破裂所引起,脑表面无明显挫裂伤,很少见。脑内血肿的临床表现依血肿的部位和量而定。可有局灶性症状、颅内压增高症状等,意识障碍轻重取决于原发性脑损伤程度和血肿形

知识链接 16-1

Note

成的速度。

CT 检查显示在脑挫裂伤灶附近或脑深部白质内圆形或不规则形高密度影,血肿周边有低密度水肿带(图 16-9)有助于确诊。

四、脑室内血肿

外伤性脑室内血肿多见于脑室邻近的脑内血肿破入脑室,也可因暴力作用头颅时,脑室产生瞬间的变形而撕破脑室壁上的血管导致出血而形成,脑室内出血量不大时,血液被脑脊液稀释而无法形成血肿,当出血量大时,则可形成血肿。因脑脊液冲洗作用,脑室血肿吸收速度远快于脑内血肿。

(一)临床表现

脑室出血病情常较重,除了有颅内高压征象和意识障碍外,还可有明显的中枢性高热,体温持续在 40 ℃以上,有呼吸急促和去脑强直等表现。另外脑室血肿可堵塞脑脊液循环通道或血性脑脊液堵塞蛛网膜颗粒,可引起梗阻性或交通性脑积水而加重颅内压增高的程度。

(二)诊断

CT 检查显示脑室扩大,脑室内有高密度凝血块影或血液与脑脊液混合的中等密度影有助于确诊(图 16-10)。

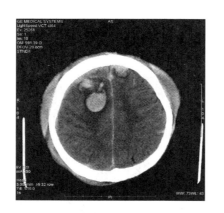

图 16-9　双侧额叶脑挫裂伤并脑内血肿

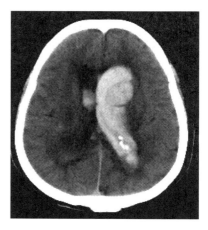

图 16-10　脑室内血肿

五、迟发性颅内血肿

迟发性颅内血肿是指头部外伤后,首次 CT 检查未发现颅内血肿,经过一段时间后再次 CT 检查出现的颅内血肿,或者在手术清除颅内血肿一段时间后又在脑不同部位出现的颅内血肿。发生率为 1%～10%,多见于老年病人,出现血肿的高峰在脑挫裂伤后 3 天内或在血肿清除和脑外伤减压术后。

血肿的形成可能是外伤当时血管未完全受损,伤后由于损伤灶局部二氧化碳蓄积、酶的释放及血管痉挛等因素,未完全损伤的血管完全破裂而出血。也可能是因为手术前脑组织在颅腔中相对稳定,手术中脑组织因减压或释放脑脊液而松动,促使原先未完全破裂的血管完全破裂出血。此外,受伤后病人血压一直较低,破裂血管未出血,待血压恢复正常后,同时随着颅内压降低,破裂血管开始出血而引发血肿。迟发性颅内血肿可发生在脑内、硬膜下和硬膜外,以脑内多见。

病人入院或手术后,病情稳定一段时间,再次出现进行性加重的意识障碍和颅内高压征象,或出现新的神经功能缺损,提示可能发生迟发性颅内血肿。CT多次复查可及时确诊迟发性血肿。

第六节　颅脑损伤的处理

颅脑损伤处理的重点是预防和处理继发性脑损伤,着重预防脑疝的发生,同时要防止并发症的发生,减轻伤残程度。

一、病情观察

颅脑损伤病人应观察意识、瞳孔、神经系统体征、呼吸循环等生命体征变化;观察期间注意病人头痛、躁动或自行改变体位等情况;根据病情变化及时做必要的CT复查,能动态了解脑挫裂伤范围变化、血肿有无增大、脑受压及中线移位等情况,有助于治疗方案的调整、手术疗效的判定及术后脑积水等并发症的处理;重型颅脑损伤有条件者应送入ICU并予以颅内压监测。

1. 意识状态　观察意识状态是颅脑外伤病情观察中最重要的内容。意识障碍程度反映了脑干、皮层、丘脑、下丘脑和轴索损伤的程度,意识障碍出现的时间是区别原发性和继发性脑损伤的重要依据,意识障碍的变化反映了病情的好转或恶化,意识障碍加重提示继发性脑损伤存在和进行性加重。采用格拉斯哥昏迷评分法以睁眼、语言和运动三项指标的不同表现给病人打分,判断意识障碍的程度。

2. 瞳孔　动眼神经、视神经和脑干等部位损伤可引起瞳孔改变,应用某些药物、剧痛、惊骇时也会影响瞳孔。小脑幕切迹疝早期,同侧瞳孔可短时间缩小或大小多变,脑疝一旦形成,同侧瞳孔则散大,直、间接光反射均消失。原发性视神经损伤表现为伤侧瞳孔散大、直接光反射消失,而间接光反射存在。

3. 局灶性症状和体征　原发性脑损伤引起的局灶症状和体征如偏瘫、失语等,在受伤当时即出现,且不再继续加重。继发性脑损伤如脑水肿和颅内血肿等引起的局灶症状和体征则在伤后逐渐出现,并多呈进行性加重,并常伴意识障碍进行性加重。

4. 生命体征　生命体征紊乱为脑干受损征象。受伤后即刻出现的呼吸、脉搏、血压的改变,多为原发性脑干损伤所致。伤后与意识障碍和瞳孔变化同时或相继出现的进行性心率减慢、血压升高、呼吸缓慢则为小脑幕切迹疝所致。枕骨大孔疝也表现为心率减慢、血压升高,但常无明显的意识障碍和瞳孔变化的阶段而突然呼吸停止。开放性颅脑损伤或合并胸腹及四肢复合伤时,特别是复合伤,可因失血过多而发生休克,造成脉搏细速和血压降低等改变。因此,凡脑外伤病人一旦出现休克表现,一定要警惕并及时认真检查有无并发其他器官损伤。

5. 其他　进行性加重的剧烈头痛、频繁呕吐和烦躁不安常是脑疝的预兆。烦躁应及时排除呼吸道不通畅、尿潴留、其他部位损伤所致疼痛等原因。

二、特殊监测

1. CT复查　颅脑外伤病人大多数都会产生继发性脑损伤,如脑水肿、颅内血肿和脑疝等,特别是在受伤早期,继发性脑损伤变化极快,仅凭严密观察病情变化来判断常会误诊和漏诊,CT复查能够:①了解血肿或脑水肿有无变化;②了解脑中线结构有无移位及移位程度;③早期发现迟发性血肿。

2. 颅内压监测　颅内压监测用于早期重型颅脑损伤病人,有以下目的:①了解颅内压变化,可尽早预防和控制颅内压增高和脑疝的发生。②根据颅内压的变化来判断病人烦躁、呕吐及生命体征变化的原因;③根据颅内压是否稳定,确定某些血肿是否需要手术治疗;④评价颅内高压症的治疗效果和判断预后。

三、急救处理

颅脑损伤的急救处理要点如下。

（1）首先行创口止血和包扎,有脑膨出时注意保护。及时输血输液,防止和纠正休克。

（2）保持呼吸道通畅,防止窒息。昏迷病人应采取侧俯卧位,及时清除口、鼻、气道内的血液、呕吐物或分泌物,必要时行气管插管或气管切开,以确保呼吸道通畅。

（3）受伤早期,病人如有皮肤黏膜苍白发冷、脉搏细弱和血压下降等休克征象,或有与头皮伤口出血量不相应的休克时,应及时诊视和检查身体其他部位和脏器,防止遗漏复合伤。

（4）开放性颅脑损伤和重型颅脑损伤病人,应常规应用抗生素,注射破伤风抗毒素,预防和控制感染。

（5）插入颅腔的致伤物不可贸然摇动和拔出,以免引起颅内大出血,应在有手术条件的医院准备充分后手术取出。

四、脑水肿的治疗

1. 脱水疗法　适应证有:①病情较重的脑挫裂伤,尤其是脑水肿明显者;②有头痛、恶心、呕吐等颅内压增高表现者;③发生脑疝者;④颅内血肿手术前或颅内血肿采取保守治疗并在严密监测病情时;⑤脑挫裂伤减压术和颅内血肿清除术后。具体方法参见第十五章"颅内压增高和脑疝"第一节。应用脱水疗法过程中,应随时监测电解质、血细胞比容、酸碱平衡和肾功能,适当补充液体和电解质。急性颅内压增高已引起急性脑疝时,应分秒必争进行紧急抢救或急诊手术。

2. 激素　糖皮质激素对减轻脑水肿、缓解颅内压增高有效。对重型颅脑损伤病人应尽早短期使用。常用的有地塞米松 5～10 mg 肌内注射或静脉滴注,2～3 次/日,一般用药 3 日;或氢化可的松 100 mg 静脉滴注,1～2 次/日,一般用药 3 日。应用激素时应注意抗酸治疗以避免应激性溃疡的发生,同时应注意预防继发感染。

3. 过度换气　一般在手术中和使用呼吸机控制呼吸时短暂使用,目的是使体内 CO_2 排出,通过降低 CO_2 分压,促使脑血管收缩,减少脑血流量来降低颅内压。

4. 其他　尚有巴比妥药物应用、亚低温治疗和脑积液体外引流术等。

五、手术治疗

（一）开放性颅脑损伤

1. 非火器致开放性颅脑损伤清创术　清创术应争取在损伤后 6～8 h 实施,在无明显污染并应用抗生素的前提下,清创时限可延长到 72 h。术前应认真阅读颅骨 X 线平片和 CT 片,并通过仔细检查伤口,确定骨折类型、碎骨片和异物的分布、脑挫裂伤的范围和有无颅内血肿、大血管和脑神经等重要结构有无损伤等。清创由浅入深,逐层进行,彻底清除头发、碎骨片等异物,吸出血肿和破碎的脑组织,彻底止血。硬脑膜严密缝合,如脑膜缺损大,可取自体帽状腱膜或颞肌筋膜修补,然后逐层缝合头皮。术后加强抗感染治疗。

2. 火器致开放性颅脑损伤清创术　火器致开放性颅脑损伤因多发生在战时,伤员常得不到及时清创。力争早期（在 24 h 内）彻底清创,在应用有效抗生素的前提下,清创也可延时至 72 h。清创原则是切除挫烂和污染的头皮损伤部分,清除皮下污物和异物,头皮缺损较大时可用整形方法修复,止血后缝合帽状腱膜和头皮,皮下置引流管 1～2 日。逐块摘除游离碎骨片和异物,清除污物和血块,修齐骨窗缘,如有颅内血肿或伤道较深时,应扩大骨窗,剪开硬膜,以便操作。彻底清除伤道内失活脑组织、血肿和异物,严格止血。 弹头或弹片太深,不应强求一期清创中摘除,以免损伤正常脑组织。彻底清创后,严密缝合硬脑膜。

清创后仍需观察生命体征、有无颅内继发性出血及脑脊液漏,使用破伤风抗毒素,加强抗感染、抗水肿、抗休克,加强营养支持治疗及相关并发症的防治。

(二)闭合性颅脑损伤

闭合性颅脑损伤手术目的有两个:一是消除颅内血肿和重度挫裂伤合并脑水肿引起的颅内压增高和脑疝;二是消除颅内血肿或凹陷性骨折片等引起的局灶性脑损害。

1. 重度脑挫裂伤合并脑水肿手术 手术指征:①意识障碍进行性加重或已有一侧瞳孔散大的脑疝表现;②CT 检查发现脑中线结构明显移位、脑室明显受压;③在脱水等保守治疗过程中,病情仍恶化者。

手术方法有颞肌下减压术,或额颞部挫裂伤处去骨瓣减压术、大骨瓣开颅减压术和内减压术。

2. 颅内血肿手术 颅内血肿的治疗有保守治疗和手术治疗两种方法,保守治疗必须是在有手术条件的医院,并在做好手术准备的前提下实施,一旦血肿扩大或有脑疝的前兆,应立即手术。

颅内血肿暂行保守治疗的指征:①无意识障碍和颅内压增高症状,或虽有意识障碍和颅内压增高症状,但已明显减轻好转;②CT 扫描所示幕上血肿量<40 mL,幕下血肿量<10 mL,中线结构移位<1.0 cm。可在严密观察病情的前提下,采用非手术治疗。

颅内血肿手术指征:①有明显颅内压增高症状和体征;②CT 扫描提示有明显脑受压引起的颅内血肿;③幕上血肿量>40 mL,颞区血肿量>20 mL,幕下血肿量>10 mL。

手术方法:急性和亚急性硬膜外、硬膜下和脑内血肿一般采用开颅血肿清除术。脑室内血肿目前多采取穿刺侧脑室,行脑室外引流术。慢性硬脑膜下血肿采用钻孔引流术,术后血肿腔放置引流管,并置管 48～72 h,如血肿腔闭合不理想,可适当延长置管时间。

【对症治疗和并发症处理】

1. 高热 常见的原因是脑干和下丘脑损伤以及呼吸道、泌尿系统和颅内感染等。高热易造成脑缺氧而加重脑损伤。常用的降温措施有冰帽冰毯,敷冰水毛巾,或头、颈、腋下、腹股沟等处放置冰袋。如物理降温效果不好,可采取冬眠疗法。

2. 躁动 病人突然变得躁动不安,常为病情恶化的先兆,提示有颅内出血或脑水肿加重可能。意识模糊病人出现躁动,可能为疼痛、颅内压增高、尿潴留、体位不适等原因引起,应先寻找原因并相应处理,然后才考虑给予镇静剂。

3. 外伤性癫痫 大脑额叶、顶叶和颞叶皮层受损后易发生外伤性癫痫。早期(伤后 1 个月内)癫痫发作的原因常为凹陷性骨折、蛛网膜下腔出血、颅内血肿和脑挫裂伤;晚期(伤后 1 月以上)癫痫发作主要是由脑瘢痕、脑皮层囊肿、蛛网膜炎及异物等引起。脑外伤后常规应用苯妥英钠,每次 0.1 g,或丙戊酸钠,每次 0.2 g,口服,每日 3 次,预防发作。如癫痫发作时,用安定 10～30 mg 静脉缓慢注射,然后将安定加入 10%葡萄糖溶液中静脉滴注,每日用量不超过 100 mg,连续 3 日。癫痫完全控制后,应继续服药 1～2 年,脑电图检查正常后方可停药。

4. 消化道出血 由重型脑损伤引起应激性溃疡所致,大量使用皮质激素可诱发出血。处理原则是停用激素、补充血容量和使用药物。常用药物有奥美拉唑 40 mg 静脉注射,每 8～12 h 1 次,直至出血停止,然后用 H_2 受体拮抗剂雷尼替丁 0.4 g 或西咪替丁(甲氰咪胍)0.8 g,静脉滴注,每日 1 次,连续 3～5 日。

Note

5. 尿崩 由下丘脑损伤所致,当每日尿量>400 mL,尿比重<1.005 时可诊断。轻者补足液体,几日后可自行恢复,严重者或短期不恢复者可用垂体后叶素,首次 2.5～5 U 皮下注射,然后记录每小时尿量,如超过 200 mL/h,追加 1 次用药。较长时间不恢复者,可注射长效的鞣酸加压素油剂。尿崩病人,在用药的同时,应注意监测水、电解质情况,及时补钾和液体。

6. 急性神经源性肺水肿 多见于下丘脑和脑干损伤。主要表现为呼吸困难、咳出血性泡沫样痰、肺部满布水泡音。血气分析显示 PaO_2 降低和 $PaCO_2$ 升高。处理方法:采取头胸稍高位,双下肢下垂,以减少回心血量;吸入经过盛有 95％酒精水封瓶内 40％～60％浓度的氧气,以消除泡沫;必要时气管切开,保持呼吸道通畅;呼吸机辅助呼吸,行呼气末正压通气,有助于提高氧交换率。同时应用地塞米松 10 mg、西地兰 0.4 mg 和 50％葡萄糖 40 mL 静脉注射,以增加心排血量,改善肺循环和减轻肺水肿。

本章小结

　　颅脑外伤形式多样,常合并发生。程度较轻的头皮、颅骨损伤,往往无须特殊处理。脑震荡是最轻的脑损伤,脑挫裂伤是最常见的脑损伤类型,而弥漫性轴索损伤则属重型颅脑损伤。颅内血肿量大者需手术治疗。做好早期救助,准确判断病情,及时完成检查,明确诊断是提高颅脑外伤救治成功率的关键。

（邢台医学高等专科学校　李晓红）

目标检测
及答案

Note

第十七章　颈 部 疾 病

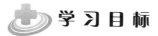

学 习 目 标

知识目标：
1. 掌握甲状腺功能亢进症(甲亢)的手术指征。
2. 熟悉甲状腺功能亢进症术前准备事项和术后常见并发症的处理。
3. 了解甲状腺疾病的病理生理。

能力目标： 具备对颈部外科疾病的初步诊断和处理能力。

素质目标： 加强医患沟通，体现人文关怀，选择合适的个体化诊疗方案。

案例导入

病人，女，32岁，颈前区肿块10年，近年易出汗、心悸，渐感呼吸困难。

体格检查：晨起心率102次/分，血压120/60 mmHg，无突眼，甲状腺Ⅱ度肿大，结节状。心电图提示：窦性心律不齐。

想一想：

(1) 该病人的初步诊断是什么？

(2) 该病人最佳的治疗方法是什么？

扫码看课件

第一节　甲状腺疾病

一、解剖生理概要

甲状腺位于甲状软骨下方、气管的两旁，由中央的峡部和左右两个侧叶构成，峡部有时向上伸出一个锥体叶。峡部一般位于第2～4气管软骨环的前面，两侧叶的上极通常平甲状软骨，下极多数位于第5～6气管软骨环。甲状腺由两层被膜包裹着，内层被膜叫甲状腺固有被膜，很薄，紧贴腺体并形成纤维束伸入到腺实质内。外层被膜包绕并固定甲状腺于气管和环状软骨上，易于剥离，因此又叫甲状腺外科被膜。两层膜间有疏松的结缔组织，甲状腺的动、静脉及淋巴、神经和甲状旁腺，手术时分离甲状腺应在此两层被膜之间进行。甲状腺两叶的背面，在两层被膜之间附有4个甲状旁腺。成人甲状腺约重30 g，正常情况下，不容易看到或摸到甲状腺。甲状腺借外层被膜固定于气管和环状软骨上，还借左、右两叶上极内侧的悬韧带悬吊于环状软骨上。因此，吞咽时甲状腺可随之而上、下移动。临床上常借此鉴别颈部肿块是否与甲状腺有关。

Note

175

甲状腺的血液供应十分丰富,主要由两侧的甲状腺上动脉和甲状腺下动脉供应。甲状腺上、下动脉的分支之间,以及甲状腺上、下动脉分支与咽喉部、气管、食管的动脉分支之间,都有广泛的吻合和沟通,因此手术时,虽将甲状腺上、下动脉全部结扎,甲状腺残留部分仍有血液供应。甲状腺有三条主要静脉即甲状腺上、中、下静脉,其中,甲状腺上、中静脉血液流入颈内静脉,甲状腺下静脉血液流入无名静脉。甲状腺的淋巴液流入沿颈内静脉排列的颈深淋巴结(图 17-1)。

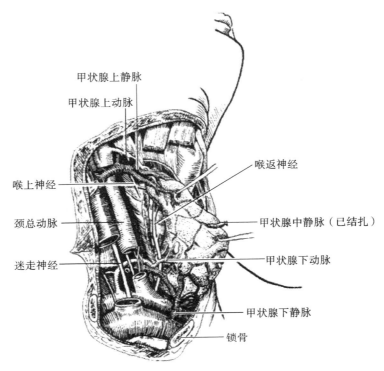

图 17-1　甲状腺解剖图

　　喉返神经来自迷走神经,行走在气管、食管之间的沟内,多在甲状腺下动脉的分支间穿过,支配声带运动。喉上神经也来自迷走神经,分为内外两支,内支(感觉支)分布在喉黏膜上,外支(运动支)贴近甲状腺上动脉并同行,支配环甲肌,使声带紧张(图 17-2)。

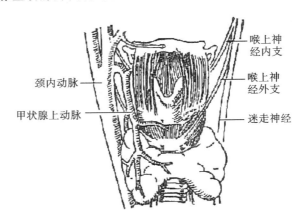

图 17-2　甲状腺上动脉和喉上神经

　　甲状腺的主要生理功能是合成、贮存和分泌甲状腺素。甲状腺素有四碘甲状腺原氨酸(T_4,又称甲状腺素)和三碘甲状腺原氨酸(T_3)两种,与体内的甲状腺球蛋白结合,贮存在甲状腺的滤泡中。释放入血的甲状腺激素与血清蛋白结合,其中 90% 为 T_4,10% 为 T_3。甲状腺激素的主要作用包括:①加快全身细胞利用氧的效能,加速蛋白质、碳水化合物和脂肪的分解,全面增加人体的代谢和热量的产生;②促进人体的生长发育,尤其是出生后影响脑与长骨。

甲状腺功能与人体各器官系统的活动和外部环境互相联系。它主要受大脑皮层-下丘脑-腺垂体系统的控制和调节。当人体内在活动或外部环境发生变化时,甲状腺激素需要量增加或甲状腺激素合成障碍时,血中甲状腺激素浓度下降,刺激腺垂体,引起促甲状腺激素(TSH)的分泌量增加(反馈作用),从而使甲状腺合成和分泌甲状腺激素的速度加快;当血中甲状腺激素浓度增加至一定程度后,它又可以反过来抑制 TSH 的分泌(负反馈作用),从而使合成和分泌甲状腺激素的速度减慢。就是通过这种反馈和负反馈作用,使人体内在活动维持在动态平衡状态。

二、单纯性甲状腺肿

(一)病因

1. 甲状腺素原料(碘)缺乏 碘缺乏是引起单纯性甲状腺肿的主要因素。人生活的环境缺碘,如高原、山区(如云贵高原)土壤中的碘盐被冲洗流失,导致当地居民长期碘摄入量不足,使甲状腺因缺碘而合成和分泌甲状腺激素减少,通过反馈作用,使垂体前叶分泌过多的 TSH,导致甲状腺代偿性增生肿大,引起地方性甲状腺肿,也称缺碘性甲状腺肿。初期,增生扩张的甲状腺滤泡均匀地散布在腺体各部,形成弥漫性甲状腺肿,若病变持续发展,扩张的滤泡便聚集成多个大小不等的结节,形成结节性甲状腺肿。

2. 甲状腺素需要量增多 青春发育期、妊娠期或哺乳期等,使机体对甲状腺激素的生理需求量增加,使甲状腺激素相对不足,导致甲状腺出现代偿性增生。这属暂时性生理现象,常在成年或妊娠哺乳期后自行缩小。

3. 甲状腺激素合成和分泌障碍 长期服用某些食物和药物(如含硫脲的萝卜、白菜或硫脲类药物),以及甲状腺激素合成酶的先天性缺乏等都可阻止甲状腺激素的合成而引起甲状腺肿大。

(二)临床表现

一般无全身症状,基础代谢率正常。结节性甲状腺肿可继发甲状腺功能亢进,也可发生恶变。

1. 甲状腺肿大 早期一般无症状,主要表现为甲状腺弥漫性肿大,随着吞咽上下移动,腺体表面平滑、质地柔软。继续发展可出现一侧或两侧的多个(或单个)结节,常多年存在,增长缓慢。有时结节可钙化,质地变硬,但活动良好,这点有助于区别甲状腺癌。

2. 压迫症状 甲状腺肿体积较大时,可使气管受压移向对侧,导致气管弯曲狭窄而引起呼吸困难;压迫喉返神经和食管而引起声音嘶哑和吞咽困难;巨大的甲状腺肿可压迫颈静脉和上腔静脉,引起头面部及上肢静脉回流障碍、淤血肿胀。

(三)诊断

(1)病史和临床表现,如果家属中有相同疾病和生活在缺碘地区有助于明确诊断。

(2)对于结节性甲状腺肿还应做放射性 ^{131}I 和 ^{99m}Tc 显像检查,当发现一侧或两侧甲状腺内有多发性大小不等、功能状况不一的结节时多可诊断。

(3)B 超有助于发现甲状腺内囊性、实质性或混合性多发结节的存在。

(四)预防

我国各地已普遍进行了单纯性甲状腺肿的普查和防治工作,大大降低了发病率。在多发

知识链接 17-1

Note

地区,集体预防很重要,一般多用碘化食盐。常用剂量为每 10～20 kg 食盐中均匀加入碘化钾或碘化钠 1.0 g。有些地区采用肌内注射碘油,更为有效。

（五）治疗

（1）青春期、妊娠和哺乳期所致暂时甲状腺肿,一般不需要特殊治疗,应多食用含碘丰富的食物,如海带、紫菜等。

（2）对于 20 岁以前的年轻人的单纯弥漫性甲状腺肿以内科治疗为主,口服甲状腺素片,常用剂量 50 μg/d,3～6 个月为一疗程,对抑制腺垂体 TSH 的分泌、缓解甲状腺的增生和肿大有较好的疗效。

（3）有以下情况,应及时施行甲状腺大部切除术:①压迫气管、食管或喉返神经引起临床症状者;②胸骨后甲状腺肿;③巨大甲状腺肿影响生活和工作者;④结节性甲状腺肿继发甲状腺功能亢进者;⑤结节性甲状腺肿疑有恶变者,包括单发结节、质硬、近期增长迅速、TSH 抑制治疗过程中仍然增长的结节。

三、甲状腺功能亢进症的外科治疗

（一）甲状腺功能亢进症的分类

甲状腺功能亢进症（简称甲亢）是由各种原因引起循环中甲状腺激素异常增多而出现以全身代谢亢进为主要特征的疾病。按病因可分为:原发性甲状腺功能亢进症、继发性甲状腺功能亢进症和高功能腺瘤三类。①原发性甲亢最常见。多在 20～40 岁之间发病,女性多见。腺体肿大为弥漫性,两侧对称,常伴有眼球突出,故又称突眼性甲状腺肿。②继发性甲亢较少见,如继发于结节性甲状腺肿的甲亢,病人先有结节性甲状腺肿多年,以后才出现功能亢进症状。发病年龄多在 40 岁以上。腺体呈结节状肿大,两侧多不对称,无突眼,容易发生心肌损害。③高功能腺瘤,少见,甲状腺内有单个或多个自主性高功能结节,结节周围的甲状腺组织呈萎缩改变,病人无眼球突出。

（二）病因

原发性甲亢的病因尚未完全明确,目前多认为是一种自身免疫性疾病。继发性甲亢和高功能腺瘤的病因也未完全明了,可能与结节本身的分泌紊乱有关。

（三）临床表现

（1）原发性甲亢病人的甲状腺呈弥漫性肿大。

（2）病人性情急躁、容易激动、失眠、两手颤动、怕热、多汗和皮肤潮湿。

（3）食欲亢进但却消瘦、体重减轻。

（4）心悸、脉快有力（脉率常在每分钟 100 次以上,休息及睡眠时仍快）、脉压增大（主要由于收缩压升高）,脉率增快及脉压增大尤为重要,常可作为判断病情程度和治疗效果的重要指标。

（5）内分泌紊乱（如月经失调）、无力、易疲劳、出现肢体近端肌萎缩等。

四、诊断

1. 基础代谢率测定　可根据脉压和脉率计算,或用基础代谢率测定器测定。前者简便,后者较可靠。常用计算公式:基础代谢率＝（脉率＋脉压）－111（脉压单位为 mmHg）。测定基础代谢率要在清晨病人完全安静、空腹时进行。正常值为±10%;增高至＋20%～＋30%为轻度甲亢,＋30%～＋60%为中度,＋60%以上为重度。

2. 甲状腺摄^{131}I 率测定　正常甲状腺 24 h 内摄取^{131}I 量为人体总量的 30%～40%。如果在 2 h 内甲状腺摄取^{131}I 量超过人体总量的 25%,或在 24 h 内超过人体总量的 50%,且吸^{131}I 高峰提前出现,都表示有甲亢。

3. 血清 T_3 和 T_4 测定 甲亢时,血清 T_3 可高于正常 4 倍左右,而 T_4 仅为正常的 2.5 倍,因此,T_3 更为敏感。

五、外科治疗

手术、抗甲状腺药物及放射性^{131}I 是治疗甲亢的主要方法。手术是治疗甲亢的有效方法,治愈率达 95% 以上,手术死亡率低于 1%。

(一) 手术指征

手术治疗指征:①继发性甲亢;②高功能腺瘤;③中度以上的原发性甲亢;④腺体较大,伴有压迫症状,或胸骨后甲状腺肿等类型甲亢;⑤抗甲状腺药物或^{131}I 治疗后复发者或坚持长期用药有困难者。此外,鉴于甲亢对妊娠可造成不良影响(流产、早产等),而妊娠又可能加重甲亢,因此,妊娠早、中期的甲亢病人应手术治疗,可以不终止妊娠。

手术禁忌证为:①青少年病人;②轻度甲亢;③老年病人或有严重器质性疾病不能耐受手术者。

知识链接 17-2

(二) 术前准备

术前准备是保证手术顺利进行和预防术后并发症的关键。

1. 一般准备 对精神过度紧张或失眠者可适当应用镇静和安眠药以消除病人的恐惧心理。心率过快者,可口服普萘洛尔(心得安)10 mg,每日 3 次,发生心力衰竭者,应予以洋地黄制剂。

课堂互动
甲亢术前准备的要点有哪些?

2. 术前检查 除常规检查外,还应包括:①颈部摄片,了解有无气管受压或移位;②心电图检查详细了解心脏有无扩大、杂音或心律不齐等;③喉镜检查,确定声带功能;④测定基础代谢率,了解甲亢程度,选择手术时机。

3. 药物准备 药物准备是术前准备的重要环节。

(1)硫氧嘧啶类药物加碘剂:先用硫氧嘧啶类药物,减少甲状腺素的合成。常用的硫氧嘧啶类药物有甲基或丙硫氧嘧啶、甲巯咪唑(他巴唑)、卡比马唑(甲亢平)等。硫氧嘧啶类药物能使甲状腺肿大和动脉性充血,所以服用硫氧嘧啶类药物 2~4 个月甲亢症状控制后停用,再加用碘剂 2 周,待甲状腺缩小变硬,血供减少后,再进行手术。常用的碘剂是复方碘化钾溶液(卢戈溶液),每日 3 次,第一日每次 3 滴,第二日每次 4 滴,以后逐日每次增加 1 滴,至每次 16 滴,然后维持此剂量。碘剂主要抑制蛋白水解酶,从而抑制甲状腺素的释放,而不能阻止甲状腺素的合成,应用 3 周后进入不应期,所以必须严格掌握手术时机。对于不手术的病人禁止服用碘剂,否则一旦停用碘剂,贮存于甲状腺滤泡内的甲状腺球蛋白大量分解,T_3、T_4 大量入血,从而导致甲亢症状反跳。

(2)单用碘剂:2~3 周后甲亢症状得到基本控制,便可进行手术。适用于症状不重,以及继发性甲亢和高功能腺瘤的病人。但少数病人,服用碘剂 2 周后,症状减轻不明显,此时,可在继续服用碘剂的同时,加用硫氧嘧啶类药物,直至症状基本控制后,停用硫氧嘧啶类药物,继续单独服用碘剂 1~2 周,再进行手术。

(3)普萘诺尔:对于常规应用碘剂或合并应用硫氧嘧啶类药物不能耐受或无效者,单用普萘洛尔或与碘剂合用做术前准备。普萘洛尔是一种肾上腺素能 β 受体阻滞剂,能控制甲亢的症状,缩短术前准备的时间,且用药后不引起腺体充血,有利于手术操作。用法为每 6 h 口服 1 次,每次从 60 mg/d 开始,剂量逐日增加,随心率调节,一般至 160 mg/d,4~7 日后脉率降至正常水平时,便可施行手术。由于普萘洛尔在体内的有效半衰期不到 8 h,所以最末一次口服普萘洛尔要在术前 1～2 h,术后需继续口服普萘洛尔 4～7 日。哮喘病人及心动过缓者禁用。

经术前药物准备,达到下列条件者,便可进行手术:①脉率降至 90 次/分以下;②基础代谢率下降至＋20％以下;③甲状腺腺体缩小变硬,血管杂音减轻或消失;④病人睡眠好转,情绪稳定,体重增加等。

(三) 手术和手术后注意事项

(1) 甲亢术前不用阿托品,以免引起心动过速。采用气管插管全身麻醉,尤其对巨大胸骨后甲状腺肿压迫气管,或精神异常紧张的甲亢病人,以保证呼吸道通畅和手术的顺利进行。

(2) 手术应轻柔、细致,认真止血、保存两叶腺体背面部分,紧贴上极结扎甲状腺上动脉,远离下极结扎甲状腺下动脉。以免损伤甲状旁腺和喉返神经、喉上神经。

(3) 手术切除腺体数量应根据腺体大小或甲亢程度决定,通常需切除腺体的80％～90％,并同时切除峡部,每侧残留腺体以如成人拇指末节大小为宜(3～4 g),常规放置引流管24～48 h。腺体切除过少容易引起复发,过多又易发生甲状腺功能低下而导致黏液水肿。

(4) 术后观察和护理:术后当日应密切注意病人呼吸、体温、脉搏、血压的变化,预防甲亢危象发生。如脉率过快、体温升高,可肌内注射苯巴比妥钠或冬眠合剂Ⅱ号。病人采用半卧位,有利于呼吸和引流切口内积血。协助病人及时排出痰液,保持呼吸道通畅。此外病人术后要继续服用复方碘化钾溶液,每日 3 次,每次 16 滴开始,逐日每次减少 1 滴,7～10 日后停用。

(四) 手术的主要并发症

1. 术后呼吸困难和窒息 多发生在术后 48 h 内,是术后最危急的并发症,如处理不及时可发生窒息而危及生命。常见原因有:①切口内出血压迫气管;②喉头水肿,主要是手术创伤所致,也可因长时间气管插管引起;③气管塌陷,是气管壁长期受肿大甲状腺压迫,气管软骨环软化引起;④双侧喉返神经损伤。

临床表现为进行性呼吸困难、烦躁、发绀,甚至发生窒息。血肿压迫和喉头水肿是引起呼吸困难的常见原因。血肿压迫时,必须立即床旁剪开缝线,敞开切口,迅速清除血肿。如此时病人呼吸仍无改善,则应立即施行气管插管。情况好转后,再送手术室做进一步的检查、止血和做其他处理。因此,术后应常规地在病人床旁放置无菌的气管插管、手套和切开缝合包,以备急用。喉头水肿轻者无须治疗;中度水肿病人应不说话,采用皮质激素做雾化吸入,静脉滴注氢化可的松 300 mg/d;严重病人应紧急做气管切开。

2. 喉返神经损伤 多是因为手术处理甲状腺下极时,不慎将喉返神经切断、缝扎或挫夹、牵拉造成永久性或暂时性损伤。也可由血肿或瘢痕组织压迫或牵拉而发生。切断、缝扎引起永久性损伤,挫夹、牵拉、血肿压迫所致则多为暂时性,经理疗等及时处理后,一般能在 3～6 个月逐渐恢复。一侧喉返神经损伤,引起声音嘶哑,可由健侧声带代偿性地恢复发音。双侧喉返神经损伤,可导致失声或严重的呼吸困难,甚至窒息,需立即做气管切开。由于手术切断、缝扎、挫夹、牵拉等直接损伤喉返神经者,术后立即出现症状,而因血肿压迫、瘢痕组织牵拉等所致者,则在术后数日才出现症状。

3. 喉上神经损伤 多数因分离切断甲状腺上动、静脉时没有贴近甲状腺或集束结扎甲状腺上动、静脉所致。喉上神经分内(感觉)、外(运动)两支,损伤外支会使环甲肌瘫痪,引起声带松弛、音调降低。损伤内支则喉部黏膜感觉丧失,进食特别是饮水时,容易误咽发生呛咳。一般经理疗后可自行恢复。

4. 甲状旁腺功能减退 手术时误伤甲状旁腺或其血液供给受累所致,导致血钙浓度下降,当下降至 2.0 mmol/L 以下(正常为 2.25～2.75 mmol/L),神经肌肉的应激性显著增高,在术后 1～7 日,多数在 48 h 内出现面部、唇部或手足部的针刺样麻木感或强直感,Chvostek 及 Trousseau 征阳性。严重者引起手足抽搐,甚至面肌和手足伴有疼痛的持续性痉挛,反复发作,每次持续 10~20 min 或更长,最严重者可发生喉和膈肌痉挛,引起窒息死亡。但是只要有一枚功能良好的甲状旁腺保留下来,就可维持甲状旁腺的正常功能,所以临床上出现严重手足抽搐的病人并不多见。

发生手足抽搐后,要限制含磷较高、影响钙吸收的食品如肉类、乳品和蛋类等。抽搐发作时,立即静脉注射 10% 葡萄糖酸钙或氯化钙 10 mL 于 4~5 min 注入,可重复使用,阻止发作。若病人能进食可口服葡萄糖酸钙或乳酸钙 2~4 g,每日 3 次。症状较重或长期不能恢复者,可加服维生素 D_3,每日 5 万~10 万 U,以促进钙在肠道内的吸收,或口服双氢速甾醇(双氢速变固醇)(DT_{10})油剂,后者能明显提高血中钙含量,降低神经肌肉的应激性。

5. 甲状腺危象 甲亢术后最严重的并发症。危象发生与术前准备不充分、甲亢症状未能很好控制及手术应激有关。多数发生于术后的 12~36 h。危象时病人主要表现:高热(>39 ℃)、脉快(>120 次/分)、烦躁、谵妄、大汗、呕吐、腹泻等神经、循环及消化系统严重功能紊乱的症状。是由于甲状腺素过量释放引起的暴发性肾上腺素能兴奋现象,若不及时处理,可迅速发展至昏迷、虚脱、休克甚至死亡,死亡率为 20%~30%。

发生危象后的治疗重点是降低血液循环中甲状腺素的浓度,控制心肺功能失调。预防和治疗并发症。应即刻采用下列措施:①应用抗甲状腺药物阻断甲状腺素的合成,首选丙硫氧嘧啶,200~300 mg 每次,6 h 口服 1 次。②碘剂:口服复方碘化钾溶液,首次 60 滴,以后每 4~6 h 服 30~40 滴。或紧急时用 10% 碘化钠 5~10 mL 加入 10% 葡萄糖溶液 500 mL 中静脉滴注,以降低血液中甲状腺素水平。一般在抗甲状腺素药物使用后 1 h 应用,病情危急时可同时应用。③肾上腺素能阻滞剂:可选用利血平 1~2 mg 肌内注射或胍乙啶 10~20 mg 口服。前者用药后 4~8 h 危象可有所减轻,后者在 12 h 后起效。还可用普萘洛尔 5 mg 加 5%~10% 葡萄糖溶液 100 mL 静脉滴注以降低周围组织对肾上腺素的反应。④氢化可的松:每日 300 mg 于 24 h 内静脉滴注,以拮抗机体对甲状腺素的反应。⑤镇静剂:常用苯巴比妥钠 100 mg,或冬眠合剂 Ⅱ 号半量,肌内注射,6~8 h 1 次。⑥降温:用退热剂、冬眠药物和物理降温等综合方法,保持病人体温在 37 ℃ 左右。⑦静脉输入足量葡萄糖溶液补充能量。⑧吸氧,以减轻组织的缺氧。⑨有心力衰竭者,加用洋地黄制剂。

六、甲状腺腺瘤

甲状腺腺瘤是最常见的甲状腺良性肿瘤。病理上可分为滤泡状和乳头状囊性腺瘤两种。滤泡状腺瘤多见,周围有完整的包膜,乳头状囊性腺瘤少见,常不易与乳头状腺癌区分,应注意鉴别。

（一）临床表现

本病多见于 40 岁以下的妇女。常表现为颈部甲状腺一侧腺体内单发圆形或椭圆形结节。稍硬,表面光滑,无压痛,随吞咽上下移动。多数病人无任何自觉症状。腺瘤生长缓慢。当发生囊内出血时,肿瘤可在短期内迅速增大,局部出现胀痛。

（二）诊断

甲状腺腺瘤与单发结节性甲状腺肿在临床上较难区别。组织学上腺瘤有完整包膜,周围组织正常且分界明显,而结节性甲状腺肿的单发结节包膜常不完整。

（三）治疗

因甲状腺腺瘤有引起甲亢(发生率约为 20%)和恶变(发生率约为 10%)的可能,应早期行包括腺瘤的患侧甲状腺部分或大部切除。切除标本必须立即行冰冻切片检查,以排除恶变者。

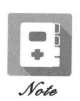

七、甲状腺癌

甲状腺癌是最常见的甲状腺恶性肿瘤，约占全身恶性肿瘤的1%。除髓样癌外，绝大部分甲状腺癌起源于滤泡上皮细胞。

（一）病理

1. 甲状腺乳头状癌 成人甲状腺癌70%为乳头状癌，儿童甲状腺癌则全部为乳头状癌。成人多见于21～40岁女性，分化好，生长缓慢，恶性程度较低，约80%肿瘤为多中心性发生，约1/3累及双侧甲状腺。颈淋巴结转移较早，但预后较好。

2. 甲状腺滤泡状腺癌 约占15%，常见于50岁左右妇女，肿瘤生长较快，属中度恶性，颈淋巴结转移占10%，有侵犯血管倾向，33%可经血行转移到肺、肝、骨和中枢神经系统。因此病人预后不如乳头状癌。

3. 甲状腺未分化癌 占5%～10%，多见于70岁左右老年人。发展迅速，约50%病人早期就有颈淋巴结转移，高度恶性。除侵犯气管和（或）喉返神经或食管外，还能经血运向肺、骨远处转移。预后很差。平均存活3～6个月，一年存活率仅5%～15%。

4. 甲状腺髓样癌 少见。来源于滤泡旁细胞（C细胞），可分泌降钙素。细胞排列呈巢状或束状，无乳头或滤泡结构，呈未分化状，瘤内有淀粉样物沉积，但其生物学特征与未分化癌不同。可兼有颈淋巴结侵犯和血行转移。预后不如乳头状癌，但较未分化癌好。

（二）临床表现

乳头状癌和滤泡状腺癌的初期多无明显症状。

（1）甲状腺肿块：甲状腺内肿块，质地硬而固定、表面不平是各型癌的共同表现。腺体在吞咽时上下移动性小，未分化癌肿块增长迅速并侵犯周围组织，几乎不移动。

（2）压迫症状：晚期可产生声音嘶哑、呼吸困难、吞咽困难和交感神经受压引起霍纳（Horner）综合征。

（3）侵犯转移：侵犯颈丛出现耳、枕、肩等处疼痛。局部淋巴结及远处器官转移有相应的表现。未分化癌较早发生颈淋巴结转移，有的病人甲状腺肿块不明显，会因发现转移灶而就诊。

（4）髓样癌的肿块可产生5-羟色胺和降钙素，病人可出现腹泻、心悸、脸面潮红和血钙降低等症状。

（三）诊断

主要根据临床表现，如甲状腺肿块质硬、固定，颈淋巴结肿大，或有压迫症状者，或存在多年的甲状腺肿块，在短期内迅速增大者，均应怀疑为甲状腺癌。应注意与慢性淋巴细胞性甲状腺炎鉴别，细针穿刺细胞学检查可帮助诊断。此外，血清降钙素测定可协助诊断髓样癌。

（四）治疗

手术是除未分化癌以外各型甲状腺癌的基本治疗方法，可辅助应用核素、甲状腺激素及放射治疗等。

1. 手术治疗 手术治疗包括甲状腺本身的手术及颈淋巴结清扫术。

（1）应根据肿瘤的临床特点来选择手术切除范围：①腺叶次全切除术仅适用于良性疾病和手术后病理诊断为孤立性乳头状微小癌者；②腺叶加峡部切除术适用于肿瘤局限于一叶，直径≤1.5 cm者；③近全切除术适用于较广泛的一侧乳头状癌，肿瘤直径＞1.5 cm，伴有颈淋巴结转移者；④甲状腺全切除术适用于高度侵袭性乳头状和滤泡状腺癌，明显多灶性，两侧颈淋巴结肿大，肿瘤侵犯周围颈部组织或有远处转移者。

（2）预防性颈淋巴结清扫术应以保证病人的生活质量为前提。

2. 内分泌治疗 甲状腺癌做次全或全切除者应终生服用甲状腺素片,以预防甲状腺功能减退及抑制 TSH 的分泌。一般剂量掌握在保持 TSH 低水平,但不引起甲亢为宜。可用左甲状腺素,每天 100 μg,服用期间测定血浆 T_4 和 TSH,以此调整用药剂量。应注意有无甲状腺素中毒症、焦虑、睡眠障碍、心悸、心房纤颤及骨质疏松等副作用。

3. 放射性核素治疗 对乳头状癌和滤泡状腺癌腺叶全切除者,或多发性癌灶、局部侵袭性肿瘤及存在远处转移的 45 岁以上病人,可用 ^{131}I 治疗。其治疗目的:灭活残留甲状腺及转移灶;使用核素检测复发或转移灶;术后随访,增加甲状腺球蛋白作为肿瘤标记物的价值。

4. 外照射放射治疗 主要用于甲状腺未分化癌。

八、甲状腺结节的诊断和处理原则

甲状腺结节是一类常见疾病,90% 以上属良性,但早期确诊恶性结节对选择恰当有效的治疗方案至关重要。

（一）诊断

1. 病史 很多病人没有症状而是在体格检查时偶然发现结节的。也有些病人可有症状,如结节短期内突然疼痛性增大,可能是腺瘤囊性变出血所致。过去存在甲状腺结节,近日突然快速、无痛地增大,应考虑癌肿可能。有分化型甲状腺癌家族史者,发生癌肿的可能性较大。

2. 理学检查 检查甲状腺应全面仔细,要明确是弥漫性肿大或还存在其他结节。应高度重视明显的孤立结节,因为约 4/5 分化型甲状腺癌及 2/3 未分化癌表现为单一结节,尤其是对于男性,部分甲状腺癌表现为多发结节。癌肿病人常于颈部下 1/3 处触及大而硬的淋巴结,特别是儿童及年轻乳头状癌病人。

3. 血清学检查 甲状腺球蛋白水平与未分化癌的复发相关,可用于检测是否存在早期复发。

4. 核素扫描 用 ^{131}I 或 ^{99m}锝扫描,将结节的放射性密度与周围正常甲状腺组织的放射性密度进行比较,密度高者为热结节,密度相等者为温结节,密度低者为凉结节,完全缺如者为冷结节。热结节几乎为良性,甲状腺癌多为冷结节,但冷结节并非一定是恶性病变,多数甲状腺冷结节是良性病变。有无功能一般不能作为鉴别良性或恶性的依据。

5. B 超检查 评估甲状腺结节的首选方法。可确定结节的大小、数量、位置、实性或囊性、形状、边界、包膜、钙化、血供和与周围组织的关系。B 超检查可显示三种基本图像:囊肿、混合性结节及实质性结节,并提供甲状腺的解剖信息。B 超对良恶性肿瘤的鉴别意义不大。

6. 针吸涂片细胞学检查 在 B 超引导下细针抽吸细胞学检查是明确甲状腺结节性质的最好办法,90% 以上的结节可以得到确诊,能为更精确地选择治疗方法提供依据。

（二）处理原则

细针抽吸细胞学检查有利于选择治疗方案,细胞学结果阳性一般提示甲状腺恶性病变,而细胞学阴性则提示 90% 为良性,治疗方案如下:

（1）如为冷结节,甲状腺功能正常或减低,可给予左甲状腺素片,阻断 TSH 的生成,嘱病人 3 个月后复查,如结节增大,有手术指征;如结节变小或不变,继续予以 TSH 抑制治疗,3 个月后再复查,如结节不变小也是手术指征。

（2）如为热结节,且是单发结节,癌变可能性小,可采用手术治疗,也可采用核素治疗。对于生长迅速、质硬,特别是伴有颈部淋巴结肿大的结节,或儿童及男性病人的单发性结节,因恶性可能性极大,应尽早手术治疗,还应术中冰冻切片,以防漏诊恶性病变。

（3）手术时如发现为单个囊性结节,可做单纯囊肿摘除。若为实质性结节,应将结节和包膜连同周围 1 cm 范围的正常组织整块切除,或腺体大部切除,同时做快速冰冻切片检查,如证实为癌,则应立即按癌肿手术原则处理。颈部淋巴结清扫与否需根据有无淋巴结肿大和病人的基本情况而定。

第二节　原发性甲状旁腺功能亢进症

一、解剖及生理概要

甲状旁腺紧密附于甲状腺左右二叶背面,数目不定,一般为 4 枚。呈卵圆形或扁平形,外观呈黄、红或棕红色,平均重量每枚 35～40 mg。上甲状旁腺约 80% 位于以喉返神经与甲状腺下动脉交叉上方 1 cm 处为中心、直径 2 cm 的一个圆形区域内。下甲状旁腺有 60% 位于甲状腺下、后、侧方,其余可位于甲状腺前面,或紧贴胸腺,或位于纵隔。

甲状旁腺分泌甲状旁腺素(PTH),其主要靶器官为骨和肾,对肠道的钙离子吸收也有间接作用。PTH 的生理功能是调节体内钙的代谢并维持钙和磷的平衡,当发生甲状旁腺功能亢进时,临床表现为高血钙、低血磷、高尿钙和高尿磷。切除甲状旁腺后,血钙降低,血磷升高,尿钙、尿磷都降低。

二、病理

原发性甲状旁腺功能亢进症包括增生、腺瘤及腺癌,其中增生约占 12%,增生时 4 枚腺体均受累。甲状旁腺腺瘤约占 80%,为单发腺瘤。腺癌仅占 1%～2%。

三、临床表现

原发性甲状旁腺功能亢进症包括无症状型及症状型两类。无症状型病例可仅有骨质疏松而无临床症状,常在体检时因血钙增高而被确诊。临床以症状型原发性甲状旁腺功能亢进症多见。按其症状可分为三型:

Ⅰ型　最为多见,以骨病为主,也称骨型。血清钙平均 3.3 mmol/L。病人可诉骨痛,易于发生骨折。骨膜下骨质吸收是本病特点,最常见于中指桡侧或锁骨外 1/3 处。

Ⅱ型　以肾结石为主,也称肾型。血清钙平均 2.88 mmol/L。在尿路结石病人中,甲状旁腺腺瘤者约为 3%,病人在长期高血钙后,逐渐发生氮质血症。

Ⅲ型　为兼有上述两型的特点,表现有骨骼改变及尿路结石。

其他症状可有消化性溃疡、腹痛、神经精神症状、虚弱及关节痛。

四、诊断

主要根据临床表现,结合实验室检查、定位检查来确定诊断。

(1) 血钙测定:是确诊甲状旁腺功能亢进症的首要指标,正常人的血钙值一般为 2.1～2.5 mmol/L,甲状旁腺功能亢进症病人的血钙值大于 3.0 mmol/L。

(2) 血磷值测定:甲状旁腺功能亢进症病人的血磷值一般为 0.65～0.97 mmol/L。

(3) 甲状旁腺素(PTH)测定:PTH 值升高为确定甲状旁腺功能亢进症最可靠的直接证据。

(4) 原发性甲状旁腺功能亢进症时,尿中环腺苷酸(cAMP)排出量明显增高,该指标可以反映甲状旁腺的活性。

(5) 对可疑病例,可做 B 超、核素扫描或 CT 检查,主要帮助定位,也有定性价值。

五、治疗

主要采用手术治疗,手术原则因甲状旁腺功能亢进症的病理性质不同而有区别。因甲状旁腺位置变异较大,可在术前利用超声、CT、MRI 及放射性示踪剂进行定位。术后并发症很少,术后 24~48 h 血清钙会明显下降,病人会感觉口周及肢端麻木,或手足抽搐,可用 10% 葡萄糖酸钙注射液静脉注射。一般术后 3~4 天恢复正常。

第三节 颈淋巴结结核

颈淋巴结结核多见于儿童和青年人。结核分枝杆菌大多经扁桃体、龋齿侵入,约 5% 继发于肺和支气管结核病变,并在人体抵抗力低下时发病。

一、临床表现

1. 颈部肿块 颈部一侧或两侧有多个大小不等的肿大淋巴结,一般位于胸锁乳突肌的前、后缘。初期,肿大的淋巴结较硬,无痛,可推动。病变继续发展,发生淋巴结周围炎,使淋巴结与皮肤和周围组织发生粘连,淋巴结之间也相互粘连,融合成团,形成不易推动的结节性肿块。晚期,淋巴结发生干酪样坏死、液化,形成寒性脓肿。脓肿破溃后形成经久不愈的窦道或慢性溃疡。上述不同阶段的病变,可同时出现于不同淋巴结。

2. 结核中毒症状 少部分病人可有低热、盗汗、食欲不振、消瘦等全身症状。

二、诊断

根据结核病接触史、局部体征、淋巴结细针穿刺;特别是已形成寒性脓肿,或已溃破形成经久不愈的窦道或溃疡时,多可做出明确诊断。

三、预防

儿童接种卡介苗。注意口腔卫生,早期治疗龋齿,切除有病变的扁桃体都具有一定的预防意义。

四、治疗

1. 全身治疗 适当注意营养和休息。口服异烟肼 6~12 个月。伴有全身症状或身体他处有结核病变者,加服乙胺丁醇、利福平或阿米卡星肌内注射。

2. 局部治疗 原则为:①少数局限的、较大的、能推动的淋巴结,可考虑手术切除达到手术减负的目的,手术时注意勿损伤副神经;②寒性脓肿尚未穿破者,可行穿刺抽吸治疗,应从脓肿周围的正常皮肤处进针,尽量抽尽脓液,然后向脓腔内注入 5% 异烟肼溶液做冲洗,并留适量溶液于脓腔内,每周 2 次;③对溃疡或窦道,如继发感染不明显,可行刮除术,伤口不加缝合,开放引流;④寒性脓肿继发化脓性感染者,需先行切开引流,待感染控制后,必要时再行刮除术。

🔲 本 章 小 结

本章主要内容包括颈部及甲状腺的局部解剖,单纯性甲状腺肿、甲状腺功能亢进症、

目标检测
及答案

甲状腺癌、甲状腺腺瘤、甲状腺结节、甲状旁腺功能亢进症、颈淋巴结结核的临床表现、诊断和处理原则。重点内容是甲状腺功能亢进症的临床表现、特殊检查及术前准备。难点内容为甲状腺手术的原则和术后并发症防治。

（湘潭医卫职业技术学院　潘　翠）

Note

第三篇

胸心外科疾病

XIONGXINWAIKEJIBING

第十八章 乳房疾病

知识目标：

1. 掌握急性乳腺炎的病因、病理、临床表现、诊断、治疗与预防。

2. 掌握乳腺癌的临床表现、诊断与分期、治疗、预防。

3. 了解乳腺囊性增生病和乳腺纤维瘤的诊断与治疗。

能力目标：

1. 能初步诊断急性乳腺炎。

2. 具备急性乳腺炎的初步处理能力。

3. 具备对乳腺囊性增生病、乳腺纤维瘤、乳腺癌进行鉴别诊断的能力。

素质目标：加强医患沟通，体现人文关怀，消除病人恐惧心理，选择合适的个体化诊疗方案。

第一节 概 述

一、解剖生理概要

成年妇女乳房是两个半球形的性征器官，位于胸大肌浅面，约在第 2 和第 6 肋骨水平的浅筋膜浅、深层之间。外上方形成乳腺腋尾部伸向腋窝。乳头位于乳房的中心，周围的色素沉着区称为乳晕。

乳腺有 15～20 个腺叶，每一腺叶分成很多腺小叶，腺小叶由小乳管和腺泡组成，是乳腺的基本单位。每一腺叶有其单独的导管（乳管），腺叶和乳管均以乳头为中心呈放射状排列。小乳管汇至乳管，乳管开口于乳头，乳管靠近开口的 1/3 段略为膨大，是乳管内乳头状瘤的好发部位。腺叶、小叶和腺泡间有结缔组织间隔，腺叶间还有与皮肤垂直的纤维束，上连浅筋膜浅层，下连浅筋膜深层，称 Cooper 韧带。

乳腺是许多内分泌腺的靶器官，其生理活动受垂体前叶、卵巢及肾上腺皮质等激素影响。妊娠及哺乳时乳腺明显增生，腺管延长，腺泡分泌乳汁。哺乳期后，乳腺又处于相对静止状态。平时，育龄期妇女在月经周期的不同阶段，乳腺的生理状态在各激素影响下，呈周期性变化。绝经后腺体渐萎缩，为脂肪组织所代替。

乳房的淋巴网甚为丰富，其淋巴液输出有四个途径：①乳房大部分淋巴液经胸大肌外侧缘淋巴管流至腋窝淋巴结，再流向锁骨下淋巴结。部分乳房上部淋巴液可流向胸大、小肌间淋巴

Note

结,直接到达锁骨下淋巴结。通过锁骨下淋巴结后,淋巴液继续流向锁骨上淋巴结。②部分乳房内侧的淋巴液通过肋间淋巴管流向胸骨旁淋巴结。③两侧乳房间皮下有交通淋巴管,一侧乳房的淋巴液可流向另一侧。④乳房深部淋巴网可沿腹直肌鞘和肝镰状韧带通向肝。目前,通常以胸小肌为标志,将腋区淋巴结分为三组:Ⅰ组即腋下(胸小肌外侧)组:在胸小肌外侧,包括乳腺外侧组、中央组、肩脚下组及腋静脉淋巴结,胸大、小肌间淋巴结也归本组。Ⅱ组即腋中(胸小肌后)组:胸小肌深面的腋静脉淋巴结。Ⅲ组即腋上(锁骨下)组:胸小肌内侧锁骨下静脉淋巴结。

二、乳房检查方法

(一) 乳房的体格检查

要求提供光线明亮、室温适宜、隐私保护良好的环境。检查者若为男性医生,应有女性医护人员在场。病人端坐,两侧乳房充分暴露,对比检查。

1. 视诊 观察两侧乳房外形、大小是否对称,高低位置有无异常,正常人两侧乳房并非完全对称。注意乳房皮肤有无酒窝征、红肿、橘皮样改变、静脉扩张、卫星结节及破溃等。两侧乳头是否对称,是否回缩,乳头及其周围皮肤是否有糜烂和湿疹样改变。

2. 触诊 触诊病人端坐,两臂自然下垂,乳房肥大下垂明显者,可取平卧位,肩下垫小枕,使胸部隆起。右侧乳房检查应以左手为主,右手固定乳房。反之亦然。将中间三指并拢,将末节指腹(不是指尖)平放在乳房上做小范围的按揉动作。不能对乳房进行握捏检查,否则会将捏到的腺体组织误认为肿块。应循序对乳房外上(包括腋尾部)、外下、内下、内上各象限及中央区(乳头、乳晕)做全面检查。先查健侧,后查患侧。小的中央区肿块不易触到,可左手托乳房,用右手触诊。乳房下部肿块常被下垂的乳房掩盖,可托起乳房或让病人平卧举臂,然后进行触诊。乳房深部肿块如触按不清,可让病人前俯上半身再检查。

(1)肿块检查与描述:首先应当明确正常乳腺组织触诊有不同程度的小结节感或局限性增厚,一般为片状,无法清楚测量。病理性肿块应当描述:部位(分外上、外下、内上、内下象限及中央区,共五个区)、数量、大小、形状(片状、条索状、球形、结节状、结节融合状等)、硬度、活动度、表面是否光滑、边界是否清楚等。

(2)乳头检查:轻牵乳头,了解乳头是否与深处组织或病灶粘连或固定。自乳房外周向乳晕区轻轻推压,如发现溢液,须查明溢液管口部位及溢液性状(乳汁状、无色透明、脓性、浆液性、血性、褐色等),并行溢液涂片细胞学检查。

(3)腋窝淋巴结检查:一般取坐位,检查右侧腋窝时,用右手托持病人右前臂,使胸大肌松弛,用左手从胸壁外侧逐步向腋顶部仔细全面触诊,如触到肿大淋巴结,应明确部位、大小、个数、硬度、活动度、是否有压痛。

(4)锁骨上淋巴结检查:可与病人对坐或站在病人背后检查,乳腺癌锁骨上淋巴结转移多发生在胸锁乳突肌锁骨头外侧缘处,检查时可沿锁骨上和胸锁乳突肌外缘向左右和上下触诊。

(二) 乳房的特殊检查

1. 乳房钼靶X线摄影 公认的早期发现和诊断乳腺癌最有效的影像学检查。尽管其辐射剂量很低,致癌危险性接近自然发病率,但目前国内一般仍不做常规普查,仅对体检可疑异常病人选用。乳腺癌的X线表现为密度增高的肿块影,边界不规则,或呈毛刺征。有时可见钙点,颗粒细小、密集。有人提出每平方厘米超过15个钙化点时,则乳腺癌的可能性很大。X线钼靶乳腺立体定位穿刺还能帮助早期发现不易触及的乳腺恶性病变;检查中留置导丝是准确切除不可触及病灶的重要途径。

2. 乳房B超检查 B超具有方法简单、安全易行、无损伤的特点,适用于各个年龄段和不同乳腺疾病的诊断。高频 B 超(7.5～10.0 MHz),适于致密性乳腺,引导肿物定位和穿刺活检,鉴别病变为囊性还是实质性。但对于临床阴性的较小的不典型病灶难以诊断。

3. 乳房磁共振成像 乳房磁共振成像较 X 线有更高的特异性,能三维立体地观察病变,能够提供病灶的形态学特征,而且运用动态增强还能提供病灶的血流动力学情况。但作为人群普查目前尚受到一定限制。

4. 空心针活检 空心针活检是将穿刺针直接刺入乳腺可疑病变区取得组织标本进行组织病理学检查的一种方法。总体诊断准确率比细针穿刺细胞学检查高。

5. 纤维乳腺导管镜检查 乳头溢液未触及肿块者,可行乳腺导管内镜检查或乳管造影。将 0.5 cm 纤维内镜经乳头开口插入乳腺大导管直接观察,并可进行冲洗及细胞学检查,是诊断乳头溢液的好方法,可早期发现乳管内小病灶,明确病变部位及范围。

6. 病理检查 包括溢液涂片、细针针吸细胞学检查,乳头或其他糜烂溃疡面刮取涂片、手术标本印片以及空心针穿刺和手术切除病理组织学检查。

第二节 急性乳腺炎

一、病因

急性乳腺炎是乳腺的细菌性、化脓性炎症。多发生在哺乳 3～6 周或在断乳期。常见致病菌为金黄色葡萄球菌,链球菌次之。

1. 乳汁淤积 发病的重要原因。乳汁淤积将有利于入侵细菌的生长繁殖。乳汁淤积的原因:乳头发育不良(过小或内陷)妨碍哺乳;乳汁过多或婴儿吸乳少,致乳汁不能完全排空;乳管不通,影响排乳。

2. 细菌入侵 乳头破损或皲裂,使细菌沿淋巴管入侵是感染的主要途径。婴儿的鼻腔、咽喉是重要的细菌来源。婴儿口腔感染,吸乳或含乳头睡眠,致使细菌直接进入乳管,上行至腺小叶也是感染的途径之一。多数发生于初产妇,缺乏哺乳的经验。也可发生于断乳时,6 个月以后的婴儿已长牙,易致乳头损伤。

二、临床表现

乳房疼痛、肿胀、变硬、皮肤水肿、红热等局部症状和寒战、高热、心慌等全身症状。若得不到控制,局部会出现肿块,形成脓肿,查体可有波动感。脓肿即将破溃时表面皮肤紧张、变薄、发亮。腋窝淋巴结可肿大、触痛。

超声检查常可发现液性暗区。外周血白细胞计数升高,甚至可出现类白血病样反应。

三、治疗

原则是消除感染、排空乳汁。早期呈蜂窝织炎表现时不宜手术,但脓肿形成后仍仅以抗生素治疗,则可致更多的乳腺腺组织受破坏。应在压痛最明显的炎症区进行穿刺,抽到脓液表示脓肿已形成,脓液应做细菌培养及药敏试验。目前金黄色葡萄球菌多已耐药,宜及时根据药敏试验结果选用耐酶药物或加有抗耐药制剂的青霉素类药物。

脓肿形成时,应切开引流。一般采用放射状切口和环乳晕弧形切口或乳房下皱褶处切口(图 18-1)。如有数个脓肿相邻或内有间隔,应将间隔打通,甚至做对口引流(图 18-2)。

一般不停止哺乳,因停止哺乳不仅影响婴儿的喂养,且提供了乳汁淤积的机会。但患侧乳

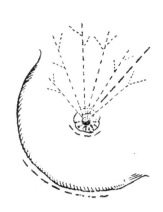

图 18-1　乳房脓肿的切口

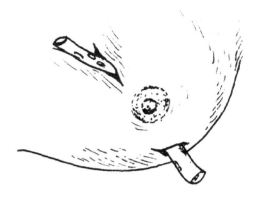

图 18-2　乳房脓肿的对口引流

房应停止哺乳,并以吸乳器吸尽乳汁,促使乳汁通畅排出,局部热敷以利于早期炎症的消散。若感染严重或脓肿引流后并发乳瘘,应停止哺乳。可口服溴隐亭 1.25 mg,2 次/天,服用 7～14 天,或己烯雌酚 1～2 mg,3 次/天,共 2～3 天,或肌内注射苯甲酸雌二醇,1 次/天,每次 2 mg,至乳汁停止分泌为止。

第三节　乳腺囊性增生病

乳腺囊性增生病又称慢性囊性乳腺病,简称乳腺病(mastopathy),常见于育龄妇女,是一种非炎症性非肿瘤性病变,其病理形态复杂,增生可发生于腺管周围并伴有大小不等的囊肿形成;或腺管内有不同程度的乳头状增生,伴乳管囊性扩张,也有发生于小叶实质者,主要为乳管及腺泡上皮增生,造成乳腺正常结构紊乱。

一、病因

目前认为本病可能与体内激素代谢障碍有关,尤其是雌、孕激素比例失调。乳腺囊性增生病的病理组织学基础是乳腺导管和小叶在结构上的退行性变化,肉眼或镜下表现为导管多发的囊性扩张及导管上皮细胞不同程度的乳头状增生。

二、临床表现

乳房胀痛和肿块为常见症状。1/3～1/2 病人可有不同程度局部疼痛,疼痛的周期与月经周期有关,往往在月经前疼痛加重,月经来潮后减轻或消失,有时整个月经周期都有疼痛,部分病人可伴有月经紊乱或既往有卵巢或子宫病史。10～25％合并乳头溢液,常为数个导管或两侧乳头溢液,多为浆液性,也有棕色,少数为血性。体检发现一侧或两侧乳腺有弥漫性增厚,可局限于乳腺的一部分,也可分散于整个乳腺,肿块呈颗粒状、结节状或片状,大小不一,质韧而不硬,增厚区与周围乳腺组分界不明显,与皮肤无粘连。少数病人可有乳头溢液。本病病程较长,发展缓慢。

三、诊断

主要根据症状体征,并需取得病理组织学证据,同时除外其他疾病,尤其是乳腺癌,方能肯定诊断。病有无恶变可能尚有争论,但重要的是乳腺癌与本病有同时存在的可能,为了及早发现可能存在的乳腺癌,应嘱病人每隔 2～3 个月到医院复查。本病的诊断以病理形态学诊断为标准。

四、治疗

对症治疗,绝大多数病人不需要外科手术治疗。一般首选中药或中成药调理,可疏肝理气、调和冲任、软坚散结及调整卵巢功能。病史在 6 个月内、症状不重者,缓解精神压力、保持情绪平稳、调解生活规律、注意劳逸结合、采用低脂饮食,病人症状多可在数月内自行减轻,一般不必药物治疗。少数病史超过 6 个月、症状较重者可考虑药物治疗。小剂量他莫昔芬(三苯氧胺)疗效明显优于安慰剂。用法为每天 10 mg,连用 3 个月,有效者再半量应用 3 个月,无效者可使用加倍量。对于已发展到上皮重度不典型增生者,癌变机会增大,应当高度警惕。

第四节 乳 房 肿 瘤

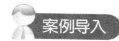 案例导入

病人,女,40 岁。左乳皮肤水肿、发红 2 个月,口服抗生素未见好转。查体:T 37.0 ℃,左乳皮肤发红、水肿,呈橘皮样,乳头内陷,乳房质地变硬,无触痛,未扪及肿块。左腋下扪及多个肿大淋巴结、质硬、融合、无触痛。血常规:WBC $8.0×10^9$/L,N 0.67。

想一想:

(1) 首先应考虑的临床诊断是什么?

(2) 该病人最佳的治疗方案是什么?

一、乳腺纤维腺瘤

1. 病因 性激素功能失调,雌激素水平过高或乳腺局部组织对雌激素作用过于敏感,可能为其主要致病因素。好发年龄 20～40 岁。它起源于单一腺小叶,瘤内导管与周围正常组织的导管仍保持延续关系。周围腺体发生变化时,瘤体也会发生相应的变化。在妊娠、哺乳期间,瘤体可能迅速生长;绝经后可退化。

2. 临床表现 好发于乳房的外上象限。75％为单发。常在无意中发现肿块,少数可有轻度疼痛。肿块增长缓慢,边界清楚,表面光滑,活动度好。

3. 诊断 根据病史和体征,必要时辅以 B 超和 X 线检查或行空心针活检;一般显示密度均匀、边界清楚、形态规整的影像,病灶内外血流不丰富。

4. 治疗 手术是治疗纤维瘤唯一有效的方法。年轻病人和多发者也可结合体检、超声、针吸细胞学或穿刺病理学检查,选择较大和不典型病灶手术活检,而对其他典型病灶进行随访观察。复查时对任何不典型表现或 2 年内不消退的病灶应考虑手术切除。

二、乳腺导管内乳头状瘤

乳腺导管内乳头状瘤是由扩张的导管壁的导管上皮和血管结缔组织呈树枝状、乳头状的增生所形成的病变。多发性导管乳头状瘤与癌的发生有一定的关系,被认为是乳腺癌发生的危险因素之一。

1. 临床表现 中年女性多见。极少双侧发生。约 3/4 出现乳头溢液,多为血性或陈旧血

性。常因乳头溢液污染内衣而引起注意,溢液可为血性、暗棕色或黄色液体。少数可触及肿块,常在乳晕附近,球形,直径一般为 0.3～0.5 cm,偶可达 4 cm 以上,位于扩张的大导管内,或在囊肿内,一般呈棕褐色,有蒂,有时可在其表面见到绒毛突起。其质地软而脆,表面血管丰富,壁薄易破裂出血。肿瘤偶可脱落,甚至自乳头排出。钼靶 X 线平片一般无阳性所见,导管造影可示导管扩张、导管内充盈缺损或导管阻断征象。导管内镜检查可见瘤体。

2. 治疗　以手术治疗为主,应切除病变的导管系统,常行乳段切除。很少复发。导管系统内有多个可触及的周围型分布的乳头瘤为多发性乳头状瘤,常为双侧性,较少出现乳头溢液。治疗后复发率高,发生乳腺癌的危险亦增高,但主要限于有上皮非典型增生者。镜下的多发性乳头状瘤又称为乳头状瘤病。

三、乳腺癌

(一) 病因和流行病学

乳腺癌是我国女性发病第一位的恶性肿瘤。其确切病因尚不清楚。乳腺是多种内分泌激素的靶器官,如雌激素、孕激素及催乳素等,其中雌酮和雌二醇对乳腺癌的发病有直接关系。20 岁前本病少见,20 岁以后本病发病率逐渐上升。在我国 45～50 岁为高峰期,绝经后发病率也可继续上升,可能与年老者雌酮含量升高相关。月经初潮年龄早、绝经年龄晚、不孕及初次足月产的年龄与乳腺癌发病均有关。一级亲属中有乳腺癌病史者,发病危险性是普通人群的2～3 倍。乳腺良性疾病与乳腺癌的关系尚有争论,多数认为乳腺小叶有上皮高度增生或不典型增生可能与乳腺癌发病有关。另外,营养过剩、肥胖、脂肪饮食,可加强或延长雌激素对乳腺上皮细胞的刺激,从而增加发病机会。

(二) 病理类型

1. 非浸润性癌　包括非浸润性导管癌和非浸润性小叶癌。

2. 浸润性癌　有多种类型。非特殊型浸润性导管癌最常见,其次为浸润性小叶癌,总体预后较差。黏液癌(胶样癌)、典型髓样癌、乳头状癌、小管癌(高分化腺癌)、腺样囊性癌的预后较好,但非典型髓样癌的预后较差。这些预后较好者常称为特殊类型乳腺癌。

(三) 临床表现

(1) 乳房肿块:肿块是乳腺癌病人最常见的临床表现,好发于乳房外上象限,早期表现为患侧乳房单发无痛肿块。常是病人无意中发现而就医的主要原因。肿块质硬,表面不光与周围组织分界不很清楚,在乳房内不易被推动。

(2) 乳头和乳晕改变:随着肿块增大,可引起乳房局部隆起。若累及 Cooper 韧带,可使其挛缩而致肿瘤表面皮肤凹陷,即所谓"酒窝征"(图 18-3)。邻近乳头或乳晕的癌肿因侵入乳管使之缩短可把乳头牵向癌肿一侧,进而可使乳头扁平、回缩、凹陷。

(3) 乳房皮肤改变:肿块继续增大,如皮下淋巴管被癌细胞堵塞,引起淋巴回流障碍,出现真皮水肿,皮肤呈橘皮样改变(图 18-4)。皮下淋巴管内癌细胞的生长可使肿瘤周围出现分散而又多发的皮肤结节,即所谓"卫星结节";这些结节还可相互融合,甚至波及整个胸部形成"铠甲样癌"。晚期可形成皮肤菜花样溃疡,常有恶臭,易出血。

(4) 乳头血性溢液。

(5) 乳房疼痛。

(6) 区域淋巴结(腋窝淋巴结)肿大。

(7) 特殊类型乳腺癌

炎性乳腺癌:并不多见,但是发展迅速、预后差。局部皮肤可呈炎症样表现,开始时比较局限,不久即扩展到乳房大部分皮肤,皮肤发红、水肿、增厚、粗糙、表面温度升高。

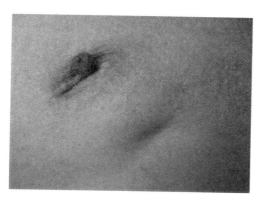

图 18-3 酒窝征

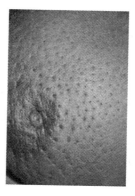

图 18-4 橘皮样改变

乳头湿疹样乳癌(Paget 病):少见,恶性程度低,发展慢。乳头有瘙痒、烧灼感,以后出现乳头和乳晕的皮肤变粗糙、糜烂如湿疹样,进而形成溃疡,有时覆盖黄褐色鳞屑样痂皮。较晚发生腋窝淋巴结转移。

（四）转移途径

1. 局部扩散 肿瘤细胞沿导管或筋膜间隙蔓延,继而侵及 Cooper 韧带、皮肤、胸筋膜及胸肌。

2. 淋巴转移 主要途径:①癌细胞经胸大肌外侧缘淋巴管侵入同侧腋窝淋巴结,然后侵入锁骨下淋巴结至锁骨上淋巴结,进而可经胸导管(左)或右淋巴管侵入静脉血流而向远处转移;②癌细胞向内侧淋巴管,沿着乳内血管的肋间穿支引流到胸骨旁淋巴结,继而达到锁骨上淋巴结,并可通过同样途径侵入血流。癌细胞也可通过逆行途径转移到对侧腋窝或腹股沟淋巴结。

3. 血行转移 血行转移多发生在晚期,这一概念已被否定,现在认为乳腺癌是个全身性疾病。研究发现有些早期乳腺癌已有血行转移。肿瘤细胞可经淋巴途径进入静脉,也可直接侵入血液循环而致远处转移。最常见的远处转移依次为肺、骨、肝。

（五）分期

乳腺癌临床病理分期(国际抗癌联盟,1997 年)。

T—原发癌

T_0 无原发癌证据。

Ti_s 原位癌:导管原位癌(DCIS)、小叶原位癌(LCIS),或没有肿瘤的乳头 Paget 病。

T_1 肿瘤最大径≤2 cm。

T_2 肿瘤最大径>2 cm 但≤5 cm。

T_3 肿瘤最大径>5 cm。

T_4 侵犯胸壁或皮肤的任何大小的肿瘤。

N—区域淋巴结

N_0 区域淋巴结无转移。

N_1 同侧腋窝淋巴结转移。

N_2 同侧腋窝淋巴结转移,彼此融合或与其他结构融合固定。

N_3 同侧内乳淋巴结转移。

M—远隔转移

M_0 无远隔转移。

M_1 有远隔转移。

知识链接 18-1

（六）诊断

全面细致地询问病史和进行体格检查,是医师对乳腺疾病做出全面综合分析的重要基础。现代临床诊断乳腺癌,应当将病人的症状、体征,结合病史、X 线和超声检查等做全面综合分析,方可不漏诊。X 线摄片,可见致密影,外形不规则,分叶状,有毛刺,内部密度不均,部分可见小杆状、小叉状或泥沙样钙化点;周围血管影丰富。超声检查,呈边界不清、边缘不规则的低回声区。空心针活检比细针穿刺细胞学检查准确性更高。钼靶定位微钙化灶病灶切除,有助于临床不能触及的乳腺微钙化病变切除。乳头溢液细胞学检查和纤维乳腺导管镜检查是诊断溢液的好方法。

早期诊断仍然是提高乳腺癌生存率最合理的途径。美国癌症协会(ACS)制定了不同年龄段乳腺癌普查原则,其中要求 18~39 岁者每月乳房自我检查,三年一次临床检查;40 岁以上者,每年一次临床检查和 X 线检查。

（七）治疗

乳腺癌现在的主要治疗手段是以手术为主的综合治疗。对病灶仍局限于局部及区域淋巴结的病人,手术治疗是首选。手术适应证为国际临床分期的 0、Ⅰ、Ⅱ 及部分 Ⅲ 期的病人。远处转移、全身情况差、主要脏器有严重疾病、年老体弱不能耐受手术者属手术禁忌。

1. 手术治疗

（1）乳腺癌根治术:手术范围包括患侧全部乳腺组织、覆盖肿瘤的表面皮肤、胸大肌、胸小肌、腋窝和锁骨下脂肪及淋巴组织并腋动静脉向腋下分支整块切除。目前该术式已基本不用。

（2）乳腺癌改良根治术:保留胸大小肌,皮肤切口多采用横行或斜梭形切口,腋窝淋巴结范围多清至胸小肌内缘以外。保留胸前神经及伴行血管。

（3）保留乳房的乳腺癌术式:主要用于临床 Ⅰ 期和 Ⅱ 期乳腺癌。手术应包括完整切除肿块及腋淋巴结清扫。肿块切除时要求肿块周围组织切缘无肿瘤细胞浸润,术后辅以放疗。

知识链接 18-2

2. 放射治疗 放疗是乳腺癌综合治疗的重要组成部分。放疗的作用:保乳手术后全乳放疗杀灭可能残存的癌灶;改良根治术后辅助放疗可降低局部复发率;用于术后局部复发癌灶;转移癌灶的姑息性放疗,可以止痛,减轻压迫症状等,从而改善病人生活质量。目前根治术后不做常规放疗,而对复发高危病例,可行术后放疗,降低局部复发率。其指征如下:①原发肿瘤最大径≥5 cm,或肿瘤侵及乳腺皮肤、胸壁;②腋窝淋巴结转移≥4 枚;③淋巴结转移 1~3 枚的 T_1~T_2 期肿瘤,当腋窝清扫不彻底或淋巴结检测不彻底也应考虑放疗。

3. 化学药物治疗 乳腺癌是实体瘤中应用化疗较有效的肿瘤之一。术前化疗(新辅助化疗)能降低乳腺癌的临床期别,增加保乳手术机会,有可能提高生存率。术后化疗可杀灭可能存在的微转移灶,提高生存率。晚期乳腺癌的化疗可以用于以发生远处或广泛转移,不适合手术者。复发转移后的解救化疗能延长病人生命,减轻症状,改善生活质量。

常用的联合化疗方案 CMF 方案(环磷酰胺、氨甲蝶呤、氟尿嘧啶)为经典化疗方案;CAF方案(环磷酰胺、多柔比星、氟尿嘧啶)根据病情可在术后今早应用;AC→T 方案(环磷酰胺、阿霉素、紫杉醇);TAC 方案(多西他赛、多柔比星、环磷酰胺)主要用于肿瘤分化差、分期晚的病例。

4. 内分泌治疗 对雌激素依赖性乳腺癌,即 ER 或 PR 阳性者,减少或抑制雌激素水平,可以取得一定疗效。卵巢去势:通过手术切除或药物去除卵巢功能,降低病人体内雌激素水平,从而达到治疗目的。抗雌激素药物:最常用者为他莫昔芬(三苯氧胺),作用机制是与雌激素竞争与 ER 结合而发挥作用,不论病人绝经与否,均有一定疗效。芳香化酶抑制剂:可阻断或减少绝经后体内雌激素的来源,因为绝经后妇女体内的雌激素主要由外周雄激素在芳香酶作用下转化而来。其主要药物有来曲唑、阿那曲唑、依西美坦等。

Note

5. 生物靶向治疗 目前明确的乳腺癌生物靶点为 Her-2 基因,它是位于 17 号染色体的癌基因,它的扩增或高表达与乳腺癌的发生发展及不良预后有关。赫赛汀是 Her-2 的单抗,是一种生物靶向制剂,它的应用为乳腺癌的治疗开辟了一个新领域。适应证:Her-2 基因过表达的各期乳腺癌。禁忌证:治疗前左心射血分数<50%。

（八）预防

由于病因尚不清楚,目前尚难以提出确切的病因学预防（一级预防）。但重视乳腺癌的早期发现（二级预防）,经过普查将提高乳腺癌的检出率,改善生存质量。

本 章 小 结

乳腺的各种良恶性疾病是各年龄段妇女的常见病。乳腺体格检查是区分和诊断乳腺疾病的第一步。本章重点内容是乳腺体格检查和对各种乳腺疾病准确的描述。难点是对良恶性病变进行鉴别诊断。

（湘潭医卫职业技术学院　潘　翠）

目标检测
及答案

Note

第十九章　胸部损伤

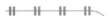

案例导入

病人，女，45 岁，右胸外伤 3 h。

病人 3 h 前，乘坐高速行驶的汽车时，因紧急刹车，右胸撞击在汽车的横铁杆上，当即感到右前胸疼痛难忍。深呼吸、咳嗽或变动体位时右胸痛加重，不敢深呼吸，随即送来医院。

查体：T 37 ℃，P 80 次/分，R 18 次/分，BP 130/90 mmHg。神志清，步行入诊室，面部无青紫，气管居中。胸部皮肤无出血点，胸廓无畸形，皮下无明显气肿，右胸壁 4～5 肋前局部肿胀，按之有压痛，用手挤压前后胸部，局部疼痛加重，并有骨擦音，心肺未见异常。腹软无压痛。

想一想：

（1）该病人最可能的诊断是什么？

（2）入院后需要进行哪些检查进一步明确诊断？

（3）对于此类疾病的预防需要采取哪些方法？

第一节　概　　述

胸部损伤包括胸壁软组织挫伤、肋骨骨折、肺挫裂伤和心脏大血管破裂。胸部损伤是胸部外科急症，由于病情变化快，严重者往往引起呼吸循环功能障碍，如不及时有效地处置，可迅速导致病人死亡。

一、病因及分类

胸部损伤按胸膜腔是否与外界相通可分为闭合性损伤和开放性损伤。闭合性损伤多由车祸、高处坠落、暴力挤压或钝性打击所致。严重者可发生肺破裂伤导致气胸、血胸、血气胸,甚至心脏大血管破裂出血,即使没有明显的胸壁损伤,也可能存在致命的胸内脏器损伤。开放性损伤多由利器、弹头、弹片、爆炸物碎片致伤。造成开放性气胸、血气胸,往往严重影响呼吸和循环功能,伤情严重。

无论闭合性损伤或开放性损伤都可同时伤及腹部,造成腹内脏器损伤,临床称之为胸腹联合伤。

二、临床表现

（一）症状

1. 胸痛 一般都伴有胸痛,受伤处疼痛和压痛明显,咳嗽时加重。肋骨骨折胸痛最为显著。

2. 呼吸困难 严重胸部损伤、原有心肺疾病,特别是老年人,多伴有呼吸困难。疼痛抑制呼吸是许多胸部损伤引起呼吸困难的主要诱因。其他直接导致呼吸困难的因素有血胸、气胸、血气胸;各种原因导致的肺实变;胸壁软化引起的反常呼吸运动;严重胸部损伤引起的呼吸窘迫综合征(ARDS)。

3. 咯血 咯血提示严重的肺实质的挫伤或裂伤,以及气管、支气管裂伤;肺爆震伤病人可以出现血性泡沫痰。

4. 休克症状群 休克症状群(脉快、血压低、烦躁或淡漠、出冷汗、面色苍白或发绀、气急)。大出血、张力性气胸、开放性胸部损伤都可以导致循环、呼吸衰竭。这就是胸部损伤所致休克的多因素性。

（二）体征

视诊:胸部皮肤擦伤、淤血、淤斑,胸廓畸形,反常呼吸运动。触诊:触及“握雪感”,扪及骨擦感。叩诊:患侧胸部叩鼓音、叩浊音或实音。听诊:可闻及气体进出胸膜腔的“咝咝”声、骨擦音,呼吸音减弱或消失。

三、胸部损伤的诊断

1. 初步估计和判断 临床思维的客观规律往往是,根据简要的病史询问和检查,粗略估计和判断损伤的类型、范围、严重程度,迅速发现对心肺功能的严重损害,及时了解其他系统、器官可能存在的问题,并做必要的紧急处理。

2. 全面、细致检查 进行全面、细致的物理检查(视、触、叩、听)、X线检查,并应用穿刺技术明确诊断。

胸部 X 线检查是诊断胸部损伤的基本依据。尽量应用移动 X 线机对病人就地拍片,减少对病人监护和治疗的干扰。

3. 特殊检查 怀疑气管、支气管损伤,应行纤维支气管镜检查。疑有心脏损伤,应行超声心动图检查。对疑有活动性出血病人,全麻下的胸腔镜检查可避免损伤的不必要加重,处置小的活动出血,明确诊断,指导进一步处理。

Note

四、胸部损伤的治疗

（一）一般治疗

首先,应当采取各种有效手段尽快使心肺功能恢复或接近正常,如张力性气胸的粗针减压,呼吸道分泌物的迅速清理,面罩吸氧等。

1. 保持呼吸道通畅　呼吸道的阻塞如同张力性气胸一样凶险,应该在建立静脉通道和处理休克之前或同时解决呼吸道阻塞问题。不应有分秒的耽搁。

2. 纠正休克　调整输入液体的种类和速度;适当使用血管活性药物,纠正休克,改善循环状况。

3. 处理心包压塞　胸部损伤所致的心包压塞,多为严重的心脏伤;因为有超声检查以及 X 线、CT 的可靠依据,应当及时开胸探查。此时的心包穿刺并不是必不可少的常规检查,应当慎重选用,以免加重损伤和延误治疗。

4. 胸腔闭式引流　不管是胸部损伤合并的血胸,还是气胸,或是血气胸,应及时安放胸腔闭式引流管,这既是必要的治疗,同时又为进一步观察病情提供了方便。

（二）手术探查指征

（1）考虑活动性出血。

（2）疑有气管、支气管裂伤或肺的深、大裂伤。

（3）怀疑有食管破裂。

（4）疑有膈肌破裂。

（5）疑有心脏大血管损伤,应在体外循环准备的条件下,及时开胸探查。

第二节　肋　骨　骨　折

肋骨是构成骨性胸廓的主要部分。在人体中的面积较大,受伤概率高。肋骨骨折可以是单根或多根,也可以是单根单处,还可以是单根多处和多根多处。第 1～3 肋较短,且有锁骨、肩胛骨及邻近肌肉组织覆盖,较少发生骨折,一旦发生骨折,多属严重创伤,常合并锁骨、肩胛骨骨折和邻近神经血管损伤。第 4～7 肋较长,且固定,容易发生骨折。第 8～10 肋前方上下有软骨连接,有一定的活动度,不易折断,一旦发生骨折,多合并肝脾损伤,甚至发生失血性休克危及病人生命。第 11～12 肋骨前端游离,弹性较大,不易发生骨折。

一、病理生理

（一）受伤机制

1. 直接暴力　直接暴力使得肋骨承受打击的部位向内弯曲折断,尖锐的骨折断端可刺破胸膜和肺组织,或刺伤肋间血管,产生气胸、血胸、血气胸,甚至引起大出血。

2. 间接暴力　间接暴力骨折断端可发生在直接承受暴力以外部位。例如,胸廓前后挤压,骨折发生在肋骨中段,骨折端朝外,不会穿破胸膜。

（二）不同年龄和类型特点

1. 小儿或青少年骨折　小儿或青少年肋骨富有弹性,承受暴力能力强,不易折断;有时有胸腔内脏器损伤而不发生肋骨骨折。

2. 老年人骨折 老年人即便是单根肋骨骨折,如果处理不当,可因疼痛限制呼吸和咳嗽排痰,使本来较低的肺顺应性进一步下降,肺部感染率升高;严重者出现缺氧,甚至出现 ARDS。

3. 连枷胸 严重胸部损伤造成的多根多处肋骨骨折使受累胸壁失去支持而形成胸壁软化,出现反常呼吸运动,即吸气时软化的胸壁向内凹陷;呼气时使该处胸壁向外突出。这类胸壁被称为连枷胸(图 19-1),因为与正常呼吸运动相反,又称为反常呼吸。

课堂互动
肋骨骨折什么情况下会影响呼吸?

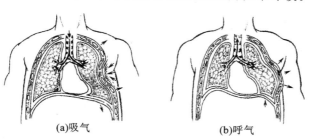

(a)吸气   (b)呼气

图 19-1 多根多处肋骨骨折与胸壁软化

（三）反常呼吸的机制

(1)胸壁浮动破坏了胸廓机械运动的稳定性,剧烈疼痛干扰排痰,致使呼吸道阻力增加,呼吸效率减低。

(2)纵隔摆动影响静脉血回流,严重者可发生呼吸、循环衰竭。

(3)严重的胸部创伤多合并广泛的肺挫伤。

二、临床表现和诊断

（一）症状

胸痛,深呼吸、咳嗽或转动体位时加重。可伴有呼吸困难。

（二）体征

局部压痛,可有胸壁肿胀,骨擦感。前后挤压或左右挤压胸部,挤压以外部位出现疼痛,称为间接挤压试验阳性,由此可以高度怀疑肋骨骨折。特别是对 X 线检查无法显示的肋软骨骨折具有特别重要的诊断价值。

（三）X 线摄片

显示骨折线和断端错位,即可明确诊断。还可有助于判断有无气胸、血胸的存在。

三、治疗

（一）一般病例的处理

1. 闭合性单处肋骨骨折的处理 单处肋骨骨折包括单根单处和多根单处肋骨骨折,治疗原则是镇痛和防止并发症。适当的胸带固定有助于减轻疼痛,但以不限制呼吸为原则。过去临床常用胶布固定,因为过敏反应和强力粘贴汗毛,不透气,它给病人带来的不适甚至超过肋骨骨折本身的痛苦,所以目前已基本被临床淘汰。1‰普鲁卡因用作肋间神经封闭,是最简单、有效的治疗选择。在有效镇痛的基础上,鼓励病人主动咳嗽排痰,可以减少肺部并发症的发生,有助于病人康复。

2. 闭合性多根多处肋骨骨折的处理

(1)依然首先强调镇痛,鼓励病人主动咳嗽排痰。

(2)包扎固定:适用于较小范围的胸壁软化;用棉垫加多头胸带包扎固定,尽量避免使用胶布固定。

（3）切开内固定：一种方法是用钢丝做内固定；将肋骨断端直接打孔穿绕钢丝固定。另一种方法是近些年在临床开展的用记忆金属内固定装置稳妥固定骨折断端。后一种方法可以明显缩短住院期，减轻病人痛苦；缺点是目前材料费用较高。

3. 开放性肋骨骨折　大多需在插管全麻下行伤口清创、肋骨的固定和胸腔闭式引流。

（二）重症病例处理

1. 牵引固定　针对大面积胸壁软化的固定方法。在局部麻醉下，消毒软化区域皮肤，用无菌巾钳夹住软化区中央部位肋骨，再用绳带吊起，通过滑轮做重力牵引，使浮动胸壁固定。牵引重量以能有效牵引固定软化区域的最小重量为原则。固定时间1～2周。此法的缺点是不利于病人活动。

2. 内固定　在病情稳定的情况下，可以考虑切开复位内固定法的应用。

3. 大面积胸壁软化　常伴广泛的肺挫伤、肺水肿，病人往往无力有效排痰，严重的肺实变，直接影响肺的气体交换；此时的气管切开、呼吸机辅助呼吸可以有效地帮助病人度过危险期。

4. 适当限制液体输入和联合　应用有效的抗菌药物是必须的。

第三节　气　　胸

各种原因引起的胸膜腔内积气称为气胸。根据发生原因简单地分为自发性、创伤性和医源性三大类。胸膜腔的完整性被破坏，外界空气可以通过胸壁伤口、通过肺经破损的脏层胸膜或破裂的气管、支气管进入胸膜腔，而经破裂的食管进入胸膜腔的情况较少见。

一、病理生理

（一）闭合性气胸

闭合性气胸多为肋骨骨折的并发症。肋骨骨折断端刺破肺表面空气进入胸膜腔。气胸形成后，肺表面破口闭合，不再继续漏气。

（二）开放性气胸

利器或枪弹所致的胸壁伤口不易闭合，使胸膜腔与外界相通，空气随呼吸自由出入胸膜腔。其病理生理特点如下。

（1）伤侧胸膜腔负压消失，肺完全萎陷，患侧胸膜腔压力随呼吸以大气压为零点上下波动。

（2）出现纵隔摆动。机制：吸气时，健侧胸膜腔负压绝对值增大，与伤侧压差加大，纵隔进一步向健侧移位；呼气时，两侧胸膜腔压力差减小，纵隔移回伤侧，纵隔在健侧和气管正中线间来回摆动，可导致严重呼吸和循环障碍（图19-2）。

（三）张力性气胸

张力性气胸又称为高压性气胸，常继发于大而深的肺裂伤或支气管破裂。裂口与胸膜腔相通且形成活瓣，吸气时空气可从裂口进入胸膜腔内，而呼气时活瓣关闭，胸膜腔内积气不断增多，压力不断升高，严重压迫伤侧肺使之萎陷，并将纵隔持续推向健侧，挤压健侧肺，产生急性呼吸和循环功能严重障碍。胸膜腔内高压气体被挤入纵隔，扩散至颈部、面部、胸部、腹部，甚至四肢。

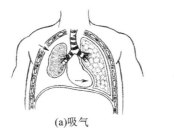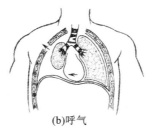

(a)吸气   (b)呼气

图 19-2　开放性气胸与纵隔摆动

二、临床表现

1. 少量气胸　肺萎陷在 30% 以下者，对健康人呼吸、循环功能影响较小，多无明显症状。但对于慢性阻塞性肺疾病（COPD）等肺功能差的病人则可能导致明显的呼吸困难。

2. 中、大量气胸　有烦躁、胸闷、呼吸困难等表现。老年人、小儿或对侧肺功能欠佳者可以出现发绀。大量气胸，病人出现胸闷症状。检查气管向健侧移位，伤侧胸部叩诊鼓音，听诊呼吸音减弱或消失。开放性气胸可见胸壁有伤口，有气体进出的声音。X 线检查可明确诊断。

3. 张力性气胸　病人表现为极度呼吸困难、发绀、烦躁、谵妄甚至昏迷。体格检查可见广泛皮下气肿，伤侧胸部胀满，呼吸幅度减低，叩诊呈鼓音，听诊呼吸音消失，胸部 X 线检查显示皮下气肿，伤侧肺纹理消失，气管和心影明显偏向健侧。胸膜腔穿刺时注射器活塞有被向外推顶感。放置胸膜腔引流管，当血管钳刺入胸膜腔时，气体向外冲出。

三、治疗

1. 少量闭合性气胸　少量闭合性气胸（积气＜30%）多不需要治疗，可于 1～2 周自行吸收；但伴有严重肺气肿等慢性重症疾病病人，少量气胸也会有严重呼吸困难，通常需要胸膜腔穿刺或放置胸膜腔闭式引流管治疗。

2. 中、大量气胸　中、大量气胸，行胸膜腔穿刺抽气，效果如不满意行胸膜腔闭式引流术，促使肺及早膨胀，同时应用抗生素预防感染。

3. 开放性气胸　开放性气胸须现场急救处理。用无菌敷料如凡士林纱布加厚棉垫或其他相对干净的织物封盖伤口，再用绷带包扎固定，使开放性气胸转变为闭合性气胸，然后行胸膜腔闭式引流术。开放性气胸的清创缝合术多需要在气管插管全麻下稳妥进行。

4. 张力性气胸　张力性气胸是胸外伤中最危急的临床重症。急救处理原则是立即排气，降低胸膜腔压力，变张力性气胸为暂时的开放性气胸。在危急状况下可用注射器针头由锁骨中线第 2 肋间刺入胸膜腔，抽气减压，暂时解除呼吸困难。在病人转送过程中，于刺入针的尾部缚扎一橡胶手指套，将指套顶端剪一细长口，起到活瓣作用。这一装置既能排气，又能防止外界气体进入胸膜腔。条件允许时，应尽快实施胸膜腔上方闭式引流术。置管后观察 1～3 日，如果大量漏气，应该想到肺脏大的、不易自行闭合的裂伤或支气管破裂；必要时应行剖胸探查术。

第四节　创伤性血胸

一、病因

胸外伤后的胸膜腔内积血，称为创伤性血胸。血胸是胸部创伤的严重并发症之一。

Note

（一）肺组织裂伤与少量出血

肺组织裂伤出血因为肺动脉压力较低（为主动脉压力的 1/6～1/4），出血量较小而缓慢，多可自行停止。

（二）肋间动脉或胸廓内动脉出血

这些胸壁血管压力高，出血量多，常需手术止血。

（三）大血管出血

大血管（腔静脉、主动脉、肺动静脉）出血，很快出现失血性休克，抢救难度大，死亡率高。

（四）心脏破裂出血

心脏的锐器伤，不同于大血管伤，因为有心包的保护，损伤发生时，心脏出血迅速在心包内形成血凝块并压迫心脏。心包破口与心脏破口并不总能恰好正对，两者的相对错位有利于压迫止血。也就是说心脏裂伤相对于大血管裂伤有更多的救治机会。

（五）血胸的其他病理生理特征

（1）中到大量血胸可压迫肺脏并挤压纵隔向健侧移位，直接影响呼吸、循环。

（2）肺脏、膈肌、心脏的运动具有去纤维蛋白作用，使得胸膜腔内血液不易凝固。

（3）短期内大量出血，去纤维蛋白作用难以充分，可形成血凝块。血凝块的积极作用是有利于止血，不利作用是血凝块无法有效地通过胸膜腔闭式引流管排出体外，日后的纤维组织束缚肺和胸壁，限制呼吸运动，严重损害呼吸功能。

（4）血凝块成为细菌良好的培养基，伤口或肺脏、支气管裂伤处的细菌在积血中滋生繁殖，形成脓胸。

二、临床表现

（一）一般症状

最早出现的症状是脉搏细速。中到大量出血，尤其是急性失血，可出现呼吸急促、面色苍白、血压逐渐下降等休克症状群。

（二）体征

少量血胸除有体表软组织伤的表现，并无其他特殊体征。中到大量血胸会出现肋间隙饱满、气管向健侧移位、伤侧胸部叩诊浊音、心界移向健侧、呼吸音减弱或消失。

（三）X 线

X 线片呈现积液征。胸膜腔阴影逐渐增大。

（四）积血量的估算

（1）小量积血胸膜腔积血少于 500 mL。特征是 X 线胸部平片显示肋膈角变钝。

（2）中等量积血胸膜腔积血在 500～1000 mL。特征是 X 线胸部平片显示积液平膈。

（3）大量积血胸膜腔积血超过 1000 mL。特征是 X 线胸部平片显示液平面超过膈肌水平。

（五）进行性血胸的征象

（1）脉搏细速、血压持续下降，经输血补液后，血压不回升或升高后又迅速下降。

（2）血红蛋白、红细胞计数和血细胞比容重复测定，呈现持续下降。

（3）胸膜腔引流量每小时大于 200 mL，连续 3 h 以上者。

（4）确定血胸而抽不出血液。

（5）血胸继发感染：高热、寒战、乏力、出汗、白细胞升高。胸膜腔穿刺抽出血液涂片检查，红细胞与白细胞比例达到 100：1（血胸未合并感染，这一比例为 500：1）。

三、治疗

1. 血胸治疗原则 纠正休克、止血、清除胸膜腔积血、处理并发症。治疗方法首选胸膜腔闭式引流术。胸膜腔闭式引流术既是治疗的需要又是进一步观察的需要。引流胸膜腔血液可以解除积血对心肺的压迫，及时确定进行性出血并处理，同时防止血胸合并感染。

2. 少量血胸 病情稳定的少量血胸，胸膜腔积血可以自行吸收，多不需要特殊处理。

3. 中量及以上血胸 中量及以上血胸都应尽早放置胸膜腔闭式引流管。一旦确定进行性血胸，在补液、输血、纠正休克的同时，及时剖胸探查。

4. 胸腔镜手术 对于病情相对稳定的血胸病人，可以急诊探查并止血；利用胸腔镜手术对不涉及气管、支气管破裂的肺脏裂伤、肋间血管出血、胸廓内动脉出血可以直接处理。

5. 凝固性血胸 应尽早剖胸清除积血、血块和纤维组织；可以有效防止血胸继发脓胸，并防止日后血胸机化对肺脏造成束缚，有效保护肺功能。

本章小结

　　本章系统介绍了胸部损伤的分类和病理生理、临床表现、诊断和处理原则。重点介绍了多发性肋骨骨折、反常呼吸运动、张力性气胸的发生机制。本章节难点是反常呼吸运动的病理生理机制。

（铜仁职业技术学院　杜开南）

目标检测
及答案

第二十章 肺部疾病

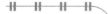

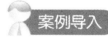

学习目标

知识目标：

1. 掌握肺癌的病理分类、临床表现、诊断和治疗原则。

2. 熟悉支气管扩张的临床表现和治疗方法、肺结核外科治疗的手术适应证。

3. 了解肺癌的病因和发病机制。

能力目标：具备初步判断早期肺癌的能力。

素质目标：加强医患沟通，体现人文关怀，消除病人恐惧心理，选择合适的个体化诊疗方案。

案例导入

病人，男，79 岁，咳嗽、咳痰 4 个月，痰中带血丝 3 天。

病人于 4 个月前无明显诱因出现咳嗽、咳白痰，因病人既往有慢性支气管炎病史，未予重视，4 个月来间断咳嗽、咳痰，自服抗生素类药物未见好转，3 天前病人咳痰，色白，痰中带血丝，为求进一步治疗入我院。病人病程中无发热，无呕吐，无腹痛，二便正常，精神饮食欠佳，体重无明显变化。

查体：体温 36.8 ℃，脉搏 62 次/分，呼吸 20 次/分，血压 150/90 mmHg。

病人一般状态尚可，神清语明，口唇无发绀，双肺呼吸音粗，右下肺呼吸音弱，可闻及少量湿啰音，心率 62 次/分，心音减弱，心律齐，各瓣膜听诊区未闻及杂音，腹软，无压痛及反跳痛，肝脾肋下未触及，双下肢无水肿，双侧病理征未引出。

想一想：

（1）该病人最可能的诊断是什么？

（2）入院后需要进行哪些检查进一步明确诊断？

（3）对于此类疾病的预防需要采取哪些方法？

第一节 支气管扩张的外科治疗

一、病因和病理

支气管扩张是多种原因造成的肺和支气管慢性化脓性疾病；可分为先天性和获得性（又称感染性）两大类。先天性因素包括先天性囊状支气管扩张、选择性免疫球蛋白 A 缺乏症、原发性丙种球蛋白缺乏症、囊性纤维化、α 抗胰蛋白酶缺乏症、先天性支气管软骨缺乏症等；获得性支气管扩张的病因包括感染、支气管内梗阻和外压性梗阻、中叶综合征、结核瘢痕、获得性丙种球蛋白缺乏症等。前者多为弥漫性扩张，后者以局限性为主。继发于肺结核的支气管扩张一般位于上叶；而继发于细菌或病毒感染的支气管扩张通常位于下叶。

支气管扩张通常发生于第三、四级支气管分支，炎症损坏管壁纤毛柱状上皮、弹力纤维和平滑肌、软骨等，并以纤维组织替代，支气管遂呈柱状或囊状扩张，病理上将支气管扩张分为囊状、柱状和混合型三类。支气管扩张的病理改变是不可逆的。

二、临床表现和诊断

典型症状：反复发作的呼吸道和肺部感染、咳嗽、咳脓痰、咯血。囊状支气管扩张痰量大，并有体位性排痰特点。咯血是支气管扩张的另一常见症状，通常为鲜血。少量咯血源于感染受损的气道黏膜；大咯血，尤其是致命性咯血通常是由增粗的支气管动脉受损破裂所致。上叶支气管扩张多无症状，少数病人可有无痰性咳嗽。根据典型症状和影像学特征易于做出诊断。支气管碘油造影是诊断支气管扩张最可靠的方法；它能够清楚地显示病变部位、范围、类型和程度。近年来，胸部高分辨率薄层 CT 已逐渐取代支气管碘油造影，成为诊断支气管扩张的首选检查。对于病变广泛（病变两叶以上）的病人，咯血期间行支气管镜检查，具有定位诊断和确定手术切除范围的重要临床意义。

三、治疗

支气管扩张治疗包括内科治疗和外科治疗。

（一）内科治疗原则

内科治疗的目的是预防和控制感染。体位引流和根据细菌培养加药敏试验结果合理使用抗生素是内科治疗的主要手段。

（二）外科治疗原则

（1）对于局限于单一肺叶的支气管扩张应力求切除病肺。

（2）有典型症状的右肺中下叶支气管扩张应做两叶切除。

（3）右肺上、中、下叶广泛支气管扩张，第一次手术可考虑先切除中下叶，而保留上叶；术后观察不再有症状者，可长久保留上叶。

（4）左肺上、下叶广泛支气管扩张，原则同右肺，第一次手术只切除下叶和舌段肺组织。支气管扩张病人的全肺切除要慎重，除非病变严重无法保留上叶，否则一般不选择全肺切除。双肺广泛病变，预计切除主要病肺后，病人肺功能难于维持生命，可选择双肺移植。

第二节　肺结核的外科治疗

一、肺切除术的适应证

（1）空洞性肺结核。

（2）结核性球形病灶，直径＞2 cm。

（3）一侧毁损肺。

（4）肺结核合并支气管扩张。

（5）结核病灶反复咯血。当今外科治疗仅作为药物治疗的辅助手段。

二、肺切除术的禁忌证

（1）肺结核活动期。病人有全身中毒症状；血沉不正常；肺内其他部位出现新病灶。

（2）全身状况差、心肺代偿能力差。

（3）合并肺外其他脏器结核病，经过系统抗结核治疗，病情仍在进展。

三、肺切除手术的并发症

（1）支气管胸膜瘘。肺结核切除手术后支气管胸膜瘘发生率远高于非结核疾病的肺切除术。

（2）结核分枝杆菌播散。主要因为术前未能有效地控制活动性肺结核或术后发生支气管胸膜瘘。

（3）脓胸。

第三节　肺　　癌

癌症是人类死因的第二号杀手，肺癌是各种癌症中的头号罪魁。早在16世纪，人们就在德国和捷克斯洛伐克的矿山中发现职业接触与肺癌之间存在一定联系；这些矿工长期患有严重、最后是致命性肺部疾病。这些矿山中的铀和镭气体与肺部恶性肿瘤的发生有关。当时这种病被称作"矿山病"。目前，肺癌最重要的病因是吸烟。

一、流行病学

20世纪70年代，全国平均肺癌粗死亡率为5.5/10万，标准化死亡率是7.4/10万。占所有恶性肿瘤死亡数的7.4%，居胃癌、食管癌、肝癌及宫颈癌之后，排第五位。上海男性标准化死亡率为25.58/10万。

20世纪80年代1982—1984年间上海男性肺癌发病率已跃居各种恶性肿瘤首位，占23.7%。标准化发病率为57.1/10万。

近10年来上海肺癌发病率增长6倍，也就是说上海男性肺癌发病率已达300/10万。香港地区肺癌发病率占全部恶性肿瘤的1/3。2005年中国肺癌病人超过100万。

二、病因

吸烟作为肺癌的病因有充分的证据。有人在117例男性尸解中，对整个支气管树进行了细致的观察。其中34例死于肺癌，剩下83例中，在每一张切片上均观察到四种细胞学改变：基底细胞增生、细胞分层、鳞状化生和原位癌。另一项研究中2000例肺癌病人，仅5%不吸烟。

三、病理学

（一）分类

肺癌起源于支气管上皮。主要有四种病理类型：鳞癌、小细胞癌、腺癌和大细胞癌。由于治疗和预后的差异，常把肺癌分成两大类，即小细胞肺癌和非小细胞肺癌。小细胞癌以外的三种癌治疗方法非常相似,常常一起讨论。

（二）TNM 分期

TNM 分期是癌肿在体内生长、发展、分布的病理描述。客观、准确的 TNM 分期,对确定治疗方案、判断预后,有着十分重要的意义。需要注意的是术前 TNM 分期和术后 TNM 分期往往存在误差,术前术后 TNM 分期与真实的 TNM 分期仍存在偏差。要意识到特定条件下的 TNM 分期的局限性,避免绝对化。TNM 分期如下。

1. 原发肿瘤(T)

T_0:无原发肿瘤证据

T_{is}:原位癌

T_1 * :癌肿直径≤3 cm;在叶支气管或以远;无局部侵犯,被肺、脏胸膜包绕

T_2:癌肿直径>3 cm;在主支气管(距隆凸≥2 cm),或有肺不张或阻塞性肺炎影响肺门,但未累及全肺;侵及脏胸膜

T_3:肿瘤可以任何大小;位于主支气管(距隆凸<2 cm),或伴有累及全肺的肺不张或阻塞性肺炎;侵及胸壁(包括肺上沟癌)、膈肌、纵隔胸膜或壁心包

T_4:肿瘤可以任何大小;同侧原发肿瘤所在肺叶内出现散在肿瘤结节;侵及纵隔、心脏、大血管、气管、食管、椎体、隆凸或有恶性胸水或心包积液

2. 淋巴结(N)

N_X:不能确定局部淋巴结受累

N_0:无局部淋巴结转移

N_1:转移到同侧支气管旁和(或)同侧肺门淋巴结(包括直接侵入肺内的淋巴结)

N_2:转移到同侧纵隔和(或)隆凸下淋巴结

N_3:转移到对侧纵隔、对侧肺门、同侧或对侧斜角肌或锁骨上淋巴结

3. 远处转移(M)

M_X:不能确定有远处转移

M_0:无远处转移

M_1:有远处转移(包括同侧非原发肿瘤所在肺叶内出现肿瘤结节)

4. TNM 分期

0 期(T_{is} N_0 M_0)

I A 期(T_1 N_0 M_0)

I B 期(T_2 N_0 M_0)

II A 期(T_1 N_1 M_0)

II B 期(T_2 N_1 M_0,T_3 N_0 M_0)

III A 期(T_3 N_1 M_0,$T_{1\sim3}$ N_2 M_0)

III 期(T_4 任何 N M_0,任何 T N_3 M_0)

IV 期(任何 T 任何 N M_1)

四、临床表现

1. 中心型肺癌 主要表现为咳嗽、哮喘、咯血、呼吸困难和胸痛,最常见的症状是咳嗽,尤其是刺激性咳嗽,其次是痰中带血点或血丝,大量咯血少见。

2. 周围型肺癌 主要是胸痛,其次是咳嗽和呼吸困难。

3. 晚期症状 声嘶、上腔静脉综合征(面部、颈部、上肢和上胸部静脉怒张,皮下组织水肿)、颈交感神经综合征(同侧上眼睑下垂、瞳孔缩小、眼球内陷、面部无汗等)。

Note

4. 肺外症状 神经内分泌症状如骨关节病综合征(杵状指、骨关节痛、骨膜增生等)。

五、诊断

1. X 线诊断 阳性检出率为 90%。典型征象:不规则的球形阴影、分叶、毛刺、厚壁偏心空洞。支气管阻塞所致的肺不张(片状、段、叶、全肺)、肺炎。

2. CT 检查 在 X 线检查的基础上,CT 可以更加清晰地判断肿块性质,了解肿块与纵隔结构的关系,对于确定诊断,明确手术指征,有重要价值。目前已成为肺癌诊断的常规检查。

3. 纤维支气管镜 阳性检出率为 60%～80%。指征:痰中带血、久治不愈的刺激性咳嗽、肺门肿块。

4. 痰细胞学检查 阳性检出率为 50%～60%,假阳性为 1%～2%。对于纤维支气管镜检查不能确诊的病人应列为常规检查。

5. 经皮肺穿刺 仅适用于无开胸探查指征的周围型占位病变。并发症是气胸、血胸、癌肿针道播散,故要慎重选用。

6. 核磁共振检查 仅用于判别是否有大血管浸润,不作为常规检查。

7. 正电子发射断层扫描(PET) 仅用于纤维支气管镜检查和痰细胞学检查阴性,手术指征存在疑虑,怀疑肺外转移时;价格昂贵,不作为常规检查。

六、鉴别诊断

1. 肺结核球 除非比较典型的肺结核球,否则肺癌与肺结核球往往容易混淆。有报告某结核病院收治的 460 例肺癌中,45% 曾误诊为肺结核。

2. 肺门淋巴结核 难与中心性肺癌鉴别,需要进一步做痰细胞学检查和支气管镜检查明确诊断。

3. 肺炎 当肺癌造成阻塞性肺炎时,往往忽略肺癌诊断。

4. 中叶综合征 肿大淋巴结位于肺门,纤维支气管镜、痰细胞学检查不能提供有价值的资料,影像资料常常不典型,这是与肺癌鉴别诊断的难点。

七、治疗

(一)基本原则

目前可靠的治疗手段是手术、放疗、化疗;其他治疗都不确切,不应轻易向病人推荐。

(二)手术适应证

Ⅰ、Ⅱ、ⅢA 期的非小细胞肺癌,ⅢB 期中的部分 $T_4N_0M_0$(又被称作"局部晚期"非小细胞肺癌)。ⅢB 期外科治疗存在争议。局限性的小细胞肺癌,在化疗的基础上可以慎重选择手术。

(三)手术禁忌证

简言之,超出上述期别的各类肺癌均为手术禁忌证(主要指存在 M_1、N_3 情况,或全身情况不能耐受手术,或外科技术难以实现的 ⅢB 期中的部分 $T_4N_0M_0$ 情况)。

(四)手术方式

包括肺叶切除、一侧全肺切除。肺叶切除包括支气管袖式肺叶切除和支气管、肺动脉双袖式肺叶切除。右肺全切除术仅适用于左肺能够良好代偿的中青年病人。实施右肺全切除术要慎而又慎。

（五）化疗

（1）小细胞肺癌首选化疗。

（2）化疗可以作为Ⅱ、Ⅲ期非小细胞肺癌术前术后的辅助治疗，其疗效较单一手术显著提高。

（六）放疗

术前术后放疗的益处存在争议。单纯放疗适用于不宜手术或拒绝手术的病变局限的病人。

本章小结

本章介绍肺癌外科治疗和肺部感染性疾病的相关知识。重点内容是肺癌的病理类型、临床表现、诊断方法和手术与非手术治疗的基本原则。难点内容是肺癌与肺部良性疾病的鉴别诊断，支气管扩张手术治疗与非手术治疗时机的选择。

（铜仁职业技术学院　杜开南）

目标检测
及答案

Note

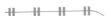

第二十一章 食管疾病

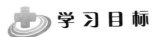学习目标

知识目标：

1. 掌握食管癌的临床表现和影像学特征。

2. 熟悉贲门失弛缓症的临床表现和影像学特征。

3. 了解食管疾病的病因和病理。

能力目标：具备对各种吞咽不适和梗阻的早期诊断能力。

素质目标：加强医患沟通,体现人文关怀,消除病人恐惧心理,选择合适的个体化诊疗方案。

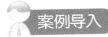案例导入

病人,男,53岁,木工。因进行性吞咽困难6个月、近来出现呼吸困难而急诊入院。病人自诉6个月前在吞咽食物后偶感胸骨后停滞或异物感,但不影响进食,有时呈间歇性;此后出现进行性吞咽困难,开始时是对固体性食物,后对半流质、流质饮食均有困难。吞咽时胸骨后有烧灼痛、钝痛,近来出现持续性胸背部疼痛。2个月前开始出现剧烈阵发性咳嗽,伴血痰,近几周出现声音嘶哑。

检查:发现病人极度消瘦,虚弱,口唇发绀,呼吸困难,体温38.3℃,脉搏89次/分,左锁骨淋巴结肿大,质硬、不活动。

想一想:

（1）该病人最可能的诊断是什么？

（2）入院后需要进行哪些检查进一步明确诊断？

（3）对于此类疾病的预防需要采取哪些方法？

第一节 食 管 癌

一、概述

食管癌是发生于食管黏膜的恶性肿瘤;在世界某些地区和国家,是一种常见的恶性肿瘤。估计全世界每年约30万人死于食管癌。我国属于高发国家之一。统计数据表明:早期食管癌手术切除率为100%,5年生存率达90%以上。但目前大多数病人就诊时已为中、晚期,远期疗效仍不满意。

二、流行病学

食管癌在全球常见恶性肿瘤排列第九位,死亡率约为 21/10 万。食管癌发病率地区差异大,高发地区和低发地区发病率相差 60 倍。高发地区包括亚洲、法国北部和南部非洲。美国食管癌发病率较低,仅占所有恶性肿瘤的 1%。

三、解剖要点

成人食管长 25～30 cm,分为颈段、胸段和腹段。门齿距食管入口约 15 cm,门齿距气管分叉处约 26 cm,门齿距食管贲门交界 40～45 cm。胸段食管长约 18 cm。为统一食管癌的诊断和治疗方法描述的一致性,将食管做如下分段(国际抗癌联盟 UICC):颈段食管起自食管入口或相当于环状软骨下缘至胸骨柄上缘;胸段相当于胸骨柄上缘至食管裂孔水平。胸段食管又分为上、中、下三段。上段自胸骨柄上缘至支气管分叉平面;中段自气管分叉平面至贲门全长的 1/2;下段的上界为中段的下界,贲门口为下段的下界(图 21-1)。腹段食管常被包括在下段食管。

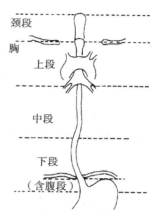

图 21-1　食管分段

四、病因学

食管癌的发病原因虽无明确定论,但某些致病因素已通过临床及实验研究得到证实。目前一般认为亚硝酸盐类物质和某些真菌毒素与食管癌发生有一定关系。食管的某些良性疾病可能为癌前病变,如贲门失弛缓症、食管裂孔疝、食管瘢痕性狭窄、Barrett 食管。不良的卫生和饮食习惯,如:过硬、过热饮食,进食过快,长期大量饮烈性酒;口腔卫生差;长期缺乏多种维生素,也与食管癌的发生有关。遗传因素:资料表明:25%～60% 食管癌病人有家族史。

五、病理学

（一）早期食管癌

（1）隐伏型:为原位癌,侵及上皮全层。
（2）糜烂型:大多限于黏膜固有层。
（3）斑块型:多半侵及黏膜肌层及黏膜下层。
（4）乳头型或隆起型。

（二）中晚期食管癌

1. 髓质型　占临床病例的 60%,肿瘤累及食管部分肌层或全层,可呈中、重度梗阻。食管造影可见充盈缺损及狭窄。

2. 蕈伞型　约占 15%,如蘑菇状,梗阻症状较轻,食管造影见食管肿块上下形成圆形隆起的充盈缺损。

3. 溃疡性　约占 10%,肿瘤形成凹陷的溃疡,梗阻症状轻;食管造影可见溃疡龛影。

4. 缩窄性　约占 10%,病变长度短,梗阻症状重;狭窄上方往往扩张。

5. 腔内性　占 2%～5%。

六、临床表现

（一）早期症状

哽噎感,咽下痛,胸骨后不适感,异物感,这些症状可反复出现,间歇期无症状。

Note

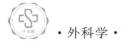

（二）中晚期症状

进行性吞咽困难,胸背疼痛,刺激性咳嗽,呛咳,肺部感染,声音嘶哑,消瘦等。其中胸背疼痛和刺激性咳嗽多预示肿瘤已外侵。

七、诊断

食管癌诊断主要依据症状、X线检查、内窥检查。

（一）X线检查

1. 早期食管癌的典型 X 线征象 利用气钡双重造影,可显示局限性黏膜皱襞增粗、中断、迂曲、小的充盈缺损或龛影;局限性管壁僵硬。这些征象易被忽略或漏诊。

2. 中晚期食管癌 呈现典型的充盈缺损、软组织影和龛影。

（二）纤维内窥镜检查

在影像学检查的基础上,进一步行内窥镜检查可以获得病理组织学的明确诊断。内窥镜检查所见的详细描述,对于手术选择入路有十分重要的指导意义。

（三）胸部CT检查

可以进一步了解癌肿外侵情况和判断手术能否切干净。

（四）细胞学检查

拉网细胞学检查是我国老一辈医学工作者创用的一种大规模人群普查中,是发现早期食管癌的行之有效的方法;但临床目前已很少有人应用。可能的原因是检查的舒适性相对较差,现在已难以被病人接受。

八、鉴别诊断

当病人自述症状类似早期食管癌症状时,除仔细进行 X 线和内窥镜检查以免早期食管癌漏诊外,应当认真与食管炎、食管憩室、食管静脉曲张、贲门失弛缓症、食管良性肿瘤鉴别。

九、治疗

1. 手术指征 外科手术目前仍然是治疗食管癌的首选方法。手术包括根治性切除和姑息性切除。凡未发现手术禁忌证的,都应力争手术切除。

2. 手术禁忌证 气管食管瘘;癌肿远处转移;恶病质;严重的心肺肝肾功能不全。

3. 手术方法 主要有不同的入路组合。左胸入路为大多数医生接受,其中包括单一胸切口和左胸切口联合颈部切口。右胸切口包括两切口和三切口,即右胸切口加上腹切口和颈、胸、腹三切口。左、右胸切口各自的特点:左胸切口开胸、关胸简单,特别适合食管下段癌、贲门癌手术;右胸切口因为没有主动脉弓遮盖,对于中段食管癌的切除操作方便;特别对于食管旁淋巴结及气管隆嵴下淋巴结的清除较左胸入路安全、便利。食管癌切除后,消化道的重建,主要利用胃的上提与食管吻合实现。利用结肠重建上消化道,一般仅针对残胃食管癌或食管胃双原发癌的切除,也可用空肠重建食管。

4. 手术效果 总体手术切除率为 80％～95％;手术死亡率为 2％～3％;5 年生存率为 25％～40％。

5. 放射治疗 治疗食管癌的重要手段之一,对鳞癌、未分化癌效果较好,腺癌效果差。对一些有手术禁忌的病人,或病人拒绝手术,可选择放疗。恶病质、食管穿孔、气管食管瘘、纵隔炎、已经出现消化道出血病人,放疗可视为禁忌。

第二节 贲门失弛缓症

一、定义

贲门失弛缓症或称贲门痉挛,是指吞咽时食管体部无蠕动,贲门括约肌松弛不良。20～50岁多见,女性多于男性。

二、病因和病理

病因不明。病理特征为食管肌层内神经节变性、减少或缺失,食管失去正常的推动力。食管下括约肌和贲门不能松弛,致使食物滞留于食管内。本病的癌发生率为 0.3%～20%。

三、临床表现

1. 吞咽困难 吞咽困难不随食物性状而改变,不管进固体食物或流质食物都一样。吞咽困难程度与食管扩张程度成反比,即食管越扩张,吞咽困难越轻。食管排空主要靠重力,病人可采取各种方式,如站着进食或不停地走动,饮大量液体以及用力吞咽以助于食管排空。

2. 反流 反流症状较吞咽困难发生迟,发病初期90%的病人发生在餐中和餐后。随着食管体部的不断扩张,反流的次数较前减少,可每 2～3 天一次。睡眠中的反流往往导致误吸;病人常发生呼吸系统感染。

3. 胸痛 自发性胸骨后疼痛。疼痛发生后,进饮料或舌下含服硝酸盐类药物可缓解。

4. 体重减轻 进食困难和畏惧进食,常造成营养不良。

四、诊断

1. 食管吞钡检查 食管吞钡造影检查具有特征性,表现:食管蠕动消失、食管下端及贲门部呈鸟嘴状,边缘光滑,痉挛上方食管明显扩张。

2. 纤维内窥镜检查 根据症状特点和食管钡餐透视检查已能确诊,内镜检查的目的是排除肿瘤。

五、治疗

治疗的目的是持久有效而地解除食管下括约肌的痉挛性收缩,以利于食管排空。

1. 内科治疗 亚硝酸盐和硝苯地平能使部分病人食管下括约肌压力降低,以利于食管排空;但作用时间短。

2. 扩张术 除一直使用的橄榄头扩张器外,现在还有气压或水压强行扩张,效果由过去持续时间短而需长期扩张变为现在能长期缓解症状;但一般需要反复多次扩张。扩张术最严重的并发症是食管穿孔。

3. 手术治疗 主要有食管下端肌层切开术(Heller 手术),方法简单,效果肯定。但研究发现许多贲门失弛缓症病人,其实伴有潜在的食管裂孔疝,而食管裂孔疝都伴有反流性食管炎。因此许多外科医生都在 Heller 手术的基础上加做抗反流手术。接受后一种手术方法的人术后很少有人再被贲门失弛缓症和反流性食管炎困扰。

Note

目标检测
及答案

本章小结

　　本章介绍了食管癌的系统知识。这一章的重点是食管癌的早期症状和 X 线表现,以及贲门失弛缓症的诊断。难点是食管癌的鉴别诊断。

(铜仁职业技术学院　杜开南)

Note

第二十二章　心脏及血管疾病

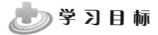

学习目标

知识目标：

1. 掌握先天性心脏病、风心病的临床表现和诊断。
2. 熟悉先天性心脏病、风心病的病理生理特点。
3. 了解各类心脏病的手术方法。

能力目标：具备初步诊断各类心脏病的能力，并及时转诊。

素质目标：加强医患沟通，体现人文关怀，消除病人恐惧心理，选择合适的个体化诊疗方案。

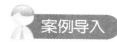

　　病儿，女，3 岁，出生后反复发生呼吸道感染，于 2 岁体检时发现心脏杂音。

　　体检：气尚平，两肺呼吸音清，胸骨左缘 2、3 肋间 3～4 级连续性机器样杂音，肺动脉瓣区第二心音亢进。胸片示肺门影增浓，肺动脉段凸出，心影略增大；心电图示左心室肥大、右心室略肥大。

　　想一想：

　　（1）该病人最可能的诊断是什么？

　　（2）入院后需要进行哪些检查进一步明确诊断？

　　（3）对于此类疾病的预防需要采取哪些方法？

第一节　先天性心脏病的外科治疗

一、动脉导管未闭

（一）概述

　　动脉导管是胎儿期连接降主动脉与左肺动脉之间的正常通路，经此通路胎儿血液由肺动脉流入主动脉。出生后，肺动脉阻力下降，前列腺素 E_1、E_2 显著减少，血氧分压增高，约 85％正常婴儿出生后 2 个月内动脉导管闭合，成为动脉韧带，逾期不闭合者即成为动脉导管未闭。动脉导管可以单独存在，也可合并室间隔缺损、法洛四联症等先天性心血管畸形。

（二）病理生理

　　出生后主动脉收缩期、舒张期压力始终超过肺动脉压，未闭的动脉导管使得主动脉血持续流向肺动脉,形成左向右分流。分流量大小与导管粗细及主、肺动脉压力阶差相关。左向右分流增加肺循环血量,左心负荷增加,导致左心室肥厚,甚至左心衰竭。肺循环血量的持续增加使肺动脉压力升高,使得肺小动脉反应性痉挛,长期痉挛导致肺小动脉壁增厚和纤维化,造成右心阻力负荷增加和右心室肥厚。当肺动脉压力接近或超过主动脉压力时,呈现双向分流或右向左分流,病人出现发绀,称作艾森曼格综合征。

（三）临床表现

典型体征是体检发现胸骨左缘第 2 肋间粗糙的连续性机器样杂音,杂音占据整个收缩期和舒张期。导管细,分流量小者常无明显症状。长期肺动脉高压者,可以仅闻及收缩期杂音,甚至杂音消失;肺动脉第二心音亢进。左向右分流量大,产生相对性二尖瓣狭窄,可闻及心尖部舒张中期杂音。左向右分流量大时,还可导致动脉舒张压降低,脉压增宽,表现为甲床毛细血管波动、水冲脉和股动脉枪击音。婴幼儿可表现为发育迟缓,喂养困难,常见伴有肺炎。肺动脉压超过主动脉压所致右向左分流时,出现下半身发绀和杵状指,称为差异性发绀。

心电图:正常或左心室肥厚,肺动脉高压时左、右心室肥厚。X 线检查:心影增大,肺动脉圆锥隆出,肺血管影增粗。超声心动图:左心房左心室内径增大,二维切面可显示未闭动脉导管,多普勒超声发现异常血流信号。

（四）诊断

根据杂音性质、部位,结合超声心动图、X 线胸片、心电图检查提示,不难做出诊断。关键问题:在做出动脉导管未闭诊断前,必须明确是否合并其他先天性心脏病,如室间隔缺损、法洛四联症等。同时需要与主动脉窦瘤破裂、冠状动脉-主动脉瘘和室间隔缺损合并主动脉关闭不全等心血管疾病鉴别。

（五）治疗

1. 手术适应证　早产儿、婴幼儿反复发生肺炎、心力衰竭、喂养困难、生长发育延缓者,应当及时手术。无明显症状者,多主张学龄前择期手术,近年来,亦有主张更早期手术。发绀型心脏病合并动脉导管未闭不能单独结扎动脉导管,需同期进行畸形矫正。艾森曼格综合征是手术禁忌证。

2. 手术方法
（1）结扎或钳闭术:经外侧胸切口或胸腔镜辅助完成手术。
（2）导管封堵术:逆行主动脉造影显示动脉导管形态与位置后,再经右心导管释放适当的封堵器材。导管封堵术还可在超声引导下,经胸部小切口完成。后者的优点是避免经右心导管实施封堵对小儿进行过多的 X 线照射。

二、室间隔缺损

（一）概述

室间隔缺损是胎儿室间隔发育不全所致的心室间的异常交通,使得血液左向右分流,产生相应的病理生理学变化。室间隔缺损可以单独存在,也可是其他复杂心脏畸形的一部分。

（二）病理生理

室间隔缺损左向右分流主要发生在心脏收缩期。小的缺损(缺损直径小于主动脉瓣口的 1/3)分流量少,稍微增加的心室容量负荷不影响病人的自然寿命,但感染性心内膜炎发生率明显增加。大缺损(缺损直径大于主动脉瓣口的 2/3)分流量多,左心室容量负荷加重,左心房、左心室扩大。由于肺循环血流量过高,小动脉痉挛产生肺动脉高压,右心室阻力负荷增大导致右心室肥大。随着病程进展形成梗阻性肺动脉高压,最后导致右向左分流,出现艾森曼格综合征。

（三）临床表现

室间隔缺损小，分流量小，病人一般无明显症状。分流量大者出生后即反复发生呼吸道感染、充血性心力衰竭，喂养困难、发育迟缓；能度过婴幼儿期的较大室间隔缺损病儿，则表现为活动耐力较同龄人差。室间隔缺损病人易并发感染性心内膜炎。

体格检查：胸骨左缘第 2～4 肋间闻及 3 级以上粗糙响亮的全收缩期杂音，常伴收缩期震颤。肺动脉高压者，心前区杂音变得柔和、短促，肺动脉瓣区第二心音亢进。分流量大者，心尖部可闻及柔和的舒张中期杂音。

超声心动图：左心房、左心室内径扩大，或双室扩大；二维超声可显示室间隔缺损部位及大小。多普勒超声能判断血流方向、分流量，并可了解肺动脉压力。

（四）治疗

1. 手术适应证　约半数室间隔缺损在 3 岁以前可能自然闭合，且多在 1 岁以内，以膜部缺损最多见。无症状且房室无扩大的室间隔缺损者应长期观察，加强预防感染性心内膜炎的发生。缺损和分流量大，婴幼儿期喂养困难、反复肺部感染、充血性心力衰竭或肺动脉高压者，应尽早手术。缺损小，已有房室扩大者需在学龄前手术。肺动脉瓣下缺损易并发主动脉瓣叶脱垂导致主动脉关闭不全，应及时手术。艾森曼格综合征是手术禁忌证。

2. 手术方法　手术治疗仍然是治疗的主要方法。手术经胸骨正中切口，建立体外循环，在心脏停搏或搏动下完成室间隔缺损修补术。根据室间隔缺损部位，选择肺动脉切口、右心房切口显露缺损，多发性肌部缺损时需使用平行于室间沟的左心室切口才能良好显露。缺损小可以直接缝合，缺损≥1 cm 或位于肺动脉瓣下者，需用自体心包片或涤纶片修补。手术时应避免损伤主动脉瓣和房室传导束。

第二节　后天性心脏病的外科治疗

一、二尖瓣狭窄

（一）概述

二尖瓣狭窄可由多种原因造成，其中 90％ 的二尖瓣狭窄是由风湿病所致。风湿热所致的瓣膜病占我国心脏外科病人的 30％ 左右，而风湿性心脏瓣膜病中，最常累及的是二尖瓣，其次是主动脉瓣，三尖瓣少见，肺动脉瓣罕见。

（二）病理

二尖瓣两个瓣叶在交界处互相融合，造成瓣口狭窄。瓣叶增厚、挛缩、变硬和钙化都进一步加重瓣口狭窄，并限制瓣叶活动。

（三）病理生理

正常二尖瓣口面积为 4～6 cm²。每分钟有 4～5 L 血液在舒张期从左心房通过二尖瓣口流入左心室。瓣膜面积＞2 cm²，左心房发生代偿性扩大及肥厚，跨瓣压差增大，以增加瓣口血流量，延缓左心房平均压的升高。若瓣口面积＜1.5 cm²，即可产生血流障碍。若瓣口面积＜1 cm² 时，血流障碍更加严重。左心房逐渐扩大，造成肺部慢性梗阻性淤血，影响肺泡换气功能。当肺毛细血管压力升高到 40 mmHg，超过正常血浆渗透压 30 mmHg，即可产生急性肺水肿。

随着病情的发展,肺泡与毛细血管之间的组织增厚,毛细血管渗液不易进入肺毛细血管床,并限制肺毛细血管压力过度升高,从而降低肺水肿发生率。但肺小动脉阻力增高,肺动脉压力可显著增高。左心房和肺静脉收缩压持续上升至 30 mmHg 以上时,肺动脉收缩压可上升至 80 mmHg 以上。右心室后负荷增加,产生右心室扩张和肥厚,终致右心衰竭。

（四）临床表现

绝大多数二尖瓣狭窄病人都患过风湿性心瓣膜炎,二尖瓣口的狭窄梗阻则需要数年形成。重症二尖瓣狭窄通常需要经 10 年才会出现。

1. 症状

（1）气急为最常见症状。开始是在用力时,以后在日常生活时也有呼吸困难。重症病人在静息状态下也有气急。部分病人可出现夜间阵发性呼吸困难,甚至端坐呼吸。

（2）咳嗽多发生在活动后和夜间入睡后。

（3）咯血:10%～20%病人有咯血。有的病人可出现大量咯血。

（4）心悸、心前区痛。

（5）乏力。

2. 体征

（1）面颊和口唇轻度发绀,被称作二尖瓣面容。

（2）右心衰竭病人可出现肝大和下肢水肿。

（3）心律不齐。

（4）杂音:当瓣口面积<2.5 cm² 心脏听诊可闻及隆隆样舒张期杂音。杂音在第二心音后开始出现,持续到舒张中期。

（5）心前区扪及舒张期震颤。

3. 辅助检查

（1）心电图:中度以上狭窄可呈现电轴右偏、P 波增宽,呈双峰或电压增高。肺动脉高压病人可出现右束支阻滞或右心室肥大。病史长者常表现为房颤。

（2）X 线检查:中重度病人,左心房、右心房和右心室扩大。食管钡餐透视可见食管受压,心影右缘呈现左右心房重叠的双心房阴影。肺动脉段隆出,提示肺动脉高压。肺下野部可见横向线条状阴影,称为 Kerley 线。

（3）超声心动图:M 型超声心动图显示瓣叶活动受限,大瓣正常活动波形消失,代之以城墙垛样的长方波。

（4）心导管检查:仅用于杂音不典型、诊断存疑的病人。可以测量肺动脉压力和肺毛细血管楔压。

（五）诊断

根据上述病史、临床表现、心电图、X 线、超声心动图检查即可确诊。

（六）治疗

1. 手术适应证　心脏功能 Ⅱ 级以上者均应手术治疗。

2. 术前准备　重度二尖瓣狭窄伴心力衰竭或房颤者,术前应强心利尿,纠正水、电解质失衡,待全身情况和心脏功能改善后进行手术。

3. 手术方法

（1）闭式二尖瓣交界分离术:适用于隔膜型二尖瓣狭窄,特别是瓣叶活动好,没有钙化,听诊能闻及开瓣音者。这种方法损伤小,恢复快。可进行经皮穿刺球囊导管二尖瓣交界扩张分离术,或在全麻下剖胸手术行二尖瓣交界分离术。

（2）直视手术:须在体外循环下进行。适用于瓣膜增厚、硬化、钙化、挛缩的二尖瓣狭窄病

Note

人。需切除瓣膜，做人工瓣膜替换术。

二、二尖瓣关闭不全

（一）概述

风湿性二尖瓣关闭不全较多见，半数以上合并狭窄。主要病理改变是瓣叶和腱索增厚、挛缩，瓣膜面积缩小，瓣叶活动度受限以及二尖瓣环扩大等。

（二）病理生理

早期，收缩期左心室血液回流入左心房的量不多；随着病变的加重，收缩期左心室血液流入左心房增多，左心房压力升高，逐渐产生左心房代偿性扩大和肥厚，左心室也逐渐扩大和肥厚。随着左心房、左心室扩大，二尖瓣瓣环也相应扩大，二尖瓣关闭不全加重。久之，终于产生左心衰竭；同时导致肺静脉淤血，肺循环压力升高，最终引起右心衰竭。

（三）临床表现

1. 症状　二尖瓣关闭不全病人的临床表现与反流轻重程度、进展快慢、肺动脉压高低等因素有关。轻症的二尖瓣关闭不全病人可终生无症状。病变较重者可出现乏力、心悸，劳累后气促等症状。急性肺水肿和咯血的发生率远较二尖瓣狭窄低。临床上出现症状后，病情可在较短时间内迅速恶化。

2. 体征　心前区可闻及全收缩期杂音，常向左侧腋中线传导。肺动脉瓣区第二心音亢进，第一心音减弱或消失。晚期病人可呈现右心衰竭以及肝大、腹水等症状。

（四）辅助检查

1. 心电图　较重者显示电轴左偏、二尖瓣型 P 波、左心室肥大和劳损。

2. X 线检查　左心房、左心室扩大。食管钡餐透视见食管受压向后移位。

3. 超声心动图　M 型超声显示二尖瓣大瓣曲线呈双峰或单峰型。合并狭窄的病例仍可显示城墙垛样长方波。超声多普勒测试舒张期血流，可估计关闭不全的轻重程度。

（五）治疗

1. 二尖瓣修复成形术　利用病人自身组织和部分人工代用品修复二尖瓣装置，使其恢复功能，包括瓣环的重建和缩小，乳头肌和腱索的缩短或延长。

2. 二尖瓣置换术　二尖瓣损坏严重，不适于修复，需行二尖瓣置换术。

第三节　胸主动脉瘤

（一）概述

主动脉管壁因各种原因的损伤和破坏引起瘤样扩大，称为主动脉瘤。主动脉各个部位均可受累。通常所说的主动脉瘤包括三种病理类型。

1. 真性动脉瘤　全层瘤样变和扩大。

2. 假性动脉瘤　瘤壁无主动脉壁的全层结构，仅有内膜面覆盖的纤维结缔组织。

3. 夹层动脉瘤　主动脉壁发生中层坏死或退行性病变，当主动脉内膜破裂时，血液在主动脉压力作用下，在中层内形成血肿并主要向远端延伸形成夹层动脉瘤。

（二）病因

1. 动脉硬化　动脉硬化时主动脉内皮细胞变性或脱落，胆固醇和脂质浸润沉积，形成粥样硬化斑块;或老年性动脉硬化,发生弹力纤维层变性,均可使主动脉壁受到破坏,逐渐膨出扩张形成动脉瘤。此类主动脉瘤多见于降主动脉,常呈梭形。病人年龄均在 40 岁以上。

2. 主动脉囊性中层坏死 某些先天性疾病和遗传性疾病使主动脉中层囊性坏死,弹力纤维消失,伴有黏液性变,主动脉壁薄弱,形成的主动脉瘤常位于升主动脉,呈梭形或梨形。有时还形成夹层动脉瘤。多见于青年人,如马凡(Marfan)综合征等。

3. 创伤性主动脉瘤 多因胸部挤压伤、汽车高速行驶突然减速碰撞胸部或从高处坠下,引起胸主动脉破裂。主动脉全层破裂者,病人在短时间内即因大量失血而死亡。如主动脉内膜和中层破裂,但外层或周围组织仍保持完整,则可形成假性动脉瘤或夹层动脉瘤。

4. 细菌性感染 常继发在感染性心内膜炎基础上。主动脉壁中层受到损害,局部形成动脉瘤,大多呈囊性。

5. 梅毒 主动脉壁弹力纤维被梅毒螺旋体所破坏,形成动脉瘤。梅毒感染人体后,往往经历 10～20 年才产生主动脉瘤。

（三）临床表现

1. 胸痛 胸痛为常见症状。多为钝痛,也有剧烈的刺痛,呈持续性,也可随运动和呼吸而加剧。

2. 压迫症状 压迫症状为胸内各种器官受动脉瘤压迫引起的各种功能紊乱。如呼吸困难、咳嗽、声音嘶哑等。

3. 体征 早期多无体征。当动脉瘤体积增大至相当程度后,向前可侵蚀胸骨、肋骨或锁骨,向后可侵蚀肋骨或椎体,而使胸骨表面膨出,故晚期病例胸骨上可见搏动性肿块。上腔静脉受压常出现上腔静脉阻塞综合征,即颈静脉和胸壁静脉怒张、面部肿胀和发绀等。听诊常可闻及局限性收缩期杂音,胸主动脉瘤伴有主动脉关闭不全时,则在主动脉瓣区第二心音之后有舒张期吹风样杂音。动脉瘤压迫交感神经时,可出现霍纳综合征。

（四）诊断

动脉瘤较小,临床上尚无症状的病例,往往在体检胸部 X 线检查时,偶然发现。目前对怀疑患有胸主动脉瘤的病人有许多影像学检查方法,这些检查包括胸部 CT、磁共振、超速 CT 及三维成像、胸主动脉造影、数字减影血管造影等。可根据病人的具体情况分别应用。

（五）治疗

动脉瘤切除人工血管替换术是最有效的治疗方法。胸主动脉瘤直径大于 5 cm 如无手术禁忌证,应及早手术治疗。阻断主动脉血流的方法与主动脉的重建比较复杂,涉及不少重要器官在阻断血流时的保护问题。手术危险性较大,处理不当可发生严重并发症。对于主动脉夹层动脉瘤(B 型)、胸主动脉假性动脉瘤,经股动脉放入带膜支架(或称支撑性人工血管),进行封闭内膜破口、腔内血管成形术,可取得良好效果。

目标检测
及答案

本章小结

本章对最具代表性的先天性心脏病、后天性心脏病进行了讲解。这一章的重点是动脉导管未闭、室间隔缺损、二尖瓣狭窄、二尖瓣关闭不全的病理生理学和血流动力学机制、临床表现、诊断和治疗原则。难点是上述疾病的病理生理学。

（铜仁职业技术学院　杜开南）

Note

第四篇

腹部外科疾病

FUBUWAIKEJIBING

第二十三章 腹 外 疝

学习目标

知识目标：

1. 掌握腹股沟疝的临床表现和治疗原则。

2. 熟悉腹股沟疝的鉴别诊断和腹股沟区的解剖特点。

3. 了解股疝、腹壁切口疝和脐疝的临床表现和治疗原则。

能力目标：

1. 具备腹股沟疝的初步诊断能力。

2. 具备腹股沟疝的初步处理能力。

素质目标：加强医患沟通,体现人文关怀,消除病人恐惧心理,选择合适的个体化诊疗方案。

第一节 概 述

腹外疝是指腹腔内脏器或组织离开其正常解剖部位,通过先天或后天形成的腹壁薄弱点、组织间隙向体表突出而发生的疾病。腹外疝是外科临床的常见疾病,好发于腹股沟区,以腹股沟斜疝和腹股沟直疝较为多见。

一、病因

引起腹外疝的两个主要原因是腹壁强度降低和腹内压力增高。

(一)腹壁强度降低

腹壁强度降低是腹外疝发生的解剖因素,也是基础因素,包括先天性因素和后天性因素。

1. 先天性因素

(1)人体正常的组织间隙。如精索或子宫圆韧带穿过腹股沟管、股动脉及股静脉穿过股管、脐血管穿过脐环等。

(2)人体发育不全形成的腹壁薄弱点。如腹膜鞘突未闭、腹白线缺损、腹内斜肌下缘位置过高等。

2. 后天性因素 手术切口愈合不良、外伤、感染、腹壁神经损伤、老年、肥胖所致肌萎缩等。

(二)腹内压力增高

腹内压力增高是腹外疝的诱发因素,也是继发因素。常见原因包括:慢性咳嗽、慢性便秘、排尿困难、搬运重物、举重、腹水、妊娠、婴儿经常啼哭等。

二、病理解剖

腹外疝一般由疝囊、疝内容物、疝环和疝外被覆物组成。

1. 疝囊 壁腹膜经腹壁薄弱点或间隙向外突出而形成的囊状结构,可分为疝囊颈、疝囊体和疝囊底三个部分。疝囊颈是疝囊比较狭窄的部分,位于疝环处,常因疝内容物反复摩擦而增厚、发白,是手术当中需要确认的一个标志。

2. 疝内容物 进入疝囊的腹内脏器或组织,以小肠、大网膜等活动度较大的组织器官最为常见,阑尾、乙状结肠、膀胱等也可成为疝内容物,但较少见。

3. 疝环 疝突向体表的门户,是腹壁薄弱区或缺损处,又称为疝门。腹外疝常以疝环所在部位来命名,如腹股沟疝、股疝、脐疝、切口疝等。

4. 疝外被盖物 疝囊以外的腹壁各层组织。

三、临床病理类型

临床上,腹外疝按疝内容物的病理变化,可分为易复性疝、难复性疝、嵌顿性疝和绞窄性疝4种类型。

(一) 易复性疝

疝内容物能够自由进出疝囊,且可以完全回纳入腹腔的疝,称易复性疝。一般无特殊不适。

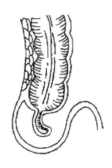

图 23-1 滑动疝

(二) 难复性疝

疝内容物不能回纳或仅能部分回纳腹腔,又不引起严重症状者,称难复性疝。有个别病程较长、腹壁缺损较大的疝,由于疝囊突出时将邻近的脏器,如盲肠、乙状结肠或膀胱等一同带出成为疝囊壁的一部分,这种疝称为滑动疝(图 23-1),属于难复性疝的特殊类型。难复性疝主要表现为体表变化不明显的包块,可伴有腹痛、腹胀、便秘等不完全性肠梗阻症状。

(三) 嵌顿性疝

当腹内压突然增高时,疝内容物强行扩张囊颈而进入疝囊,因疝环弹性回缩致使疝内容物不能回纳腹腔而发生嵌顿,称为嵌顿性疝。嵌顿性疝多发生于疝囊颈较小而疝环张力大的腹外疝。临床上表现为突然出现或增大的痛性包块,可有机械性肠梗阻症状。

(四) 绞窄性疝

当腹外疝发生嵌顿时,嵌顿性疝未能及时解除,肠管及其系膜受压进一步加重,导致动脉血流完全中断,即发展为绞窄性疝。此时,肠系膜动脉搏动消失,肠壁逐渐失去光泽、弹性和蠕动能力,最终变黑坏死。绞窄性疝是嵌顿性疝进一步发展的结果,两者属同一病理过程的两个阶段,具有连续性。因此,临床上一旦确诊嵌顿性疝,则要及时进行松解,以免嵌顿性疝发展成绞窄性疝。

(五) 特殊类型嵌顿性疝

1. 肠管壁疝 嵌顿的内容物仅为肠壁的一部分,系膜侧肠壁及其系膜并未进入疝囊,肠腔并未完全梗阻,这种疝称为 Richter 疝或肠管壁疝(图 23-2)。如果嵌顿的小肠刚好是小肠憩室,如 Meckel 憩室,则称为 Littre 疝。

2. 逆行性嵌顿疝 嵌顿肠管如果包括多个肠袢,呈 W 形,则部分嵌顿肠管可隐藏在腹腔内,称为逆行性嵌顿疝(图 23-3)。逆行性嵌顿疝一旦发生绞窄,不仅进入疝囊内的肠管可发生坏死,腹腔内的中间肠袢亦可发生坏死。有时疝囊内的肠管未发生坏死,但腹腔内的肠袢已发生坏死。因此,在临床工作中,在进行嵌顿或绞窄性疝手术时,要警惕是否存在逆行性嵌顿疝,要探查所有嵌顿肠管,准确判断肠管活力,防止隐匿于腹腔内的坏死肠管被遗漏。

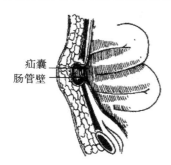

图 23-2 肠管壁疝

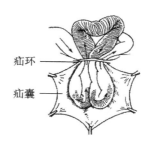

图 23-3 逆行性嵌顿疝

第二节 腹股沟疝

案例导入

病人,男,55 岁,因"右侧腹股沟区可复性肿块 2 年,不能回纳伴疼痛 1 h"急诊入院。

体格检查:生命体征平稳,急性痛苦面容,右侧腹股沟区肿块,大小约为 6 cm×4 cm,呈梨形,部分进入右侧阴囊。肿块触痛明显,固定。阴囊内可触及大小正常的睾丸。

想一想:

(1) 该病人的诊断是什么?诊断依据是什么?

(2) 如何处理?

腹股沟区是指由腹股沟韧带、腹直肌外缘和髂前上棘到腹直肌外缘的水平线三者构成的腹壁的三角形区域。发生在腹股沟区的腹外疝,称为腹股沟疝。

腹股沟疝包括斜疝和直疝两种类型,以斜疝最多见。男性多于女性,发病率之比约为15∶1,右侧多于左侧。

腹股沟斜疝:疝囊经过腹壁下动脉外侧的腹股沟管深环突出,由深向浅向内下斜行通过腹股沟管,然后穿出腹股沟管浅环,并可进入阴囊。

腹股沟直疝:疝囊经腹壁下动脉内侧的直疝三角区直接由后向前突出,不经过内环,也不进入阴囊。

一、应用解剖

(一) 腹股沟区解剖特点

腹股沟区的解剖层次由浅入深依次为以下各层。

Note

（1）皮肤、皮下组织、浅筋膜。

（2）腹外斜肌腱膜：腹外斜肌在腹股沟区移行为腱膜，即腹外斜肌腱膜。该腱膜向下延伸到达髂前上棘与耻骨结节之间的连线，然后向后、向上反折增厚形成腹股沟韧带。该韧带内侧端一小部分纤维又向后、向下转折而形成腔隙韧带，又称陷窝韧带，它填充着腹股沟韧带和耻骨梳之间的交角，其边缘呈弧形，为股环的内侧缘。腔隙韧带向外侧延续的部分附着于耻骨梳，为耻骨梳韧带。这些韧带在腹股沟疝传统的修补手术中极为重要（图 23-4）。腹外斜肌腱膜纤维在耻骨结节上外方形成一三角形的裂隙，即腹股沟管浅环，又称为外环或皮下环。腱膜深面与腹内斜肌之间有髂腹下神经及髂腹股沟神经通过，在施行疝手术时应避免其损伤。

（3）腹内斜肌和腹横肌：腹内斜肌在此区起自腹股沟韧带的外侧 1/2。肌纤维向内下走行，其下缘呈弓状越过精索前、上方，在精索内后侧止于耻骨结节。腹横肌在此区起自腹股沟韧带外侧 1/3，其下缘也呈弓状越过精索上方，在精索内后侧与腹内斜肌融合而形成腹股沟镰，又称为联合腱。

（4）腹横筋膜：位于腹横肌深面。其下面部分的外侧 1/2 附着于腹股沟韧带，内侧 1/2 附着于耻骨梳韧带。腹横筋膜与包裹腹横肌和腹内斜肌的筋膜在弓状下缘融合，形成弓状腱膜结构，称为腹横肌腱膜弓；腹横筋膜至腹股沟韧带向后的游离缘处加厚形成髂耻束（图 23-5），在腹腔镜疝修补术中特别重视腹横肌腱膜弓和髂耻束。在腹股沟韧带中点上方约 2 cm、腹壁下动脉外侧处，男性精索和女性子宫圆韧带穿过腹横筋膜而形成一个卵圆形裂隙，即为腹股沟管深环，又称为内环或腹环。腹横筋膜由此向下包绕精索，成为精索内筋膜。深环内侧的腹横筋膜组织增厚，称凹间韧带（图 23-6，图 23-7）。在腹股沟韧带内侧 1/2 部分，腹横筋膜还覆盖着股动脉、股静脉，并在腹股沟韧带后方伴随这些血管下行至股部。

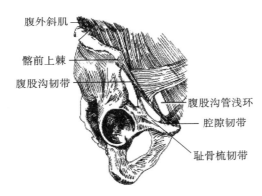

图 23-4　腹股沟区的韧带

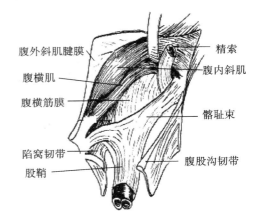

图 23-5　髂耻束

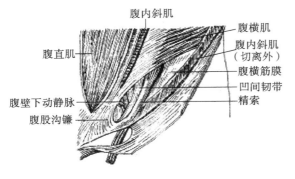

图 23-6　左侧腹股沟区（前面观）

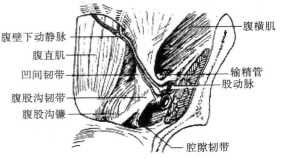

图 23-7　右侧腹股沟区（后面观）

（5）腹膜外脂肪和壁腹膜：在腹股沟区内侧 1/2 部分，腹壁强度较为薄弱，该部位在腹内斜肌和腹横机的弓状下缘与腹股沟韧带之间有一空隙，这就是腹外疝好发于腹股沟区的重要原因。

（二）特殊解剖结构

1. 腹股沟管 腹股沟管并非真正意义上的管状结构，它只是腹股沟区所在腹壁中的一个潜在间隙。成年人腹股沟管的长度为 4～5 cm，由"两口""四壁"构成。"两口"是指腹股沟管的内环口和外环口，内环口位于腹股沟韧带中点上方约 1.5 cm 处，是腹膜筋膜上的卵圆形裂隙，是腹股沟斜疝经腹腔向外突出的第一站；外环口位于耻骨结节外上方，是腹外斜肌腱膜的三角形裂隙，是腹股沟斜疝突破腹壁后进入皮下的必经之路。"四壁"是指腹股沟管的前、后、上、下四壁。腹股沟管的前壁由皮肤、皮下组织和腹外斜肌腱膜构成，外侧 1/3 部分还有腹内斜肌覆盖；后壁由腹横筋膜和腹膜构成，内侧 1/3 还有腹股沟镰；上壁由腹内斜肌和腹横肌组成的弓状下缘构成；下壁由腹股沟韧带和腔隙韧带构成。腹股沟管以内环口为起点，由外上向内下、由深向浅斜行达外环口。腹股沟管内男性有精索通过，女性有子宫圆韧带通过。

2. 直疝三角 直疝三角又称为海氏三角（Hesselbach 三角），因腹股沟直疝经此突出，故称为直疝三角（图 23-8）。它是由腹壁下动脉、腹直肌外侧缘和腹股沟韧带围成的三角形区域，由于缺乏完整的腹肌覆盖，腹横筋膜又比较薄弱，故易发生疝。直疝三角与腹股沟深环之间有腹壁下动脉和凹间韧带相隔。

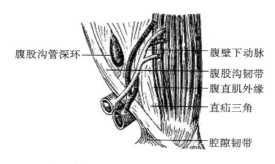

图 23-8　Hesselbach 三角

二、发病机制

（一）腹股沟斜疝

1. 先天性斜疝 由先天性解剖异常引起。睾丸在发育和下降过程中，若鞘突不闭锁或闭锁不完全，则鞘突成为先天性斜疝的疝囊。右侧睾丸下降比左侧略晚，鞘突闭锁也较迟，故右侧腹股沟疝较多见（图 23-9）。

2. 后天性斜疝 由后天性因素致腹壁薄弱或缺损引起。任何腹外疝，都存在腹横筋膜不同程度的薄弱或缺损。此外，腹横肌和腹内斜肌发育不全对发病也起着重要作用。腹横筋膜和腹横肌的收缩可把凹间韧带牵向上外方，而在腹内斜肌深面关闭了腹股沟深环。若腹横筋膜或腹横肌发育不全，它们就不能发挥保护作用而容易形成疝（图 23-10）。

（二）腹股沟直疝

由后天性因素引起。一方面是由于腹内斜肌弓状下缘发育不全或位置偏高，另一方面是由于老年人腹横筋膜及腹内斜肌退行性变，降低了腹壁抵抗力所致。在慢性咳嗽、排尿困难、习惯性便秘等因素的作用下，腹内压突然性或经常性增高，导致腹腔脏器或组织经直疝三角向外突出形成直疝。

Note

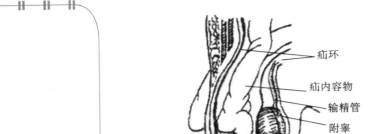

图 23-9　先天性斜疝

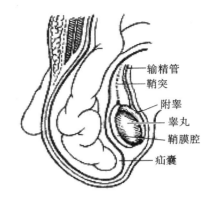

图 23-10　后天性斜疝

三、临床表现

(一) 腹股沟疝的基本临床表现

腹股沟疝主要表现为出现在腹股沟区的肿块,大小可随体位或腹压改变而发生变化,呈可回纳性。在腹股沟斜疝形成的初期,肿块往往比较小,仅通过深环进入腹股沟管,未突破浅环,体表肿块并不明显,疝环处仅有轻度坠胀感,此时诊断较为困难;一旦穿过浅环甚至进入阴囊,肿块明显,诊断就较容易。

(二) 难复性疝、嵌顿性疝和绞窄性疝

1. 难复性疝　主要特点是疝块不能完全回纳,胀痛较易复性疝稍重。滑动性疝的病人除了疝块不能完全回纳外,尚有消化不良和便秘等症状。

2. 嵌顿性疝　临床上表现为疝块突然增大,并伴有明显疼痛。查体时肿块紧张发硬,且有明显触痛,平卧或用手推送不能使疝块回纳。如果嵌顿的内容物是肠管,除了局部疼痛明显外,还可以伴有腹痛、腹胀、恶心、呕吐、肛门停止排便排气等机械性肠梗阻的临床表现。腹内压骤增是疝发生嵌顿的主要原因,斜疝多见。疝一旦嵌顿,自行回纳的机会较少,需手法复位或手术处理。值得注意的是,肠管壁疝(Richter 疝)嵌顿时,由于局部肿块不明显,又不一定有肠梗阻表现,容易被忽略。

3. 绞窄性疝　嵌顿性疝未及时治疗可发展为绞窄性疝,临床症状多较严重。但是,当肠管坏死穿孔时,因疝块压力骤降而疼痛暂时缓解,不能认为是病情好转的表现。绞窄时间较长者,疝内容物容易发生感染,当感染累及周围组织时,可引起疝外被盖组织的急性炎症。严重者可发生脓毒症,引起发热、休克等全身症状。

(三) 腹股沟斜疝与腹股沟直疝的鉴别(表 23-1)

腹股沟斜疝:肿块多呈带蒂柄的梨形,并可降至阴囊或大阴唇。疝内容物回纳腹腔后,以手指通过阴囊皮肤检查浅环,可发现浅环扩大、腹壁软弱;此时如嘱病人咳嗽,指尖有冲击感。当用手指紧压腹股沟管深环处的腹壁,让病人起立并咳嗽时,斜疝疝块并不出现,但一旦移去手指,则可见疝块由外上向内下鼓出。发生嵌顿较多见。

腹股沟直疝:肿块位于腹股沟韧带内上、耻骨结节外上方,呈半球形,一般不进入阴囊。当疝内容物回纳腹腔后,用手指紧压腹股沟管深环处的腹壁,让病人起立并咳嗽,疝块仍可突出。由于直疝囊颈宽大,疝内容物又直接从后向前突出,多能自行回纳,不需用手推送复位,极少发生嵌顿。常见于年老体弱者。

Note

表 23-1 腹股沟斜疝与腹股沟直疝的鉴别

	斜疝	直疝
发病年龄	多见于儿童及青壮年	多见于老年人
突出途径	经腹股沟管突出，可进入阴囊	由直疝三角突出，不进入阴囊
疝块外形	椭圆或梨形，上部呈蒂柄状	半球形，基底较宽
回纳疝块后压住深环	疝块不再突出	疝块仍可突出
精索与疝囊的关系	精索在疝囊后方	精索在疝囊前外方
疝囊颈与腹壁下动脉的关系	疝囊颈在腹壁下动脉外侧	疝囊颈在腹壁下动脉内侧
嵌顿机会	较多	极少

四、诊断

（一）病史

腹股沟区反复出现的肿块，呈慢性病程，位置相对固定；剧烈运动、咳嗽后突然出现的腹股沟区肿块。

（二）临床表现

出现在腹股沟区的体表肿块，大小可随体位或腹压改变而发生变化。腹股沟斜疝表现为肿块多呈带蒂柄的梨形，并可降至阴囊或大阴唇，腹股沟管浅环扩大，按压深环时，肿块不出现。腹股沟直疝表现为肿块位于腹股沟韧带内上、耻骨结节外上方，呈半球形，一般不进入阴囊，按压深环时，肿块仍可出现。

（三）辅助检查

诊断不明确者可行 B 超、CT 检查，有助于鉴别诊断。

五、鉴别诊断

（一）股疝

股疝表现为腹股沟韧带内侧区肿块，呈半球形，与腹股沟疝类似。但其体表突出部位是腹股沟韧带下方的卵圆窝，而腹股沟疝的突出部位在腹股沟韧带上方，是两者根本性区别。

（二）交通性鞘膜积液

交通性鞘膜积液表现为患侧阴囊肿大，与腹股沟斜疝进入阴囊形成的肿块类似。阴囊肿大于起床或站立活动后出现并缓慢增大，平卧或睡觉后逐渐缩小。用手挤压肿大的阴囊，其体积可逐渐缩小。透光试验为阳性。

（三）睾丸鞘膜积液

睾丸鞘膜积液形成的肿块局限在阴囊内，有囊性感，其上界可以清楚地摸到，睾丸触摸不清。肿块大小不随体位改变或挤压而改变，透光试验为阳性。

（四）精索鞘膜积液

肿块位于睾丸上方，沿精索走向分布，体积较小，有囊性感，边界清楚，与体位变动无关，牵拉同侧睾丸可见肿块移动。透光试验为阳性。

（五）隐睾

腹股沟管内下降不全的睾丸可被误诊为斜疝或精索鞘膜积液。隐睾肿块较小，挤压时可出现特有的胀痛感觉。如患侧阴囊内睾丸缺如，则诊断更为明确。

六、治疗

腹股沟疝一般难以自愈,多需手术处理。腹股沟疝一般应尽早施行手术治疗,如不及时处理,疝块可逐渐增大而加重腹壁的损坏,甚至影响劳动力。如果发生嵌顿或绞窄,可危及病人的生命。易复性疝和难复性疝可选择择期手术,嵌顿性疝和绞窄性疝应选择急诊手术。

（一）非手术治疗

（1）一岁以下婴幼儿。婴幼儿随着躯体的生长,腹肌可逐渐强壮,疝有自行消失的可能。可采用棉线束带或绷带压住腹股沟管深环,防止疝块突出,并给发育中的腹肌以加强腹壁的机会（图23-11）。

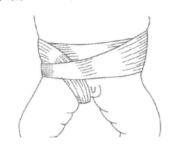

图 23-11　婴幼儿疝非手术治疗

（2）年老体弱或伴有其他严重疾病而禁忌手术者。白天可在回纳疝内容物后,将医用疝带一端的软压垫对着疝环顶住,阻止疝块突出。要注意的是,长期使用疝带可使疝囊颈经常受到摩擦而变得肥厚坚韧,增加疝嵌顿的发病率,并有促使疝囊与疝内容物发生粘连的可能。

（二）手术治疗

手术是治疗腹股沟疝最常用、最有效的方法。手术方法包括单纯疝囊高位结扎术、传统方式疝修补术、无张力疝修补术和经腹腔镜疝修补术等类型。

1.单纯疝囊高位结扎术　适用于小儿疝或合并肠坏死穿孔局部感染严重的腹股沟疝。因小儿的腹肌可在生长发育过程中逐渐强壮而加强腹壁,单纯疝囊高位结扎术可以达到治愈效果。局部感染严重的腹股沟疝行修补术,不仅容易导致修补失败,放置疝补片修补时还可引起严重的腹壁感染,因此只行单纯疝囊高位结扎术,不行修补术。具体手术方法:显露疝囊后,将其分离到疝环处囊颈部,予以高位结扎、贯穿缝扎或荷包缝合,然后切去疝囊。

2.传统方式疝修补术　适用于成年腹股沟疝病人。手术的基本原则是高位结扎疝囊,加强或修补腹壁薄弱或缺损区。这种疝修补方法是将不在同一解剖平面的腹壁组织强行缝合在一起,会产生较大张力,因此又称有张力疝修补术。因术后病人不适感明显,疝复发率较高,目前在临床上已基本被淘汰。

根据修补加固的不同腹壁层次,可分为腹股沟管前壁修补术和腹股沟管后壁修补术。

1）腹股沟管前壁修补术　以 Ferguson 法最常用。它是在精索前方将腹内斜肌下缘和联合腱缝至腹股沟韧带上,目的是消灭腹内斜肌弓状下缘与腹股沟韧带之间的空隙。适用于腹横筋膜无显著缺损、腹股沟管后壁尚健全的病例。

2）腹股沟管后壁修补术

（1）Bassini 法:提起精索,在其后方把腹内斜肌下缘和联合腱缝至腹股沟韧带上,置精索于腹内斜肌与腹外斜肌腱膜之间。临床应用最广泛。

（2）Halsted 法:与上法很相似,但把腹外斜肌腱膜也在精索后方缝合,从而把精索移至腹壁皮下层与腹外斜肌腱膜之间。

（3）McVay 法:在精索后方把腹内斜肌下缘和联合腱缝至耻骨梳韧带上。适用于后壁薄弱严重病例,还可用于股疝修补。

（4）Shouldice 法:将腹横筋膜自耻骨结节处向上切开,直至内环,然后将切开的两叶予以重叠缝合,先将外下叶缝于内上叶的深面,再将内上叶的边缘缝于髂耻束上,以再造合适的内环,发挥其括约肌作用,然后按 Bassini 法将腹内斜肌下缘和联合腱缝于腹股沟韧带深面。这样既加强了内环,又修补了腹股沟管薄弱的后壁,其术后复发率低于其他方法。适用于较大的成人腹股沟斜疝和直疝。

3. 无张力疝修补术 无张力疝修补术是利用生物补片修补加固腹壁缺损或薄弱区域,与传统方式疝修补术相比较,理论上不存在张力,符合人体生物工程学特点,具有术后疼痛轻、恢复快和复发率低等优点,是目前临床上使用最广泛的疝修补方法。常用术式包括平片修补术、疝环充填式修补术和巨大补片加强内脏囊术。

手术方法:以平片修补术为例。分离出疝囊后,将疝囊分离至疝环囊颈部,按传统方法高位结扎疝囊并切除,然后将合适大小的补片于精索后平铺于腹股沟管后壁,并适当缝合固定,替代传统的张力缝合。

4. 经腹腔镜疝修补术 也是一种疝补片修补术,利用腹腔镜这个工具,疝的治疗达到了创伤小、疼痛轻、恢复快、疤痕小的微创化效果,降低了复发率。

手术方式有四种:①经腹膜前法(TAPA);②完全经腹膜外法(TEA);③经腹腔内法(IPOM);④单纯疝环缝合法。前三种也是疝补片修补术,从后方加强腹壁的缺损。最后一种相当于疝囊高位结扎,只适用于小儿疝。目前,临床上已经广泛开展经腹腔镜疝修补术。

（三）嵌顿性疝和绞窄性疝的治疗原则

嵌顿性疝原则上需要紧急手术治疗,以防止疝内容物坏死并解除伴发的肠梗阻。绞窄性疝必须行手术治疗。

1. 手法复位

（1）手法复位适应证:①嵌顿时间短,一般在 4 h 以内,肿块压痛不明显,无腹膜炎体征者;②年老体弱或伴有其他较严重疾病有明显手术禁忌,估计肠管尚未坏死者。③婴幼儿病人。

（2）复位方法:先给病人注射吗啡或哌替啶等止痛和镇静药物,以松弛腹肌,然后让病人取头低足高卧位,一只手托起阴囊,持续缓慢用力向腹腔方向推压疝块,同时用另一只手轻轻按摩浅环和深环以协助疝内容物回纳。

（3）注意事项:手法复位力度要适当,切忌粗暴用力而引起肠管破裂。由于手法复位具有一定的危险性,又只能解决嵌顿引起的症状,疝并未得到根治,大部分病人仍需手术处理,因此要严格掌握复位指征。

2. 手术治疗

（1）术中准确判断疝内容物的活力十分重要,是手术成败的关键。通过观察肠管的颜色、光泽、蠕动能力、温度以及肠系膜动脉搏动情况等方面判断肠管的活力。当不能确定肠管是否坏死时,可在其系膜根部注射 0.26%～0.5%普鲁卡因 60～80 mL,再用温热等渗盐水纱布覆盖该段肠管或将其暂时送回腹腔,10～20 min 后再行观察。如果肠壁转为红色,肠蠕动和肠系膜内动脉搏动恢复,则证明肠管尚具有活力,可回纳腹腔。当确认肠管已坏死,病人全身情况好,可行坏死肠管切除并进行一期吻合;如果病人情况不允许进行肠切除时,可将坏死或活力可疑的肠管外置于腹外,待全身情况好转,再施行肠切除吻合术。

（2）术中要注意以下几种情况:①嵌顿的肠管较多时,警惕发生逆行性嵌顿疝的可能。②确保肠管活力后再送回腹腔,不能有侥幸心理。③遇到麻醉后疝内容物自行回纳腹腔者,必须仔细探查肠管,以免遗留坏死肠管于腹腔内,必要时另做切口探查腹腔。④施行肠切除吻合术的病人,因手术区污染,一般不宜做疝修补术,以免因感染而致修补失败。

（四）复发性腹股沟疝的处理原则

腹股沟疝修补术后在同一区域再次发生的疝称复发性腹股沟疝。

复发性腹股沟疝手术的基本要求如下。

（1）由具有丰富经验、能够做不同类型疝手术的医师施行;

（2）所采用的手术步骤及修补方式要个性化处理。

第三节　股　疝

　　疝囊通过股环、股管向卵圆窝突出的疝，称为股疝。股疝好发生于 40 岁以上女性，原因是女性骨盆较宽大，联合肌腱和腔隙韧带较薄弱，妊娠是主要诱发因素。股疝占腹外疝的 3%～5%。

一、股管解剖

　　股管是位于腹股沟韧带内侧下方的一个漏斗状狭长间隙，长 1～1.5 cm，内含脂肪、疏松结缔组织和淋巴结。股管的上口是股环，呈水平状，直径约 1.5 cm，有股环隔膜覆盖。股环的内缘为腔隙韧带，外缘为股静脉；前缘为腹股沟韧带，后缘为耻骨梳韧带。股管的下口是卵圆窝，呈垂直状，是股部阔筋膜上的一个薄弱区，表面覆有一层薄膜，称为筛状板。大隐静脉在此处穿过筛状板进入股静脉。

二、病理解剖

　　当股环周边的腹壁出现薄弱或缺损时，在腹内压增高的作用下，腹内脏器突破股管上口的腹膜，经股环进入股管，由卵圆窝突出而形成股疝。疝内容物常为大网膜或小肠。由于股管的解剖特点，疝块在卵圆窝处向前突出时形成一锐角，容易发生嵌顿，是最容易发生嵌顿的腹外疝。股疝一旦嵌顿，可迅速发展为绞窄性疝，应特别注意。

三、临床表现

　　疝块位于腹股沟韧带下方卵圆窝处，相当于大腿根部，呈半球形突起，多数不能完全回纳消失，这是因为疝囊外有很多脂肪组织堆积。由于疝囊颈较小，咳嗽冲击感也不明显。易复性股疝的症状较轻，常不为病人所注意，肥胖者更易疏忽。一部分病人可在久站或咳嗽时感到患处胀痛，并有可复性肿块。股疝如发生嵌顿，除引起局部明显疼痛外，也常伴有较明显的急性机械性肠梗阻，严重者甚至可以掩盖股疝的局部症状。

四、鉴别诊断

（一）腹股沟斜疝

　　腹股沟斜疝位于腹股沟韧带上内方，股疝则位于腹股沟韧带下内方，一般不难鉴别。应注意的是，较大的股疝除疝块的一部分位于腹股沟韧带下方以外，还有一部分有可能在皮下伸展至腹股沟韧带上方。用手指探查腹股沟管外环（浅环）是否扩大，有助于两者的鉴别。

（二）脂肪瘤

　　股疝疝囊外的脂肪组织一般比较厚，当疝内容物回纳后，局部肿块不一定完全消失。这种脂肪组织有被误诊为脂肪瘤的可能。两者的不同在于脂肪瘤基底不固定而活动度较大，股疝基底固定而不能被推动。

（三）肿大的淋巴结

　　嵌顿性股疝常被误诊为腹股沟区淋巴结炎。

（四）大隐静脉曲张结节样膨大

卵圆窝处结节样膨大的大隐静脉在站立或咳嗽时增大，平卧时消失，可能被误诊为易复性股疝。压迫股静脉近心端可使结节样膨大增大。此外，下肢其他部分同时有静脉曲张对鉴别诊断有重要意义。

（五）髂腰部结核性脓肿

脊柱或骶髂关节结核所致寒性脓肿可沿腰大肌流至腹股沟区，并表现为一肿块。这一肿块也可有咳嗽冲击感，且平卧时也可暂时缩小，可与股疝混淆。仔细检查可见这种脓肿多位于腹股沟的外侧部、偏髂窝处，且有波动感。检查脊柱常可发现腰椎有病征。

五、治疗

股疝一经确诊，应及时手术治疗。一旦发生嵌顿，应紧急手术。手术方法包括传统修补术、无张力疝修补术和经腹腔镜疝修补术。

传统修补术中最常用的是 McVay 修补法。还有一方法是在处理疝囊后，在腹股沟韧带下方把腹股沟韧带、腔隙韧带和耻骨肌筋膜缝合在一起，借以关闭股环。

嵌顿性或绞窄性股疝手术过程中，遇到疝内容物回纳困难时，可切断腹股沟韧带以扩大股环，当疝内容物回纳后，要修复被切断的腹股沟韧带。

第四节　其他腹外疝

一、切口疝

发生于腹壁手术切口处的疝，称为切口疝。常见于感染因素引起的切口愈合不良，其发生率居腹外疝的第三位。经腹直肌切口是发生切口疝的常见切口类型，其次为正中切口和旁正中切口。下腹部较上腹部发生率高。

（一）病因

1. 解剖因素　除腹直肌外，腹壁各层组织的纤维大体上都是横行的，纵行切口势必切断这些纤维；在缝合这些组织时，缝线容易在纤维间滑脱；已缝合的组织又经常受到肌肉的横向牵引而容易发生切口裂。

2. 手术操作不当　导致切口疝的重要原因。包括切口感染所致腹壁组织破坏、留置引流物时间过长、肋间神经损伤过多、腹壁切口缝合不严密、术中麻醉效果不佳致缝合困难等情况均可导致切口疝的发生。

3. 手术后腹压增高　腹部胀气、剧烈咳嗽、便秘等易致腹内压骤增，使切口内层哆裂而发生切口疝。

4. 伤口愈合不良　切口内血肿形成、肥胖、高龄、营养不良、药物（如皮质激素）等因素，可影响手术伤口的愈合。

（二）临床表现

1. 症状　术后切口部位的腹壁出现膨隆性肿块，站立或用力时更为明显，平卧休息则缩小或消失。可伴有腹部牵拉感、腹部隐痛、食欲减退、恶心、便秘等表现。多数切口疝无完整疝囊，疝内容物常可与腹膜外腹壁组织粘连而成为难复性疝，有时还伴有不完全性肠梗阻。

2. 体征 切口瘢痕处肿块,大小不一,大者可达 20 cm 以上。当疝内容物突破腹壁全层达到皮下时,常可见到肠型和肠蠕动波,肿块可闻及肠鸣音。肿块复位后,多数能扪到腹肌裂开所形成的疝环边缘。切口疝的疝环一般比较宽大,很少发生嵌顿。

（三）治疗

切口疝需要手术才能治愈,手术方式是修补术。

1. 传统修补术 适用于较小的切口疝。具体手术步骤:切除疝表面原手术切口瘢痕,显露疝环,沿其边缘解剖出腹壁各层组织,分离出疝囊,回纳疝内容物后,切除多余疝囊。在无张力的条件下拉拢疝环边缘,逐层细致地缝合健康的腹壁组织,必要时可用重叠缝合法加强之。

2. 疝补片修补术 对于较大的切口疝,拉拢缝合腹壁存在较大张力,传统方法修补组织有一定困难。可用人工高分子材料生产的疝补片进行修补。

二、脐疝

疝囊通过脐环突出的疝称脐疝。脐疝包括小儿脐疝和成人脐疝两种类型,以前者常见。小儿脐疝多属易复性疝。

（一）病因

（1）小儿脐疝为先天性疝,是由于脐环闭锁不全或脐部瘢痕组织不够坚强,在啼哭、便秘等增加腹压的因素作用下发生。

（2）成人脐疝为后天性疝,较为少见,多数是中年经产妇女。

（二）临床表现

临床上小儿脐疝表现为脐部肿块,啼哭时肿块脱出,安静时消失。疝囊颈一般不大,但极少发生嵌顿和绞窄。有时,小儿脐疝覆盖组织可以穿破,尤其是在受到外伤后。

（三）治疗

研究发现脐环在 2 岁内多能自行闭锁,对于 2 岁以内的小儿疝,除了嵌顿或穿破等紧急情况外,可采取非手术治疗。5 岁以上儿童的脐疝均应采取手术治疗。

非手术疗法的原则是在回纳疝块后,用一大于脐环的、外包纱布的硬币或小木片抵住脐环,然后用胶布或绷带加以固定勿使其移动。

脐疝手术修补的原则是切除疝囊,缝合疝环,必要时可重叠缝合脐环两旁的组织。手术时应注意保留脐眼,以免对病人(特别是小儿)产生心理上的影响。

目标检测
及答案

本 章 小 结

腹外疝是外科常见病,临床上以腹股沟疝最为多见。对于年轻的外科医生而言,掌握腹股沟疝的诊断和手术操作是最基本的技能。通过本章的学习,要重点掌握腹股沟疝的临床表现和治疗原则,熟悉腹股沟管的解剖结构以及腹股沟斜疝和直疝的鉴别。

（肇庆医学高等专科学校　何启雄）

Note

第二十四章 腹部损伤

知识目标：

1. 掌握腹部闭合性损伤的诊断要点。
2. 熟悉腹内脏器损伤的处理原则。
3. 了解常见腹内脏器损伤的表现和治疗。

能力目标：

1. 具备腹内脏器损伤的初步诊断能力。
2. 具备腹内脏器损伤的初步处理能力。

素质目标：加强医患沟通，体现人文关怀，消除病人恐惧心理，选择合适的个体化诊疗方案。

案例导入

病人，女，26 岁，因"车祸致腹部外伤伴疼痛 1 h"入院。

体格检查：T 36.8 ℃，P 114 次/分，R 24 次/分，BP 82/60 mmHg。神志清醒，急性痛苦面容，四肢湿冷。腹部无伤口，腹肌稍紧张，全腹有压痛及反跳痛，以左上腹最为明显，移动性浊音(十)，肠鸣音减弱。诊断性腹腔穿刺抽出不凝血。

想一想：

(1) 病人的诊断及诊断依据是什么？

(2) 治疗措施有哪些？

第一节 概　　述

腹部损伤是指机械性因素作用于腹部造成腹壁和腹内脏器组织结构完整性破坏或功能障碍。腹部损伤是外科常见病，占各种损伤的 0.4%～1.8%。严重腹部损伤常累及腹内重要脏器，病死率较高。早期正确诊断和及时处理是降低腹部损伤死亡率的关键。

一、病因

（一）钝性暴力因素

碰撞、挤压、棍棒打击、坠落等因素作用于腹部引起损伤。

Note

（二）锐器因素

刀、子弹、箭等因素作用于腹部引起损伤。

（三）医源性因素

腹腔穿刺、内镜、手术、介入治疗等。

二、分类

（一）开放性损伤和闭合性损伤

根据腹壁皮肤是否完整分类。开放性损伤中根据腹膜是否破损分为穿透伤和非穿透伤。

（二）单纯腹壁损伤和腹内脏器损伤

根据腹内脏器是否损伤分类。

（三）医源性损伤

各种穿刺、内镜、灌肠、刮宫、腹部手术等治疗措施所引起的腹部损伤。

三、临床表现

　　腹部损伤的临床表现受到损伤范围、损伤程度、有无合并内脏损伤、内脏损伤程度等因素影响，临床表现不尽相同，腹痛是其共同症状之一。

（一）单纯腹壁损伤

1．闭合性腹壁损伤　常为腹壁挫伤。临床表现：生命体征平稳，仅为腹壁受伤部位疼痛和压痛，可伴有肿胀、皮肤青紫或淤斑，无腹膜刺激征。经一般处理，症状和体征逐渐减轻、好转。要注意与内脏损伤引起的腹痛相鉴别。

2．开放性腹壁损伤　常为腹壁组织开放性损伤，未穿破腹膜。除了腹壁有伤口外，临床表现与闭合性腹壁损伤类似。

（二）腹腔脏器损伤

　　腹腔脏器损伤一般分为空腔脏器损伤、实质性脏器和血管破裂三种类型，可单独发生或合并存在。

1．空腔脏器损伤　腹内空腔脏器主要包括胃、肠、胆等消化系统器官，当空腔脏器受到损伤而发生穿孔、破裂时，可引起弥漫性腹膜炎。临床表现：①症状：主要是腹痛，程度较剧烈，多呈刀割样，由穿孔部位迅速向全腹扩散。可伴有恶心、呕吐、发热、呕血、便血等症状。②体征：腹肌紧张，呈板状腹，全腹部有明显的压痛和反跳痛。腹膜刺激征的程度取决于损伤的空腔脏器的内容物。通常胆汁、胃液刺激最强，肠液次之，血液最轻。腹膜刺激征最明显的部位往往是脏器损伤部位。病人发生肠麻痹时可出现腹胀，肠鸣音减弱或消失。当气体进入腹膜腔时可出现气腹征，表现为肝浊音界缩小；当腹腔内积液量较多时可出现移动性浊音。

2．实质性脏器和血管破裂　临床表现类似于空腔脏器损伤，但往往以急性失血为主要表现。其特点如下：①腹痛程度一般没有空腔脏器损伤穿孔引起的腹痛剧烈，但当肝、肾、胰等脏器破裂时，其胆汁、尿液或胰液可致严重腹膜炎；②急性失血致血容量不足表现，病人甚至出现失血性休克；③肝、脾包膜下破裂及系膜、网膜内出血则可能表现为腹（或腰）部包块；④肾脏损伤时常伴有血尿。

四、诊断

　　腹部损伤的诊断主要依据受伤过程和体格检查，要明确具体损伤脏器还要结合辅助检查。

开放性损伤诊断上比较容易,要重点注意闭合性损伤的诊断。

（一）一般性诊断项目

1. 详细询问受伤史　包括受伤时间、地点、致伤物性质及暴力冲击强度、硬度、速度、着力部位、作用方向和受伤时病人体位,空腔脏器充盈情况,伤后接受救治情况等。若病人不能清楚表达,应向目击者及护送人员询问上述情况。

2. 监测生命体征变化　包括体温、脉搏、呼吸、血压等,注意有无休克表现。

3. 全面而有重点的体格检查　包括有无腹膜炎征象、有无气腹征及移动性浊音、肠蠕动情况;直肠指检是否有阳性发现等。同时,还应注意腹部以外部位有无损伤。

4. 必要的实验室检查　红细胞、血红蛋白、血细胞比容下降,表示有失血;血淀粉酶升高提示胰腺或肠道可能损伤等。

（二）开放性损伤

根据受伤过程和腹部体征,诊断一般比较容易。如果明确是穿透伤,一定要注意是否合并内脏损伤。

另外还要注意以下方面。

（1）腹部穿透伤的入口或出口可能不在腹部而在胸、腰、臀或会阴等;

（2）有些腹壁切线伤虽未穿透腹膜,但并不排除内脏损伤的可能;

（3）穿透伤的入、出口与伤道不一定呈直线,与受伤时的瞬间姿势有关;

（4）伤口大小与伤情严重程度不一定成正比。

（三）闭合性损伤

闭合性损伤诊断的关键是判断腹腔内是否存在内脏损伤。诊断思路如下。

1. 是否存在内脏损伤　腹部损伤后有下列情况之一者,应考虑腹内脏器损伤的可能:①腹痛持续存在且进行性加重,伴恶心、呕吐等消化道症状;②有明显腹膜刺激征;③有气腹征表现;④腹部出现移动性浊音;⑤有便血、呕血或血尿;⑥直肠指检有阳性发现;⑦伤后早期即出现休克表现。

诊断中要注意以下三点:①无论是血压变化或腹膜炎的发生均需一定时间,可能在数分钟、数十分钟或更长时间后发生,因此不能因为目前没有发现上述表现而否定腹内脏器损伤的可能;②单纯腹壁损伤亦有较严重的腹壁压痛,应利用是否有腹肌紧张和反跳痛予以鉴别;③不应只关注颅脑损伤、胸部损伤、脊柱、盆骨骨折等而忽略腹部损伤的可能,也不能只考虑腹部损伤而疏忽上述可能危及生命的严重损失的救治。

2. 哪一类脏器损伤　在确定腹内脏器损伤后,要明确是哪一类脏器受到损伤。空腔脏器损伤表现以腹膜炎为主,实质性脏器或血管损伤以内出血为主。

（1）胃肠道损伤合并穿孔者一般有气腹征和恶心、呕吐、呕血等胃肠道症状,结合受伤部位、腹痛始发部位、腹膜刺激征最典型部位以及便血情况可基本确定受伤部位。

（2）实质性脏器或血管损伤者以出血为主,休克出现比较早。因血液对腹膜的刺激没有消化液大,腹肌紧张、压痛和反跳痛等腹膜炎表现相对较轻,移动性浊音阳性。肝、脾损伤者常有同侧肩背部牵涉痛。

（3）实质性脏器和空腔脏器同时损伤或肝脏、胰腺损伤伴胆管和胰管破裂者会出现较剧烈的腹痛和明显的腹膜刺激征。失血较多时,会出现不同程度的休克表现。

3. 确定损伤脏器　根据受伤部位和临床表现多能进行诊断。如合并下胸部肋骨骨折者,考虑存在肝、脾损伤可能;脐周受到暴力打击者,考虑存在小肠损伤可能;上腹部挤压伤者,考虑存在胰腺损伤可能;血尿、排尿困难者,考虑存在泌尿系统脏器损伤可能。

4. 是否存在多发性损伤　严重的腹外伤常常是多发伤,病情复杂,容易漏诊,造成严重后果。因此,提高警惕和诊治中的全局观点是避免错误的关键。

多发伤的常见类型如下:①脏器自身有多处损伤;②腹腔内有两个或两个以上脏器损伤;③除腹部脏器损伤外,身体其他部位存在损伤。

5.诊断遇到困难时怎么办 对于诊断困难的病例,可以采取以下措施。

(1)诊断性腹腔穿刺术和腹腔灌洗术:对于了解腹腔内脏器是否损伤和哪类脏器损伤有较大帮助,是常用手段。具有简单、安全、可靠的特点,能在床边进行操作,阳性率高达 90% 左右。但是,合并严重腹胀或者中、晚期妊娠者,要慎重进行腹腔穿刺。阴性者不要轻易排除腹内脏器损伤,要动态观察病情变化(图 24-1)。

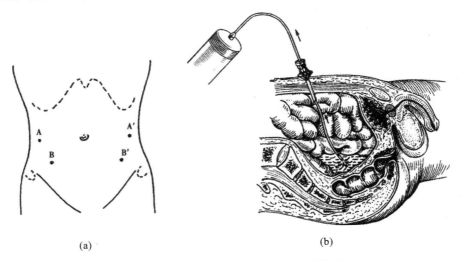

(a)　　　　　　　　　　　(b)

图 24-1　诊断性腹腔穿刺术和腹腔灌洗术

注:(a)诊断腹腔穿刺术的进针点 A、A′为经脐水平线与腋前线交点,B、B′髂前上棘与脐连线中、外 1/3 交点。

诊断性腹腔穿刺术:一般取脐与髂前上棘连线中、外 1/3 交界处或经脐水平线与腋前线相交处作为穿刺点,病人术前排空膀胱,以免造成损伤。穿刺区域皮肤常规消毒铺巾,局部麻醉后,用穿刺针刺入腹腔,插入有侧孔的细塑料管进行抽吸。若抽出液体应观察其性状,必要时做些检查,以推断哪类脏器受损;若穿刺阴性,应进行多点穿刺,并密切观察病情变化,不能轻率做出诊断,必要时重复穿刺。术中注意穿刺针进入肠腔或血管可能,要加以鉴别。

液体性质判断:①不凝固血液,考虑实质性脏器或血管损伤,如肝、脾破裂;②消化液、食物残渣、气体,考虑空腔脏器损伤,如胃十二指肠破裂;③穿刺液含淀粉酶高,考虑胰腺或十二指肠损伤;④抽出凝固性血液,考虑进行性大出血或穿刺针进入血管所致。

诊断性腹腔灌洗术:穿刺抽吸阴性又不能完全排除内脏损伤者,可行腹腔灌洗术。方法:经放置的塑料管向腹腔内灌入 500～1000 mL 无菌生理盐水,然后利用虹吸作用使腹腔灌洗液流回输液瓶中,取瓶中液体肉眼观察或送检。此法对腹内少量出血可提高确诊率。下列情况均为阳性:①肉眼观察灌洗液呈血性,或含胆汁、胃肠内容物;②镜下红细胞计数>100×10^9/L 或白细胞>0.5×10^9/L;③淀粉酶超过 100 索氏(Somogyi)单位;④涂片发现细菌者。

(2)X 线:腹部平片发现膈下游离气体,提示胃、十二指肠、结肠等消化道穿孔;腹膜后有气体积聚,提示位于腹膜后的十二指肠、结肠、直肠穿孔。X 线可发现金属异物的部位、数目,也可发现肋骨骨折、腰椎骨折。

(3)B 超:对于实质性脏器损伤的诊断率高,可以发现腹腔内血肿、腹水的量;也可发现腹腔内积气,有助于空腔脏器穿孔的诊断。

(4)CT:对实质性脏器损伤的诊断优胜于 B 超,能清楚地显示肝、脾、肾等实质性脏器的损伤情况,但对空腔脏器损伤诊断意义不大。

（5）动态观察病情：适用于诊断未明但生命体征平稳的腹部损伤病人。观察期间要注意：①严密监测生命体征变化；②反复检查腹部情况，特别是腹膜刺激征的改变，可重复进行腹腔穿刺或腹腔灌洗；③动态进行血常规、肝肾功能、B超等有针对性检查；④慎用止痛药物，减少不必要的搬动；⑤暂时禁饮食，一方面避免有消化道穿孔而增加腹腔污染，另一方面，一旦需要中转手术，避免增加麻醉风险；⑥给予常规治疗措施，如抗感染、补液、抗休克等。

（6）手术探查：如经上述处理仍不能排除内脏损伤或观察期间出现以下情况，要及时手术探查。①全身情况有恶化趋势；②休克难以纠正或好转后再次加重；③腹痛和腹膜刺激征有进行性加重或范围扩大；④肠鸣音减弱、消失，腹胀加重；⑤膈下有游离气体，肝浊音界缩小或消失，或出现移动性浊音；⑥出现呕血、便血等消化道出血表现；⑦腹穿抽出气体、不凝血、胃肠内容物、胆汁等；⑧直肠指检有明显触痛。手术方式包括腹腔镜探查和开腹探查。腹腔镜探查适用于一般情况良好的病人，同时可进行病因治疗，如术中发现病情严重无法在腔镜下进行处理，要及时中转开腹。

五、治疗

（一）急救处理

腹部损伤往往合并腹部以外的损伤，应进行全面评估，权衡轻重缓急，先救命后治伤。

处理原则：①首先处理生命危象。如心跳呼吸骤停、窒息等；②其次处理对生命威胁最大的损伤。如肝、脾等实质性脏器破裂大出血、严重颅脑外伤等；③尽快恢复血容量、防治休克；④开放性腹部损伤有内脏组织脱出者，现场暂不还纳，以免加重腹腔污染，可用清洁物品覆盖，以碗、盆加以保护，回到医院后再行处理。

（二）一般处理措施

一般处理措施如下：①生命体征监测；②禁食、胃肠减压；③输液、输血防治休克；④使用广谱抗生素防治感染；⑤营养支持；⑥注射破伤风抗毒素。

（三）手术治疗

适用于已确诊或高度怀疑腹内脏器损伤者。对合并休克病人要及时采用抗休克治疗，术前争取纠正休克。但是，对于实质性脏器损伤引起大出血者，不能因为抗休克而耽误手术，应在抗休克的同时迅速剖腹止血。

1. 麻醉选择 根据病人一般情况、病情轻重缓急以及手术难易程度等选择麻醉方式。一般采用气管内麻醉，既能保证麻醉效果，又能保证病人供氧。椎管内麻醉有诱发或加重休克可能，应尽可能不用。

2. 切口选择 根据损伤脏器位置选择手术切口。如果术前未能确诊，需行剖腹探查者，多采用右侧腹直肌切口或正中切口，此切口延长方便，全腹探查视野广阔，能快速进腹，对腹壁损伤轻，出血少。对于开放性腹部损伤者，不可通过扩大伤口去探查腹腔，以免引起切口感染导致愈合不良。

3. 术中处理原则 ①快速判断损伤类型。根据切开腹膜时溢出的是气体、胃肠内容物还是血液，初步确定损伤类型。②顺藤摸瓜，寻找损伤脏器。顺着积液、积血或血肿多，或者大网膜下移的方向探查，可找到原发损伤部位。③先止血后修补。对于同时存在出血和穿孔性损伤者，先处理出血病灶再处理穿孔病灶。④全面有序探查，防止漏诊。找到损伤病灶并做处理后，仍需进行全腹腔探查，以免遗漏多发伤。探查顺序：由上腹开始，先查肝、胆、脾、膈肌，然后探查胃肠及其系膜、盆腔脏器，最后切开胃结肠韧带显露网膜囊，检查胃后壁及胰腺，根据情况决定是否切开后腹膜探查十二指肠。⑤彻底冲洗腹腔。关腹前用大量生理盐水反复冲洗腹腔并吸干净，可以减少异物和组织碎片残留，降低腹腔感染概率，又可以及时发现和处理活动性出血灶。⑥充分引流。腹腔冲洗后,放置引流管于病灶旁和盆腔,充分引流腹腔。

4. 术后处理 ①动态监测血压、脉搏、呼吸、尿量、神志等生命体征,密切观察病情变化;②充分补液,防治休克;③纠正电解质、酸碱失衡;④加强营养支持;⑤应用抗生素;⑥注意观察引流液性质及量的变化,保持引流管通畅;⑦禁食、胃肠减压,直至胃肠功能恢复正常。

第二节　常见腹内脏器损伤

一、实质性脏器损伤

(一) 脾脏损伤

脾脏位于左上腹部,位置固定,因此是腹部最易受损伤的器官,脾脏损伤发生率占腹部各种损伤的 40%～50%。多因外力作用于左上腹或左下胸部引起。根据脾脏损伤后被膜是否完整,可分为不完全性破裂和完全性破裂。不完全性破裂包括中央型破裂和被膜下破裂两种类型;完全性破裂又称为真性破裂,脾实质和被膜均受损破裂。不完全性破裂因出血量受限制,临床上无明显内出血征象,不易被发现,可形成血肿而被吸收;个别病例可因血肿逐渐增大引起被膜破裂而转变成真性破裂,常发生于伤后 1～2 周,称迟发性脾破裂。临床上以真性破裂多见。

1. 诊断 ①左胸腹部外伤史。②腹痛:始于左上腹,逐渐波及全腹,可出现左肩部放射痛。③腹胀:主要由内出血淤积所致。④急性失血表现:面色苍白、烦躁不安、脉速无力、血压下降等。⑤体征:腹式呼吸减弱,腹部有压痛和反跳痛,可有腹肌紧张和左上腹包块,移动性浊音阳性,肠鸣音减弱。诊断性腹腔穿刺可抽出不凝固血液。⑥血常规检查:红细胞计数、血红蛋白浓度下降。⑦B 超或 CT 检查可发现脾脏形态异常、腹水等。

2. 治疗

(1) 不完全性脾破裂:一般行保守治疗。绝对卧床休息 1 周以上,暂时禁食,适当给予止血药物,抗生素防治感染。监测生命体征,密切注意病情变化,一旦发生真性破裂引起大出血,需要手术治疗。

(2) 完全性脾破裂:多需紧急手术治疗。如果影像学证实脾裂伤比较局限、表浅,无腹腔脏器合并伤,生命体征平稳者,可先行保守治疗,但要密切注意病情变化,必要时手术治疗。手术方式包括脾修补术、脾部分切除术和脾切除术等。脾切除后可能会继发凶险性感染,特别是小儿脾破裂,因此,如非必要,尽可能不切除脾脏。

(二) 肝脏损伤

肝脏损伤发生概率仅次于脾脏损伤,其致伤因素、病理类型和临床表现都与脾破裂极为相似。但肝脏损伤后因血液中常含有胆汁,所引起的腹痛和腹膜刺激征更为剧烈。肝破裂后,血液可通过胆管进入十二指肠而出现黑便或呕血。肝被膜下破裂也有转为真性破裂的可能,而中央型肝破裂更易发展为继发性肝脓肿。

治疗:肝破裂原则上应紧急手术治疗。手术治疗原则是确切止血、彻底清创、消除胆漏,通畅引流。

1. 手术治疗 开腹后为尽快查明伤情,首先要控制出血,可用纱布压迫创面,同时用手指或橡皮管阻断肝十二指肠韧带控制出血。常温下每次阻断的时间不宜超过 20 min。若需控制更长时间,应分次进行。有肝硬化者,肝血流阻断时间不宜超过 15 min。然后根据伤情决定行何种术式。常用有肝单纯缝合、肝动脉结扎、肝部分切除等术式。若医院条件或技术能力有限,可先用纱布块填塞止血,争取转院做进一步处理。不论采用何种术式,术后应在创面或肝周、腹腔置多孔硅胶管引流。

2. 非手术治疗 对于血流动力学指标稳定,无腹膜炎体征,B超或CT检查证实损伤较轻且无其他腹内脏器合并伤,可在严密观察下进行非手术治疗。包括禁食、卧床休息、输液、输血抗休克、应用抗生素、止血、营养支持等。如病情有变化应尽早剖腹探查。

二、空腔脏器损伤

(一)小肠损伤

小肠是消化道中最长的部分,长5～6 m,占据腹腔大部分空间,因此受伤的机会也较大。

1. 临床表现 ①腹痛:小肠损伤破裂后,肠液进入腹腔内引起剧烈的腹痛。腹痛最先出现在穿孔部位,迅速扩散到全腹。②腹膜刺激征:腹肌紧张、压痛和反跳痛明显。③气腹征:肝浊音界缩小。④X光腹部立位片检查可发现膈下游离气体。⑤失血性休克:肠系膜血管受伤,可发生失血性休克。

2. 治疗 治疗原则是尽快手术,修补术是常用手术方式。出现以下情况应行小肠部分切除吻合术:①相邻肠管多处穿孔且距离较近;②裂口大不规则或裂口周围肠段挫伤严重;③肠系膜损伤引起相应肠管血供障碍;④肠管挫伤严重,血运障碍者。

术中应尽量保留肠管,小肠剩余不足100 cm将导致短肠综合征。

(二)结肠损伤

结肠损伤的发病率低,但后果严重。结肠穿孔后大量细菌进入腹腔引起严重的腹膜炎,感染不易控制,易引起感染性休克。位于腹膜后部分的结肠发生穿孔,容易漏诊,常导致严重的腹膜后感染。

结肠破裂需手术治疗,术前有休克者应首先控制休克。手术方式包括肠穿孔修补、肠切除吻合和肠造瘘等。根据病人血压是否稳定、是否合并其他脏器损伤、受伤距手术间隔时间、损伤严重程度、腹腔污染程度等情况选择手术方式。大部分病人需先行结肠外置或结肠造口术等,待3～6周后病情稳定,全身情况好转再行关闭瘘口。仅少数病人裂口小,腹腔污染轻,全身情况良好者,可考虑一期修补。

本章小结

腹部损伤是临床常见损伤类型,多有腹腔脏器损伤,病死率较高。早期正确诊断和及时处理是降低腹部损伤者死亡率的关键,因此,掌握腹部损伤的诊断思路十分重要。通过本章学习,重点掌握腹腔器官损伤的临床表现和治疗原则,熟悉腹腔脏器损伤的诊断。

(肇庆医学高等专科学校 何启雄)

目标检测及答案

第二十五章 急性化脓性腹膜炎

学习目标

知识目标：

1. 掌握急性弥漫性腹膜炎的临床表现和治疗原则。

2. 熟悉急腹症的诊断与鉴别诊断。

3. 了解腹腔脓肿的表现和治疗原则。

能力目标：

1. 具备急性弥漫性腹膜炎的诊断和初步处理能力。

2. 具备急腹症的鉴别诊断能力。

素质目标：能够与病人进行正确、有效的沟通，消除病人恐惧心理，选择合适的个体化诊疗方案。

腹膜炎是指由细菌感染、化学刺激或物理损伤等因素引起的腹膜和腹膜腔的炎症性病变。腹膜炎的分类：按病因分为细菌性腹膜炎和非细菌性腹膜炎；按病程分为急性腹膜炎、亚急性腹膜炎和慢性腹膜炎；按发病机制分为原发性腹膜炎和继发性腹膜炎；按病变范围可分为局限性腹膜炎和弥漫性腹膜炎。

急性化脓性腹膜炎是指原发或继发细菌感染引起的腹腔急性炎症性病变，是外科最为常见的急腹症。

第一节 腹膜的解剖生理概要

一、腹膜的解剖

腹膜包括壁层腹膜和脏层腹膜两个部分，两者之间是相连续的，形成腹膜腔。壁层腹膜贴附于腹壁内面、横膈脏面和盆壁的内面；脏层腹膜覆盖于内脏表面，成为其浆膜层。脏层腹膜将内脏器官固定于膈肌、腹后壁和盆腔，同时形成韧带、网膜、系膜等各种腹膜皱襞。

二、腹膜腔

腹膜腔是壁层腹膜与脏层腹膜之间的潜在腔隙。男性的腹膜腔是一个密闭的腔隙，女性的腹膜腔则是开放性的，通过生殖器官的孔道与体外相通。腹膜腔是人体最大的体腔，正常人体的腹膜腔内有 75～100 mL 淡黄色澄清液体，起润滑作用。根据解剖结构，腹膜腔可分为大、小腹腔两个部分，即腹腔和网膜囊，两者通过网膜孔相连通（图 25-1）。

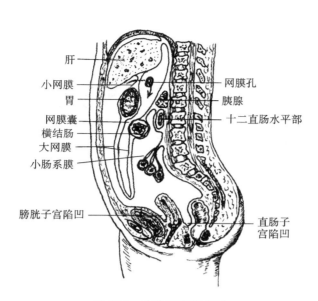

图 25-1　腹膜解剖模式图

左侧标注（从上到下）：肝、小网膜、胃、网膜囊、横结肠、大网膜、小肠系膜、膀胱子宫陷凹

右侧标注（从上到下）：网膜孔、胰腺、十二直肠水平部、直肠子宫陷凹

三、盆腔内凹陷

盆腔底部是人体站立时腹腔的最低处，由于直肠、膀胱、子宫等器官位于盆腔，表面有腹膜覆盖，各脏器之间形成深浅不同的凹陷，包括膀胱直肠陷凹（男性），膀胱子宫陷凹（女性）和直肠子宫陷凹（女性）。当病变引起腹腔有积液时，液体常在此积聚。

四、腹膜的神经支配

（一）壁腹膜

主要受肋间神经、腰神经分支等体神经的支配，对各种刺激敏感度高，痛觉定位准确，往往表现为锐性疼痛，当腹腔病变累及壁腹膜时，可出现定位准确的腹痛。

（二）脏腹膜

受交感神经和迷走神经末梢等自主神经支配，对牵拉、挤压等钝性刺激敏感，对切割、烧灼等锐性刺激不敏感。痛觉常为钝痛，定位不准确，刺激较强时出现心率减缓、血压下降、肠蠕动减弱等表现。

五、腹膜的生理功能

腹膜有以下生理功能。

（一）分泌功能和吸收功能

腹膜具有强大的分泌和吸收功能，生理情况下两者处于平衡状态。当腹腔发生急性炎症时，腹膜渗出明显增加，达到稀释毒素、减轻刺激的作用；当疾病进入好转阶段，腹膜可吸收腔内的积液、积血、空气和毒素。

（二）防御功能

腹膜渗出液中的巨噬细胞能够吞噬一定量的细菌、毒素等异物；大网膜能移行至病灶处将其包裹，使炎症局限。

（三）修复功能

腹膜渗出液中纤维蛋白沉积在病变周围，发生粘连以防止感染扩散并修复损伤组织。但

Note

广泛粘连可导致肠梗阻。

第二节　急性弥漫性腹膜炎

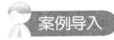 案例导入

病人,男,55 岁,因"反复右上腹部疼痛 2 年,加重伴黄疸 2 天"入院。诊断:①胆总管结石并梗阻性黄疸;②胆囊结石。2 天前行胆囊切除、胆总管切开取石、T 管引流术。今天早上活动后出现上腹痛,程度剧烈,并迅速蔓延全腹,伴发热。T 管无胆汁引出。

体格检查:T 38.8 ℃,P 108 次/分,R 24 次/分,BP 140/86 mmHg。神志清醒,急性痛苦面容。腹肌紧张,呈板状腹,全腹有压痛及反跳痛,以上腹最为明显,移动性浊音(—),肠鸣音减弱。诊断性腹腔穿刺抽出黄色胆汁样液体。

想一想:

(1) 病人的诊断及诊断依据是什么?

(2) 治疗措施有哪些?

急性弥漫性腹膜是指急性化脓性腹膜炎累及整个腹腔。临床上往往提示疾病的严重性和紧急性,要引起高度重视并及时处理。

一、病因

(一) 原发性腹膜炎

原发性腹膜炎指腹腔内找不到原发病灶的腹膜炎,又称为自发性腹膜炎。临床上少见,可见于肾病、肝硬化腹水等营养不良或抵抗力低下的病人。病原菌来源于血行或淋巴途径、经肠壁或经女性生殖系统进入腹膜腔。常见致病菌为溶血性链球菌、肺炎链球菌或大肠杆菌。

(二) 继发性腹膜炎

临床上最常见,由腹腔内原发病变累及腹膜和腹膜腔引起。致病菌主要是胃肠道常驻菌,以大肠杆菌最为多见,其次是厌氧菌。一般以需氧菌与厌氧菌引起的混合感染常见,致病力强。

常见病因:①腹腔内空腔脏器穿孔或破裂:如消化性溃疡穿孔、胆囊穿孔、肠管外伤破裂等;②腹腔内组织器官炎症扩散:如急性阑尾炎、急性胰腺炎、女性生殖系统化脓性感染等;③腹部实质性脏器损伤:如肝、脾破裂等;④组织器官坏死性病变:如绞窄性肠梗阻引起肠坏死等;⑤医源性因素:手术、介入性诊疗操作等(图 25-2)。

二、病理生理

细菌、物理及化学等因素刺激腹膜可引起炎症反应,表现为腹膜充血、水肿、渗液,由各种坏死组织、细菌和凝固的纤维蛋白形成的渗出液在大量巨噬细胞、中性粒细胞的作用下,逐渐变混浊而成为脓液。不同细菌引起的脓液有其各自特点:大肠杆菌感染形成的脓液呈黄绿色,黏稠有粪臭味;溶血性链球菌感染形成的脓液呈血性,稀薄无臭味;肺炎链球菌感染形成的脓液呈淡黄绿色或草绿色。

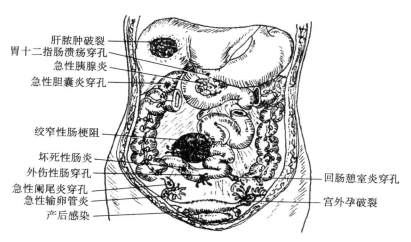

图 25-2　继发性腹膜炎常见病因

　　腹腔内急性弥漫性化脓性炎症可引起腹膜大量渗出,病人出现发热、腹胀、呕吐,导致水、电解质紊乱和低蛋白血症,严重者出现低血容量性休克。大量毒素被腹膜吸收,最终导致感染性休克,甚至死亡。

　　腹膜炎的转归取决于以下几个因素:病人的全身和局部防御能力;细菌的数量、毒力和作用时间;治疗措施。如各方面因素均有利于疾病控制,炎症反应将终止,自行修复而痊愈。如不利于疾病控制,则炎症不断扩散,全身情况不断下降,引起感染性休克、多器官功能损害,甚至死亡。部分病人可形成局限性腹腔脓肿。

三、临床表现

　　不同病因引起急性弥漫性腹膜炎的临床表现不尽相同,但其共有表现主要如下。

(一)症状

　　1. 腹痛　最主要的临床症状。表现为广泛性腹痛或全腹痛,以原发病变部位最为剧烈。腹痛呈持续性,较为剧烈,受呼吸、咳嗽、体位变动影响,程度与原发病性质、年龄、身体素质等有关。

　　2. 恶心、呕吐　早期因腹膜受到刺激引起反射性呕吐,呕吐物为胃内容物;后期发生麻痹性肠梗阻而出现溢出性呕吐,可呕吐粪样内容物。

　　3. 腹胀　炎症引起肠麻痹和肠腔积液。

　　4. 全身感染中毒症状

　　(1)体温升高或体温不升。

　　(2)脉搏增快。

　　(3)意识障碍。

　　(4)酸中毒、休克表现。

(二)体征

　　1. 视诊　腹胀,腹式呼吸减弱甚至消失。

　　2. 触诊　腹膜炎的典型体征是腹膜刺激征,即腹肌紧张、腹部压痛和反跳痛,以原发病灶处最明显。不同病因引起的腹膜刺激征的程度不一样。如消化性溃疡穿孔、胆囊穿孔,可引起强烈腹肌紧张,如木板样强直,称为"板状腹"。老年人、幼儿、体弱者腹膜刺激征可不甚明显,肥胖者腹肌紧张可不甚明显。

　　3. 叩诊　多呈鼓音。如果是胃肠穿孔者,肝浊音界缩小或消失。腹水多者可有移动性

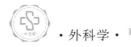
浊音。

4. 听诊 肠鸣音减弱或消失。

5. 直肠指检 如盆腔感染或盆腔脓肿形成,则直肠前壁触痛或直肠前窝饱满。

（三）辅助检查

1. 血常规 一般情况下,白细胞及中性粒细胞计数均增高。但是,当病情危重或机体反应低下时,白细胞计数不升反降,但中性粒细胞比例仍然是升高的。

2. X线检查 腹平片见肠胀气,伴多个小液平面提示肠麻痹。胃肠穿孔可见膈下游离气体。

3. B超 可发现腹腔内积液,且可指导诊断性腹穿;对病因有鉴别诊断意义。

4. CT 对腹腔内实质性脏器病变继发腹膜炎有协助诊断意义。

5. 诊断性腹腔穿刺 急腹症诊断中最常用且简单有效的一种诊断措施,对于查找原发病灶有重要意义。当腹水少于 100 mL 时,穿刺往往阴性,此时可往腹腔内注入一定量的无菌生理盐水后再回抽。穿刺液可进行涂片检查找细菌和进行细菌培养。

根据穿刺液的性状可初步做出诊断:①草绿色透明腹水考虑结核性腹膜炎;②黄色混浊、含胆汁、无臭味液体考虑胃、十二指肠急性穿孔,可有食物残渣;③血性、含淀粉酶高的液体考虑急性重症胰腺炎;④血性、臭味重的液体考虑绞窄性肠梗阻;⑤稀薄脓液略带臭味是急性阑尾炎穿孔。

四、诊断

根据病史及典型临床表现,辅助检查,可得出急性弥漫性腹膜炎的诊断。

五、治疗

（一）非手术治疗

1. 适应证 ①原发性腹膜炎;②病情较轻或病程超过 25 h,且病情呈减轻趋势者;③伴有严重心、肺等脏器疾病不能耐受手术者;④作为术前准备。

2. 治疗措施

（1）体位:一般采取半卧位,以利于腹腔内积液流向盆腔,减少毒素吸收,促使感染局限,便于引流;伴休克者,应采取头和躯干抬高 15°～30°、下肢抬高 15°～20° 体位,以增加回心血量。还有利于腹肌松弛,减轻疼痛。

（2）禁食、持续胃肠减压:禁食可减少进入胃肠道的内容物,减轻腹胀,改善呼吸和胃肠壁的血运,利于炎症局限和吸收,促进肠蠕动恢复。胃肠道穿孔者还需留置胃管进行胃肠减压,减少胃肠内容物继续进入腹腔。也是术前准备措施之一。

（3）镇静、止痛、吸氧:对于诊断明确、治疗方案已确定的病人,可适当使用镇静止痛药物;诊断未明确者,不能使用强效止痛药,以免掩盖病情,造成诊断困难或误诊。吸氧可以增强病人的耐受力。

（4）纠正水、电解质及酸碱失衡,加强营养支持:根据病人具体情况,通过静脉补液,纠正病人存在的水、电解质及酸碱平衡失调,纠正低蛋白血症和贫血。由于发热,腹腔渗出增加,胃肠减压及恶心呕吐、禁食等原因,病人会出现不同程度的体液失衡。纠正措施如下:①根据病人失水及酸碱失衡情况以及生理需要量补充液体,尽可能纠正体液失衡;②通过监测血压、脉搏、中心静脉压、尿量、血细胞比容、血气分析、血清电解质等调整输液量、成分、速度、维持生命体征稳定;③病情严重者应适当补充血清蛋白或输血浆、全血;④有休克倾向或已有休克者,应在补充血容量的基础上,根据情况可考虑用血管活性药物;⑤中毒症状明显者可使用一定剂量的激素,对减轻中毒症状有一定帮助。

(5)监测生命体征:通过监测血压、脉搏、中心静脉压、尿量、血气分析等指标,及时调整输液量、成分、速度,维持生命体征稳定。

(6)抗感染:应用抗生素是治疗细菌性腹膜炎的重要措施,急性弥漫性腹膜炎多是混合感染,要遵循广谱、联合、足量、足时的使用原则。根据细菌培养及药敏试验结果选用抗生素最恰当。

(二)手术治疗

1. 手术适应证 ①经非手术治疗6～8 h,腹膜炎症状和体征无缓解反而加重者。②腹膜炎病因不明,且无局限趋势者。③原发病严重,需要手术处理者。如肠胃、胆囊穿孔,腹内脏器破裂,绞窄性肠梗阻,术后吻合口瘘等。④腹膜炎引起全身中毒症状严重或者休克者。

2. 手术处理原则

(1)麻醉方法:多选用全身麻醉或硬膜外麻醉,个别休克危重病人也可选用局部麻醉。

(2)切口选择:原发疾病诊断明确者,选择靠近原发病灶、有利于手术操作的切口。如病因不明者,采用探查切口,以右腹部旁正中切口常用,术中可根据探查结果做上下延长。

(3)术中探查原则:全面、有序、细致、轻柔。打开腹腔后,首先观察腹腔内积液性状和有无气体溢出、网膜移位、血凝块形成等情况,以便快速找到原发病灶。

(4)原发病的处理:手术治疗的主要目的,术中要根据探查结果确定。不同病变性质的处理方法各有不同。穿孔性病变宜进行修补或切除。如空腹时发生胃、十二指肠穿孔,腹腔污染轻、穿孔时间<12 h,可行胃大部切除术,否则只行穿孔修补术。坏死性病变宜切除。如小肠坏死应切除后吻合,坏疽的阑尾及胆囊应切除。原发病灶原则上要进行清除,但是,当腹腔感染严重,病人全身情况不能耐受病灶清除手术时,只能选择穿孔修补、肠造口术、腹腔引流等治疗方法。

(5)清洗腹腔:手术治疗腹膜炎的一个关键步骤,原则是吸尽积液,清除异物,彻底清洗腹腔。一般使用温生理盐水作为清洗液,可以给予适量甲硝唑溶液清洗。清洗液的量要充足,要清洗至清洗液清亮为止。清洗时应特别注意膈下、结肠旁沟、盆腔等脓液容易积聚的部位。

(6)充分引流:放置引流管的目的是充分引流腹腔残留液、渗出液,尽量减少液体积聚于腹腔,防止腹腔脓肿形成;通过观察引流液性质,可以及时发现和处理术后并发症。引流管放置的部位一般是病灶附近、膈下、结肠旁沟或盆腔,常在关闭腹腔前留置,要妥善固定,避免脱落,还要确保引流通畅。严重感染时需放置多条引流管。常用引流管有橡胶管、硅胶管等。

留置腹腔引流管指征:①坏死病灶未能彻底清除或有大量坏死组织无法清除;②有空腔脏器修补或吻合、残端闭合的手术,预防术后发生渗漏;③手术部位有较多的渗液或渗血;④已形成局限性脓肿。

3. 术后处理 继续给予禁食、胃肠减压、补液、抗生素和营养支持治疗,密切观察病情,保持引流通畅,防治并发症。

第三节 腹腔脓肿

腹腔脓肿是指腹水未能完全吸收,被网膜、肠袢、内脏、纤维组织等粘连包裹,形成与游离腹腔相分隔的独立性积液并形成化脓性病变。腹腔脓肿继发于腹部手术、急性腹膜炎。按照脓肿发生部位可分为膈下脓肿、肠间脓肿和盆腔脓肿(图25-3)。

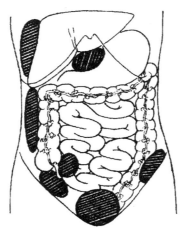

图 25-3 常见腹腔脓肿

一、膈下脓肿

膈下脓肿是发生于膈肌下、横结肠及其系膜上间隙的脓肿。

（一）病理生理

人体平卧时膈下部位最低，急性腹膜炎时腹水常积聚于此形成脓肿。膈下脓肿的位置与原发病有关。胃穿孔、脾切除术后并发膈下脓肿常在左膈下；十二指肠、胆道系统、阑尾等病变后并发膈下脓肿常在右膈下，临床上以右膈下脓肿多见。

膈下脓肿可引起反应性胸水，甚至穿入胸腔形成脓胸、肺脓肿等并发症。小的脓肿经非手术治疗一般能够吸收，大的脓肿可引起明显的全身中毒症状，长期感染使机体消耗、衰竭，要及时手术引流。

（二）临床表现

1. 全身症状 表现为持续发热，以中高热型为主；脉搏增快；厌食、全身乏力、消瘦；脓肿刺激膈神经可引起呃逆，凡腹部手术后出现顽固呃逆均应考虑膈下脓肿的可能。

2. 局部表现 脓肿部位呈持续性钝痛，深呼吸时加重，可有患侧肩、颈部牵涉痛。脓肿部位胸腹壁可出现水肿，皮肤温度升高，有叩痛。肝脏叩诊时肝浊音界扩大。病变累及胸腔时，病人出现胸闷、胸痛、咳嗽等症状。

（三）诊断

腹腔炎症治疗过程中或腹部手术后出现腹痛、持续发热者，结合局部临床表现应考虑本病。进一步确诊需要行以下辅助检查。

1. 血常规 白细胞计数升高，中性粒细胞比例增高。

2. B超 可见局部液暗区，可指导诊断性穿刺。

3. X线 X线透视或X线腹平片可见：①患侧膈肌抬高，运动减弱或消失；②患侧肋膈角模糊、有积液；③可见膈下气液平面；④膈下可有占位阴影。

4. CT 有助于诊断和鉴别诊断。

5. 诊断性穿刺 常在B超或CT定位指导下进行。局部抽吸出脓液即可诊断。但腹穿阴性也不能完全排除诊断。

（四）治疗

1. 支持治疗 补液、抗感染、营养支持，必要时输血。

2. 经皮脓肿穿刺置管引流术 目前治疗膈下脓肿的主要方法。适用于与体壁靠近的单房脓肿。此法具有操作简易、创伤小、引流效果好、腹腔污染小等优点。

穿刺置管时要在B超或CT定位引导下进行，先以细针穿刺确诊，再改用粗针或血管扩张器扩张针道，置入较粗的多孔导管，抽吸脓液、固定导管、连接引流装置。每日以生理盐水或抗生素溶液冲洗 1～2 次，至B超示脓腔明显缩小，每日引流量小于 10 mL，临床症状基本消失，即可拔管。

如果出现穿刺置管失败或置管后引流不畅，体温不降或降而复升等情况，应及时手术治疗。

2. 切开引流术 目前已很少应用。主要针对多房性脓肿或穿刺引流效果不佳者。术前

Note

行 B 超或 CT 检查确定脓肿部位,以便选择合适切口及引流途径。常用的两种途径:①经前壁肋缘下切口:此途径较安全而最常用。适用于肝右叶上、肝右叶下位置靠前脓肿和左膈下靠前脓肿(图 25-4)。②经后腰部切口:适于肝右叶下或左膈下靠后脓肿(图 25-5)。术中一定要将分隔的脓腔打通,保证脓液得到充分引流,是手术成功的关键。术后注意冲洗,保证引流管通畅,使用抗生素要量足、疗程够,加强营养支持治疗。

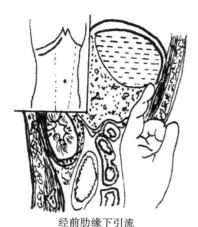
经前肋缘下引流

图 25-4　经前腹壁肋缘下切口

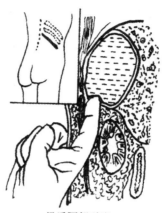
经后腰部引流

图 25-5　经后腰部切口

二、盆腔脓肿

脓液积聚于盆腔形成的脓肿称为盆腔脓肿。盆腔脓肿引起的全身中毒症状较轻,但局部症状较明显。盆腔脓肿的处理相对较容易,因此手术后或腹膜炎病人常取半卧位,以利于液体聚集于盆腔。

(一)临床表现

1. 症状体征　病人在腹膜炎治疗过程中或腹腔手术后数天出现下腹部钝痛不适,伴有明显发热,有明显的直肠刺激征和(或)膀胱刺激征。肛门指检:肛管括约肌松弛,直肠前饱满有触痛,可有波动感。

2. 辅助检查
(1)血常规检查:白细胞计数及中性粒细胞比例增高。
(2)B 超、CT:可明确脓肿位置、大小等,有助于诊断。
(3)诊断性穿刺:男性可经直肠穿刺,已婚女性可经阴道后穹隆穿刺,抽出脓液即可诊断。

(二)治疗

1. 非手术治疗　应用抗生素治疗、热水坐浴、温热水保留灌肠、物理透热治疗等措施,脓肿初期或小脓肿多可被治愈。

2. 手术治疗　脓肿较大或全身中毒症状明显者需手术治疗。方法:男性经直肠前壁,已婚女性可经阴道后穹隆在波动处穿刺抽出脓液后,切开引流(图 25-6、图 25-7)。

三、肠间脓肿

肠间脓肿是指脓液积聚于肠管、肠系膜、腹膜之间形成的脓肿。可为单发或多发。

(一)临床表现

表现为持续性腹痛、腹胀、消瘦、发热,腹部可扪及边界不清的压痛性包块,可继发机械性肠梗阻。脓肿可自行穿破肠管、膀胱等形成内瘘,脓液随大小便排出。X 线片、B 超、CT 等检

Note

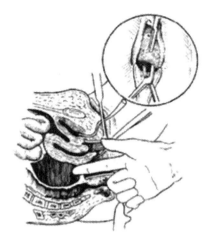

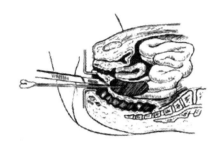

图 25-6　经阴道后穹隆切开引流　　　　　图 25-7　经直肠前壁切开引流

查有助于诊断。

（二）治疗

1. 非手术治疗　给予抗生素、物理透热治疗及营养支持等措施。

2. 手术治疗　对于靠近腹壁的脓肿,用 B 超引导行穿刺置管引流术。对于非手术治疗无效、中毒症状明显或继发肠梗阻者,行手术探查,清除脓液,解除梗阻,充分引流。术中动作要轻柔,避免肠管穿孔。

第四节　急腹症的诊断与鉴别诊断

急腹症(acute abdomen)是一组以急性腹痛为主要表现,起病急、进展快、病情重,需要紧急处理的腹部疾病。急腹症是临床上急诊科常见的病例类型,一旦延误诊断和治疗,后果将十分严重。掌握急腹症的诊断和鉴别诊断是每个医师的基本技能。

一、病因(表 25-1)

（一）感染性因素

急性阑尾炎、急性胆囊炎、急性胰腺炎。

（二）梗阻性因素

急性肠梗阻、急性胃扭转、急性胆囊扭转。

（三）穿孔性因素

胃十二指肠溃疡穿孔、胃癌穿孔。

（四）出血性因素

脾破裂、肝破裂、异位妊娠破裂。

（五）缺血性因素

急性肠系膜动脉栓塞、肠系膜静脉血栓形成、卵巢囊肿蒂扭转。

（六）损伤性因素

闭合性腹外伤、开放性腹外伤。

表 25-1 引起急腹症的常见疾病

外科急腹症	急性阑尾炎、胃十二指肠溃疡穿孔、胃癌穿孔、急性肠梗阻、急性出血坏死性肠炎、急性结肠憩室炎、Meckel 憩室炎、急性肠穿孔、胃黏膜脱垂症、急性胃扭转、急性胃扩张 急性胆囊炎、急性梗阻性化脓性胆管炎、胆道蛔虫症、胆道结石、急性胆囊扭转、肝破裂 急性胰腺炎、脾破裂、急性脾扭转 肾输尿管结石、急性肠系膜动脉栓塞、肠系膜静脉血栓形成、急性门静脉血栓形成、急性肝静脉血栓形成、脾梗死、肾梗死、腹主动脉瘤、夹层动脉瘤 急性继发性腹膜炎、大网膜扭转
妇产科急腹症	急性盆腔炎、卵巢囊肿蒂扭转、妊娠子宫扭转、异位妊娠破裂、卵巢黄体破裂
内科急腹症	急性心肌梗死、急性心包炎、肋间神经痛、膈胸膜炎 慢性铅中毒、急性铊中毒、糖尿病酮症酸中毒、尿毒症、血卟啉病、原发性高脂血症 腹型过敏性紫癜、腹型风湿热、急性胃炎、急性胃肠炎、急性肠系膜淋巴结炎

二、诊断

急腹症病人的病情急、发展快,病情一般较严重,要求尽快做出诊断和治疗,对医务人员的应急处理能力要求高,因此,培养严谨的临床思维、细致的工作方法十分重要,要对病史、体格检查和辅助检查的结果进行全面综合分析。

（一）现病史

1. 腹痛　急腹症最主要的临床症状,可分为内脏痛、躯体痛和牵涉痛。

内脏痛的特点是定位不明确,病人难以指出准确位置,常伴有恶心、呕吐等消化道症状。躯体痛的特点是定位准确,病人可以指出疼痛的位置,伴有压痛和反跳痛,疼痛为持续性,可因咳嗽、深呼吸等加重。牵涉痛的特点是与病变远隔的部位出现疼痛,是病变器官与牵涉痛部位具有同一脊髓阶段的神经纤维分布所致。

（1）诱因:有无不洁饮食史、油腻饮食史、大量饮酒史、剧烈活动或外伤史等。

（2）部位:一般来说,最先出现腹痛的部位或腹痛最显著的部位往往是病变的部位。如:胃、十二指肠、胆道和胰腺的病变,腹痛多在中上腹;小肠、右侧结肠和阑尾疾病,腹痛常在脐周或右侧腹部;左侧结肠和盆腔器官病变,腹痛多在下腹部。腹痛由一点波及全腹者,考虑为破裂、穿孔或炎症性疾病;出现转移性腹痛者考虑为急性阑尾炎;出现牵涉痛者考虑为胆囊炎、胆石症、急性胰腺炎等;出现会阴部的放射性痛者考虑为泌尿系结石。

（3）缓急:腹痛由轻逐渐加重、范围多局限,可考虑为炎症性病变;如腹痛突然发生,急、快、重,迅速弥漫到全腹,可考虑为脏器破裂、穿孔、急性梗阻、绞窄、脏器扭转等。

（4）性质:①持续性钝痛或隐痛可考虑为炎症性或出血性病变,如胆囊炎、阑尾炎、急性胰腺炎等。②阵发性腹痛可考虑为空腔器官痉挛或阻塞性病变,如胆石症、肾结石、肠梗阻等。③持续性腹痛伴阵发性加重,多表示炎症和梗阻并存。

（5）程度:腹痛的程度一般可反映病变的轻重。一般来说,炎症引起的腹痛较轻,可以耐受;痉挛、梗阻、缺血、坏死引起的腹痛程度较重,难以忍受,如肾结石所致肾绞痛;消化道穿孔引起的腹痛多呈刀割样,病人不敢多动和深吸气。

2. 伴随症状

（1）恶心、呕吐:可由腹痛引起,伴随腹痛发生。炎症性疾病常伴呕吐,如急性胆囊炎、急性阑尾炎、急性胃肠炎等;如伴随恶心、呕吐外,还有腹胀、肛门停止排气排便,则考虑为肠梗阻。

（2）排便情况：如腹痛伴有血便，可考虑肠套叠、绞窄性肠梗阻、急性出血坏死性肠炎、肠系膜动脉栓塞或肠系膜静脉血栓形成。如腹痛伴有腹泻提示急性胃肠炎、细菌性痢疾、急性阑尾炎、急性盆腔炎等。

（3）血尿：腹痛伴有血尿考虑泌尿系结石。

（4）寒战高热：腹痛伴有寒战高热，提示炎症性疾病，如化脓性阑尾炎、化脓性胆囊炎、急性重症胆管炎等。

（二）既往史

要了解病人既往的疾病史或手术史，如胆结石和胆囊炎病史、消化性溃疡病史、胆道蛔虫病史、腹部手术史等。

（三）月经史

女性病人要了解月经史，有助于鉴别妇产科急腹症。

（四）体格检查

1. 全身情况 包括生命体征、意识、表情、体位、皮肤的色泽和温度等。如出现体温增高则多考虑感染性疾病；如心率快伴低血压，说明存在低血容量；如病人表情痛苦、面色苍白、黏膜干燥、眼窝凹陷、呼吸浅快等提示病情很重；如有巩膜及皮肤黄染则考虑胆道疾病。

2. 腹部检查 按照视、触、叩、听顺序检查。

（1）视诊：重点观察有无蠕动波、腹式呼吸运动是否减弱或消失、有无腹胀及是否对称、脐周有无静脉曲张、腹股沟区有无肿物、腹壁有无手术切口及瘢痕等。

（2）触诊：病人取仰卧屈膝位，腹壁充分暴露并处于松弛状态。触诊手法宜轻柔，按压力量逐渐增加。从无痛区域开始，逐渐移至病变部位，并随时观察病人的表情。重点检查腹膜刺激征的部位、范围、程度及腹部包块的部位、形状、大小、边界、质地、活动度和压痛。腹膜炎可客观地反映腹腔内脏器的穿孔性、破裂性、炎症性疾病的病情，但老年人、衰弱者、小儿、经产妇、肥胖者及休克病人的腹膜刺激征常较实际为轻。腹部包块常提示腹腔内肿瘤、肠梗阻、便秘或肠套叠等疾病。

（3）叩诊：叩诊为鼓音提示肠管胀气或腹腔有游离气体；出现移动性浊音提示腹水，说明腹腔内有渗液或出血；叩出肝浊音界缩小或消失提示消化道穿孔致膈下存在游离气体、严重腹胀或肺气肿。叩痛提示腹膜炎症。

（4）听诊：主要听诊肠鸣音、频率和音调。肠鸣音亢进、气过水声伴腹痛，提示有机械性肠梗阻；肠鸣音减弱或消失提示肠麻痹，多见于急性腹膜炎、低钾血症、麻痹性肠梗阻、绞窄性肠梗阻。

3. 直肠指检 下腹痛或怀疑盆腔病变应进行直肠指检。主要检查直肠内有无肿物、触痛，直肠前壁有无波动感、指套有无血迹和黏液等。盆腔位阑尾炎可有右侧盆腔触痛，盆腔脓肿或积血在直肠膀胱陷凹处呈饱满感、触痛或波动。

（五）辅助检查

1. 实验室检查 白细胞计数升高提示炎症性疾病，如出现核左移提示感染严重；红细胞、血红蛋白、血细胞比容的监测有利于判断腹腔内出血性疾病；血气分析有利于判断水、电解质和酸碱平衡状况。大、小便检查有利于判断泌尿系和胃肠道的炎症性、梗阻性或结石性疾病。血液、尿液或腹腔穿刺液淀粉酶明显增高，提示急性胰腺炎；腹腔穿刺出不凝固的血液，提示腹腔内出血；若穿刺出黄绿色混浊有或无恶臭液体，则为消化道穿孔；穿刺出胆汁样液体，为肝胆疾病。对于腹腔穿刺阴性者，腹腔诊断性灌洗有一定的诊断价值。

2. 影像学检查

（1）X 线检查：对多种类型的急腹症有诊断价值。如立位观察到膈肌下有游离气体，提示胃肠道穿孔；如观察到多个液气平面和肠腔扩张提示肠梗阻存在；在钡灌肠透视下观察到杯口状充盈缺损，提示肠套叠。X 光还可显示异常钙化的胆结石、泌尿系结石、粪石等。

（2）超声检查：为诊断肝、胆、胰、脾、肾、输尿管、阑尾、盆腔疾病的首选方法。对胆结石、胆囊炎、泌尿系结石、阑尾脓肿及盆腔妇科疾病均有较高的诊断价值，可以提供确诊的依据。

（3）CT、MRI：诊断价值在很多方面优于 X 线，尤其是实质性器官的破裂性、出血性和炎症性疾病的诊断价值较高。

（4）动脉造影：对肝破裂、胆道或小肠出血等疾病可以确定诊断，有时可以栓塞止血。

3. 内镜检查 在消化道急性出血性疾病有确诊意义。

4. 腹腔镜 对腹腔内器官的炎症、破裂、穿孔、梗阻等多种类型疾病有诊断价值，且可同时进行一些治疗。

5. 诊断性腹腔穿刺 一种简单、有效、快速的诊断措施，临床上经常使用。

三、常见急腹症的鉴别诊断

（一）外科疾病

（1）胃十二指肠溃疡急性穿孔：突发上腹部持续性剧烈疼痛，很快扩散到全腹；常伴有恶心、呕吐；有明显的腹膜刺激征；肝浊音界缩小或消失。X 线检查膈下有游离气体。多有溃疡病史。

（2）急性阑尾炎：转移性右下腹疼痛和右下腹固定压痛；重者可有局限性或弥漫性腹膜炎；体温升高。白细胞和中性粒细胞升高；B 超见阑尾炎性肿大。

（3）急性胆囊炎：右上腹部剧烈绞痛，放射至右肩背部；右上腹部压痛和肌紧张，Murphy 征阳性。B 超示胆囊增大、壁厚，有结石影。

（4）急性胆管炎：剑突下区剧烈疼痛、寒战高热和黄疸（Charcot 三联征）；可有右上腹部压痛和肌紧张；重者可有休克和精神症状。B 超见胆管扩张及结石影；白细胞和中性粒细胞升高。多有胆结石病史。

（5）急性胰腺炎：上腹偏左侧腹痛，持续剧烈，可向腰背部放射；恶心、呕吐后腹痛不缓解；胰区可有腹膜炎体征；可有麻痹性肠梗阻。血液或尿液淀粉酶明显升高；B 超和 CT 检查有助于诊断。多发生于暴饮暴食或饮酒后。

（6）小肠急性梗阻：具有腹痛、呕吐、腹胀和肛门排气排便停止的特点。腹部视诊可见蠕动波或扩张的肠袢，听诊肠鸣音活跃，有高调肠鸣音及气过水声。立位 X 片显示小肠扩张充气并见明显的阶梯状液气平面。

（7）泌尿系结石：突发腰腹部剧烈绞痛，可向会阴部放射；有肾区叩击痛，输尿管走行区压痛；血尿；X 线检查或 B 超可确诊。

（二）妇科疾病

1. 宫外孕破裂 会出现腹膜炎症状、体征，但宫外孕破裂者有停经史，HCG 试验阳性；可出现失血性休克；妇科检查宫颈举痛明显，阴道后穹隆穿刺可抽出不凝固血液。

2. 卵巢囊肿蒂扭转 表现为一侧下腹部突发剧痛，伴有恶心、呕吐；妇检可发现附件肿块；B 超能明确诊断。

3. 卵巢滤泡或黄体破裂 多见于未婚女性，滤泡破裂多在月经中期，黄体破裂常在月经前，主要表现为病侧下腹部突发剧痛。

（三）内科疾病

1. 心绞痛 可有剑突下或上腹部疼痛，多见于老年人。无腹膜刺激征，多有高血压或动脉硬化病史，心电图可明确诊断。

2. 肺炎、胸膜炎 可因神经反射致上腹痛，有白细胞增高，无腹膜刺激征，有呼吸道感染史，如有发热，则在腹痛之前。体征：肺部听诊病变区有湿啰音；X线胸片可发现胸部原发病变。

3. 糖尿病酮症酸中毒 有表现剧烈腹痛者，伴恶心、呕吐、深大呼吸。可有腹部压痛及腹肌紧张，但压痛部位不明确，无反跳痛。查血糖升高，尿糖阳性，尿酮体阳性。

四、急腹症的处理

（一）急腹症的诊断思路

（1）是否急腹症；

（2）是什么类型的急腹症；

（3）是什么病因引起的急腹症；

（4）确定病变部位或器官；

（5）确定治疗原则。

（二）急腹症的治疗原则

1. 非手术治疗

（1）适应证：①诊断明确，但病情较轻者；②原发性腹膜炎者；③病情观察期间及手术前准备。

（2）具体措施：①病人取半卧位，禁饮食，胃肠减压；②根据病情需要给予补液，甚至输血；③抗感染；④对症支持治疗；⑤根据疾病特点给予特殊治疗。如急性胰腺炎使用生长抑素、抑肽酶等，肠系膜血栓形成时使用抗凝和溶栓治疗等。

2. 手术治疗

（1）适应证：①诊断明确且具有手术指征的急腹症；②诊断不明确但具有剖腹探查指征。

（2）手术方式：根据疾病的部位、类型和性质来选择，基本原则是尽快处理原发病灶，清理腹腔，通畅引流。

 本章小结

急性化脓性腹膜炎是临床上的常见病、多发病，是外科最为常见的急腹症。急腹症的病因复杂，临床表现多样，临床上不易鉴别，容易发生误诊。通过本章的学习，重点掌握急性化脓性腹膜炎的临床表现和治疗原则，熟悉急腹症的鉴别诊断。

（肇庆医学高等专科学校　何启雄）

课堂互动
急性心肌梗死为什么会出现腹痛？

目标检测及答案

Note

第二十六章　胃十二指肠疾病

学习目标

知识目标:

1. 掌握胃十二指肠溃疡并发急性穿孔、大出血、瘢痕性幽门梗阻的临床表现和治疗原则。
2. 熟悉胃十二指肠溃疡的手术指征。
3. 了解胃的解剖和生理。

能力目标:

1. 具备胃十二指肠溃疡并发急性穿孔、大出血、瘢痕性幽门梗阻的初步诊断能力。
2. 具备胃十二指肠溃疡并发急性穿孔、大出血、瘢痕性幽门梗阻的初步处理能力。

素质目标: 加强医患沟通,体现人文关怀,消除病人恐惧心理,选择合适的个体化诊疗方案。

第一节　胃十二指肠的解剖生理概要

一、胃

(一) 胃的解剖

胃位于人体上腹部,是消化道的重要组成部分。近端与食管相连接,称为贲门;远端与十二指肠相连接,称为幽门。介于贲门与幽门之间的胃边缘,左侧缘称为胃大弯,右侧缘为胃小弯。胃小弯和胃大弯各分为三等份,其连线将胃分为三个区域,自近及远依次是贲门胃底部(U 区)、胃体部(M 区)和幽门部(L 区)(图 26-1)。

1. 胃的韧带　胃与周围脏器之间有韧带相连,包括胃膈韧带、肝胃韧带、脾胃韧带、胃结肠韧带和胃胰韧带。

2. 胃的血管　胃的血液供应十分丰富,呈网状分布。胃的动脉主要来源于腹腔干,包括胃左动脉、胃右动脉、胃短动脉、胃网膜左动脉和胃网膜右动脉。胃的静脉多与同名动脉伴行,最后汇入门静脉。个别静脉如胃左静脉的食管支和胃黏膜下静脉丛,可经食管静脉丛汇流入奇静脉,与上腔静脉相交通。

3. 胃的淋巴　胃的淋巴管网十分丰富,沿主要动脉分布、回流。胃周围的淋巴结分成 16 组,形成 4 个群:①腹腔淋巴结群:主要引流胃小弯上部淋巴液;②幽门上淋巴结群:主要引流胃小弯下部淋巴液;③幽门下淋巴结群:主要引流胃大弯右侧淋巴液;④胰脾淋巴结群:主要引流胃大弯上部淋巴液(图 26-2)。

Note

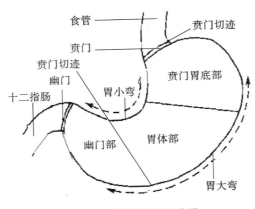

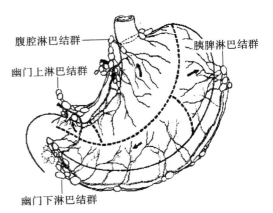

图 26-1　胃的解剖和分区　　　　　图 26-2　胃的淋巴引流

4. 胃的神经　支配胃的神经有交感神经和副交感神经。交感神经来自腹腔神经丛,主要作用是抑制胃液的分泌和胃的蠕动。副交感神经来自迷走神经,其兴奋可以增加胃液的分泌,促进胃的蠕动。迷走神经的终末支在距幽门 5～7 cm 处呈"鸦爪"状进入胃窦,控制胃窦的运动和幽门的排空。

（二）胃的生理

1. 胃的分泌功能　胃具有分泌胃液的功能。胃液是由胃壁黏膜层内的腺体细胞分泌的。腺体细胞主要包括主细胞、壁细胞和黏液细胞,主要分布于胃底和胃体。胃液主要成分是胃酸、胃蛋白酶,电解质、黏液和水。正常成人每日胃液分泌量为 1500～2600 mL。

2. 胃的运动功能　正常情况下,空腹状态下的胃容量约 50 mL,进食后其容量可达到1000 mL。食物在胃内储藏,经研磨、搅拌形成食糜,经胃规律的运动,将食糜排入十二指肠。胃每次蠕动后食糜进入十二指肠的量取决于蠕动的强度与幽门的开闭状态。幽门关闭,食糜在胃内往返运动;幽门开放时,每次胃的蠕动将 5～15 mL 食糜送入十二指肠。

二、十二指肠

（一）十二指肠的解剖

十二指肠是位于幽门与十二指肠悬韧带(Treitz 韧带)之间的小肠,长约 26 cm,呈 C 形,是小肠最固定的部分。十二指肠分为四部分:①球部:长 4～5 cm,活动度大,是溃疡好发部位。②降部:与球部呈锐角下行,固定于后腹壁,内侧与胰头紧密相连。胆总管和胰管开口于此部中下 1/3 交界处内侧肠壁的十二指肠乳头。③水平部:自降部向左行走,长约 10 cm,完全固定于腹后壁,其末端前方有肠系膜上动、静脉跨越下行。④升部:先向上行,然后急转向下,向前,与空肠相接,由十二指肠悬韧带(Treitz 韧带)固定于后腹壁,此韧带是十二指肠,空肠的分界标志。整个十二指肠环抱在胰头周围。

（二）十二指肠的生理

十二指肠接受胃内食糜以及胆汁、胰液,其黏膜内腺体能够分泌肠蛋白酶、乳糖酶等多种消化酶,其内分泌细胞能分泌多种肠道激素如胃泌素、胆囊收缩素、促胰激素、抑胃肽等。

第二节　胃十二指肠溃疡的外科治疗

病人,男,30岁,因"上腹痛2天伴呕血2次"入院。呕吐物呈暗红色,伴血块,量约800 mL。既往有胃溃疡病史。

体格检查:T 36.6 ℃,P 102次/分,R 20次/分,BP 90/62 mmHg。神志清醒,面色苍白,四肢湿冷。腹平软,上腹部轻压痛,无反跳痛,移动性浊音(一),肠鸣音活跃。

想一想:

(1)病人的诊断及诊断依据是什么?

(2)治疗措施有哪些?

胃十二指肠溃疡是指发生于胃十二指肠黏膜的溃疡性病灶,一般呈圆形或椭圆形,深达黏膜肌层,因其形成与胃酸-胃蛋白酶的消化作用有关,故俗称消化性溃疡。胃溃疡多见于中老年,发病年龄为40~60岁,好发于胃小弯胃角处;十二指肠溃疡多见于青壮年,发病年龄为20~40岁,好发于球部。胃溃疡癌变率较十二指肠溃疡高。

胃十二指肠溃疡发病与多种因素有关,包括胃酸分泌过多、幽门螺杆菌感染和黏膜防御机制减弱。以内科药物治疗为主,外科手术治疗主要针对溃疡产生的并发症。

胃十二指肠溃疡的手术指征:溃疡发生穿孔、出血、瘢痕性幽门梗阻者;溃疡合并恶变者;溃疡巨大(直径>2.5 cm)或高位溃疡,不能排除恶变;经内科规范治疗仍反复发作的顽固性溃疡。

一、胃十二指肠溃疡急性穿孔

急性穿孔是胃十二指肠溃疡常见并发症,因起病急、进展快、病情重,需要紧急处理。

(一)病因病理

溃疡进展侵蚀穿透胃十二指肠壁全层引起穿孔。十二指肠溃疡穿孔大部分发生于球部前壁,胃溃疡穿孔多发生于胃小弯,其次是胃窦部。急性穿孔后,胃酸、胆汁、胰液等具有强烈刺激性的消化液以及食物进入腹腔,引起化学性腹膜炎,导致剧烈腹痛及腹腔大量渗液。6~8 h后由于大量细菌繁殖,化学性腹膜炎可转化为化脓性腹膜炎,病情进一步加重。病原菌以大肠杆菌、链球菌和厌氧菌多见,常为混合性感染。因受腹膜腔内大量渗液以及细菌毒素吸收等诸多因素的影响,病人可出现感染性休克。胃十二指肠后壁穿孔少见,且发生过程缓慢,并与周围组织包裹,形成慢性穿透性溃疡。

(二)临床表现

1. 病史　大部分病人有胃十二指肠溃疡病史,穿孔前溃疡症状加重。

2. 诱发因素　暴饮暴食、情绪激动、疲劳及服用糖皮质激素等。

3. 症状　突然发生剑突下或上腹部持续性刀割样痛,程度较剧烈,难以忍受。腹痛可迅速扩散至全腹。常伴有发热、恶心、呕吐。可出现面色苍白、脉搏细速、呼吸困难、出冷汗、血压下降等休克表现。

4. 体征　病人呈痛苦面容,屈曲卧位,拒按腹部。腹式呼吸减弱或消失,腹肌紧张呈板样强直,全腹有压痛和反跳痛,以上腹部最明显。肝浊音界缩小或消失,可有移动性浊音,肠鸣音减弱或消失。

5. 辅助检查 血常规白细胞计数、中性粒细胞比例增加。腹部立位 X 线检查 80％病人可见膈下新月形游离气体影。腹腔诊断性穿刺可抽出气体、消化液或食物残渣。

（三）诊断

根据既往有溃疡病史,突发上腹部刀割样剧痛及腹膜炎体征,结合腹部立位 X 线检查的所见（膈下游离气体）,即可做出诊断。必要时可行腹腔诊断性穿刺检查。

急性穿孔需与下列疾病鉴别。

1. 急性胰腺炎 有胆道疾病史或暴饮暴食、大量饮酒史。上腹部突发持续剧痛,可向腰背部放射。无气腹症。血液、尿液和腹水淀粉酶测定升高。B 超或 CT 检查显示胰腺肿胀,胰周积液等。

2. 急性胆囊炎 右上腹绞痛,可反复发作,疼痛向右肩部放射。腹部压痛以右上腹为主,可触及肿大的胆囊,Murphy 征阳性,无气腹征。B 超检查可发现胆囊炎症改变。

3. 急性阑尾炎 转移性右下腹痛是急性阑尾炎典型临床表现,类似于胃十二指肠溃疡穿孔后消化液流向右下腹引起的疼痛,但急性阑尾炎症状较轻,腹膜炎体征主要位于右下腹,以麦氏点最明显,常无气腹征。

（四）治疗

1. 非手术治疗 适用于空腹穿孔,且临床症状轻、体征局限、一般情况好的病人。保守治疗过程中要密切观察病情变化,经 6～8 h 治疗无好转甚至加重者应立即中转手术治疗。

治疗措施：①禁食禁饮,胃肠减压,减少胃内容物继续进入腹膜腔；②维持水、电解质平衡并给予营养支持；③全身用抗生素控制感染；④经静脉给予 H_2 受体阻断剂或质子泵拮抗剂。

2. 手术治疗 手术方式包括单纯穿孔修补术和彻底性溃疡手术。

（1）单纯穿孔修补术：目前主要手术方式,多可采用腹腔镜完成。适用于穿孔超过 8 h,腹腔内感染及炎症水肿严重,无出血、梗阻、恶变等并发症,以及病情重、不能耐受更大的手术者。其优点是手术时间短,操作简单,安全性高。术后继续给予内科药物治疗。

（2）彻底性溃疡手术：一般采用胃大部切除术,可以一次性解决溃疡和穿孔两个问题。适用于一般情况好,穿孔时间在 8 h 以内或超过 8 h 腹腔感染较轻者,有幽门梗阻或出血史者可行彻底性溃疡手术。

二、胃十二指肠溃疡大出血

上消化道出血的常见病因是胃十二指肠溃疡,发生率占上消化道出血病例的 50％。当出血量大,引起呕血和黑便症状明显,脉率加快、血压下降等血流动力学显著变化,甚至出现休克表现者,称为溃疡大出血。

（一）病因病理

溃疡大出血主要是溃疡基底部的较大动脉血管被侵蚀引起,多难自行止血,短期内可致失血性休克,危及病人生命。好发于胃小弯和十二指肠球部后壁。

（二）临床表现

1. 病史 大部分病人有溃疡病史。

2. 症状 主要表现为呕血和柏油样黑便,与出血量及速度相关。当短时间内出血迅猛、量多时,病人表现为呕吐鲜血伴血块,大便呈暗红色或鲜红色；当出血缓慢时,病人表现为呕吐咖啡样物,大便呈柏油样。若短期内失血量达到 800～1000 mL,病人则出现四肢湿冷、脉搏细

课堂互动

为什么单纯穿孔修补术会成为溃疡穿孔的主要术式？

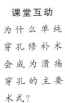

速、血压下降等休克表现。

3. 体征 急性重度贫血貌,休克体征,稍有腹胀,肠鸣音亢进。

4. 辅助检查 红细胞计数、血红蛋白值、血细胞比容均呈进行性下降。胃镜可明确出血部位和性质。

（三）诊断

根据典型溃疡病史,结合上述临床表现,诊断多不困难。但要与以下引起上消化道出血的疾病相鉴别:食管-胃底静脉曲张破裂出血、胃癌出血、应激性溃疡出血和胆道出血。

（四）治疗

胃十二指肠溃疡大出血的治疗方式包括非手术治疗和手术治疗。目前,绝大部分出血病人可经非手术治疗得到治愈。

1. 非手术治疗

（1）一般治疗措施:①禁食。②留置胃管:经胃管用冷盐水冲洗或者用去甲肾上腺素 8 mg 加入 200 mL 冷盐水灌洗。③补充血容量,抗休克治疗:包括输液和输血。④给予止血、制酸、生长抑素等药物治疗。⑤监测生命体征,密切注意病情变化。

（2）胃镜止血:在病人低血容量状态基本纠正后可行急诊胃镜检查,既可明确诊断又可局部止血。

（3）介入止血:经一般治疗措施、胃镜处理仍然没能止血者,可采用血管介入止血。

2. 手术治疗

（1）手术适应证:①持续出血,非手术治疗无效;②急性大量出血,短期内发生休克;③合并穿孔或幽门梗阻者。

（2）手术方式:①胃大部切除术;②溃疡缝扎止血。

三、瘢痕性幽门梗阻

瘢痕性幽门梗阻是指胃十二指肠溃疡反复发作致瘢痕收缩引起幽门狭窄,导致胃内容物通过幽门困难。

（一）病因病理

溃疡引起幽门梗阻的原因包括痉挛、水肿和瘢痕三种,三者常同时存在。前两种情况是可逆的,瘢痕造成的梗阻是永久的,需手术才能缓解。幽门梗阻形成后,早期引起胃蠕动增强,胃壁肌肥厚,胃轻度扩张;后期因胃高度扩张无张力,胃蠕动减弱,胃内容物潴留,引起胃黏膜糜烂、充血、水肿、溃疡。由于胃潴留引起反复呕吐,病人不能进食,导致营养不良、脱水和低钾低氯性碱中毒。

（二）临床表现

1. 病史 大部分病人有长期溃疡病史。

2. 症状 主要是腹痛、腹胀和呕吐宿食。腹痛多表现为阵发性绞痛。呕吐特点:①呕吐前出现阵发性胃收缩痛,伴嗳气、恶心;②呕吐常发生在下午或晚上;③呕吐物量多,一次 1000~2000 mL,有酸臭味,不含胆汁;④呕吐后觉胃部饱胀改善,故病人常自行诱吐。

3. 体征 病人常有营养不良、消瘦、贫血和脱水表现;上腹膨隆,可见胃型、胃蠕动波以及振水音阳性。

4. 辅助检查 上消化道造影显示造影剂在胃内停留超过 25 h。

（三）诊断

根据溃疡病史和典型的临床表现即可做出诊断。进一步纤维胃镜检查可确定梗阻部位和原因。

（四）鉴别诊断

瘢痕性幽门梗阻需与下列疾病鉴别。

1. 水肿性幽门梗阻 常为间歇性梗阻，经用解痉、制酸药及胃肠减压等处理后症状可缓解或消失。

2. 胃癌致幽门梗阻 病程较短，胃扩张较轻，上腹部可扪及包块；X线钡餐、纤维胃镜加活检可以鉴别。

3. 十二指肠球部以下的梗阻性病变 十二指肠肿瘤、胰头癌、十二指肠淤滞症也可引起上消化道梗阻，但其呕吐物含胆汁，X线钡餐和纤维胃镜可助鉴别。

（五）治疗

瘢痕性幽门梗阻一般需要手术治疗。术前放置胃管进行胃肠减压和胃腔冲洗，减轻胃壁水肿，同时纠正贫血及低蛋白血症，维持水、电解质及酸碱平衡。手术目的是解除梗阻，去除病因。手术方式以胃大部切除为主。

本章小结

　　胃十二指肠溃疡是临床常见病，内科治疗效果好。但是，当胃十二指肠溃疡并发穿孔、大出血和瘢痕性幽门梗阻时，多需要外科手术治疗。通过本章学习，重点掌握胃十二指肠溃疡并发急性穿孔、大出血和瘢痕性幽门梗阻的临床表现和治疗原则，熟悉其手术适应证。

（肇庆医学高等专科学校　何启雄）

目标检测
及答案

Note

第二十七章 小肠疾病

扫码看课件

第一节 小肠的解剖生理概要

一、小肠的解剖

（一）小肠肠管的位置分布

小肠是人体消化道组成中最长的一部分，成年人长为 3~5 m，包括十二指肠、空肠和回肠三个部分。

1. 十二指肠 位于右上腹部，是幽门与十二指肠悬韧带（Treitz 韧带）之间的小肠，长约 26 cm，呈 C 形，是小肠最固定的部分。

2. 空肠 小肠中间部分，近端起自十二指肠悬韧带，远端与回肠相连接。主要位于上腹部，占空回肠的 2/5。空回肠之间并无明确的解剖标志，空肠黏膜向肠腔内隆起，形成高而密的环状皱襞，因此空肠肠腔相对较大，管壁较厚。

3. 回肠 小肠末段是回肠，占空回肠的 3/5。回肠上接空肠，下接结肠，主要位于下腹部及盆腔。回肠黏膜皱襞逐渐低而稀少，因而肠壁亦逐渐变薄，肠管也逐渐变细。

（二）小肠血液供应

小肠血液供应来自腹主动脉分出的肠系膜上动脉，在胰腺颈部下缘穿出，跨过十二指肠横部入小肠系膜。肠系膜上动脉向左发出 10~20 支小肠动脉，其分支相互吻合形成动脉弓，最后分出直支进入肠壁。空肠的动脉一般只有初级动脉弓，直支数量多且较长，肠系膜的脂肪较少；回肠的动脉可有多级动脉弓，直支数量少且较短，肠系膜脂肪较多。这些特征有助于从外

Note

观上判断空回肠。静脉与动脉伴行，回流至肠系膜上静脉，然后汇入门静脉。

(三) 小肠的淋巴和神经

小肠有丰富的淋巴组织，主要分布在黏膜层、黏膜下层和浆膜下。小肠淋巴液回流途径：起始于黏膜绒毛中央的乳糜管，沿小肠系膜淋巴管回流至肠系膜根部的淋巴结，沿肠系膜上动脉周围淋巴结上行，再经腹主动脉前的腹腔淋巴结汇入乳糜池。

小肠由自主神经系统支配，包括交感神经和副交感神经。交感神经兴奋引起小肠蠕动减弱和血管收缩；副交感神经兴奋使肠蠕动增强，腺体分泌增加。

二、小肠的生理

小肠的生理功能包括运动、分泌、消化和吸收。小肠是吸收食物营养物质的主要场所。小肠黏膜分泌大量的碱性肠液，含有多肽酶在内的多种酶，能将小肠内的食糜消化分解为葡萄糖、氨基酸、脂肪酸等，并由小肠黏膜吸收，经肠壁毛细血管、门静脉到达肝脏。

正常成人每日分泌消化液约 8000 mL，进入结肠的液体仅 500 mL 左右。如果小肠发生梗阻或肠瘘，可引起营养障碍和体液失调。

小肠黏膜还分泌多种胃肠激素，如肠高血糖素、生长抑素、肠抑胃肽、胃动素、胆囊收缩素、血管活性肠肽、胃泌素等，它们在调节消化道的功能上有重要作用。

肠有免疫功能。肠固有层的浆细胞能分泌多种免疫球蛋白，主要是分泌性 IgA（sIgA）。

第二节　肠　梗　阻

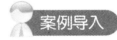

病人，女，60 岁，因"腹痛、腹胀伴肛门停止排气排便 3 天"入院。既往有排黏液血便史。

体格检查：T 36.4 ℃，P 96 次／分，R 20 次／分，BP 120/82 mmHg。神志清醒，急性痛苦面容。腹部膨隆，可见肠蠕动波。腹软，右中腹部有压痛，无反跳痛，移动性浊音（一），肠鸣音亢进，可闻及气过水音。腹部立卧位 X 线检查见小肠积气积液、扩张。

想一想：

（1）病人的诊断及诊断依据是什么？

（2）治疗措施有哪些？

一、概述

肠梗阻（intestinal obstruction）是指各种原因引起肠内容物的运行和通过障碍，是外科常见的急腹症之一。

(一) 病因与分类

1. 按引起梗阻病因分类

（1）机械性肠梗阻：最常见的肠梗阻类型，是机械性因素导致肠腔狭窄而引起的梗阻。病因包括：①堵塞因素：寄生虫团、粪块、异物等堵塞。②肠壁因素：肠肿瘤、肠管扭转、肠套叠等病变。③外部因素:粘连带压迫、嵌顿性疝等使肠管受压。

（2）动力性肠梗阻:由于神经抑制或毒素刺激导致肠管动力异常引起的肠梗阻,肠管一般无器质性病变。包括:①麻痹性肠梗阻:常见,是肠管蠕动能力减弱或消失所致。多见于弥漫性腹膜炎、腹腔手术、腹部严重创伤等。②痉挛性肠梗阻:少见,是肠管痉挛所致。可见于铅中毒、急性肠炎或急性肠功能失调的病人。

（3）血运性肠梗阻:因肠管血运障碍所致的梗阻,如肠系膜血管栓塞或血栓形成。

2. 按肠壁有无血运障碍分类

（1）单纯性肠梗阻:梗阻发生后肠管无血运障碍。

（2）绞窄性肠梗阻:梗阻发生后肠管有血运障碍,如不及时处理,可继发坏死、穿孔等。

3. 按梗阻部位分类

（1）高位小肠梗阻。

（2）低位小肠梗阻。

（3）结肠梗阻。

4. 按梗阻程度分类

（1）完全性肠梗阻。

（2）不完全性肠梗阻。

5. 按梗阻发生过程分类

（1）急性肠梗阻。

（2）慢性肠梗阻。

在不断变化的病理过程中,各种类型的肠梗阻可同时存在,并在一定条件下可互相转化。

（二）病理生理

1. 局部变化 机械性肠梗阻发生早期,由于肠内容物通过受阻,梗阻部位以上的肠管蠕动代偿性增强,以促使肠内容物通过梗阻处。随着病情发展,梗阻以上肠腔内因积气、积液增多而膨胀,梗阻以下肠管因内容物减少而瘪陷,两者之间出现明显的界限,是术中寻找梗阻部位的标志。如果肠梗阻没能及时得到处理,梗阻以上肠管会进一步膨胀导致肠壁变薄,静脉回流受阻,肠壁充血、水肿、增厚,呈暗红色。毛细血管通透性增加,使血性渗出液渗入肠腔和腹腔。当肠管出现动脉血供障碍、血栓形成时,肠管可失去活力,最后可坏死、溃破、穿孔。

2. 全身改变

（1）水、电解质和酸碱失衡:肠梗阻发生后,由于病人不能进食和频繁呕吐,肠管壁水肿引起吸收障碍和渗出增多,导致体液大量丢失、血容量下降,引起水、电解质代谢紊乱和酸碱失衡,严重者引起低血容量性休克。高位肠梗阻者呕吐早而频繁,易丢失大量胃酸和氯离子,可引起代谢性碱中毒;低位肠梗阻者丢失大量碱性消化液,组织灌注不足,导致酸性代谢产物大量增加,可引起代谢性酸中毒。

（2）感染:肠梗阻病人由于肠管壁水肿,通透性增加,肠腔内细菌大量移位进入腹腔内繁殖,产生毒素,引起严重的腹膜炎;当细菌和毒素进入血管内时,可引起病人全身性感染,发生感染性休克。

（3）呼吸和循环功能障碍:肠腔膨胀使腹压增高、膈肌上抬,影响肺内气体交换和下腔静脉血液回流,加上全身血容量骤减,使心排血量明显减少。

（三）临床表现

1. 症状 肠梗阻的典型临床症状包括腹痛、腹胀、呕吐和肛门停止排便排气四个方面。不同类型的肠梗阻症状出现的时间、程度、性质各有不同。

（1）腹痛:机械性肠梗阻呈阵发性绞痛,常伴有固定部位的腹腔内气体窜动感,由梗阻病变近端肠管蠕动时肠管内气体受阻引起。绞窄性肠梗阻呈持续性剧烈腹痛伴阵发性加剧。麻痹性肠梗阻呈持续性胀痛或不适。

（2）腹胀：腹胀的程度与梗阻时间和部位有关。肠梗阻持续的时间越长，腹胀的程度越严重。高位肠梗阻腹胀不明显，但低位肠梗阻及麻痹性肠梗阻腹胀显著。腹部局限性隆起、不对称性腹胀，是绞窄性肠梗阻的特征。

（3）呕吐：肠梗阻者一般早期表现为反射性呕吐，进食和饮水均可引起呕吐。梗阻部位愈高，呕吐出现愈早、愈频繁，但呕吐物量较少；低位肠梗阻时，呕吐出现晚而量大，呕吐物可呈粪样。如肠管有绞窄时，则呕吐物呈血性。麻痹性肠梗阻时，呕吐呈溢出性。

（4）肛门停止排便排气：完全性肠梗阻，特别是低位肠梗阻时，病人多不再排便排气；但梗阻早期，特别是高位肠梗阻时，可因梗阻以下肠内残存粪便或气体，仍可由肛门排出。绞窄性肠梗阻时，尚可排出血性黏液便。

2．体征　肠梗阻的体征以腹部为主，全身性体征多表现为脱水征。机械性肠梗阻者表现为腹胀、全腹胀或局限性腹胀，可见肠型和肠蠕动波。腹软，全腹有轻压痛，以梗阻病灶所在部位明显。当发生绞窄性肠梗阻时，腹部压痛明显，出现腹膜刺激征，有时可扪及绞窄的肠袢、肿瘤、肠套叠或粪块。腹部叩诊多呈鼓音，腹内积液较多时移动性浊音阳性。肠鸣音亢进，可闻及气过水声或金属音。当腹膜炎严重时可引起肠麻痹，肠鸣音减弱或消失。

3．辅助检查

（1）实验室检查：血常规检查中血红蛋白浓度及血细胞比容升高，白细胞计数和中性粒细胞计数可升高。尿比重增高。绞窄性肠梗阻病人的呕吐物和粪便中可有大量红细胞或隐血试验阳性。

（2）X线检查：对肠梗阻诊断具有重要价值。一般在梗阻 4～6 h 后，腹部立位或卧位平片可见多个阶梯状液气平面。空肠胀气者，X线检查可显示肠黏膜呈"鱼肋骨刺"状。结肠胀气位于腹周边，X线检查可显示结肠袋形。怀疑肠套叠、乙状结肠扭转或结肠肿瘤等引起梗阻时，可行钡灌肠检查，但要慎重，如果并发肠穿孔时严禁灌肠检查。

（四）诊断

肠梗阻的诊断一般不难，关键是要建立临床诊断思路，有助于快速、准确明确梗阻性质、严重程度，以便指导治疗决策。诊断思路要遵循以下几点。

1．确定是否肠梗阻　根据腹痛、腹胀、呕吐和肛门停止排气排便四大症状，肠型、肠蠕动波，肠鸣音亢进及气过水声或金属音等体征，结合 X 线检查肠管扩张、多个阶梯状液气平面，一般可做出肠梗阻的诊断。

2．是机械性还是动力性肠梗阻　机械性肠梗阻具有上述典型临床表现，X线检查显示梗阻以上肠管扩张、胀气，有梯形气液平面；麻痹性肠梗阻多继发于腹腔内严重感染、腹膜后出血和腹部大手术后，主要表现为全腹胀、肠鸣音消失，X线检查显示全部肠管积液积气、扩张。

3．是单纯性还是绞窄性肠梗阻　绞窄性肠梗阻有如下表现。

（1）起病急，症状体征重。腹痛持续性加重或阵发性腹痛转为持续性腹痛，可出现腰背部疼痛。

（2）呕吐出现早而频繁，呕吐物、胃肠减压引流液、肛门排出物为血性。

（3）病程进展快，休克出现早并逐渐加重，经抗休克治疗效果不明显。

（4）腹部局限性隆起，可触及压痛明显的肿块（孤立胀大肠袢）。

（5）有明显的腹膜刺激征，出现发热、脉快、白细胞计数增高等全身中毒症状。

（6）腹腔穿刺液为血性。

（7）X线检查显示孤立、固定的胀大肠袢，不因时间和体位而改变。

（8）经积极非手术治疗病情进一步加重。

4．是高位还是低位肠梗阻 高位肠梗阻呕吐发生早而频繁，腹胀不明显。低位肠梗阻呕吐出现晚且不频繁，呕吐物可有粪样物，腹胀明显。X线检查示结肠梗阻扩大肠袢位于腹部周围，可见结肠袋；而低位小肠梗阻，扩张的肠袢在腹中部，呈阶梯状排列。

5．是完全性还是不完全性肠梗阻 完全性肠梗阻发病急，进展快，呕吐频繁，肛门完全停止排便排气。X线检查显示梗阻以上肠袢充气扩张，梗阻以下结肠内无气体。不完全性肠梗阻呕吐轻或无呕吐，X线检查见肠袢充气扩张均不明显，结肠内仍有气体存在。

6．是什么原因引起肠梗阻 肠梗阻的病因较多，术前较难明确。临床上要结合病人年龄、病史、症状、体征和X线检查等综合分析。粘连性肠梗阻最为常见，多有腹部手术、损伤或炎症史。新生儿肠梗阻应考虑先天性畸形。肠套叠多见于2岁以内小儿。儿童肠梗阻应考虑蛔虫引起。老年人则以肿瘤及粪块堵塞或乙状结肠扭转多见。嵌顿性或绞窄性腹外疝是引起肠梗阻的常见原因，肠梗阻病人应该常规检查腹股沟区和会阴部。

（五）治疗

肠梗阻的治疗原则是纠正全身生理紊乱和解除梗阻。

1．一般性治疗措施

（1）禁饮食、胃肠减压：治疗肠梗阻的主要措施之一，目的是减少胃肠道内潴留的气体、液体，减轻肠腔膨胀，有利于肠壁血液循环的恢复，减少肠腔内细菌和毒素的吸收，改善局部和全身情况。

（2）纠正体液代谢紊乱，给予营养支持：根据临床表现和实验室检查结果，确定体液失衡的类型，并选择不同的液体来矫正水、电解质及酸碱失衡，必要时可考虑输血浆、全血、血浆代用品等。

（3）抗感染治疗：多因肠道细菌移位引起腹腔的混合性感染，所以应联合使用有效抗生素。

（4）密切观察病情变化，及时调整治疗方案。

2．非手术治疗 适于早期单纯性肠梗阻、麻痹性或痉挛性肠梗阻、蛔虫性肠梗阻、便秘引起的肠梗阻及炎症引起的不全性肠梗阻等。在一般性治疗措施的基础上，针对病因给予针刺疗法、中药、氧气驱虫、空气灌肠等治疗措施。

3．手术治疗 手术原则：去除病因、解除梗阻和恢复肠管通畅。

（1）适应证：

①绞窄性肠梗阻；

②肠道肿瘤、先天性畸形引起的肠梗阻；

③非手术治疗无效的肠梗阻。

（2）手术方法：

①去除梗阻的病因：粘连松解术、肠内异物取出术、肠套叠或肠扭转复位术等。

②肠段切除术：切除包括坏死的肠段、肠肿瘤、炎症性瘢痕狭窄、先天性闭锁狭窄的肠段等。术中判断肠管是否坏死十分重要，有下列表现者视为肠管已无生机：肠管呈紫黑色并塌陷；肠壁已失去张力和蠕动能力，对刺激无收缩反应；相应的肠系膜终末小动脉无搏动。

③肠短路吻合术：当引起梗阻的病灶无法切除，又不能解除梗阻时，为了恢复消化道通畅，可采用肠短路吻合术，即将梗阻近端与远端肠袢进行侧侧吻合术。如晚期肿瘤的浸润固定。

④肠造口或肠外置术：梗阻部位的病变复杂或病人全身情况差，不能耐受较复杂手术时，为了达到解除梗阻的目的，可采用肠造口或肠外置术。主要适用于低位肠梗阻，特别是结肠梗阻者。一般应先做梗阻近侧（盲肠或横结肠）造口，或将已坏死肠段切除后两断端外置造口，留

待二期手术重建肠道的连续性。

二、粘连性肠梗阻

由于肠襻间相互粘连或腹腔内粘连带引起的肠梗阻,称为粘连性肠梗阻。粘连性肠梗阻是临床最常见的肠梗阻类型,多见于小肠,占各类肠梗阻的 40%~60%。

（一）病因病理

粘连性肠梗阻的病因包括先天性和后天性两种。先天性病因主要是发育异常或胎粪性腹膜炎,较少见;后天性病因主要是腹腔手术、炎症、创伤、出血和异物等,临床上较多见,尤其是腹部手术引起的粘连性肠梗阻最多见。

腹腔粘连是引起肠梗阻的主要原因,但不是所有腹腔粘连都会引起肠梗阻,需要具备一定的条件。以下情况可以诱发肠梗阻:粘连引起肠腔变窄,遇到腹泻、炎症时,肠壁水肿导致肠管腔进一步变窄或完全不通;肠管蠕动增加或体位剧烈变动,导致肠管发生扭转;大量肠内容物引起肠管膨胀,导致肠管牵拉成角使肠腔变窄。粘连引起的肠梗阻有多种类型(图 27-1)。

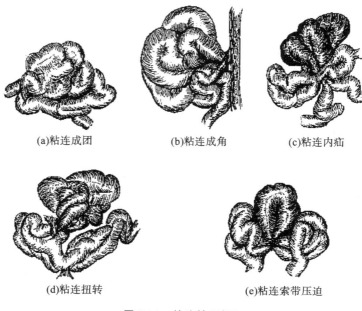

(a)粘连成团   (b)粘连成角   (c)粘连内疝

(d)粘连扭转   (e)粘连索带压迫

图 27-1　粘连性肠梗阻

（二）临床表现

粘连性肠梗阻在临床上多表现为反复发生的腹部疼痛,呈慢性病程,急性发作时特征类似于机械性肠梗阻。一般有腹腔手术、创伤或感染等病史。腹部 X 线平片示多个阶梯状气液平面和肠管扩张。

（三）诊断

根据腹腔手术、创伤或感染等病史,结合反复发作机械性肠梗阻的临床表现,多可做出诊断。

（四）治疗

1. 非手术治疗　粘连性肠梗阻多为单纯性肠梗阻,可采用非手术治疗。治疗措施包括:禁食、胃肠减压、输液、应用抗菌药物,必要时应用中医药、口服或灌注生植物油、肥皂水灌肠等。

2. 手术治疗　适用于非手术治疗无效或疑为绞窄性肠梗阻的病人。

Note

手术方法如下。

（1）粘连松解术：适用于粘连带和片状粘连者。

（2）肠切除吻合术：适用于肠袢粘连成团无法分离或者肠管坏死者。

（3）短路手术：适用于粘连无法松解或肠袢被切除者。可做梗阻部分近、远端肠侧侧吻合；或闭合远侧端，将近端肠管与梗阻以下肠管做端侧吻合。

（4）小肠折叠排列术：适用于广泛粘连、屡次梗阻发作者。

（五）预防

手术是引起腹腔粘连的重要原因，正确的围手术期处理、减少组织损伤、减轻腹腔的炎症反应、彻底清除异物是预防腹腔内粘连的关键。

要做到以下几点。

（1）术中严格遵守无菌原则，减少术后腹腔感染；

（2）冲净手套上的滑石粉；

（3）手术操作轻柔，减少组织损伤；

（4）术中彻底止血和冲洗腹腔，减少腹水；

（5）尽量减少肠管暴露的时间；

（6）合理放置腹腔引流物；

（7）术后早期活动，促进肠功能恢复；

（8）合理使用防粘连药物，如链激酶、透明质酸酶、硫酸软骨素等。

三、肠扭转

肠扭转是指肠管沿其系膜长轴旋转 360°～720° 而形成的闭袢型肠梗阻。

（一）病因病理

肠扭转多发生在小肠和乙状结肠。肠袢及其系膜过长、系膜根部附着处太窄、乙状结肠冗长和游离盲肠等先天性发育异常以及肠系膜粘连收缩而靠拢是发病的解剖学因素，当存在饱食、便秘、蛔虫团、肠管肿瘤等引起肠内容重量增加，在强烈的肠蠕动及体位突然改变等诱因作用下，可形成肠扭转。扭转方向以顺时针多见，一般扭转 360°，重者可达 720° 以上。因肠管旋转时伴有肠系膜血管受压，导致肠管血供障碍，故肠扭转属于绞窄性肠梗阻。

（二）临床表现

肠扭转属急性机械性肠梗阻，同时又具有绞窄性肠梗阻的表现特征。小肠扭转与乙状结肠扭转的临床表现各有特点。

1. 小肠扭转 起病急，进展快，早期出现休克。青壮年多见，饱餐后剧烈运动是常见诱发因素。临床表现为突然发作脐周剧烈疼痛，呈持续性绞痛伴阵发性加剧，可向腰背部放射，伴频繁呕吐，肛门停止排气排便。腹部见局部膨隆，可见肠型，扪及压痛明显的扩张肠袢。肠鸣音弱。腹部X线检查符合绞窄性肠梗阻的特点，有时可见空肠、回肠换位，或排列成多种形态的小跨度卷曲肠袢等特有的征象。

2. 乙状结肠扭转 发病缓慢，老年男性多见。常有便秘习惯或反复发作的腹痛病史。主要表现为腹部持续胀痛，呕吐少，肛门停止排气排便。左侧腹部局限性膨隆，可触及胀大肠袢（图 27-2）。腹部X线平片可见极度扩张的马

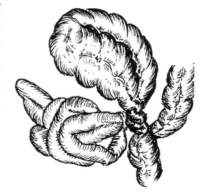

图 27-2 乙状结肠扭转

蹄状双腔充气肠袢,立位时有两个液平面。钡剂灌肠 X 线检查在扭转部位钡剂受阻,钡影尖端呈"鸟嘴"形。

（三）治疗

肠扭转一旦确诊,多需手术治疗。手术方式包括肠扭转复位术和肠切除吻合或肠外置术。对于症状体征较轻的乙状结肠扭转,可在严密观察下经乙状结肠镜插管复位,一旦疑有肠绞窄,须及时手术治疗。

四、肠套叠

肠套叠是指一段肠管套入其邻近的肠腔内,引起机械性肠梗阻。

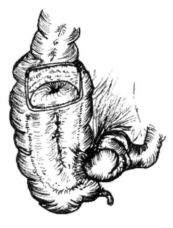

图 27-3　回盲型肠套叠

（一）病因病理

肠套叠可分为小儿肠套叠和成人肠套叠,前者多见,常为原发性,80%发生于 2 岁以内;后者少见,为继发性。小儿肠套叠主要与食物性质改变引起的肠蠕动节律紊乱有关;成人肠套叠与肠管的活动度大、肠壁肿瘤、息肉、憩室等因素有关。

肠套叠有以下几种类型:回盲型,即回肠套入结肠,是常见类型(图 27-3);小肠型,小肠套入小肠;结肠型,结肠套入结肠。

肠套叠的结构组成:外层是鞘部,内层是进入层,中层是回返层。套入的肠管可引起肠梗阻和血运障碍。

（二）临床表现

肠套叠的三个典型临床表现是腹痛、血便和腹部肿块。小儿肠套叠和成人肠套叠各有特点。

1. 小儿肠套叠　急性起病,突然发作的腹痛引起病儿哭闹不安,伴面色苍白、出汗、呕吐,排果酱样血便。腹痛呈阵发性发生,间歇期病儿安静如常。查体时在脐右上方可扪及腊肠形肿块,表面光滑,有压痛,右下腹有空虚感。肛门指检指套上有黏液或血迹。急性肠套叠是小儿肠梗阻的常见原因。

2. 成人肠套叠　慢性病程,反复发作的不完全性肠梗阻,腹痛程度较轻,血便少见。套叠肠管常可自行复位,钡剂灌肠或纤维结肠镜检查常可发现存在的肠道病变。

（三）诊断

典型临床表现结合 X 线检查多可确诊。低压空气或钡剂灌肠 X 线检查,可见套叠头部的肿块影,呈"杯口"状或"弹簧"状。

（四）治疗

1. 灌肠复位法　适用于小儿肠套叠早期。采用空气或氧气灌肠,复位率可达 90%以上。在 X 线透视下,将特制带气囊的双腔导管插入肛门直肠内,充大气囊堵住肛门后,将气体注入结肠,一般先用 60 mmHg(8.0 kPa)的空气压力,逐渐加压至 80 mmHg(10.0 kPa)左右,随肠内压力的增高,套入的肠管可缓慢退出,直至完全复位。

2. 手术治疗　适用于非手术治疗无效或怀疑肠坏死的小儿肠套叠及成人肠套叠。手术方法:套叠复位术、肠切除吻合术、肠外置术等。

本章小结

　　肠梗阻是常见的小肠疾病,急性肠梗阻是常见急腹症之一,建立严谨的临床诊断思路对急性肠梗阻的临床诊断十分重要。通过本章的学习,重点掌握肠梗阻的临床表现、诊断和治疗原则,熟悉粘连性肠梗阻、肠扭转和肠套叠的诊断与处理。

(肇庆医学高等专科学校　何启雄)

目标检测
及答案

Note

第二十八章　阑尾疾病

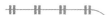
学习目标

知识目标：

1. 掌握急性阑尾炎的临床表现、诊断、鉴别诊断、治疗和阑尾切除术后并发症。
2. 熟悉阑尾的解剖、急性阑尾炎的病因和病理分型、慢性阑尾炎的诊断和治疗。
3. 了解特殊类型阑尾炎的特点和处理原则。

能力目标：

1. 具备对急性阑尾炎的临床诊断能力，能选择恰当的辅助检查方法进行鉴别诊断。
2. 能对急性阑尾炎病人进行初步处理。

素质目标：

加强医患沟通，体现人文关怀，消除病人对手术的恐惧心理，选择合适的个体化诊疗方案。

第一节　阑尾的解剖生理概要

阑尾位于右下腹部，其体表投影约在脐至右髂前上棘连线中外 1/3 交点处，即麦氏(Mc Burney)点。麦氏点是行阑尾切除术最常用的手术切口标记点。阑尾起于盲肠根部的后内侧壁，其根部位于三条结肠带的汇合点。因此，沿盲肠的三条结肠带向盲肠顶端追踪可寻找到阑尾根部，在手术中可以使用此方法帮助寻找阑尾。阑尾为蚓状盲管，长为 2～20 cm，一般为6～8 cm，直径为 0.5～0.7 cm。阑尾开口与盲肠腔内相通，开口处较狭小，管腔较细，故容易发生阑尾腔梗阻。由于阑尾与盲肠关系固定，阑尾的位置可随盲肠位置的变化而变化，一般位于右下腹部，也可到达肝脏下方，或者低至盆腔，甚至移位到左侧腹部，给临床诊断带来一定的困难。

阑尾系膜是两层腹膜包绕阑尾形成的三角形皱襞，内有阑尾动静脉、神经和淋巴管。因阑尾系膜短于阑尾，导致阑尾卷曲。由于阑尾系膜的牵拉和阑尾尖端的游离，阑尾末端可指向各个方位，以盲肠后位和盆位常见(图 28-1)。病人的阑尾末端指向不同，其临床表现轻重不一，手术切除的难易程度也不同。阑尾尖端指向的六种类型：①回肠前

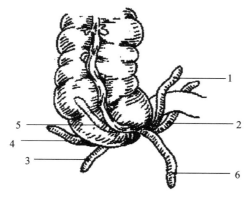

图 28-1　阑尾的解剖位置

注:1.回肠前位;2.回肠后位;3.盲肠下位;
4.盲肠外侧位;5.盲肠后位;6.盆位。

位:尖端指向左上。②回肠后位:在回肠后方。③盲肠下位:尖端向右下。④盲肠外侧位:位于腹腔内,盲肠外侧。⑤盲肠后位:在盲肠后方、髂肌前,尖端向上,位于腹膜后。此型阑尾炎的临床体征轻,易误诊,手术显露及切除有一定难度。⑥盆位:尖端指向盆腔。

阑尾动脉是肠系膜上动脉分出的回结肠动脉的分支,是一种无侧支的终末动脉,当血供出现障碍时容易导致阑尾缺血坏死。阑尾静脉与动脉伴行,经回结肠静脉和肠系膜上静脉回流入门静脉。当阑尾发炎时,细菌可顺静脉血方向迁移而导致门静脉炎和细菌性肝脓肿。阑尾的感觉冲动由交感神经纤维经腹腔丛和内脏小神经传入,其传入的脊髓节段在第10、11胸节,故阑尾炎发病初期,常表现为上腹部及脐周的牵涉痛,属内脏神经反射性疼痛。

阑尾由内至外分为黏膜层、黏膜下层、肌层和浆膜层(图28-2)。黏膜上皮细胞在正常情况下分泌少量黏液。黏膜和黏膜下层含丰富的淋巴组织,参与B淋巴细胞的产生和成熟,有一定的免疫功能。这种免疫功能在出生后就开始出现,20岁时达到高峰,在30岁后逐渐减退,60岁后完全消失。所以,切除成人的阑尾无损免疫功能。年轻人的阑尾黏膜下淋巴滤泡丰富,有200多个淋巴滤泡,淋巴滤泡的增生导致阑尾管腔狭窄梗阻,是阑尾炎的常见原因。

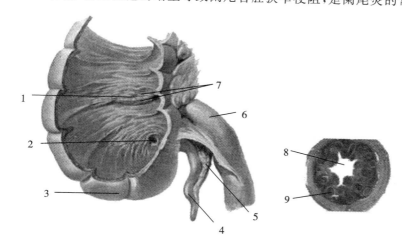

图 28-2　阑尾的解剖

注:1.回盲口;2.阑尾开口;3.盲肠端;4.阑尾;5.阑尾系膜;6.回肠;7.回盲瓣;8.阑尾腔;9.淋巴组织。

第二节　急性阑尾炎

案例导入

病人,男,30岁,3天前无明显原因及诱因突然出现腹部疼痛,呈持续性隐痛,开始以脐周显著,无明显阵发性加剧,无腰背部放射痛,感轻度恶心,未呕吐,无腹泻。在诊所行抗炎、对症治疗,症状无明显缓解,疼痛逐渐转移至右下腹,收入院治疗。

体格检查:T 36.6 ℃,P 80 次/分,R 20 次/分,BP 110/70 mmHg。腹部平坦,未见肠型及蠕动波,右下腹腹肌稍紧张,右下腹有压痛,以麦氏点为重,有轻度反跳痛,墨菲征阴性,肝、脾未触及肿大,未触及其他包块,肝、肾区叩击痛阴性,移动性浊音未叩出,肠鸣音稍弱。

想一想：

（1）病人症状有什么特点？

（2）最可能的诊断是什么？

（3）该病人目前适合采取什么治疗方案？

急性阑尾炎（acute appendicitis）是腹部外科的多发病，是最常见的急腹症，据报道7%～12%的人群一生中会发生阑尾炎，约85%发生于20～40岁的青壮年，男女之比为（2～3）∶1。目前，由于医疗技术各方面的进步，绝大部分病人能早期就医，早期诊断、早期手术，治疗效果良好，死亡率可降至0.1%以下。但是，临床医生仍会在本病的诊断或手术中遇到麻烦，如果延误诊治，易导致严重并发症。因此，需认真对待每一个病例，不可疏忽。

一、病因

阑尾炎的发生一般认为由以下因素综合造成。

（一）阑尾管腔阻塞

阑尾管腔阻塞是急性阑尾炎最常见的病因。阑尾管腔容易阻塞是由其自身的解剖因素导致的，其开口狭小、呈卷曲盲管状、管腔细长、黏膜下有丰富的淋巴组织等。在阻塞因素中，淋巴滤泡明显增生引起者约占60%，多为年轻人；粪石阻塞也是引起阑尾炎的原因，约占35%，多为成年人；异物、食物残渣、蛔虫、虫卵或肿瘤阻塞等为较少见原因。阑尾腔内阻塞后，黏膜继续分泌黏液，黏液积聚导致阑尾腔内压力升高，阑尾壁血运障碍，使黏膜受损导致炎症或炎症加剧。

（二）细菌入侵

因阻塞和黏膜上皮损伤，形成溃疡，使腔内细菌经溃疡面直接侵入阑尾壁繁殖致感染发生。感染后的阑尾壁肿胀明显，壁间质压力升高，进一步导致血运障碍，造成阑尾缺血坏死。此外，细菌也可经血行或邻近感染组织扩散而来。致病菌为肠道内的各种革兰染色阴性杆菌和厌氧菌，属于混合性感染。

（三）其他

阑尾先天畸形，如阑尾过长、血运差、过度扭曲、管腔细小等都是急性炎症的病因。胃肠功能障碍引起内脏神经反射，导致肠管肌肉和血管痉挛，黏膜受损，细菌入侵阑尾壁而致急性炎症。

二、病理类型

根据阑尾炎症的病理发展过程，一般可分以下四种病理类型。

（一）急性单纯性阑尾炎

急性单纯性阑尾炎是阑尾炎的早期病变，病变范围多限于黏膜及黏膜下层。阑尾外观呈轻度充血、肿胀，浆膜失去正常光泽，表面有少量纤维素性渗出物，阑尾腔内有少量渗液。镜下特征是阑尾各层肿胀，中性粒细胞浸润，黏膜有小溃疡面和出血点。临床表现及体征较轻，非手术治疗多可以缓解。

（二）急性化脓性阑尾炎

急性化脓性阑尾炎通常由单纯性阑尾炎发展而来。阑尾高度充血、肿胀，表面有脓性分泌物，腔内有大量积脓。镜下见黏膜表面的溃疡大且深，炎症扩展到肌层和浆膜层，全层有中性粒细胞浸润，壁间形成脓肿。阑尾腔内有积脓，阑尾周围的腹腔内可有稀薄脓液，形成局限性腹膜炎。临床表现及体征较重。

（三）坏疽性及穿孔性阑尾炎

坏疽性及穿孔性阑尾炎是一种重型阑尾炎。阑尾积脓，腔内压力升高，阑尾壁血液循环障碍，导致阑尾管壁全部或部分坏死，外观呈紫色或紫黑色。穿孔后如无包裹局限，感染扩散可引起弥漫性腹膜炎。穿孔部位多在阑尾根部和尖端。

（四）阑尾周围脓肿

如果阑尾发生炎症、化脓、坏疽及穿孔，过程缓慢，则大网膜、肠系膜和周围肠管可移至右下腹包裹阑尾，形成阑尾周围脓肿或炎性包块。

急性阑尾炎的病理转归如下：①炎症扩散：当机体抵抗力弱、炎症重、发展快、未及时手术治疗时，感染扩散后可发展为腹膜炎、门静脉炎，甚至感染性休克；②炎症消散：当机体抵抗力强、炎症轻微时，或者经药物合理治疗后，炎症可消散吸收，但常转为慢性阑尾炎；③炎症局限：当阑尾被大网膜、肠系膜及肠管粘连包裹，炎症局限，形成阑尾周围脓肿。

三、临床表现

（一）症状

1. 腹痛　阑尾炎病人就诊时的主诉，其主要特征是转移性右下腹痛，占 70%～80%。典型表现为腹痛初始位于上腹部或脐周，疼痛呈阵发性；经数小时（通常 6～8 h）后转移并固定于右下腹，呈持续性疼痛。因为早期阑尾炎局限于其黏膜及黏膜下层，刺激内脏神经，疼痛为反射性，范围弥散，程度较轻，定位不准确；当炎症扩散至浆膜层或脏层腹膜，疼痛固定于右下腹，定位确切，是体神经受刺激的结果。部分病例在发病开始即出现右下腹痛。腹痛与阑尾位置有关，如：盆腔位阑尾炎出现耻骨上区疼痛；盲肠后位阑尾炎可出现右腰部疼痛；肝下位阑尾炎可出现右上腹痛；罕见的左侧腹阑尾炎呈左下腹痛。腹痛的特点因阑尾炎的病理类型而不同：单纯性阑尾炎表现为轻度隐痛、钝痛；化脓性阑尾炎常伴有明显阵发性剧痛和胀痛；坏疽性阑尾炎表现为剧烈的持续性疼痛或绞痛；穿孔性阑尾炎可因阑尾腔内压骤然减轻，腹痛突然减轻，但随着腹膜炎的出现及发展，腹痛又逐渐加剧。

2. 胃肠道症状　阑尾炎的早期可出现食欲低下、恶心、呕吐，但程度较轻，部分病人可发生腹泻。如出现直肠或膀胱刺激症状，提示盆腔位阑尾炎或阑尾穿孔致盆腔积脓。发展至弥漫性腹膜炎时则出现腹胀、排便排气减少等麻痹性肠梗阻症状。

3. 全身症状　早期有乏力，如炎症较重则可出现畏寒、发热、口干、出汗等全身感染中毒症状。单纯性阑尾炎时体温轻度升高，一般不超过 38 ℃；如有明显发热和全身中毒症状，常提示阑尾有化脓、坏疽；如发生门静脉炎还可有寒战、高热和轻度黄疸；腹膜炎时可有畏寒、高热，并发弥漫性腹膜炎时可出现血容量不足及败血症表现，甚至合并其他脏器功能障碍。

（二）体征

1. 腹部压痛　右下腹压痛是急性阑尾炎的最常见的重要体征。该压痛点多数位于麦氏点，即在脐部与右髂前上棘连线中、外 1/3 交界处。压痛部位取决于阑尾的位置，压痛点可位于麦氏点周围，但压痛点是固定的，尤其是当腹痛尚未转移到右下腹时，压痛点已经在右下腹，是阑尾炎的重要特征。当阑尾穿孔时，疼痛和压痛范围可扩大到全腹，但仍以阑尾部位最显著。

2. 腹膜刺激征　指腹肌紧张、反跳痛，是壁层腹膜受炎症刺激而出现的反应，提示阑尾炎加重，出现化脓、坏疽或穿孔等改变。腹膜刺激征可因炎症扩散而范围扩大，注意小儿、老年人、孕妇、肥胖者或阑尾炎为盲肠后位或盆位时，腹部压痛可不明显，但有反跳痛时提示阑尾炎的存在。

课堂互动
内脏神经和体神经有何不同？

Note

3. 右下腹包块 查体扣及右下腹有压痛性包块,固定且边界不清,应考虑为阑尾周围脓肿,由大网膜或周围肠管包裹炎性阑尾而成。

4. 其他体征 ①结肠充气试验:病人取仰卧位,检查者用右手压左下腹,再用左手挤压近侧结肠,使结肠内气体挤压至盲肠和阑尾,引起右下腹痛为阳性。②腰大肌试验:病人取左侧卧位,将右大腿向后伸,引起右下腹痛为阳性,提示阑尾位置位于腰大肌前方处。③闭孔内肌试验:病人取仰卧位,使右髋、右膝关节均屈曲90°,然后被动内旋右髋关节,出现右下腹疼痛为阳性,表明阑尾靠近闭孔内肌。④直肠指检:盆腔位阑尾炎时常在直肠右前方有触痛,当形成盆腔脓肿,则可触及有波动感的痛性包块。

5. 实验室检查 多数病人白细胞总数和中性粒细胞比例增高。白细胞总数一般可升高至 $10×10^9/L$ 以上,化脓或坏疽性阑尾炎时则可在 $20×10^9/L$ 以上、中性粒细胞比例明显升高。单纯性阑尾炎或老年人急性阑尾炎白细胞总数可无明显升高。尿常规检查如出现少数红细胞,提示阑尾的炎症刺激右侧输尿管;如出现明显血尿,提示泌尿系结石或肿瘤等疾病。测定血清淀粉酶和脂肪酶以排除胰腺炎;育龄期有停经史的妇女,应查 HCG 以排除异位妊娠引起的腹痛。

6. 影像学检查 B超检查可发现阑尾肿大或阑尾脓肿,敏感度约 85%;X 线检查多用于与肠梗阻、泌尿系结石、消化道穿孔等疾病的鉴别;CT 和 MRI 很少用于诊断阑尾炎;随腹腔镜技术的发展,临床上可应用腹腔镜检查及诊断急性阑尾炎,且确诊后可同时行阑尾切除术。

四、诊断

主要根据三大临床表现,即转移性右下腹疼痛、右下腹固定压痛、体温及白细胞总数、中性粒细胞比例升高,急性阑尾炎临床诊断可成立。如果在此基础上有局部的右下腹部腹肌紧张,诊断依据则更加充分。因此,必须重视病史的采集和详细的体格检查,腹部检查是重点,但也不能忽视胸部的检查。

五、鉴别诊断

急性阑尾炎应与下列有右下腹疼痛病史的疾病鉴别。

(一) 胃、十二指肠溃疡穿孔

胃内容物可经穿孔溢出并沿右侧结肠旁沟流至右下腹部,出现类似阑尾炎的转移性右下腹疼痛。病人既往有消化性溃疡病史,近期多有溃疡加重的症状;发病急,先有右上腹疼痛,很快扩散至右下腹及全腹部;腹痛剧烈似刀割样,查体除了有右下腹压痛外,右上腹仍有压痛;肝浊音界缩小或消失;立位腹部 X 线检查膈下有游离气体等均可帮助鉴别诊断。

(二) 妇科疾病

在育龄妇女中,应特别注意与以下疾病鉴别:①右侧输卵管妊娠破裂:有停经史及阴道不规则流血,因突然破裂出血引起腹痛和腹内出血症状,严重者出现失血性休克,腹腔穿刺或阴道后穹隆穿刺可抽出不凝血,妊娠试验阳性。②右侧卵巢囊肿扭转:突然发生的右下腹绞痛,腹部可触及包块和触痛,B超检查为囊性包块。③卵巢滤泡或黄体囊肿破裂:表现类似于异位妊娠,但无停经史,病情比异位妊娠轻。④急性输卵管炎和急性盆腔炎:腹痛偏下方,有脓性白带。妇科及盆腔 B 超有助于妇科疾病的鉴别诊断。

(三) 右侧输尿管结石

右侧输尿管结石的特点是右下腹阵发性疼痛,多呈绞痛,并向腰部及会阴部外生殖器处放射,沿右侧输尿管走行区有压痛,尿常规检查见红细胞。泌尿系 B 超检查或腹部 X 线平片可见结石影。

（四）急性肠系膜淋巴结炎

多发生在儿童，一般有上呼吸道感染史，右下腹疼痛部位偏内侧，腹部压痛不固定，可随体位变更，一般无腹肌紧张及腹部反跳痛。

（五）急性胃肠炎

呕吐、腹痛、腹泻、食欲不振等症状明显，一般发生在不洁饮食之后。无转移性右下腹疼痛，腹部无固定压痛、无腹膜刺激征。

（六）其他疾病

右侧肺炎、胸膜炎可刺激第 10～12 肋间神经出现反射性右下腹疼痛，但病人多有胸痛、咳嗽、呼吸急促等呼吸道症状，胸部 X 线检查可鉴别。急性胆囊炎、胆石症易与高位阑尾炎混淆，但病人疼痛多在进油腻饮食后发作，呈绞痛，可向肩背部放射，Murphy 征阳性，严重者可有黄疸，肝胆 B 超检查有助于鉴别。此外，急性肠穿孔、回盲部肿瘤、梅克尔（Meckel）憩室炎、慢性肠炎、肠结核等也需要与阑尾炎鉴别。

六、治疗

原则上，急性阑尾炎一经确诊应尽早手术。即使非手术治疗可使炎症消退，但容易复发，最终仍需要行阑尾切除术。

（一）非手术治疗

仅适用于急性单纯性阑尾炎、不愿手术治疗的阑尾炎的早期或有手术禁忌证者。主要措施为抗生素的使用和补液、对症治疗，抗生素应选用抑制厌氧菌和需氧菌的广谱抗生素，临床上以头孢类抗生素联合甲硝唑应用最多。

（二）手术治疗

在急性阑尾炎早期行阑尾切除术，操作简单、安全，且近期或远期并发症少。如果发生穿孔、坏疽时再行手术治疗，手术操作困难且术后并发症增加。手术方法为阑尾切除术，若形成脓肿、解剖不清或组织严重水肿，不要强行剥离解剖阑尾而致肠道损伤，改行阑尾脓肿引流术。可采用传统开腹或腹腔镜完成阑尾切除术，传统开腹多采用麦氏切口，一期缝合。腹腔镜阑尾切除术的优点是术口并发症少，病人恢复快、出院早、粘连性肠梗阻的发生率更低，缺点是花费较高，需特殊设备。急性化脓性、坏疽性或阑尾穿孔可采用麦氏或经腹直肌切口，采用经腹直肌切口有利于术中腹腔探查，但要注意保护切口，预防切口感染。

七、阑尾切除术要点

（一）麻醉

一般采用腰麻或硬膜外阻滞，也可采用全身麻醉，小儿可用静脉麻醉。

（二）切口

一般采用右下腹麦氏切口，如诊断不明确或估计手术复杂，应采用右下腹经腹直肌切口，利于术中探查和清除脓液。

（三）寻找阑尾

宜先寻找到盲肠，沿结肠带向盲肠下方追踪容易找到阑尾。如仍未找到阑尾，可扩大切口，充分暴露，仍不能找到者，要考虑盲肠后位阑尾的可能。将盲肠向左侧推开，使盲肠的外下方清楚暴露，尖刀切开盲肠外侧腹膜，在盲肠后方可寻找到阑尾。

知识链接 28-1

Note

（四）处理阑尾系膜和切除阑尾

用阑尾钳夹住阑尾系膜向外提起阑尾，游离和全部提出阑尾后，用血管钳贴阑尾根部戳孔，钳夹阑尾系膜，妥善结扎后剪断系膜。若阑尾系膜肥厚或较宽，则一般分次钳夹、结扎切断或贯穿缝扎系膜。处理好系膜后，在距阑尾根部 0.5 cm 处用直血管钳轻轻压榨后用丝线于压榨处结扎，然于盲肠壁上距阑尾根部周围 1.0 cm 处行浆肌层荷包缝合，针距为 2～3 mm，勿将阑尾系膜缝入在内，再于结扎线远侧 0.5 cm 处切断阑尾。

（五）处理阑尾根部

残端用碘酒、酒精涂擦处理，弃去周围在盲肠上的纱块，将阑尾残端内翻塞入荷包口，收紧荷包缝线后打结，将阑尾残端完全包埋。

八、并发症及其处理

（一）急性阑尾炎的并发症

1. 腹腔脓肿 阑尾炎未经及时治疗的后果。阑尾周围脓肿最常见，也可在腹腔其他部位如盆腔、膈肌下或肠间隙等处形成脓肿。主要表现为麻痹性肠梗阻所致的腹胀、腹部压痛性包块和全身感染中毒症状等，B 超或 CT 扫描有助于定位诊断。一经诊断即应在超声引导下穿刺抽脓冲洗或置管引流，必要时手术切开引流。阑尾脓肿应在保守治疗痊愈后 3 个月左右行择期手术切除阑尾。

2. 内、外瘘形成 阑尾周围脓肿如未及时治疗，可向周围脏器穿破，形成肠瘘、膀胱瘘或阴道瘘等，脓液经瘘管排出。X 线造影可了解瘘管走行和数目，有助于选择相应的治疗方法。

3. 门静脉炎 急性阑尾炎时阑尾静脉中的感染性血栓，可经肠系膜上静脉至门静脉引起门静脉炎。临床表现为高热、寒战、肝大、剑突下压痛、轻度黄疸等，可发展到细菌性肝脓肿和感染性休克。大剂量抗生素治疗并行阑尾切除及处理其他感染灶有效。

（二）阑尾切除术后并发症

1. 出血 阑尾系膜的结扎线松脱引起系膜血管出血。表现为腹痛、腹胀和失血性休克等。应立即输血补液，紧急手术止血。关键在于预防，术中应妥善结扎系膜。

2. 切口感染 最常见的术后并发症，多发生于化脓性或穿孔性阑尾炎。表现为术后 2～3 日体温升高，切口胀痛或跳痛，局部红肿热痛、压痛明显、脓液渗出等。应及时拆除缝线排脓，放置引流物，定期换药。术中应加强切口保护、冲洗切口、彻底止血、消灭无效腔等可预防切口感染。

3. 粘连性肠梗阻 阑尾切除术后较常见的远期并发症，与局部炎症重、局部损伤、术后卧床等多种因素有关，术后尽早离床活动可适当预防此并发症。粘连性肠梗阻多采取非手术治疗，病情重者需手术治疗。

4. 阑尾残株炎 阑尾残端保留超过 1 cm，残株炎症复发，表现同阑尾炎，症状较重时应再次手术切除阑尾残株。

第三节　特殊类型阑尾炎

成年人急性阑尾炎诊断一般多无困难，早期治疗效果好。但因解剖及生理特点不同，新生儿、小儿、老年人、妊娠妇女发生急性阑尾炎时，诊断和治疗均较困难，应当特别重视。

一、新生儿急性阑尾炎

因新生儿阑尾短粗呈漏斗状，不易发生管腔阻塞，因此，新生儿急性阑尾炎很少见。此外，新生儿不能提供病史，早期仅有厌食、恶心、呕吐、腹泻和脱水等症状，发热和白细胞升高均不明显，导致诊断困难，穿孔率可高达80%，死亡率亦高。诊断时应仔细检查右下腹部压痛和腹胀等体征，应尽早手术治疗。

二、小儿急性阑尾炎

小儿的阑尾壁较薄，易发生缺血、穿孔、坏死，加之大网膜发育不全，不能起到足够的保护作用。病儿同样不能清除提供病史，其临床特点如下：①病情发展快、腹痛症状重，早期即可出现高热、呕吐，甚至腹泻、脱水等症状；②体征轻，右下腹体征不典型，但压痛和肌紧张仍是小儿急性阑尾炎的重要体征；③阑尾穿孔率高（15%～50%），发生早。一旦确诊应及早行阑尾切除，并配合纠正脱水、电解质紊乱，使用全身广谱抗生素。

三、妊娠期急性阑尾炎

妊娠期急性阑尾炎的诊断比较困难。妊娠3个月后子宫增大，迫使阑尾移位，并压迫了盲肠和升结肠，引起阑尾区域的循环不良。结肠和盲肠的蠕动减少，使粪便易于淤积，更增加了细菌繁殖的机会，容易引起阑尾炎。特点如下：①随着子宫的增大，腹痛部位与压痛点也随之往外上方移动；②腹膜刺激征不明显；③由于增大的子宫占据腹腔前部，大网膜难以包裹炎症，使感染易扩散。这些特点均不利于诊断，B超检查有利于诊断。因炎症的发展可致流产或早产，故一旦确诊，治疗以及早开腹行阑尾切除治疗为主。围手术期用黄体酮安宫保胎，广谱抗生素控制感染，加强胎儿监护。手术切口要偏高、术中操作要轻柔等均是需要注意的问题。临产期的急性阑尾炎并发阑尾穿孔，可行经腹剖宫产术，同时切除阑尾。

四、老年人急性阑尾炎

老年人急性阑尾炎是指60岁以上病人发生的阑尾急性炎症。随着我国步入老龄社会，患急性阑尾炎的老年人人数也不断增多。因老年人对疼痛感觉迟钝、腹肌薄弱、免疫力减退等，导致阑尾病理改变重，临床表现轻，体温和白细胞升高不及年轻人明显；同时，老年人血管硬化，易致阑尾缺血坏死和穿孔，腹膜炎症不易局限。加上老年人多合并糖尿病、心脑血管疾病、肝肾功能不全等，使病情更趋严重复杂，一旦诊断应及时手术切除阑尾，加强围手术期的调护及处理好内科疾病。

第四节　慢性阑尾炎

一、病因病理

慢性阑尾炎（chronic appendicitis）大多由急性阑尾炎迁延而来，少数开始即为慢性阑尾炎过程。主要病理特点是阑尾壁不同程度纤维组织增生和慢性炎症细胞浸润。因纤维组织增生使管壁变厚、管腔狭窄、弯曲或闭塞，妨碍阑尾的排空；或因阑尾腔内的粪石、异物、虫卵等阻塞使阑尾炎症反复发作。黏膜层和浆肌层镜下可见以淋巴细胞和嗜酸性粒细胞浸润为主，还可见到壁内的异物巨细胞。

Note

二、临床表现和诊断

既往大多有急性阑尾炎发作病史,常有右下腹隐痛或消化不良症状。症状可以不重或不典型,可在剧烈活动或饮食不节下反复发作。主要体征是右下腹深压痛,位置较固定。钡剂灌肠X线透视检查阑尾不显影或充盈缺损,阑尾管腔不规则性狭窄,72 h后阑尾腔中仍有钡剂残留,可诊断慢性阑尾炎。

三、治疗

诊断明确后需行阑尾切除术,并行病理检查确诊。

 本 章 小 结

急性阑尾炎是外科常见的急腹症。本章重点内容包括急性阑尾炎病因、病理、临床表现、诊断和治疗,难点内容为急性阑尾炎的鉴别诊断。

由于急性阑尾炎有典型的临床症状及医疗技术各方面的进步,大多数病人能够早就医、早诊断、早手术,治疗效果良好。而少数病人因症状不典型,病情复杂,延误治疗后引起严重并发症。因此,临床医生应重视每一个具体病例的诊治。阑尾切除术是外科医生接触最多的腹部手术操作,应掌握。急性阑尾炎诊断及手术治疗的不确定因素较多,基层医院如遇诊断难度大、估计手术较困难者,应及时转至上级医院进一步诊治。

(肇庆医学高等专科学校　黄铭祥)

目标检测
及答案

Note

第二十九章 结肠、直肠与肛管疾病

学习目标

知识目标：

1. 掌握痔、肛瘘、肛裂、结肠癌、直肠癌的临床表现、诊断和治疗。

2. 熟悉直肠肛管周围脓肿的临床表现、诊断和治疗；痔及肛裂的预防措施。

3. 了解先天性巨结肠的临床表现及治疗；不同类型的先天性直肠肛管畸形的临床表现。

能力目标：

1. 具备对结直肠和肛管疾病的病人通过病史询问、肛门指诊、借助肛门镜等辅助检查手段进行诊断及鉴别诊断的能力。

2. 能正确进行肠切除手术的正确术前准备。

素质目标：加强医患沟通，能以积极善良的心态和高度的责任感去帮助和救治病人；为结直肠、肛管疾病病人提供正确的健康指导，帮助病人树立战胜疾病的信心。

第一节 解剖生理概要

一、结肠解剖

结肠包括盲肠、升结肠、横结肠、降结肠和乙状结肠，各结肠之间没有明显的分界标志，下接直肠。成人结肠平均长度约为 1.5 m(1.2～2.0 m)。结肠壁由内到外分为黏膜层、黏膜下层、肌层和浆膜层，其外表面有结肠带、结肠袋和肠脂垂，为结肠的三个解剖标志。升结肠与横结肠的延续段称肝曲；横结肠与降结肠的延续段称脾曲。升结肠、降结肠的前面和两侧有腹膜覆盖，属腹膜间位器官；而横结肠、乙状结肠全部有腹膜包被，属腹膜内位器官。在回肠进入盲肠处有黏膜和环形肌折叠形成的回盲瓣，它可防止结肠内容反流及控制小肠食糜残渣过快进入结肠。

结肠的血液供应来自两个部分：右半结肠由肠系膜上动脉所供应，分出回结肠动脉、右结肠动脉和中结肠动脉；左半结肠由肠系膜下动脉所供应，分出左结肠动脉和数支乙状结肠动脉。静脉与同名动脉伴行，其血液经肠系膜上、下静脉汇入门静脉。结肠的淋巴结沿结肠动脉排列，可分为结肠上淋巴结、结肠旁淋巴结、中间淋巴结和中央淋巴结，最后淋巴液引流至腹主动脉周围淋巴结。支配左右侧结肠的副交感神经不同，迷走神经支配右半结肠，盆腔神经支配左半结肠。交感神经纤维则分别来自肠系膜上神经丛和肠系膜下神经丛。

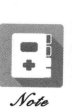

Note

二、结肠生理

主要功能是吸收水分、储存和转运粪便,也能吸收葡萄糖、电解质和部分胆汁酸,吸收功能主要发生于右侧结肠。此外,结肠还能分泌碱性黏液以润滑肠道,分泌多种胃肠激素。

三、直肠肛管解剖

直肠位于盆腔的后部,其上端于第三骶椎平面上接乙状结肠,沿骶骨、尾骨前面下行至尾骨平面穿过盆膈连接肛管。直肠长为 12~15 cm,分为上段直肠和下段直肠。直肠下端由于与口径较小且呈闭合状态的肛管连接,此处黏膜隆起形成纵形皱襞,称肛柱。相邻的肛柱基底部有半月形皱襞,称肛瓣。肛瓣与肛柱下端共同构成的袋状小隐窝,称肛窦。其窦口向上,窦内容易积存粪屑,底部有肛腺开口,此处常易发生损伤和感染。肛瓣下缘和肛柱下端使直肠黏膜与肛管皮肤交界处形成一条不整齐的环形线,称齿状线(图 29-1)。齿状线上的乳头状突起,称肛乳头。齿状线的意义在于其上下的血液供应、淋巴引流、神经支配都不相同:齿状线以上为直肠黏膜,血液由直肠上、下动脉供应;直肠上静脉丛血液汇集后经肠系膜下静脉回流入门静脉;淋巴引流主要汇入肠系膜下动脉旁淋巴结、髂内淋巴结;受交感神经及副交感神经支配,无痛觉,但有温度觉和触觉。齿状线以下为肛管皮肤,血液由肛管动脉供应;直肠下静脉丛的血液汇集进入直肠下静脉、肛管静脉,经髂内静脉、阴部内静脉流入下腔静脉;淋巴引流主要汇入腹股沟淋巴结及髂外淋巴结;受脊神经系统的阴部神经的分支支配,其痛觉异常敏感。直肠上、下静脉丛壁薄而无瓣膜,易扩张形成痔。

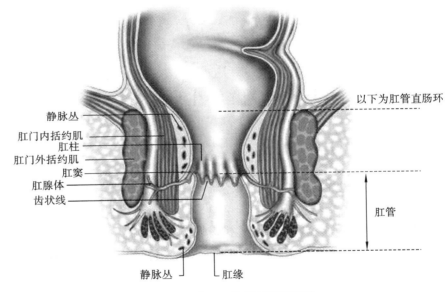

图 29-1　直肠肛管纵剖面示意图

肛管上界为齿状线,下至肛门缘,长 1.5~2 cm。肛管无黏膜,上部为移行上皮,下部为角化的复层扁平上皮。肛管为肛门内、外括约肌环绕,平时呈环状收缩封闭肛门。

直肠的肌层与结肠相同。直肠内层环肌在直肠下端增厚形成肛门内括约肌,围绕肛管上 2/3,属不随意肌,受自主神经支配,可协助排便,无括约肛门的功能。肛门外括约肌分皮下部、浅部和深部,为随意肌,对控制大便排泄起主要作用。皮下部位于肛管下端的皮下,肛门内括约肌的下方,切断肛门外括约肌皮下部不引起大便失禁。由肛门外括约肌深部、耻骨直肠肌、肛门内括约肌和直肠壁纵行肌下部纤维组成一个肌环,称肛管直肠环(图 29-2),此环绕过肛管和直肠分界处,在直肠指检时可清楚扪及。此环是括约肛管的重要结构,如被完全切断,可引起肛门失禁。

　　直肠肛管周围有数个间隙,是感染的常见部位。间隙内充满脂肪结缔组织,神经分布少,感觉迟钝,因此发生感染时一般无剧烈疼痛,往往形成脓肿后病人才就医。这些间隙包括:①骨盆直肠间隙,在直肠两侧,左右各一;②直肠后间隙,在骶骨与直肠之间,与两侧骨盆直肠间隙相通;③坐骨肛管间隙,在肛管两侧,左右各一;④肛门周围间隙,位于坐骨肛管横隔与肛门周围皮肤之间。

四、直肠肛管生理

　　直肠肛管的主要生理功能是排便,直肠尚有吸收和分泌功能,可吸收少量的葡萄糖、水、盐和一部分药物,也能分泌黏液以利排便。直肠下端是排便反射的主要发生部位,排便过程有着非常复杂的神经反射,要保留至少 5 cm 与肛管相接的直肠,才能保持正常的排便功能。

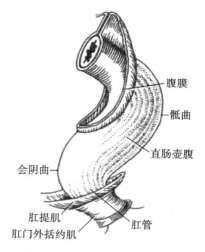

图 29-2　肛管括约肌环示意图

第二节　先天性巨结肠

　　先天性巨结肠(congenital megacolon)是病变肠壁神经节细胞缺如的一种肠道发育畸形,其发病率仅次于先天性直肠肛管畸形,男性与女性发生率之比约为 4:1。在发育过程中,由于直肠、乙状结肠肠壁肌间神经丛中神经节细胞缺如,导致肠管持续性痉挛、狭窄,引起功能性肠梗阻。先天性巨结肠的原发病变不在扩张与肥厚的肠段,而在远端狭窄的肠段(图 29-3)。

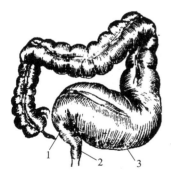

图 29-3　先天性巨结肠
注:1.移行段;2.痉挛狭窄段;3.扩张段。

一、临床表现

　　主要表现为新生儿的慢性不完全性结肠梗阻。新生儿出生后不排胎粪或胎粪排出延迟,有顽固性腹胀、便秘。直肠指检可有直肠壶腹部空虚,而退出手指时大量的粪便和气体随之排出。呕吐和腹胀逐渐加重,部分可见结肠肠型和腹部包块。随年龄增长,便秘、腹胀、全身营养不良、发育迟缓是病儿的主要表现。

二、诊断

　　根据病史和临床表现多可做出诊断,为进一步明确诊断及了解辨别部位和范围,可做以下检查:腹部 X 线片、钡剂灌肠造影、直肠测压及直肠组织病理学检查等。

三、治疗

　　以手术治疗为主。新生儿病人宜先进行结肠造口或非手术处理,待半岁时再行根治性手术治疗。非手术治疗主要包括扩肛、开塞露塞肛、盐水灌肠、补充营养等。手术的原则是切除病变肠段，解除功能性肠梗阻。常用手术有 Swenson 术式（病变肠段切除，拖出行结肠、直肠端端吻合术）、Duhamel 术式（直肠后结肠拖出，行侧侧吻合术）和 Soave 术式（直肠黏膜剥除，结肠经直肠肌鞘拖出与肛管吻合）。

第三节　先天性直肠肛管畸形

先天性直肠肛管畸形是小儿肛肠外科的常见疾病，是在胚胎发育时期后肠发育障碍所引起的消化道畸形，占消化道畸形的首位。约有 50％以上的先天性直肠肛管畸形伴有直肠与泌尿生殖系之间的瘘管形成。

一、分类

分类方法很多，按直肠盲端与肛提肌的位置关系分类（表 29-1）。

表 29-1　先天性直肠肛管畸形的分类

分类	高位畸形	中间位畸形	低位畸形
位置	在肛提肌以上	在肛提肌之间或稍下方	肛提肌以下
特点	肛管直肠发育不全（包括闭锁或合并直肠尿道、前列腺、阴道或子宫瘘）；直肠闭锁、肛管存在	无瘘的肛管发育不全；合并直肠前庭、阴道、尿道球部瘘	肛管直肠低位狭窄（包括肛膜闭锁）；合并肛管前庭瘘、皮肤瘘

知识链接 29-1

二、临床表现

检查正常位置无肛门，或虽有肛门、肛管，但直肠闭锁。不伴有瘘管的直肠肛管畸形者在出生后不久即表现为无胎粪排出，腹胀、呕吐；瘘口狭小者不能排出或仅排出少量胎粪，伴有腹胀、呕吐；瘘口较大者往往在出生后一段时间内不出现肠梗阻症状，但数周、数月甚至数年逐渐出现排便困难。泌尿系瘘几乎都见于男婴，表现为从尿道口排出胎粪和排气；女婴多伴有阴道瘘。

三、诊断

出生后无胎粪，检查无肛门即可诊断。直肠闭锁而肛管正常时，直肠指检亦可确定。影像学检查可明确直肠肛管畸形的位置和类型。

四、治疗

不同类型的直肠肛管畸形，治疗方法也不同，但都必须进行手术治疗。确诊直肠肛管闭锁的病儿应在出生后立即手术。手术方法如下：肛管成形术、肛门直肠成形术、瘘管切除修补术等。

第四节 痔

案例导入

病人,男,36 岁,1 年前无明显诱因出现大便后肛门有异物突出偶伴滴血,量不多,色鲜红。无进行性消瘦,无腹痛、腹泻,无肛门坠胀、里急后重,无黏液脓血便。曾就诊于当地门诊部,予外用药治疗(具体不详),症状好转后又再反复发作。

体格检查:T 37.0 ℃,P 82 次/分,R 16 次/分,BP 126/80 mmHg。神志清楚,全身皮肤黏膜无黄染、出血点,浅表淋巴结无肿大。心、肺、腹无异常。辅助检查:胸片,心电图,双肾、肝胆 B 超,血脂,血糖,肝肾功能,乙肝两对半均正常。

想一想:

(1)该病人还需进行什么检查?

(2)诊断考虑什么?

(3)如何治疗?

痔(hemorrhoids)是最常见的良性肛肠疾病,发病率随年龄而增长。

一、病因

病因尚未完全明确,可能与多种因素有关。目前主要有两种学说:肛垫下移学说和静脉曲张学说。

(一)肛垫下移学说

肛垫是由静脉(或称静脉窦)、平滑肌、弹性组织和结缔组织组成的一种环状肛管血管垫,起闭合肛管、节制排便的作用。正常情况下,排便时肛垫下移,但便后借弹力回复原位。如果弹力回缩减弱,不能回复原位,则肛垫充血、下移形成痔。

(二)静脉曲张学说

因直肠上、下静脉丛无静脉瓣,且管壁薄、位置浅,周围组织疏松等解剖学特点使直肠静脉丛容易出现回流受阻,发生血液淤积和静脉扩张。静脉丛是形成肛垫的主要结构,痔的形成与静脉丛的病理性扩张、血栓形成有必然的联系。引起直肠静脉回流受阻的因素很多,如长期坐立、便秘、妊娠、前列腺肥大、盆腔巨大肿瘤等。

另外,摄入大量辛辣刺激性食物、长期饮酒、肛周感染、慢性疾病、营养不良等使局部充血、静脉失去弹性而扩张或局部组织萎缩无力,进而诱发痔的发生。

二、分类和病理

按解剖部位,痔可分为三类(图 29-4)。

(一)内痔

内痔位于齿状线上方,表面覆盖直肠黏膜,是肛垫的病理性肥大及移位,包括血管丛扩张、纤维支持结构松弛或断裂。好发部位为左侧、右前及右后三处(截石位 3、7、11 点)。

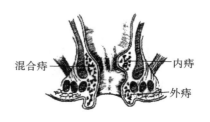

图 29-4 痔的类型

混合痔 —— 内痔

外痔

Note

（二）外痔

外痔位于齿状线以下，表面覆盖肛管皮肤，由皮下静脉丛病理性扩张或血栓形成导致，表现为隆起的软团块，常指血管性外痔。此外还有结缔组织外痔（皮垂）、静脉曲张性外痔和炎性外痔。

（三）混合痔

在齿状线附近，内痔通过丰富的静脉丛吻合支和相应部位的外痔相互融合为混合痔。具有内痔、外痔两种特点。多由Ⅲ度以上内痔发展而来。当痔块脱出肛门外被痉挛的括约肌嵌顿时，可形成嵌顿性痔或绞窄性痔。

三、临床表现

（一）内痔

内痔主要表现为出血和痔块脱出。常在排便时或排便后出现无痛性间歇性出血，少量出血呈点滴状，可自行停止。偶有较大量出血，甚至呈喷射状。长期便血，可致贫血。

内痔可分为四度：①Ⅰ度，仅排便时出血，呈滴血或喷血状，无痔块脱出。②Ⅱ度，常有便血和排便时痔块脱出，但排便后可自行回纳。③Ⅲ度，偶有便血，排便、咳嗽或用力屏气等腹内压增高时痔块脱出，但需用手托回。④Ⅳ度，痔块长期脱出于肛门外，不能回纳或回纳后又立即脱出。

课堂互动
突出肛门外的痔，是不是就是外痔？如何鉴别？

（二）外痔

外痔主要表现为肛门不适、局部肿胀、皮赘和瘙痒；血栓性外痔有较剧烈的疼痛。

（三）混合痔

混合痔同时有内痔和外痔的临床症状。

四、诊断

主要依靠肛门直肠检查，结合病史和临床表现可以做出诊断。

痔的检查应按视诊、直肠指检和肛门镜检查等顺序进行，同时要与直肠息肉、直肠癌、直肠脱垂、溃疡性结肠炎等鉴别。

五、治疗

治疗原则：无症状的痔无须治疗；有症状的痔重在减轻或消除症状，而非根治；以非手术治疗为主。

（一）一般治疗

适用于无症状和初期的痔。

（1）增加摄入富含纤维素的食物，如多食新鲜蔬菜和水果。

（2）保持大便通畅，便秘者服用缓泻剂以软化大便，规律排便。

（3）热水坐浴以改善局部血液循环，保持肛门部清洁卫生。

（4）外用消炎止痛类药膏或栓剂，起润滑、消炎、止痛作用。

（5）内痔脱出应立即复位；嵌顿者先行高锰酸钾温水坐浴后将其回纳，防止再脱出。

（二）非手术治疗

1. 注射疗法　适用于Ⅰ、Ⅱ度内痔并出血者。将硬化剂注入痔核上方的黏膜下层内，使痔及痔块周围组织产生无菌性炎症反应，黏膜下组织纤维化致痔块硬化萎缩。常用的硬化剂有 5% 石炭酸植物油、5% 鱼肝油酸钠、消痔灵注射液等,忌用腐蚀性药物。

2. 激光照射疗法　适用于 Ⅰ、Ⅱ 度内痔。通过激光照射使痔黏膜下组织纤维化而硬化、萎缩,固定肛垫起治疗作用,因复发率高而应用较少。

3. 胶圈套扎法　适用于 Ⅰ、Ⅱ、Ⅲ 度内痔,不宜用于有并发症的内痔。将特质的橡胶圈套扎在痔核的基底部,利用橡胶圈较强的弹性,使痔块产生缺血坏死脱落而愈合。注意橡胶圈脱落时要注意预防出血,橡胶圈不能套在齿状线及皮肤上,否则会引起剧烈疼痛。

(三)手术治疗

适用于经非手术治疗无效且症状严重者。

1. 痔单纯切除术　适用于 Ⅱ、Ⅲ 度内痔和混合痔。麻醉后扩肛至显露痔块,在痔块基底部做垂直肛缘的梭形切口,切开皮肤及黏膜,分离曲张静脉团直至显露肛门外括约肌。钳夹结扎后切除痔核,肠线缝合黏膜,肛管皮肤切口不缝合,填塞凡士林纱条引流。

2. 吻合器痔上黏膜环切术(procedure for prolapse and hemorrhoids,PPH)　适用于 Ⅱ、Ⅲ 度内痔、环形痔和部分 Ⅳ 度内痔。其方法是应用吻合器环形切除一段齿状线上 2 cm 以上的 2~4 cm 直肠黏膜和黏膜下层组织,并行吻合,使下移的肛垫上移固定。该术式具有疼痛轻、时间短、恢复快、效果好的特点。

3. 外痔血栓取出术　适用于血栓性外痔引起剧痛者。在局麻下做放射状梭形切口,摘除血栓后在伤口填入油纱条,不缝合创面,经换药至伤口愈合。

第五节　肛管直肠周围脓肿

肛管直肠周围脓肿(perianorecrtal abscess)是指肛管直肠周围软组织或其周围间隙的急性化脓性感染,并形成脓肿。是常见的肛管直肠疾病,脓肿若破溃或切开引流后易形成肛瘘。

一、病因和病理

绝大部分肛管直肠周围脓肿来源于肛腺的感染。因肛腺位于口袋状的肛窦底部,且开口朝向上方,排便时粪便易进入或损伤肛窦引发肛窦炎并延及肛腺引起括约肌间感染。肛腺感染可向上、下及周围蔓延至肛管直肠周围间隙的疏松结缔组织,引起不同部位的脓肿。少部分感染可来源于损伤、肛裂、邻近感染灶、破裂的内外痔等。致病菌多以大肠杆菌为主。

以肛提肌为界将肛管直肠周围脓肿分为肛提肌上部脓肿(包括骨盆直肠间隙脓肿、直肠后间隙脓肿、高位肌间脓肿)和肛提肌下部脓肿(包括肛门周围脓肿和坐骨肛管间隙脓肿)(图29-5)。

二、临床表现

位置不同的肛管直肠周围脓肿,临床表现各有特点。

(一)肛门周围脓肿

肛门周围脓肿最常见,位于肛周皮下部。主要表现为肛周持续性跳动性的疼痛,咳嗽、排便或坐位受压时疼痛加重,全身感染症状不明显。检查见病变局部红肿,伴压痛及硬结,脓肿形成后可触及波动感,穿刺抽出脓液即可确诊。

(二)坐骨肛管间隙脓肿

坐骨肛管间隙脓肿较常见,位于肛提肌以下,因间隙范围较大,形成的脓肿较大而深。发

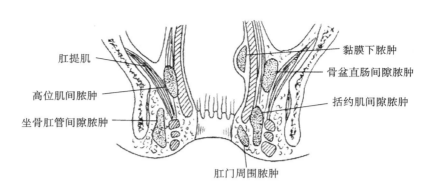

肛提肌

高位肌间脓肿

坐骨肛管间隙脓肿

黏膜下脓肿

骨盆直肠间隙脓肿

括约肌间隙脓肿

肛门周围脓肿

图 29-5　肛管直肠周围脓肿发生部位示意图

病时全身感染症状明显,如畏寒、发热、乏力等。病变部位由持续性胀痛逐渐转为明显的持续性跳痛,病人坐立不安,排便或行走时疼痛加重,可有排尿困难或里急后重感。检查可见局部红肿和患侧深压痛,直肠指检可触及患侧肛管上方局部隆起,有触痛,甚至有波动感,穿刺可抽出脓液。

（三）骨盆直肠间隙脓肿

骨盆直肠间隙脓肿较前两者少见,但很重要。脓肿位于肛提肌以上,位置深,空间大,因而引起全身感染中毒症状而局部症状不明显。早期就有全身中毒症状如发热、寒战、乏力等,局部表现为直肠坠胀感、便意不尽,可有排尿不适。直肠指检可发现患侧较深部位有触痛、局限性隆起和波动。穿刺抽脓或直肠超声利于诊断。

三、治疗

脓肿切开引流是治疗肛管直肠周围脓肿的主要方法,一旦确诊即应切开引流。全身使用对革兰阴性菌有效的抗生素、局部理疗或温水坐浴、口服缓泻剂或液状石蜡来软化大便以减轻排便时疼痛等可作为辅助治疗。

脓肿的部位不同,切开引流的要求不一样:①肛门周围脓肿,在波动最明显处做与肛门呈放射状的切口来切开引流,不需要填塞以保障引流通畅。②坐骨肛管间隙脓肿,在距肛缘 3~5 cm 处做平行于肛缘的弧形切口,避免损伤括约肌,切口要够长,钝性分开脓腔内间隔后置管或放油纱布条引流。③骨盆直肠间隙脓肿,先行穿刺脓肿定位,在距肛缘 2.5 cm 处做切口,在穿刺针引导下切开引流,或在肛镜下经直肠壁切开置管引流。

注意事项:采用穿刺或超声定位,必要时在肛镜下做手术;切口选择要正确;必须分开间隔充分引流;防止肛瘘的形成;必要时行脓液细菌培养和药物敏感试验,以利于抗生素的正确选择。

第六节　肛　　瘘

肛瘘是肛管或直肠下部与肛周皮肤相通的肉芽肿性管道,为肛管直肠常见病之一,任何年龄均可发病,青壮年男性多见。

一、病因病理

大多数肛瘘由肛管直肠周围脓肿引起,脓肿自行破溃或切开引流后在肛周皮肤形成外口,少数由结核、外伤感染、溃疡性结肠炎、恶性肿瘤溃破等所致。肛瘘由内口、瘘管、外口组成。内口多位于后正中线两侧、齿状线上肛窦附近，多为一个；外口位于肛周皮肤上，是脓肿破溃或切开引流处，可为一个或多个；连接内口、外口的瘘管是经久不愈的炎性肉芽组织。

二、分类

分类方法众多，常用的有以下几种。

（一）按瘘管数目分类

1. 单纯性肛瘘　一个内口和一个外口，一个瘘管。

2. 复杂性肛瘘　一个内口，一个以上外口，多个瘘管。

（二）按瘘管位置的高低分类

1. 低位肛瘘　瘘管位于肛门外括约肌深部以下。

2. 高位肛瘘　瘘管位于肛门外括约肌深部以上。

（三）按瘘管与括约肌关系分类（图 29-6）

1. 括约肌间瘘　多为低位肛瘘，约占肛瘘的 70%，瘘管位于肛门内、外括约肌之间，内口在齿状线附近，外口常只有一个，距肛缘 3～5 cm。

2. 经括约肌瘘　可为低位或高位肛瘘，约占肛瘘的 25%，瘘管穿过肛门内括约肌、外括约肌浅部和深部之间，外口位于肛周皮肤上，常有多个。

3. 括约肌上瘘　高位肛瘘，占 5%，瘘管向上越过肛提肌，再向下穿过坐骨直肠间隙在肛周远处皮肤穿透。

4. 括约肌外侧瘘　最少见，仅占 1%，瘘管穿过肛提肌与直肠相通，外口在肛周远处皮肤上。

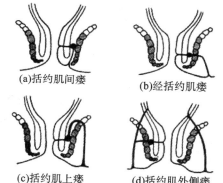

(a)括约肌间瘘　(b)经括约肌瘘

(c)括约肌上瘘　(d)括约肌外侧瘘

图 29-6　肛瘘的分类

三、临床表现

肛瘘病人常有肛管直肠周围脓肿溃破或切开引流病史。肛瘘的主要症状是位于肛周的外口不断有稀薄的脓性、血性、黏液性分泌物流出。由于分泌物的刺激，致使局部皮肤潮湿（瘙痒）或形成湿疹。当外口暂时愈合致瘘管内脓液聚集，形成脓肿时，病人出现明显疼痛伴发热、寒战、疲倦等全身感染中毒症状，当脓肿再次溃破后症状缓解，这样的症状反复发作是肛瘘的临床特点。

检查时在肛周皮肤上可发现一个或多个外口，外口呈红色乳头状突起或肉芽组织隆起，挤压时有血性、脓性分泌物排出。外口数目越多、距离肛缘越远，肛瘘越复杂。直肠指检时内口处有轻度压痛，有时可扪到硬结及条索样瘘管。用软质探针检查或美蓝溶液染色，可寻找内口。瘘管碘油造影检查可显示瘘管部位、数目及走向。

四、治疗

肛瘘极少能自愈，必须手术治疗。手术的原则是切除病灶或切开瘘管，敞开创面，充分引流，促使愈合。手术的关键是避免括约肌损伤，防止肛门失禁，防止肛瘘复发。

（一）肛瘘切开或切除术

适用于低位肛瘘。先用探针从外口向内口穿出，沿探针切开或切除瘘管及坏死组织直到内口，敞开创面，使肉芽组织由底向外生长，辅以坐浴换药至愈合。低位复杂性肛瘘可分期处理。

(二)挂线疗法

适用于外口距肛缘5 cm以内的低位或高位单纯性肛瘘,或作为复杂性肛瘘切开或切除的辅助方法。其最大的优点是割断肛门括约肌却不会引起肛门失禁。原理是利用橡皮筋或有腐蚀作用的药线的机械压迫作用,缓慢切开瘘管壁及括约肌,使组织逐步坏死、离断,同时因炎症反应引起的纤维化使切断的肌肉与周围组织粘连,肌肉不会收缩过多且会逐渐愈合,从而可防止被切断的肛管直肠环回缩引起的肛门失禁。橡皮筋和药线还起引流作用,排出瘘管内的渗液。

手术方法:在骶管麻醉或局部麻醉下,用探针由外口插入瘘管至内口伸出,在内口处的探针一端用手指引到肛门外并缚上一消毒的橡皮筋或粗丝线(或药线),再由探针牵拉引导,使之贯穿瘘道(图29-7)。切开内外口间皮肤及皮下组织并扎紧挂线,术后每日温水坐浴,保持局部清洁。一般术后10~14日被扎组织会自行断裂,挂线脱落而自愈。注意保持大便通畅并适当使用抗生素。

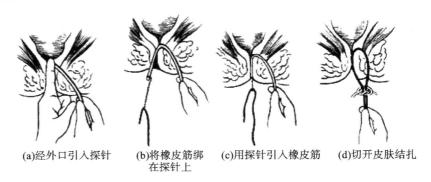

(a)经外口引入探针　(b)将橡皮筋绑　(c)用探针引入橡皮筋　(d)切开皮肤结扎
　　　　　　　　　　在探针上

图 29-7　肛瘘挂线疗法

(三)肛瘘切除术

切开瘘管并将瘘管全部切除至健康组织,创面不予缝合。若创面较大,可部分缝合,部分敞开,适用于低位单纯性肛瘘。

第七节　肛　裂

肛裂是齿状线下肛管皮肤全层裂伤后所形成的缺血性溃疡。多数肛裂具有的特征:呈梭形或椭圆形,单发,位于肛管后正中线上,长0.5~1.0 cm,引起肛周剧烈疼痛,常见于青中年人。

一、病因

肛裂的发生可能与以下因素有关:解剖上,肛管后部的肛尾韧带固定,血供及弹性差,且肛管与直肠成角延续,排便时肛管后侧承受的压力最大,在后正中位处易受损伤。长期便秘病人,因大便干硬,排便用力过猛,干硬便块容易撕裂肛管皮肤;肛窦炎、肛乳头炎等可引发慢性感染性溃疡。

Note

二、病理

肛裂分急性肛裂和慢性肛裂两种。急性肛裂：病史短，边缘整齐、底浅平，创面新鲜呈红色、有弹性，无瘢痕形成。慢性肛裂：病史长，裂口灰白纤维化，基底深而不整齐。裂口上端齿线上的肛乳头水肿而肥大；下端皮肤因淋巴回流受阻，形成一袋状皮垂突出于肛门外，称前哨痔（图 29-8）。肛裂、前哨痔、肛乳头肥大常同时存在，称为肛裂三联征，为慢性肛裂的典型临床表现。

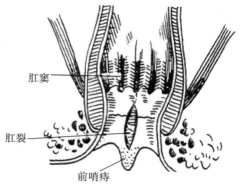

图 29-8 肛裂

三、临床表现

疼痛、出血、便秘是肛裂三大典型的临床表现。

（一）疼痛

疼痛是肛裂的主要症状，其特征是呈与排便有关的周期性。排便时肛管扩张、干硬的粪块直接刺激溃疡面的神经末梢而出现烧灼样或刀割样疼痛，称为排便时疼痛，大便排出后缓解。随后因肛门内括约肌痉挛再次出现痉挛性疼痛，可持续半小时甚至数小时，直至肛门括约肌疲劳松弛后而疼痛缓解，再次排便时又发生如此疼痛，称为肛裂疼痛周期。

（二）出血

因肛裂创面损伤出血，色鲜红，量一般不多。表现为干硬的粪便表面带鲜血，或手纸染少量新鲜血迹，或便后滴少量鲜血。

（三）便秘

肛裂病人多有便秘。又因为病人排便时剧痛及排便后持续疼痛而不愿排便，使便秘加重，便秘后更为干硬的粪块通过肛管时使肛裂进一步加重，如此形成恶性循环。

四、诊断

根据肛裂的临床表现结合体格检查结果发现肛管后正中位的肛裂溃疡面或肛裂三联征可以确诊。肛裂位于侧方时，应与克罗恩病、结核病、肛管上皮癌、梅毒、软下疳等鉴别，必要时取活组织做病理检查以明确诊断。

五、治疗

肛裂的治疗原则是软化大便，使排便通畅，解除疼痛和括约肌痉挛，促使溃疡创面愈合。慢性肛裂多需手术治疗。

（一）急性肛裂

急性肛裂多采取非手术治疗：①指导病人多饮水和摄入富含纤维素食物，纠正便秘。②口服缓泻剂或液状石蜡等软化大便、润滑肠道，保持大便通畅。③排便后使用 1∶5000 高锰酸钾溶液温水坐浴。④在局麻下用手指扩张肛门，解除括约肌痉挛，扩大创面，术后需每日坐浴，促进愈合。

（二）慢性肛裂

慢性肛裂以手术治疗为主。手术方式如下：①肛裂切除术，即在局麻下对肛裂做梭形切口切除前哨痔、肥大肛乳头、肛裂及其周围和底部不健康组织，直至暴露肛门括约肌，创面不缝

Note

合,敞开引流。②部分肛门内括约肌切断术,即在肛缘外侧做小切口至肛门内括约肌下缘,分离并切断肛门内括约肌,可一并切除肥大肛乳头和前哨痔。该法虽然治愈率高,但手术不当可致肛门失禁,因此术者必须有熟练技术,掌握肛门内括约肌切断程度。

第八节 结 肠 癌

案例导入

病人,男,50岁,2年前开始出现经常性腹泻,腹泻2~3次/日,偶有轻微腹痛,大便呈稀烂样,不伴黏液、脓血等。自行服药"腹可安、藿香正露丸、陈香露白露"等能缓解症状。上述症状逐渐加重。近半年来,因腹泻困扰,不敢随便出远门。

体格检查:T 36.8 ℃,P 80次/分,R 18次/分,BP 120/70 mmHg。发育正常,精神可。双肺呼吸音稍清,未闻及干、湿啰音。心率80次/分,律齐,各瓣膜听诊区未闻及病理性杂音。腹部软,无压痛及反跳痛,肠鸣音正常。

想一想:

(1) 该病人还需进行什么检查?

(2) 初步诊断考虑什么?

(3) 下一步如何处理?

结肠癌(colon cancer)是常见的胃肠道恶性肿瘤。近20年来,随着生活水平的提高和饮食结构的变化,我国城市的结肠癌发病率逐年上升,且有多于直肠癌的趋势,发病年龄以41~65岁居多。好发部位依次是乙状结肠、升结肠、降结肠、横结肠。

一、病因

病因未明确,但相关的高危因素逐渐被认知,与以下因素有关:长期过多动物脂肪及动物蛋白、低纤维素饮食;缺乏适当的体力活动;长期便秘;家族性肠息肉病(被公认为癌前病变);结肠腺瘤的癌变、溃疡性结肠炎、结肠血吸虫病肉芽肿等。此外,遗传易感性在结肠癌的发病中有重要地位。

二、病理

组织学类型有三种:腺癌、黏液癌和未分化癌。绝大多数结肠癌为腺癌,而未分化癌恶性度最高、预后最差,早期即发生转移。

根据肿瘤的大体形态亦可分为三类:①肿块型:肿瘤向肠腔内生长,恶性程度低,转移较晚,预后好。多发于右侧结肠,特别是盲肠。②浸润型:癌肿沿肠壁浸润,易引起肠腔狭窄和肠梗阻,浸润广,转移早,预后差。多发生于左侧结肠,尤其是乙状结肠。③溃疡型:向肠壁深层生长并向周围浸润,早期可有溃疡,边缘不整齐,易出血、感染和穿孔,恶性程度高,转移早,是结肠癌的最常见类型。

三、临床病理分期

沿用国际上改良的Dukes分期法、TNM分期法(表29-2、表29-3)。

表 29-2 结肠癌的 Dukes 分期法

分期		特 征
A	A_0	癌局限于黏膜内
	A_1	穿透黏膜达黏膜下层
	A_2	累及黏膜肌层但未穿透浆膜
B		癌穿透肠壁但尚无淋巴结转移
C	C_1	癌穿透肠壁;淋巴结转移限于结肠壁和结肠旁淋巴结
	C_2	癌穿透肠壁;肠系膜淋巴结,包括系膜根部淋巴结转移
D		远处淋巴结转移或腹腔转移,或广泛侵及邻近脏器而无法切除

表 29-3 结肠癌 TNM 分期法

分期符号	临 床 意 义
T_X	无法评估原发肿瘤
T_0	无原发肿瘤
T_{is}	原位癌
$T_{1\sim4}$	T_1:肿瘤侵及黏膜肌层与黏膜下层;T_2:侵及固有肌层;T_3:穿透肌层至浆膜下;T_4:穿透脏腹膜或侵及其他脏器或组织
N_X	无法估计淋巴结情况
N_0	无淋巴结转移
N_1	转移区域淋巴结 $1\sim3$ 个
N_2	转移区域淋巴结 4 个及 4 个以上
M_X	无法估计远处转移
M_0	没有远处转移
M_1	有远处转移

注:T 代表原发肿瘤,N 为区域淋巴结,M 为远处转移。

结肠癌主要为淋巴转移,首先转移到结肠壁和结肠旁淋巴结,再转移到肠系膜血管周围和肠系膜根部淋巴结。癌细胞经血行转移到肝多见,其次是肺、胃等,也可直接浸润邻近器官和经脱落的癌细胞在腹腔种植转移。

四、临床表现

结肠癌早期症状不明显,发展到一定程度后可出现以下症状。

最早的症状是排便习惯和粪便性状的改变,表现为排便不规律,排便次数增多、排稀便、便秘,粪便带血、脓液或黏液。随之出现腹痛、腹部肿块、肠梗阻及全身症状,晚期还可出现肝大、黄疸、水肿、腹水、锁骨上淋巴结肿大及恶病质等。因左、右结肠癌的位置和病理类型不同,临床表现也有差别。

(一)右半结肠癌

右半结肠癌表现如下:①腹部隐痛:60%～80%病人可出现不同程度的腹痛,早期为间歇性腹痛,逐渐转为持续性腹痛。②腹部肿块:右半结肠癌的常见症状,少有肠梗阻表现。③贫血:因癌灶坏死、脱落和出血而引起慢性失血所致。④全身症状如低热、消瘦、乏力等明显。

(二)左半结肠癌

左半结肠癌表现如下:①排便不规律和黏液血便:主要特征,大多数病人可以出现排便不规律、便秘、腹泻、便血或排黏液血便等。②腹痛：多数病人有定位不确切的持续性隐痛，若发生肠梗阻则腹痛加重、腹胀明显。③慢性不完全性肠梗阻症状：主要表现，有时以急性完全性结肠梗阻为首先出现的症状。

五、诊断

结肠癌早期症状多不明显，易被忽略。40岁以上有以下任何一种及以上表现者应视为高危人群：①直系亲属中有结、直肠癌病史者。②本人有癌症史或肠道癌前病变史（肠道腺瘤或肠息肉）。③大便隐血试验持续阳性。④下列五种表现有两项以上者：慢性便秘、慢性腹泻、排黏液血便、有慢性阑尾炎史及精神创伤史。

疑为高危者应进行下列检查：①纤维结肠镜检查配合取材活检或钡剂灌肠或气钡双重对比造影；②B超和CT扫描可了解腹内肿块、淋巴结肿大及周围浸润与转移情况；③血清癌胚抗原（CEA）的测定有助于判断术后是否复发和预后。

六、治疗

采用以手术为主的综合治疗，根治性的手术切除是主要的手术方式。

（一）肠道准备

肠道准备包括肠道的清洁及减少肠道细菌，目的是减少手术中的污染以及减少术后感染的机会。方法如下：①术前1～2日进流质饮食，同时口服泻剂（如蓖麻油或硫酸镁）；口服肠道抗菌药物（如新霉素、甲硝唑等）；术前晚及手术日晨做清洁灌肠。②全肠道灌洗：术前12～24 h口服复方聚乙二醇电解质溶液2000～3000 mL，引起容量性腹泻。③口服甘露醇法：术前口服甘露醇，可使肠道内水分被吸收，促使肠道蠕动，使病人腹泻而达到清洁肠道的目的，但肠梗阻、年老、体弱及心、肾功能不全者禁用。

（二）手术方法

1. 根治性手术 适用于 Dukes A、B、C 期病人。切除范围包括肿瘤所在肠袢及其系膜和区域淋巴结（图 29-9）。

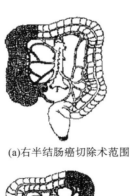
(a)右半结肠癌切除术范围

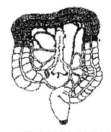
(b)横结肠癌切除范围

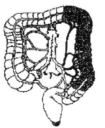
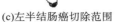
(c)左半结肠癌切除范围

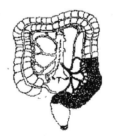
(d)乙状结肠癌切除范围

图 29-9 各部位结肠癌的根治切除范围

（1）右半结肠切除术：适用于盲肠、升结肠、结肠肝曲的癌肿。切除范围包括末端回肠15～20 cm、盲肠、升结肠和右半横结肠，做回肠-横结肠端端或端侧吻合术。结肠肝曲癌肿切除范围应超过横结肠中段，并切除横结肠和胃网膜右动脉组淋巴结。

（2）横结肠切除术：适用于横结肠癌。切除范围包括结肠肝曲和脾曲的整个横结肠及胃结肠韧带的淋巴结组，做升结肠-降结肠端端吻合术。

（3）左半结肠切除术：适用于结肠脾曲和降结肠癌。切除范围包括左半横结肠、降结肠及部分或全部乙状结肠，然后做结肠间或结肠-直肠端端吻合术。

（4）乙状结肠癌根治术：根据病变所在部位，切除整个乙状结肠和全部降结肠，或切除部分降结肠、整个乙状结肠及部分直肠，做结肠-直肠端端吻合术。

2. 合并急性肠梗阻的手术治疗　术前准备：禁食、禁饮，胃肠减压，补液，纠正水、电解质、酸碱平衡失调。

右侧结肠癌做右侧结肠切除、一期回肠-结肠吻合术，或先做盲肠造口解除梗阻后，二期手术进行根治性切除。若肿瘤不能切除，行姑息性的回肠-横结肠侧侧吻合术。左侧结肠癌先行横结肠造口，后二期手术进行根治性切除。

在结肠癌手术切除的具体操作中，首先要将肿瘤所在的肛管远近端用纱布条扎紧，以防止癌细胞在肠腔内扩散、种植。随即结扎相应的血管，以防止癌细胞血行转移。可在扎闭的肠腔内给予稀释的抗癌化学药物如氟尿嘧啶，然后再行肠祥切除。

3. 姑息手术　适用于 Dukes D 期和不能根治的 Dukes C 期病人，方法有姑息性切除术、结肠造口术、单纯肠旁路吻合术等。

4. 化学药物治疗　以氟尿嘧啶为基础用药，辅以左旋咪唑、亚叶酸钙等。适用于根治术后 Dukes B、C 期结肠癌的综合治疗，可提高 5 年生存率。

第九节　直　肠　癌

直肠癌（rectal cancer）是乙状结肠、直肠交界处至齿状线之间的癌，是消化道常见的恶性肿瘤。中国人直肠癌的发生有以下特点：直肠癌比结肠癌发生率高，但最近资料显示有些地区结、直肠癌发生率之比约为 1∶1；低位直肠癌所占比例高，约占直肠癌的 60%，经直肠指检可触及癌肿；青年人（小于 30 岁）发病率高，占 10%～15%。

一、病因

病因不明，可能的相关因素与结肠癌类似：①饮食因素：高蛋白、高脂肪、少纤维素饮食。②慢性炎症的刺激：如慢性溃疡性结肠炎病人发病率较高。③癌前病变：家族性肠息肉病和绒毛状腺瘤癌变率最高。④遗传易感性。

二、病理

（一）大体分型

1. 溃疡型　多见，占 50% 以上。外观为圆形或卵圆形，中心凹陷，边缘凸起，深入肌层生长并向四周浸润，易出血、感染或穿孔，转移较早。

2. 隆起型　肿块向肠腔生长，向周围浸润少，肿块增大时表面可产生溃疡，预后较好。

3. 浸润型　沿肠壁浸润，使肠管周径缩小而形成狭窄，分化程度低，转移早而预后差。

（二）组织学分类

腺癌占 75％～85％；黏液腺癌占 10％～20％；未分化癌弥漫呈片状或团状，癌细胞排列无规律，预后最差；其他有腺鳞癌、鳞状细胞癌等。

三、扩散和转移

（一）直接浸润

癌肿先向肠壁深层浸润生长，后绕肠管生长，沿肠管长轴扩展者发生较晚。癌肿绕肠壁一周需 1.5～2 年。晚期可穿透肠壁向盆腔内周围器官浸润。

（二）淋巴转移

淋巴转移为主要的转移途径。上段直肠癌向上沿直肠上动脉、肠系膜下动脉及腹主动脉周围淋巴管转移，向下逆行转移非常少见；直肠下段（以腹膜返折为界）癌肿可向两侧转移至髂内淋巴结或腹股沟淋巴结；齿状线周围癌肿可向上方、侧方或下方转移，向下方转移可表现为腹股沟淋巴结肿大。

（三）血行转移

癌细胞侵入静脉后可经肠系膜下静脉、门静脉转移至肝，也可由髂静脉转移至肺、骨和脑等。

（四）种植转移

直肠癌种植转移的机会较小，上段直肠癌可发生种植转移。

四、临床病理分期

参照表 29-2、表 29-3 结肠癌的 Dukes 分期法、TNM 分期法。

五、临床表现

早期直肠癌无明显症状，发生溃疡或感染时，可出现较明显症状。

1. 直肠刺激症状　如便意频繁、排便次数增多、便前肛门下坠感、里急后重、排便不尽感等，排便时间不规律。

2. 肠腔狭窄症状　初时大便变细、变扁，当肠管梗阻后出现腹胀、阵发性腹痛、肠鸣音亢进、排便困难等不完全性肠梗阻表现。

3. 癌肿破溃感染症状　大便表面带血、黏液，甚至为脓血便。

4. 转移表现　癌肿侵犯前列腺、膀胱可出现排尿困难，尿频、尿痛、血尿等；女性如侵犯阴道后壁可出现阴道流血；晚期出现肝转移者可出现肝大、腹水、黄疸、贫血、消瘦，甚至恶病质等表现。

按照症状出现频率由高到低排列，依次为便血（80％～90％）、便频（60％～70％）、便细（40％）、黏液便（35％）、肛门痛（20％）、里急后重（20％）和便秘（10％）。

六、诊断

根据病史、体检、影像学和内镜检查，诊断直肠癌的准确率可达 95％以上。对可疑病例或高危人群必须做内镜、组织活检等进一步检查。直肠癌筛查遵循由简到繁的步骤进行，常用的检查方法如下。

1. 大便潜血检查　阳性者要做进一步检查，可作为大规模普查或作为高危人群结、直肠癌的初筛手段。

2. 直肠指检 诊断直肠癌的最重要的方法。因中国人直肠癌大多数位于直肠的中下段，约 70% 的病人能靠直肠指检发现。通过指检还应判断肿块部位、大小、固定程度、与周围的脏器关系等。

3. 内镜检查 包括直肠镜、乙状结肠镜及纤维结肠镜检查，门诊检查可用肛门镜或乙状结肠镜检查，操作方便，不需肠道准备。内镜检查可观察肿块的位置、大小、形态、数量等，还可取活组织做病理检查。

4. 影像学检查 包括钡剂灌肠造影检查、腔内超声及超声内镜检查、MRI 及 CT 检查、PET-CT 检查、腹部超声检查，用于排除结、直肠多发性肿瘤及了解浸润和转移情况。

5. 肿瘤标记物 目前公认癌胚抗原（CEA）对结、直肠癌的诊断和术后检测有意义，但 CEA 缺乏对早期结、直肠癌的诊断价值，且仅有 45% 病人升高，主要用于判断预后和监测复发。

七、治疗

手术切除是直肠癌主要的治疗方法，辅以化疗和放疗可一定程度上提高手术治疗效果。

（一）手术治疗

对无远处淋巴结转移或脏器转移，又无手术禁忌者，应尽早施行直肠癌根治术。

1. 局部切除术 适用于早期肿瘤小、局限于黏膜或黏膜下层、分化程度高的直肠癌。有经肛局部切除、骶后径路局部切除两种手术方式。

2. 腹会阴联合直肠癌根治术（Miles 手术） 适用于腹膜反折以下的早期直肠下段癌。切除范围包括乙状结肠下部及其系膜、全部直肠、肠系膜下动脉和其区域淋巴结、肛提肌、坐骨直肠窝内组织、肛管和肛周约 5 cm 的皮肤、皮下组织及全部肛门括约肌（图 29-10）。乙状结肠近端拉出于左下腹做永久性乙状结肠单腔造口。此手术的缺点是需做永久性的人工肛门，给病人带来不便。

3. 经腹直肠前切除术（Dixon 手术） 适用于距齿状线上 5 cm 以上的直肠癌，是目前应用最多的直肠癌根治术，要求远端切缘距癌肿下缘 2 cm 以上。此术式保留足够的直肠，在腹内与乙状结肠行端端吻合（图 29-11）。

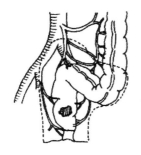 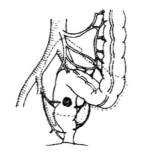

图 29-10　Miles 手术切除术范围　　　　图 29-11　Dixon 手术切除术范围

4. 经腹直肠癌切除、人工肛门、远端封闭手术（Hartmann 手术） 适用于全身情况差，不能耐受 Miles 手术或急性梗阻不宜行 Dixon 手术的病人。

5. 姑息性手术 对于广泛转移或晚期病人，为了缓解症状、减轻痛苦，可做局限性肿瘤切除加乙状结肠造口，或仅做乙状结肠造口，术后辅以放疗、介入治疗及化疗等综合治疗。

直肠癌根治术的方式还有很多，但经典的术式仍然是 Miles 手术和 Dixon 手术。

（二）化学治疗

结、直肠癌的辅助化疗都以氟尿嘧啶为基础用药，给药途径有动脉灌注、门静脉用药、静脉给药、术中腹腔置管术后灌注给药和腹腔内温热灌注用药。化疗方案有多种,常用的如下:①FOLFOX6 方案:奥沙利铂 100 mg/m² ＋亚叶酸钙(CF)200 mg/m²,化疗第一天静脉滴注,随后氟尿嘧啶 2.4～3.6 g/m² 持续 48 h 滴注,每两周重复,共需 10～12 疗程。②XELOX 方案:奥沙利铂和卡培他滨的联合用药。③MAYO 方案:氟尿嘧啶和 CF 的配伍。

(三)新辅助放化疗

新辅助放化疗已得到欧洲众多的医疗中心的认同。方法是术前行直线加速器适形放疗,总剂量 46 Gy,2 Gy/次,5 次/周,同时辅以氟尿嘧啶为基础的化疗 2～3 个月,术后再辅以化疗。资料显示,新辅助放化疗在中低位、中晚期(Ⅱ、Ⅲ、Ⅳ期)直肠癌的治疗是有益的,能使肿瘤降期,提高手术切除率。

(四)其他治疗

其他治疗有靶向治疗、基因治疗、免疫治疗及中药治疗等。低位直肠癌形成肠腔狭窄且不能手术者,还可采用电灼、温热、冷冻、激光等局部治疗或放置金属支架,以改善症状。

本章小结

本章介绍的疾病较多,均为临床常见病。直肠癌、结肠癌是发病率较高的消化道肿瘤,早期诊断是获得良好治疗效果的关键,手术一般较大而复杂,基层医院开展不易,重在了解其手术治疗原则及术前准备。痔、肛瘘、肛周脓肿、肛裂等是常见外科病,许多基层医院已经开设肛肠专科,对此类疾病的诊疗也达到了较高水平。因此,应认真学好相关内容,如病因、临床表现及治疗方法等,为以后的临床工作打下良好的基础。

(肇庆医学高等专科学校　黄铭祥)

目标检测
及答案

第三十章　肝脏疾病

学习目标

知识目标：

1. 掌握原发性肝癌的临床表现、诊断及外科治疗。

2. 熟悉细菌性肝脓肿的临床表现、诊断、鉴别诊断及外科治疗；门静脉高压症的临床表现及外科治疗。

3. 了解肝脏与门静脉系统的解剖及生理功能；门静脉高压症的病因及病理生理改变。

能力目标：

1. 能基本了解肝脏的解剖结构及其生理功能。

2. 能初步掌握细菌性肝脓肿、原发性肝癌及门静脉高压症的病因、病理生理改变及其临床表现。

3. 具备对细菌性肝脓肿、原发性肝癌及门静脉高压症的诊疗能力。

素质目标：加强医患沟通，体现人文关怀，消除病人恐惧心理，选择合适的个体化诊疗方案。

扫码看课件

第一节　肝脏的解剖生理概要

肝脏是人体内最大的实质性脏器，大部分位于右季肋区深面，小部分横过腹中线而达左上腹。成人肝脏左右径约 25 cm，前后径约 15 cm，上下径约 6 cm，重量为 1200～1500 kg，约占体重的 2%。肝上界相当于右侧锁骨中线第 5 肋间，右下界与右肋缘平行，左下界可在剑突下扣及，但一般不超过剑突与脐连线的中点。肝脏可随呼吸动作而上下移动，在吸气时，其随膈肌下降而下移。在正常情况下，右肋缘下不能触及肝脏，若右肋缘下触及肝边缘，需警惕病理性肝大。

大体观，肝脏分为膈面、脏面。肝的膈面分别有左、右三角韧带、冠状韧带、镰状韧带和肝圆韧带，使其与膈肌及前腹壁固定（图 30-1）。脏面有肝结肠韧带、肝肾韧带、肝胃韧带和肝十二指肠韧带，后者包含门静脉、肝动脉、胆管、淋巴结和神经，又称为肝蒂。肝动脉和门静脉是肝的营养血管，胆管则是肝细胞分泌胆汁的排泄通道。在肝实质内，门静脉、肝动脉和胆管的管道分布大致相同，且共同被包裹在 Glisson 纤维鞘内。肝动脉、门静脉和肝总管在肝脏面横沟处各自分出左、右干进出肝实质，称为第一肝门。肝静脉是肝血液的流出管道，肝右静脉、肝中静脉和肝左静脉作为肝三支主干静脉在肝后上方的静脉窝汇入下腔静脉，此处为第二肝门。肝还有一部分血液经数支肝短静脉汇入肝后方的下腔静脉，此处又称第三肝门。

Note

299

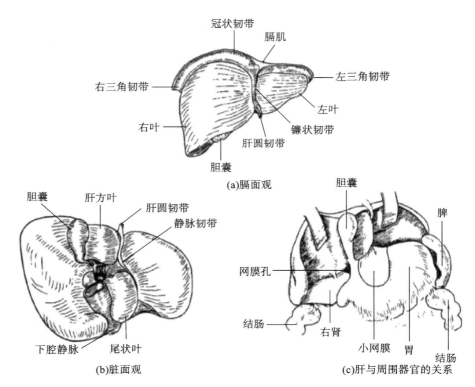

图 30-1　肝外观及其邻近器官

　　肝内有两大管道系统,一个是 Glisson 系统,另一个是肝静脉系统。根据肝内血管、胆管的分布规律,可将肝分为左半肝及右半肝。进一步划分,可将肝分为 5 叶、6 段,即左外叶、左内叶、右前叶、右后叶和尾状叶;左外叶和右后叶又分成上、下段,尾状叶也分成左、右两段(图 30-2)。临床上,对肝内病灶的定位描述、手术切除范围或手术命名等,一般以肝内管道分布为基础的分叶、分段来确定。1954 年,法国学者 Couinaud 在离体肝铸型的研究中,以肝裂和门静脉及肝静脉在肝内的解剖分布为基础,将肝分为 8 段(图 30-3)。Couinaud 分段法在临床实践中已得到广泛应用,但随着影像学技术的发展和解剖学研究的深入,对肝脏的分段解剖更趋向于个体化。

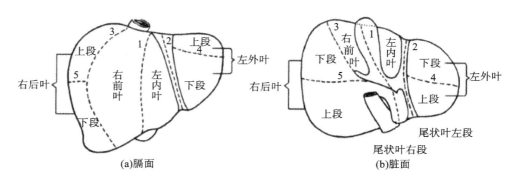

图 30-2　肝分叶、分段

注:1.正中裂;2.左叶间裂;3.右叶间隙;4.左段间裂;5.右叶间裂。

　　肝小叶是肝脏的显微结构和功能单位。成人肝内约有 100 万个肝小叶。小叶中央是中央静脉,肝细胞围绕该静脉放射性排列成单层细胞索,肝细胞索之间为肝窦,肝窦壁上附有库普弗细胞。几个肝小叶之间为结缔组织组成的汇管区,其中有肝动脉、门静脉和胆管细小分支。肝窦实际上是肝脏的毛细血管网,它的一端与肝动脉和门静脉的小分支相通,另一端与中央静

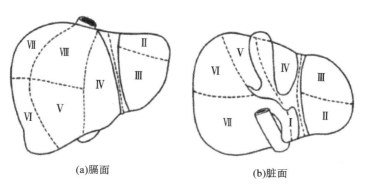

(a)膈面   (b)脏面

图 30-3 Couinaud 分段

脉连接。在电子显微镜下,肝细胞呈多角形。在肝窦一面的肝细胞膜上有许多微绒毛,伸向肝细胞膜与肝窦壁之间的 Disse 间隙内,主要起着与肝窦内血液之间进行物质交换的作用。在相邻的两个肝细胞接触面之间的间隙为毛细胆管,肝细胞将胆汁直接排泄到毛细胆管内。肝细胞质内含有许多亚微结构,如线粒体、溶酶体、内质网、高尔基复合体等,这些结构都有很复杂的生理功能。

肝脏是维持生命不可缺少的器官,具有重要而复杂的生理功能和强大的再生能力。当肝脏有局限性病变,施行肝段、肝叶甚至更大范围(如右三叶)肝切除术后,在充足的血液供应和有氧环境下,余下正常肝组织可代偿维持正常的生理活动,并逐渐恢复到原有的肝重量。目前较明确的生理功能如下:

1. 分泌胆汁 每日分泌胆汁 600～1000 mL,经胆管流入十二指肠,帮助脂肪消化以及脂溶性维生素 A、D、E、K 的吸收。

2. 代谢功能 肝能将碳水化合物、蛋白质和脂肪转化为糖原而储存于肝内,也可将糖原分解,进而辅助调节血糖水平。肝脏是蛋白质代谢的最重要部位,主要起合成、脱氨和转氨作用。还参与脂肪、维生素、激素的代谢。

3. 凝血功能 肝脏是合成或产生许多凝血物质的场所。肝脏除合成凝血酶原、纤维蛋白原外,还合成产生凝血因子 V、Ⅶ、Ⅷ、Ⅸ、Ⅹ、Ⅺ和Ⅻ。另外,肝内储存的维生素 K 对凝血酶原和凝血因子Ⅶ、Ⅸ和Ⅹ的合成是不可缺少的。

4. 解毒作用 代谢过程中产生的毒物或外来的毒物,在肝内主要经过单核-巨噬细胞系统进行吞噬和通过分解、氧化和结合等方式使之失去毒性或排出体外。

5. 吞噬和免疫作用 主要是通过肝内单核-巨噬细胞系统的库普弗细胞的吞噬作用,将细菌、抗原-抗体复合物、色素和其他碎屑从血液中除去。

6. 其他作用 肝内含有铁、铜、维生素 B_{12}、叶酸等造血原材料,可间接参与造血。肝脏本身储存大量血液,当急性失血时,可有一定调节血液循环的作用。

第二节 细菌性肝脓肿

当病人出现全身细菌感染,特别是腹腔内感染时,细菌循各种途径侵入肝脏,可在肝内形成一个或多个脓肿。

一、病因和发病机制

细菌性肝脓肿的致病细菌常见为大肠杆菌、金黄色葡萄球菌、厌氧链球菌、类杆菌属。病原菌可由以下途径侵入肝脏。

1. 胆源性 最常见的病因,胆道蛔虫症、胆管结石等并发化脓性胆管炎时,细菌沿胆管上行侵入肝脏。

2. 血源性 体内任何部位的化脓性感染,如中耳炎、痈、化脓性骨髓炎、全身的脓毒症等,细菌均可以经肝动脉进入肝脏,也可因腹腔内的感染如坏疽性阑尾炎、细菌性痢疾、痔核感染等经门静脉进入。

3. 外伤性 开放性肝损伤时,细菌经肝损伤处直接侵入。

4. 邻近组织、器官感染 如胃十二指肠穿孔、膈下脓肿等,细菌可经淋巴系统侵入。

二、病理改变

化脓性细菌侵入肝脏后,发生炎症改变,或形成许多小脓肿,在适当的治疗下,散在的病灶可被吸收机化,但在病灶较密集部位,由于肝组织被破坏,小的脓肿可融合成一个或数个较大的脓肿。细菌性肝脓肿可以单发,也可以多发。血源性及胆源性感染者常呈多发,外伤致感染者则以单发为主。由于肝脏血运丰富,在肝脓肿形成及发展过程中,大量毒素被吸收后可呈现较严重的毒血症。当病程转为慢性后,病灶四周肉芽组织增生、纤维化,此时毒血症症状可减轻或消失。肝脓肿可向膈下、腹腔或胸腔穿破,胆道感染引起的肝脓肿可穿破胆道致出血等严重并发症。

三、临床表现

本病一般起病较急,主要表现如下。

1. 高热、寒战 最常见的症状,反复发作,多为弛张热,伴有大量出汗,脉率增快。

2. 肝区疼痛 肝脏增大可引起肝包膜急性膨胀,导致肝区持续性胀痛或钝痛。脓肿靠近肝膈面者,炎症刺激膈肌或感染向胸膜、肺扩散,可出现胸痛或右肩部牵涉痛及刺激性咳嗽、呼吸困难。

3. 消化道症状 病人可出现乏力、食欲不振、恶心和呕吐,主要是中毒性反应及全身消耗的结果。少数病人还可出现腹泻、腹胀及呃逆等症状。

4. 体征 体检发现肝大,脓肿巨大时可见右季肋部呈饱满状态或局部隆起,或有皮肤凹陷性水肿。肝区压痛,右下胸部和肝区有叩击痛。有时可出现右侧反应性胸膜炎或胸水征象。并发胆道梗阻者,可出现黄疸。其他原因引起的化脓性肝脓肿者,一旦出现黄疸,提示病情严重,预后不良。

5. 并发症 肝脓肿病人若得不到及时有效治疗,脓肿可穿破进入腹腔、胸腔、支气管、心包,造成膈下脓肿或急性腹膜炎、支气管瘘、胸腔或心包积脓,偶可穿破血管致上消化道大出血。细菌性肝脓肿一旦发生并发症,病死率成倍增加。

四、辅助检查

血常规可见白细胞计数明显升高,以中性粒细胞为主,核左移,或有中毒颗粒;病程长者可有贫血。肝功能检查中,血清转氨酶、碱性磷酸酶可不同程度升高,提示肝损害。病人可有黄疸,多为胆管阻塞所致。腹水少见。急性期约有 16％ 的病人血液细菌培养阳性。B 超检查能确定病变的性质、部位、大小和有无液化,并可引导穿刺抽出脓液而确诊,诊断率高,为首选检查方法。X 线检查可能发现肝阴影增大、右侧膈肌抬高、局限性隆起和活动受限,或伴有右下肺段肺不张、胸膜反应或胸水等。CT、MRI 或 DSA 对诊断和鉴别诊断也有重要的作用。

五、诊断和鉴别诊断

根据病史、临床表现、辅助检查结果,即可诊断本病。诊断性穿刺抽出脓液可证实本病。主要需要鉴别诊断的疾病如下。

1. 阿米巴肝脓肿 化脓性肝脓肿与阿米巴肝脓肿的临床症状和体征相似,但两者的治疗原则决然不同。阿米巴肝脓肿常继发于阿米巴痢疾后,病程较长,可有阿米巴肠炎、脓血便和明显贫血表现,全身状况较好;肝大明显,脓肿多在右叶,为单发性,可有肋间水肿,局部隆起及压痛较重,在 B 超引导下穿刺为棕褐色无臭脓液。脓液、大便或乙状结肠镜检查可发现阿米巴滋养体或包囊。抗阿米巴药物治疗有好转。若合并感染,则鉴别较难,可先按细菌性肝脓肿治疗。

2. 原发性肝癌 当原发性肝癌合并组织坏死、液化,继发感染时,可有类似肝脓肿表现。原发性肝癌病人有乙肝病史、甲胎蛋白(AFP)升高,B 超、CT 检查肝肿物有丰富血供可做出鉴别。详见本章第三节。

3. 右膈下脓肿 两者鉴别有时颇难,特别是当肝脓肿穿破合并膈下脓肿时,其鉴别尤其困难。一般膈下脓肿常有先驱病变,如胃、十二指肠溃疡穿孔后弥漫性或局限性腹膜炎史,或有阑尾炎急性穿孔史以及上腹部手术后感染史等。但上述病灶也可以导致肝脓肿。膈下脓肿的畏寒、发热等全身反应和肝区压痛、叩痛等局部体征都没有肝脓肿显著,主要表现为胸痛和深呼吸时疼痛加重,肝脏多不大,亦无压痛;X 线检查膈肌普遍抬高、僵硬,运动受限明显,或膈下出现气液平面。可结合病史加以鉴别。B 超对此病的诊断帮助更大。

4. 肝囊肿合并感染 肝棘球蚴病和先天性肝囊肿合并感染时,其临床表现与肝脓肿相似,不易鉴别,只有详细询问病史和检查才能加以鉴别。

六、治疗

细菌性肝脓肿为继发病变,多数病例可找到原发病灶,如能早期确诊,早期治疗原发病灶和加强腹部手术后处理,肝脓肿是可以预防的。近年来胆道感染成为肝脓肿的重要原因,故对胆道疾病的及时正确处理,可减少肝脓肿的发生。对于已经形成的肝脓肿应早期诊断、积极治疗。过去较强调手术,目前更多采用非剖腹手术的引流治疗。

(1)积极治疗原发病灶。

(2)全身支持治疗:主要给予充分营养支持,纠正水、电解质紊乱和酸碱平衡失调。可采用肠内或肠外营养支持,贫血者可少量多次输血,必要时可输注血浆或白蛋白等纠正低蛋白血症,增强机体免疫能力等。同时可联合应用中医药治疗。

(3)抗生素治疗:应尽早使用较大剂量。由于肝脓肿的常见致病菌为大肠杆菌、金黄色葡萄球菌和厌氧菌属,在未明确具体病原菌时,可首选对此类细菌有作用的抗生素,如青霉素、氨苄西林联合氨基糖苷类,或头孢菌素类、甲硝唑等药物。然后再根据细菌培养阳性的致病菌和抗生素敏感试验结果选用有效抗生素。

(4)经皮肝穿刺脓肿置管引流术:适用于单个较大的脓肿。在超声引导下行脓腔穿刺及置管引流,术后可用等渗盐水缓慢冲洗脓腔和注入抗菌药物。待后期脓液明显减少,冲洗出的液体变清澈,超声检查病灶直径小于 2 cm 时,即可拔管。

(5)切开引流:适用于估计有穿破可能的较大脓肿,或已穿破胸腔或腹腔的脓肿,胆源性肝脓肿以及慢性肝脓肿,可经腹腔切开脓肿,清除脓液及坏死组织后,放置多孔橡胶管引流。术中需注意妥善隔离保护腹腔和周围脏器,避免脓液污染。对于脓肿位于肝右叶后侧者,可行经腹膜外切开引流术。

(6)肝叶、肝段切除术:适用于慢性厚壁肝脓肿,脓肿切开引流后脓肿壁不塌陷、留有无效

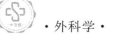
腔或窦道长期不愈、胆瘘,或合并存在肝内胆管结石等其他病变,需要同时切除累及的肝段或肝叶。多发性肝脓肿一般不适于手术治疗。

第三节　原发性肝癌

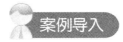

病人,男,66岁,因右上腹隐痛间断发作伴消瘦3个月入院。

病人近3个月来无明显诱因出现右上腹隐痛,呈持续性钝痛,经口服布洛芬等止痛药物后好转,但是症状仍反复发作,无发热,无腹泻、便秘,无恶心、呕吐等情况。自称体重减轻4 kg左右,既往有乙肝病史25年。

查体:体形消瘦,轻度贫血貌,全身皮肤巩膜无黄染,腹平软,肝肋缘下3 cm,肝脏质地硬,有触痛,移动性浊音阴性。

血常规:WBC $6.6×10^9/L$,HGB 93 g/L。肝功能:ALT 112 U/L,ALP 75 U/L。乙肝两对半:HBsAg(+)、HBeAb(+)、HBcAb(+)。B超提示肝右后叶可见一个6 cm×7 cm的低回声区,回声不均,边界欠清,内有少量血流。

想一想:

(1)该病人最可能的诊断是什么?

(2)为进一步支持诊断,请问尚需完善何检查?

(3)请列出针对该病人的治疗方案?

原发性肝癌,简称肝癌,是我国常见的恶性肿瘤。据我国统计数据,肝癌发病率及死亡率占肿瘤发病率及死亡率第三位或第四位,居消化道恶性肿瘤第二位。肝癌可发生在任何年龄,中位发病年龄为40～50岁,男性比女性多见;农村发病率高于城市,东南沿海地区发病率较其他地区高。

一、病因和病理

病因和发病机制尚未明确,目前认为,肝癌发病与肝硬化、病毒性肝炎、黄曲霉毒素等某些化学致癌物质和水土因素有关。

肝癌大体病理形态分为三型:①肿块型:直径5～10 cm,有包膜,如直径超过10 cm为巨块型。②结节型:直径3～5 cm,无完整包膜,可为单个结节、多结节或多个结节融合。③弥漫型:癌肿很小,弥漫分布在左、右肝的各个部位。

按新的分类方法分为:①微小肝癌:直径≤2 cm。②小肝癌:直径>2 cm,≤5 cm。③大肝癌:直径>5 cm,≤10 cm。④巨大肝癌:直径>10 cm。

组织细胞学类型分为肝细胞型、胆管细胞型和两者同时出现的混合型,其中以肝细胞型最常见。

原发性肝癌主要通过血行转移,最常见通过门静脉形成癌栓向肝内扩散,甚至阻塞门静脉主干引起门静脉高压的临床表现;也可通过肝静脉进入下腔静脉形成癌栓或向全身扩散,转移至肺、脑、骨等;还可直接侵入胆管形成胆管癌栓,造成胆道梗阻。淋巴转移途径为通过肝门淋巴结向腹腔淋巴结转移。肝癌生长过快导致包膜破溃、腹腔内出血并腹膜种植转移。

肝癌TNM分期(表30-1):根据肿瘤大小及浸润程度、有无淋巴结转移和远处转移进行分期。

T:肿瘤大小及浸润程度。

T_x:原发肿瘤无法评估。

T_0:无原发肿瘤证据。

T_1:单发肿瘤≤2 cm,或单发肿瘤>2 cm且没有血管侵犯。

T_{1a}:单发肿瘤≤2 cm。

T_{1b}:单发肿瘤>2 cm且没有血管侵犯。

T_2:单发肿瘤>2 cm且伴有血管侵犯,或多发肿瘤,最大不超过5 cm。

T_3:多发肿瘤,肿瘤最大径大于5 cm。

T_4:无论肿瘤数目和肿瘤大小,只要有门静脉或肝静脉主要分支的血管被侵犯;或肿瘤直接侵犯胆囊或者腹膜以外的其他器官。

N:区域淋巴结转移情况。

N_x:区域淋巴结无法评估。

N_0:无区域淋巴结转移。

N_1:区域淋巴结转移。

M:远处转移。

M_0:无远处转移。

M_1:远处转移。

表 30-1　美国癌症联合委员会(AJCC)与国际抗癌联盟(UICC)联合制定的肝癌 TNM 分期(2017 年)

期别	T	N	M
Ⅰ A	T_{1a}	N_0	M_0
Ⅰ B	T_{1b}	N_0	M_0
Ⅱ	T_2	N_0	M_0
Ⅲ A	T_3	N_0	M_0
Ⅲ B	T_4	N_0	M_0
Ⅳ	任何 T	N_1	M_0
Ⅳ	任何 T	任何 N	M_1

二、临床表现

原发性肝癌早期缺乏典型症状,可分为亚临床期和临床期。亚临床期即存在肿瘤但无临床症状体征,检查可发现肿瘤影像、甲胎蛋白(AFP)升高。临床期肝癌主要表现为上腹疼痛,较多在右季肋部,多为持续性钝痛、刺痛或胀痛,可伴有食欲下降、不明原因体重减轻、低热等。如出现肝大、黄疸、腹水则多为晚期。远处转移可有咳嗽、咯血、胸痛等肺转移表现;骨转移可有骨痛;脑转移有头痛、视力下降甚至昏迷等。

三、并发症与转归

1. 肝癌结节破裂出血　多由于肿瘤发展中或治疗后出现的癌灶坏死软化而自行破裂;也可因外力、腹内压增高(如剧烈咳嗽、用力排便等)或在体检后发生破裂。肝癌破裂出血可引起急腹症和失血性休克。

2. 上消化道出血　肝癌常因合并肝硬化或门静脉内癌栓导致门静脉高压,引起食管-胃

Note

底静脉曲张，一旦破裂可发生上消化道大出血。

3. 其他 肝癌终末期可发生肝功能衰竭。因长期消耗、卧床等，机体抵抗力减弱而易并发各种感染，如肺炎、败血症和真菌感染等。

四、诊断及鉴别诊断

肝癌病人可出现明显的临床症状、体征，诊断并不难，但多为晚期肝癌，其诊断流程可参照我国《原发性肝癌诊疗规范（2017 年版）》（图 30-4）。对肝癌高危人群的筛查，有助于早期发现、早期诊断、早期治疗，是提高肝癌疗效的关键。在我国，肝癌的高危人群主要包括：具有乙型肝炎病毒（HBV）和（或）丙型肝炎病毒（HCV）感染、长期酗酒、非酒精脂肪性肝炎、食用被黄曲霉毒素污染的食物、各种原因引起的肝硬化，以及有肝癌家族史等的人群，尤其是年龄 40 岁以上的男性风险更大。如有原因不明的肝区疼痛、上腹饱胀、食欲减退、乏力、消瘦、不明原因的低热、进行性肝大者，应提高警惕，进行严密观察和深入检查。

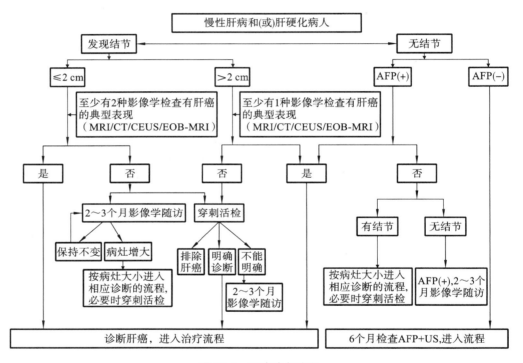

图 30-4 肝癌诊断流程

1. 肝癌血清标志物监测 血清甲胎蛋白（AFP）检测是诊断肝细胞癌最常用和最有价值的指标，具有一定的特异性。诊断标准：AFP≥400 μg/L，排除慢性或活动性肝炎、肝硬化、睾丸或卵巢胚胎源性肿瘤以及妊娠等。AFP 低度升高者，应做动态观察，并与肝功能变化对比分析，有助于诊断。约 30% 的肝癌病人 AFP 水平正常，检测甲胎蛋白异质体，有助于提高诊断率。其他常用的肝癌诊断分子标志物包括 γ-谷氨酰转肽酶同工酶、α-L-岩藻糖苷酶、异常凝血酶原等。

2. 影像学检查 包括 B 超、CT、MRI 和血管造影等。B 超因其操作简便、灵活直观、无创便携等特点，成为临床上最常用的肝脏影像学检查方法。常规超声结合彩色多普勒成像或实时超声造影技术可早期、敏感检出细小病变，准确定性，观察肝内外转移情况及病灶周围结构，评价肝肿瘤微血管灌注，引导穿刺活检和介入治疗。CT 检查具有较高的分辨率，可检测出直径 1.0 cm 左右的微小病灶，对肝癌的诊断符合率可达到 90% 以上。肝癌的 CT 平扫主要表现为低密度，动脉期为不均匀强化，静脉期显示为低密度。CT 延迟扫描对鉴别肝癌和肝血管瘤有重要意义。MRI 检查肝癌与 CT 相仿,但对血管瘤的鉴别优于 CT,而且可进行肝静脉、门静脉、下腔静脉和胆道重建成像。选择性或超选择性肝动脉数字减影血管造影 DSA,可使肿瘤血管和肿瘤染色,明确显示肝肿瘤数目、大小及其血供情况,同时能够为血管解剖变异和重要血管解剖关系以及门静脉浸润提供正确客观的信息。由于 DSA 是一种侵入性创伤性检查,目前不作为诊断肝癌的常规检查,主要用于肝癌的局部治疗或急性肝癌破裂出血的治疗等。

原发性肝癌需与下列疾病相鉴别。

1. 继发性肝癌 常有原发病灶如胃癌、结肠癌、乳腺癌、妇科肿瘤、鼻咽癌等。病人有原发肿瘤的病史,AFP 不增高,肠道肿瘤有 CEA、CA199 升高。B 超、CT 检查有典型的影像可进行鉴别。

2. 肝血管瘤 AFP 阴性,B 超、增强 CT 扫描或 MRI 可鉴别。

3. 肝脓肿 典型病例有寒战、发热、肝痛、白细胞升高并左移等表现。B 超可发现脓肿液性暗区,且血供不丰富或无血供,细针穿刺出脓液即可鉴别。

肝癌还需要与肝棘球蚴病,周围脏器如右肾上腺、结肠肝曲、胃等处的肿瘤相鉴别。

五、治疗与预后

早期诊断、早期治疗是提高疗效的关键。早期手术切除是治疗肝癌的首选和有效方法。综合治疗是防止术后复发、提高生活质量、延长生存期的主要措施。

1. 手术切除 适用于无重要脏器器质性病变、肝功能 A 级及无肝外广泛转移的肝癌病人。而根治性切除,除具备上述条件外,还应符合下列情况:单发的微小肝癌或小肝癌;单发的大肝癌但界限清楚,且正常肝组织超过 70%;多发但癌肿少于 3 个,且局限于一段或一叶内。通过根治性切除,微小肝癌和小肝癌的术后 5 年生存率分别可达到 90% 和 70% 左右。

肝切除分为规则性切除和非规则性切除,具体的手术方式应根据病人全身情况、肿瘤大小和部位、肝硬化及肝功能代偿情况而定。如果有明显的黄疸、腹水、肝功能 C 级、心肺肾功能严重受损、肝外广泛转移等,应禁忌手术。

对于以下病例仅可做姑息性肝切除:①3~5 个多发肿瘤,局限于相邻 2~3 个肝段或半肝内,影像学显示无瘤肝组织明显代偿性增大,达全肝 50% 以上;如肿瘤分散,可分别做局限性切除。②左半肝或右半肝的大肝癌或巨大肝癌,边界较清楚,第一、二肝门未受侵犯,影像学显示无瘤侧肝代偿性增大明显,达全肝组织 50% 以上。③位于肝中央区(肝中叶,或 Ⅳ、Ⅴ、Ⅷ 段)的大肝癌,无瘤侧肝明显代偿性增大,达全肝组织 50% 以上。④Ⅰ 或 Ⅷ 段的大肝癌或巨大肝癌。⑤肝门部有淋巴结转移者,如原发肿瘤可切除,应做肿瘤切除,同时进行肝门部淋巴结清扫;淋巴结难以清扫者,术后可进行放疗。⑥周围脏器(结肠、胃、膈肌或右肾上腺等)受侵犯,如原发肿瘤可切除,应连同受侵犯脏器一并切除。远处脏器单发转移性肿瘤(如单发肺转移),可同时做原发性肝癌切除和转移瘤切除术。

对于合并门静脉和(或)腔静脉、胆管癌栓,或伴有食管静脉曲张和脾功能亢进的肝癌病人,只要情况允许,均应考虑手术治疗。

2. 不能切除的肝癌外科治疗 可根据情况采用术中肝动脉栓塞、微波固化、射频消融、液氮冷冻等治疗;或肝动脉结扎加插管、皮下埋藏药盒等,留待术后给予栓塞、灌注放射性核素微球或化疗药物治疗。

3. 肝移植 手术指征:①肝功能属 C 级,或长期为 B 级,经护肝治疗不能改善;②肿瘤直径≤5 cm,数目少于 3 个;③无血管侵犯和远处转移。按照上述标准选择病人,肝移植治疗肝癌可获得较好的长期治疗效果。然而因供肝严重缺乏,且价格昂贵,临床应用受到限制。

4. 介入治疗 对于不能切除的肝癌、切除后复发肝癌且门静脉主干无完全栓塞者,可行经导管肝动脉化疗栓塞治疗。此外,B 超引导下的射频、瘤内酒精注射、微波固化均有良好的疗效,且安全、简便、创伤较小。

5. 化学药物治疗 原则上不做全身化疗。可通过肝动脉和(或)门静脉置泵做局部化疗及栓塞,有效率多在 10%～20% 之间。常用药物有氟尿嘧啶、丝裂霉素、顺铂、卡铂、表阿霉素、阿霉素等。

6. 放射治疗 对肿瘤较局限、无远处广泛转移而又不适宜手术切除者,或手术切除后肝断面有残癌或手术切除后复发者,可采用以放疗为主的综合治疗。多做经血管的内放疗,也可行外放疗。

7. 其他治疗 ①免疫治疗,如免疫核糖核酸、白细胞介素 2(IL-2)、干扰素、肿瘤坏死因子(TNF)、胸腺素等;②基因治疗,如应用分子靶向药物或基因转染的瘤苗治疗;③中医药治疗,根据不同阶段辨证施治,攻补兼施。补法可调理脾胃、养阴柔肝、补益气血等,攻法可活血化瘀、软坚散结、疏肝理气、清热解毒等。

目前,肝癌手术后有较高的复发率,根治性切除术后 5 年内复发率为 60%～70%。术后定期做 AFP 检测、超声检查对早期发现复发有重要意义,复发肿瘤应给予积极的治疗。

第四节　门静脉高压症

案例导入

　　病人,男,48 岁,右季肋胀痛伴低热 3 个月。病人于 3 个月前开始感右季肋下胀痛,偶有低热。自服消炎利胆片效果欠佳,食欲不佳,体重减轻 4 kg,否认其他病史。

　　查体:T 37.4 ℃,P 84 次/分,R 20 次/分,BP 100/60 mmHg。慢性病容,自主体位,浅表淋巴结未及肿大,皮肤黏膜无黄染。心肺未见异常。肩及颈部可见蜘蛛痣,肝肋下 5 cm,质硬,有结节。脾肋下 2 cm,质中,无压痛,无腹水体征。B 超示:肝占位,脾大。

　　想一想:

　　(1) 该病人最可能的诊断是什么?

　　(2) 请列出针对该病人的治疗方案。

门静脉高压症,指由不同原因致门静脉的血流受阻、血液淤滞或血流增加,导致门静脉系统的压力增高,由此而引起脾大和脾功能亢进、食管-胃底静脉曲张、呕血、腹水等一系列症状。正常人门静脉压力为 13～24 cmH_2O,平均为 18 cmH_2O,如压力>24 cmH_2O,则被视为门静脉高压症。

一、解剖概要

门静脉主干是由肠系膜上、下静脉和脾静脉汇合而成,在肝门处分为左、右两支,分别进入左、右半肝,再逐渐分支。门静脉小分支和肝动脉小分支的血流汇合于肝小叶内的肝窦,并借着动静脉间的小交通支相互流通,经肝小叶的中央静脉,再汇入小叶下静脉、肝静脉,最后注入下腔静脉。门静脉与腔静脉系统之间有 4 个门体交通支(图 30-5)。

1. 胃底和食管下段交通支 临床上最重要的交通支。胃冠状静脉-胃短静脉通过食管静脉丛与奇静脉、半奇静脉相吻合,血液流入上腔静脉。

2. 肛管和直肠下端交通支 直肠上静脉与直肠下静脉、肛管静脉相吻合,血液流入下腔

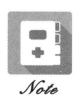

Note

静脉。

3. 前腹壁交通支 脐旁静脉与腹上、下深静脉相吻合,血液分别流入上、下腔静脉。

4. 腹膜后交通支 肠系膜上、下静脉分支与下腔静脉分支相吻合,称为 Retzius 静脉丛。

在这四个交通支中,最主要的是胃底和食管下段交通支。在正常情况下,这些交通支是不开放的。

二、病理生理改变

门静脉系统血管无瓣膜,其压力通过流入的血流量和流出阻力形成并维持。门静脉血流阻力增加,常是门静脉高压症的始动因素。按门静脉血流受阻部位不同,将门静脉高压症分为肝前型、肝内型和肝后型三种。在我国,肝炎后肝硬化是引起肝内型门静脉高压症的最常见病因,其次是血吸虫病性肝硬化。由于增生的纤维束和再生的肝细胞结节挤压肝小叶内的肝血窦,导致门静脉血流受阻,门静脉压力随之增高。其次是肝小叶间汇管区的肝动脉小分支和门静脉小分支之间的动静脉交通支,在肝血窦受压和阻塞时大量开放,以致压力高的肝动脉血流直接反注入压力较低的门静脉小分支,进一步增加门静脉压力(图 30-6)。肝前型门静脉高压症的常见病因是肝外门静脉血栓形成、先天性畸形和外在压迫。此型门静脉高压症病人,肝功能多正常或轻度损害,预后较肝内型好。肝后型门静脉高压症的常见病因包括巴德-吉亚利综合征(Budd-Chiari syndrome)、缩窄性心包炎、严重右心衰竭等。

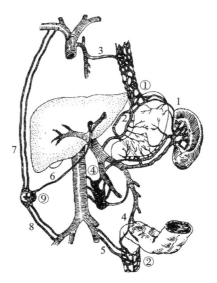

图 30-5 门静脉与腔静脉之间的交通支

注:1. 胃短静脉;2. 胃冠状静脉;3. 奇静脉;
4. 直肠上静脉;5. 直肠下静脉、肛管静脉;
6. 脐旁静脉;7. 腹上深静脉;8. 腹下深静脉;
①胃底和食管下段交通支;
②直肠下端和肛管交通支;
③前腹壁交通支;④腹膜后交通支。

知识链接 30-1

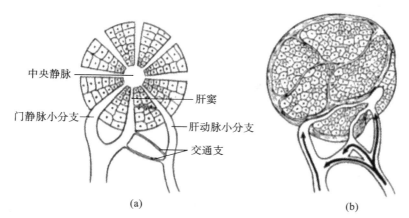

图 30-6 门静脉、肝动脉小分支之间的交通支在门静脉高压症发病中的作用

注:(a)正常时,门静脉、肝动脉小分支分别流入肝窦,它们之间的交通支细小而不开放;(b)肝硬化时,交通支开放,压力高的肝动脉血流流入压力低的门静脉,从而使门静脉压力进一步增高。

门静脉高压症形成后,主要有下列病理变化。

1. 脾大、脾功能亢进 门静脉血流受阻后,首先致脾静脉血流受阻,出现充血性脾大。门静脉高压症时可见脾窦扩张,脾内纤维组织增生,单核-巨噬细胞增生和吞噬红细胞现象。临床上除了脾大外,还可继发不同程度的脾功能亢进,表现为外周血细胞减少,特别是白细胞和血小板减少。长期的脾充血还可引起脾周围炎,导致脾与膈肌间的广泛粘连和侧支血管形成。

2. 交通支扩张　由于门静脉无静脉瓣，一旦肝内门静脉通路受阻，上述的四个交通支大量开放，并扩张、扭曲形成静脉曲张。胃底和食管下段静脉交通支离门静脉主干和腔静脉最近，压力差最大，因而受门静脉高压症的影响最早、最显著，可产生静脉曲张。食管、胃底曲张的静脉可因胃酸的反流腐蚀、坚硬粗糙食物的机械性损伤，以及腹腔内压突发升高如咳嗽、呕吐、用力排便等，而导致静脉破裂，发生致命性大出血。

其他交通支也可以发生扩张，如直肠上、下静脉丛扩张可以引起继发性痔。脐旁静脉与腹上、下深静脉交通支扩张，可以引起前腹壁静脉曲张，呈"海蛇头"状。腹膜后的小静脉也可以出现明显扩张、充血。

3. 腹水　门静脉压力升高，使门静脉系统毛细血管网的滤过压增加，同时因肝硬化引起的低蛋白血症而使血浆胶体渗透压下降及淋巴液生成增加，促使体液从肝表面、肠浆膜面漏入腹腔而形成腹水。门静脉高压症时，有效循环血量减少，继发刺激醛固酮分泌过多，导致水、钠潴留而加剧腹水形成。

4. 门静脉高压性胃病　约 1/5 的门静脉高压症病人可并发门静脉高压性胃病。在门静脉高压症时，胃壁淤血、水肿，胃黏膜下层的动-静脉交通支广泛开放，胃黏膜微循环发生障碍，导致胃黏膜防御屏障的破坏，形成门静脉高压性胃病。

5. 肝性脑病　门静脉高压症时由于自身门体血流短路或手术分流，造成大量门静脉血流绕过肝细胞或因肝实质细胞功能严重受损，致使有毒物质（如氨、硫醇和 γ-氨基丁酸）不能代谢与解毒而直接进入体循环，从而对脑产生毒性作用并出现精神神经症状。肝硬化病人出现胃肠道出血、感染，摄入蛋白质过量，使用镇静药、利尿剂等可诱发肝性脑病。

三、临床表现

门静脉高压症多见于中年男性，病情发展缓慢。症状因不同病因而有所差异。主要表现为脾大、脾功能亢进、呕血或黑便、腹水或非特异性全身症状（如疲乏、嗜睡、厌食等）。食管、胃底曲张的静脉一旦破裂，病人立刻发生急性大出血，呕吐鲜红色血液。由于肝功能损害引起凝血功能障碍，又因脾功能亢进引起血小板减少，因此出血不易自止。由于大出血使得血容量和有效循环血量减少，导致机体各脏器严重缺血、缺氧而发生休克。食管-胃底曲张静脉破裂出血还可诱发肝性脑病。约 1/3 病人有腹水，呕血后常引起腹水或加剧腹水的形成。此外，部分病人还有黄疸、肝大等症状。

查体时如能触及脾，就提示可能有门静脉高压。如有腹水、黄疸和前腹壁静脉曲张等体征，表示门静脉高压严重。如果能触到质地较硬、边缘较钝而不规整的肝脏，肝硬化的诊断即能成立，但有时肝硬化缩小而难以触到。还可以有慢性肝病的其他征象如蜘蛛痣、肝掌、男性乳房发育、睾丸萎缩等。

需要指出，血吸虫性肝硬化引起的门静脉高压症主要是窦前阻塞，因此，病人的肝功能尚好，临床表现主要是脾大和脾功能亢进。肝炎后肝硬化引起的门静脉高压症主要是肝窦和窦后阻塞，因此，病人的肝功能都较差，而脾大和脾功能亢进则不甚显著。

四、诊断

临床上有脾大和脾功能亢进、呕血或黑便、腹水等表现者，结合肝病病史可做出诊断。在多数病人中，上述症状并不一定同时出现，下列辅助检查有助于诊断。

1. 血常规　脾功能亢进时，血细胞计数减少，以白细胞计数降至 $3×10^9/L$ 以下和血小板计数减少至 $80×10^9/L$ 以下最为明显，严重者可有全血细胞减少。出血、营养不良、溶血或骨髓抑制都可以引起贫血。

2. 肝功能检查及评价　肝炎后肝硬化病人，常有 HBV 或 HCV 阳性。肝炎活动期和肝硬化者可有肝功能异常,如血清转氨酶和胆红素升高、血浆白蛋白降低而球蛋白增高、凝血酶原时间延长等。肝功能分级见表 30-2。

表 30-2 Child-Pugh 分级

项目	异常程度得分		
	1	2	3
血清胆红素/(mmol/L)	<34.2	34.2~51.3	>51.3
血浆白蛋白/(g/L)	>35	28~35	<28
凝血酶原延长时间/s	1~3	4~6	>6
凝血酶原比率/(%)	30	30~50	<30
腹水	无	少量,易控制	中等量,难控制
肝性脑病	无	轻度	中度以上

注:总分 5~6 分者肝功能良好(A 级),7~9 分者中等(B 级),10 分以上者肝功能差(C 级)。

3. X 线食管钡餐造影 食管钡餐造影可显示食管呈虫蚀状改变,排空时呈蚯蚓状或串珠状,这些影像学改变提示食管曲张静脉。

4. 腹部超声 可用于了解肝脏和脾脏的形态和大小,有无腹水、门静脉扩张,以及其交通支口径等。门静脉高压症时门静脉内径不小于 1.3 cm。

5. 纤维胃镜 识别食管-胃底静脉曲张的金标准,可以观察食管-胃底静脉曲张的范围及程度,对上消化道出血的定性和定位诊断有十分重要的意义,必要时还能进行内镜下止血治疗。食管-胃底静脉曲张分为三度:①轻度:曲张静脉直径小于 3 mm。②中度:曲张静脉直径在 3~6 mm 之间。③重度:曲张静脉直径在 6 mm 以上。曲张静脉破裂出血的危险性随着静脉曲张严重程度而上升,轻度曲张静脉出血率为 35%,中度者为 53%,重度者为 83%。红色征为即将发生出血的有价值的预示标志。

6. 腹部 CT、MRI 和造影检查 除可了解肝、脾的形态和大小,有无腹水、门静脉及其交通支口径外,还可使门静脉系统和肝静脉显影,确定静脉受阻部位及侧支回流情况,为手术方式提供参考资料。

五、治疗

门静脉高压症的治疗主要是针对门静脉高压症的并发症进行治疗,其主要目的是预防和控制食管-胃底静脉破裂出血。

肝硬化病人中,约 40% 出现食管-胃底静脉曲张,其中 1/2~2/3 可能发生过大出血。鉴于肝炎后肝硬化病人的肝功能较差,任何手术对病人来说都会加重肝损害,甚至引起肝衰竭。因此,为了提高治疗效果,应根据病人的具体情况,采用药物、内镜、介入治疗和外科手术的综合性治疗措施。其中手术治疗应强调有效性、合理性和安全性,并应正确掌握手术适应证和手术时机。对有食管-胃底静脉曲张,而没有出血的病人,原则上不做预防性手术,重点应放在护肝治疗方面。

(一)非手术治疗

上消化道大出血尚不能明确诊断者,不建议盲目手术,需在进行积极的抢救同时进行必要的检查,以明确诊断。拟行手术者,手术前需做好充足准备工作。对于有黄疸、大量腹水、肝功能严重受损的病人(Child-Pugh C 级)发生大出血,如果进行外科手术,死亡率可达 60%~70%,应采用非手术疗法。针对上述情况,治疗的重点是输血、扩容、药物止血、内镜治疗或介入治疗等。

Note

1. 建立有效的静脉通道 扩充血容量,密切监测病人生命体征。但应避免过量扩容,防止门静脉压力反跳性增加而引起再出血。

2. 药物止血

(1)生长抑素:治疗食管、胃底曲张静脉破裂出血的首选药物,能选择性减少内脏血流量,尤其是门静脉系统的血流量,且对心搏出量及血压无明显影响,进而降低门静脉压力,有效地控制食管、胃底曲张静脉破裂而引起的大出血。

(2)血管加压素:促使内脏小动脉收缩,血流量减少,从而减少门静脉的血液回流量,短暂地降低门静脉压力,使静脉破裂处形成血栓,达到止血作用。但对于合并高血压和冠状动脉供血不足的病人不适用。如必要,可联合血管扩张药(如硝酸甘油)以减轻副作用。

3. 三腔二囊管压迫止血 利用气囊分别压迫胃底和食管下段破裂的曲张静脉,以达到止血目的。此法是暂时控制出血的有效方法,一般不超过 24 h,但其并发症和再次出血率较高。在等待行内镜治疗或放射介入治疗期间,气囊压迫常作为过渡治疗措施。该管构造上有三腔:一通圆形气囊,充气后可压迫胃底;一通椭圆形气囊,充气后压迫食管下段;一通胃腔,可行胃内吸引、冲洗和注入药物等。

4. 内镜治疗 主要有经内镜下双极电凝、注射硬化剂或组织胶、套扎等方法止血,是目前公认的控制急性出血的首选方法,对于食管曲张静脉破裂出血者治疗成功率可达 80%～100%,而对于胃底曲张静脉破裂出血者则治疗效果欠佳。

经内镜硬化剂注射法(EVS):经内镜将硬化剂(如鱼肝油酸钠)直接注射到曲张静脉腔内及其周边,使曲张静脉闭塞,其黏膜下组织硬化,以治疗食管曲张静脉出血和预防再出血。对于急性出血的疗效与药物治疗相似,长期疗效优于血管加压素和生长抑素。主要并发症是食管溃疡、狭窄或穿孔,应予以注意。

经内镜食管曲张静脉套扎术(EVL):经内镜将食管曲张静脉吸入到结扎器中,用橡皮圈套扎在该静脉的基底部。

EVS 及 EVL 治疗后近期效果虽较满意,但组织脱痂等致再出血率较高,需引起警惕,可多次行 EVL 或 EVS 治疗。此外,EVS 和 EVL 对胃底曲张静脉破裂出血无效,可选用经内镜静脉内注射组织黏合剂止血。

5. 经颈静脉肝内门体分流术(TIPS) 采用介入放射疗法,经颈静脉途径在肝内肝静脉与门静脉主要分支间建立通道,置入支架以实现门体分流,TIPS 的内支撑管的直径为 8～10 mm。TIPS 能显著降低门静脉压力,控制急性出血和预防复发出血,特别是对顽固性腹水的消除有较好的效果。其主要问题是支架内外组织过度增生致分流通道进行性狭窄,以及并发肝衰竭(5%～10%)和肝性脑病(20%～40%)。TIPS 主要应用于肝功能较差的病人,或断流术、分流术等治疗无效者,或作为肝移植前的准备,以预防再次发生食管-胃底曲张静脉破裂大出血。

(二)手术治疗

对于没有黄疸、没有明显腹水的门静脉高压症病人(Child A、B 级)发生大出血,应争取及时手术治疗。食管、胃底曲张静脉一旦破裂,就会反复出血,而每次出血必将给肝脏带来损害。积极采取手术止血,不但可以防止再出血,而且是预防发生肝性脑病的有效措施。手术方式分为两类:一类是通过各种不同的分流手术,来降低门静脉压力;另一类是阻断门-奇静脉的反常血流,达到止血的目的。

1. 门体分流术 可分为非选择性分流、选择性分流两类(图 30-7)。

(1)非选择性门体分流术:将入肝的门静脉血完全转流入体循环,代表术式有门静脉与腔静脉端侧分流术和侧侧分流术。上述术式为全口径门体分流,治疗食管、胃底曲张静脉破裂出

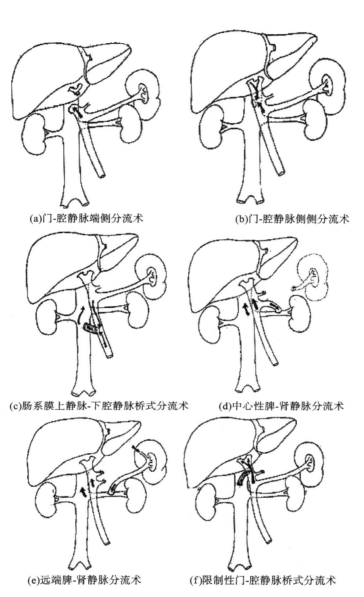

(a)门-腔静脉端侧分流术 (b)门-腔静脉侧侧分流术

(c)肠系膜上静脉-下腔静脉桥式分流术 (d)中心性脾-肾静脉分流术

(e)远端脾-肾静脉分流术 (f)限制性门-腔静脉桥式分流术

图 30-7 门体分流术

血效果好,但肝性脑病发生率高达 30％以上,易引起肝衰竭,现已弃用。现在常用的非选择性门体分流术包括肠系膜上静脉-下腔静脉桥式 H 形分流术、中心性脾-肾静脉分流术。术后血栓形成发生率较高。

(2)选择性门体分流术:由于非选择性门体分流术在降低门静脉压力的同时影响门静脉血向肝脏的灌注,术后肝性脑病发生率及死亡率较高,因此,有主张行"选择性分流术",即选择性地降低食管、胃底曲张静脉的压力,保存门静脉的入肝血流。代表术式是远端脾-肾静脉分流术,即将脾静脉远端与左肾静脉进行端侧吻合,同时离断门-奇静脉侧支,包括胃冠状静脉和胃网膜静脉。该术式的优点是肝性脑病发生率低,不适用于有大量腹水及脾静脉口径较小的病人。

此外,门体分流术还包括限制性门体分流术,其目的是充分降低门静脉压力,控制食管、胃底曲张静脉出血,同时保证部分入肝血流。代表术式有限制性门-腔静脉桥式分流术(侧侧吻合口控制在 10 mm)和门-腔静脉桥式 H 形分流(桥式人造血管口径为 8～10 mm)。术后效果

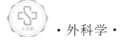
及并发症与前述分体分流术式相似。

2. 断流手术 即脾切除,同时手术阻断门-奇静脉间的反常血流,以达到止血目的。断流手术的方式也很多,常用的有食管下端横断术、胃底横断术、食管下端胃底切除术以及贲门周围血管离断术等。其中,贲门周围血管离断术疗效较好,适用于门静脉循环中没有可供与体静脉吻合的通畅静脉,肝功能差(Child C 级),既往分流手术和其他非手术疗法失败而又不适合分流手术的病人。施行此手术时,了解贲门周围血管的局部解剖十分重要(图 30-8)。贲门周围血管可分为四组:①冠状静脉:包括胃支、食管支及高位食管支。胃支较细,与胃右动脉相伴行,沿着胃小弯走行。食管支较粗,与胃左动脉相伴行,在腹膜后注入脾静脉。食管支另一端在贲门下方和胃支汇合进入胃底和食管下段。高位食管支源自冠状静脉食管支的凸起部,距贲门右侧 3~4 cm 处,沿食管下段右后方侧向上走行,于贲门上方 3~4 cm 或更高位处进入食管肌层。手术时,还需特别注意异位高位食管支。它可与高位食管支同时存在,起源于冠状静脉主干,或直接起源于门静脉左干,距贲门右侧更远,在贲门以上 5 cm 或更高处才进入食管肌层。②胃短静脉:一般为 3~4 支,与胃短动脉相伴行,分布于胃底的前后壁,注入脾静脉。③胃后静脉:由胃底后壁发出,与胃后动脉相伴行,注入脾静脉。④左膈下静脉:可单支或分支进入胃底或食管下段左侧肌层。

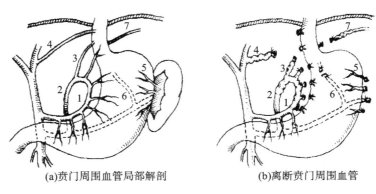

(a)贲门周围血管局部解剖 　　　　　(b)离断贲门周围血管

图 30-8　贲门周围血管离断术示意图

注:1.胃支;2.食管支;3.高位食管支;4.异位高位食管支;5.胃短静脉;6.胃后静脉;7.左膈下静脉。

门静脉高压症时,上述静脉都显著扩张。施行贲门周围血管离断术时,需彻底切断上述静脉,包括高位食管支或同时存在的异位高位食管支,同时结扎、切断与静脉相伴行的同名动脉,才能彻底阻断门-奇静脉间的反常血流。

关于脾大合并脾功能亢进的外科治疗:脾大合并脾功能亢进最多见于晚期血吸虫病,也见于脾静脉栓塞引起的左侧门静脉高压症。这类病人肝功能多较好,单纯脾切除的效果良好。

肝硬化引起的顽固性腹水的外科治疗:有效的治疗方法是肝移植。其他疗法包括 TIPS 和腹腔上静脉转流术,但远期疗效仍不理想。

肝移植是治疗终末期肝病的有效方法,病人存活率已超过 70%。但由于供肝短缺,手术风险高,费用昂贵,且术后需终生服用免疫抑制剂,限制了肝移植的临床推广。

本章小结

细菌性肝脓肿、原发性肝癌及门静脉高压症是临床常见肝脏疾病。积极处理原发病灶,可以避免继发细菌性肝脓肿。肝脓肿的外科治疗多可以在腹腔镜下完成,免除了开腹手术带来的创伤。原发性肝癌病人发病往往经历肝炎、肝硬化、肝癌三步,出现临床症状的肝癌多属晚期,预后极差,早期诊断、及时治疗是提高治愈率、生存率的关键。临床多采用以外科手术为主的综合治疗措施,对改善疗效有一定的帮助。对失去手术治疗机会的病人如何保护肝脏功能、减轻痛苦、延缓病情发展是临床医师应该掌握和思考的问题。门静脉高压症多由肝炎后肝硬化引起,其主要并发症包括上消化道大出血和肝性脑病,同时伴有肝功能的严重损害。预防和处理门静脉高压症引起的上消化道大出血或肝性脑病等并发症,亦是临床医师面临的巨大挑战。加强病毒性肝炎的科普宣传,提高公众对病毒性肝炎的认知和防范意识,是基层医疗机构开展公共卫生服务的重要内容。

(肇庆医学高等专科学校　李盛海)

目标检测
及答案

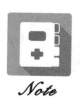

Note

第三十一章 胆道疾病

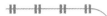

学习目标

知识目标：

1. 掌握胆石症的病因病理、临床表现及其诊断与治疗。

2. 熟悉胆道感染的病因病理、临床表现及其诊断与治疗。

3. 了解胆道系统的解剖与生理功能；胆囊癌的病因、病理及其诊断与治疗。

能力目标：

1. 能结合病史、临床表现和辅助检查对各种常见胆道疾病做出初步诊断。

2. 具备对常见胆道疾病制订诊疗方案的能力。

素质目标：加强医患沟通，体现人文关怀，消除病人恐惧心理，选择合适的个体化诊疗方案。

第一节 解剖生理概述

一、胆道系统的应用解剖

胆道起于毛细胆管，其终末端与胰管汇合，开口于十二指肠乳头，外有 Oddi 括约肌围绕。胆道系统分为肝内胆道和肝外胆道两个部分。

（一）肝内胆管

肝内胆管起自毛细胆管，汇集成小叶间胆管，肝段、肝叶胆管及肝内部分的左、右肝管。肝内胆管与肝内门静脉和肝动脉分支伴行，三者被包绕在结缔组织鞘内，组成 Glisson 系统。左、右肝管为一级支，肝叶肝管为二级支，各肝段胆管为三级支。

（二）肝外胆道

包括肝外左、右肝管，肝总管、胆总管和胆囊（图 31-1）。

1. 左、右肝管和肝总管　左、右肝管出肝后，在肝门部呈 Y 形汇合形成肝总管。左肝管细长，为 2.5～4 cm；右肝管短粗，为 1～3 cm。左、右肝管口径为 3.3～3.5 mm。肝左叶易患胆管结石且易残留结石。

肝总管的长度与胆囊管汇入肝总管的位置的高低有关，成人肝总管长 3～5 cm，最长可达 7 cm，直径为 0.4～0.6 cm。此外，6%～10% 的人有副肝管，1.4% 的人可无肝总管，胆道手术时应注意解剖变异。

2. 胆总管　肝总管与胆囊管汇合形成胆总管，其末端开口于十二指肠乳头。胆总管长

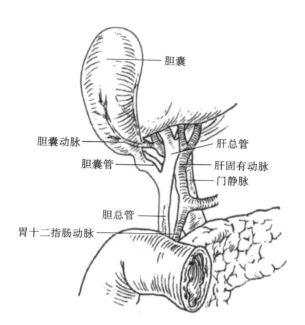

图 31-1　肝外胆道系统及其邻近脏器

7～9 cm，直径为 0.4～0.8 cm，分为 4 段：①十二指肠上段：经肝十二指肠韧带的右前缘下行，肝动脉位于其左侧，门静脉位于两者后方。其为临床上胆总管探查、引流的常用部位。②十二指肠后段：其后方为下腔静脉，左侧有门静脉和胃十二指肠动脉。③胰腺段：在胰头后方的胆管沟内或实质内走行，是胰头癌侵及胆总管造成梗阻性黄疸的好发部位。④十二指肠壁内段：行至十二指肠降部中段，斜行进入肠管后内侧壁，长 1～2 cm。绝大部分的胆总管与主胰管在肠壁内汇合，膨大形成胆胰壶腹，称 Vater 壶腹。壶腹周围有括约肌包绕，末端通常开口于十二指肠乳头。小部分胆总管与主胰管分别开口于十二指肠。Oddi 括约肌主要包括胆管括约肌、胰管括约肌和壶腹括约肌，它具有控制和调节胆总管和胰管的排放，以及防止十二指肠内容物反流的重要作用。

3. 胆囊及胆囊管　胆囊为梨形囊样器官，位于肝脏胆囊窝内，长 5～8 cm，宽 3～5 cm，容积为 40～60 mL。胆囊分为底、体、颈三个部分。胆囊底为盲端，其体表投影位于右锁骨中线与右肋弓相交处，称为 Murphy 点。底部向左上方延伸为体部，体部向前上弯曲变窄形成胆囊颈。颈上部呈囊状扩大，称 Hartmann 袋，胆囊结石常滞留于此处或引起胆囊梗阻。

胆囊管由胆囊颈延伸而成，与肝总管和胆总管相连接，是胆汁进入和排出胆囊的重要通道。胆囊管长短不等，与肝总管汇合的部位和径路多变（图 31-2）。胆囊管内壁黏膜形成螺旋皱襞，称 Heister 瓣。由胆囊管、肝下缘和肝总管围成的三角区间隙，称为胆囊三角。胆囊动脉、肝右动脉、胆囊淋巴结及副右肝管均在此三角区经过。

（三）胆道的血管、淋巴和神经

胆管有丰富的血液供应。胆囊、胆囊管、胆总管上部的血供来自胆囊动脉，90% 起自肝右动脉，还可来自副右肝动脉、肝左动脉、胃十二指肠动脉、肝总动脉等。胆总管下部的血供来自胰十二指肠动脉及十二指肠后动脉的分支。胆囊静脉经胆囊床直接进入肝实质，注入肝静脉。肝外胆道静脉直接汇入门静脉。胆总管不耐受缺血性损伤，因此，在游离胆总管时应注意保留胆总管周围的疏松结缔组织。

胆囊的淋巴引流入胆囊淋巴结和肝淋巴结，并与肝组织内的淋巴管相吻合。肝外胆管的淋巴引流入肝总管和胆总管后方的淋巴结。

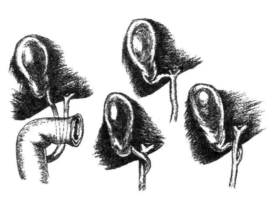

图 31-2　胆囊管常见解剖变异

胆道系统分布着丰富的神经纤维,主要来自腹腔神经节发出的迷走神经和交感神经,起传递痛觉和调节舒缩功能的作用。需特别注意,术中过度牵拉胆囊致迷走神经受激惹,可诱发胆心反射,引起心律失常,严重者可发生心搏骤停。

（四）胆道的显微结构

肝外胆管的组织结构分为黏膜层、肌层和浆膜层。黏膜层由单层柱状上皮构成,含杯状细胞和其他含黏液的细胞。肌层含平滑肌和弹力纤维层,受刺激时可发生痉挛性收缩而引起绞痛。浆膜层由结缔组织组成,含神经纤维和血管分支。

胆囊的组织结构分为浆膜层、肌层和黏膜层。其浆膜层被脏腹膜覆盖,借疏松结缔组织与肝相连。肌层内层为纵行平滑肌,外层呈环行,中间夹以弹力纤维。黏膜层由高柱状上皮细胞组成,底部含小管泡状腺体,可分泌黏液。胆囊内有许多黏膜皱襞,可增加浓缩胆汁的能力。

二、胆道系统的生理功能

胆道系统具有调节分泌、储存、浓缩与输送胆汁的功能。

（一）胆汁的分泌、代谢和调节

1. 胆汁的分泌和功能　胆汁由肝细胞和胆管细胞分泌,成人每天分泌量为 $800\sim1200$ mL。胆汁的成分中约 97% 是水,其他成分包括胆汁酸、胆盐、胆固醇、磷脂和胆红素等,比重为 1.011,其 pH 值为 $6.0\sim8.8$。

胆汁的生理功能如下:①乳化脂肪:胆汁排入肠道后,胆盐与食物中的脂肪结合,使之形成能溶于水的脂肪微粒而被肠黏膜吸收,并能刺激胰脂肪酶的分泌,促进脂类的水解,促使脂肪、胆固醇和脂溶性维生素(如维生素 A、D、E、K)的吸收。②清除代谢产物:肝代谢的各种产物随胆汁排泄,是胆固醇被清除的重要途径。③胆盐有抑制肠内致病菌生长繁殖和内毒素形成的作用。④弱碱性的胆汁可中和胃酸。⑤刺激肠蠕动。

2. 胆汁分泌的调节　其分泌受神经内分泌调节。刺激迷走神经时,胆汁分泌增加;刺激交感神经时,则胆汁分泌减少。胃泌素、胰高血糖素和血管活性肠肽等促进胆汁分泌;生长抑素和胰多肽抑制胆汁分泌。食物和药物也影响胆汁的分泌和排出。

3. 胆汁的代谢　主要涉及胆固醇、胆汁酸及胆红素的代谢。

胆固醇是细胞膜的重要构成成分,是胆汁酸合成的原料,以"微胶粒"和"泡"的形式溶于胆汁中,其中以球泡形式溶解胆固醇的能力比微胶粒大 $10\sim20$ 倍。两种运输胆固醇的形式在胆汁中处于复杂的动态平衡:当胆汁中的胆汁酸(盐)浓度高时,则以胆汁酸-卵磷脂-胆固醇混合微胶粒的形式存在;当胆固醇浓度较高时,超过微胶粒的溶解限度,过量的胆固醇则与磷脂酰胆碱等比例组成胆固醇磷脂泡。而当胆固醇过饱和时,胆固醇则从"泡"中析出结晶,易形成胆固醇结石。

肝内胆固醇在肝内各种酶的作用下转化合成的胆汁酸称为初级胆汁酸,即胆酸和鹅脱氧胆酸。初级胆汁酸在小肠内被细菌降解而成为次级胆汁酸,即脱氧胆酸和石胆酸。大多数的胆汁酸与甘氨酸或牛磺酸以氨基酰化合物的形式存在于胆汁中。进食时,胆汁酸(盐)随胆汁排至肠道,其中95%的胆汁酸(盐)被肠道重吸收入肝,称为肠肝循环。胆汁酸在胆汁的形成、胆固醇的溶解运输、胆红素的助溶、脂肪的乳化水解及脂溶性维生素的吸收、防止胆结石形成中均具有重要作用。

胆红素是胆汁的重要成分,由衰老红细胞的血红蛋白分解后产生,与白蛋白结合的胆红素在肝细胞内酯化形成葡萄糖醛酸胆红素,即结合胆红素,水溶性强,无毒。结合胆红素随胆汁排入肠道后,大部分在肠道细菌作用下形成非结合胆红素、胆素原,其中非结合胆红素及粪胆素原经肠道排泄,少部分结合胆红素和胆素原被肠道吸收,形成胆红素的肠肝循环。如胆红素在肝内未与葡萄糖醛酸相结合,或当胆道感染时,大肠杆菌所产生的 β-葡萄糖醛酸酶将结合胆红素水解成为非结合胆红素,非结合胆红素易与钙结合形成胆红素钙,促发胆色素结石的形成。

(二)胆管的生理功能

胆管的主要功能是输送胆汁、分泌胆汁和黏液。胆管输送胆汁到胆囊和十二指肠,由胆囊和 Oddi 括约肌协调完成。空腹时,Oddi 括约肌收缩,胆管内压升高,胆汁输送入胆囊;进餐后,食物刺激胃肠道致迷走神经兴奋和胆囊收缩素(CCK)分泌,胆囊收缩,Oddi 括约肌松弛,胆汁排入十二指肠。胆管还分泌少量的黏液保护胆管黏膜不受胆汁的侵蚀。

当胆管发生梗阻时,胆管内压力升高,超过胆汁分泌压时即可抑制胆汁的分泌,使胆血反流,导致梗阻性黄疸。

当胆囊切除后,胆总管代偿性扩张,承担部分胆囊浓缩胆汁的功能。

(三)胆囊的功能

胆囊具有浓缩、储存、排出胆汁及分泌黏液的作用。

1. 胆汁的浓缩、储存 胆囊黏膜具有很强的吸收水和电解质的作用,可使胆汁浓缩。肝脏每日分泌的胆汁绝大部分进入胆囊,经浓缩后储存于胆囊内。

2. 胆汁的排泄 胆汁的分泌是持续的,储存在胆囊内的胆汁的排放则随进食而断续进行。胆囊的收缩和排空受体液因素(胃肠道激素、代谢产物、药物等)和神经系统的调节,并与 Oddi 括约肌协调进行。每次排放胆汁的时相长短与食物的种类和量有关。每个排放胆汁的时相结束时仍有 10%～20% 的胆汁留在胆囊内。

3. 胆囊的分泌功能 胆囊黏膜能每天分泌约 20 mL 黏液性物质,主要是黏糖蛋白,具有润滑和保护胆囊黏膜的作用。当胆囊管梗阻时,胆汁中胆红素被吸收,胆囊内仅存胆囊黏膜分泌的无色透明的黏液,故为"白胆汁",又称为胆囊积水。

第二节 胆 石 症

案例导入

病人,女,48 岁,反复剑突下及右上腹阵发性绞痛 3 天,伴有寒战,半年前有类似发作史。

查体:T 39 ℃,P 110 次/分,BP 140/85 mmHg。血常规检查:WBC $12×10^9$/L, N 80%,神志清楚,皮肤、巩膜轻度黄染,右肋缘下触及肿大的胆囊,有触压痛,肝轻叩痛。

想一想:

(1) 该病人最可能的诊断是什么?

(2) 首选的检查方法是什么?

(3) 请列出针对该病人的治疗方案。

胆石症是指发生在胆道系统(包括胆囊和胆管)内的结石,是常见病和多发病。在我国,随着人民生活水平的提高,胆石症的发病率逐年递增,女性的发病率明显高于男性,且随年龄增长而升高;结石的种类亦发生相应的变化,由以胆管内胆色素结石为主逐渐转变为以胆囊内胆固醇结石为主。

胆石症的分类方法较多,从临床实际应用出发,主要根据结石化学成分和结石所在部位进行分类(图 31-3)。

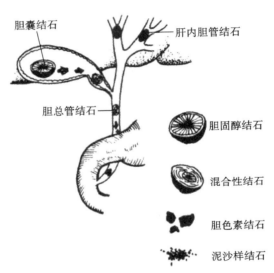

图 31-3　胆结石分类

(一) 按照部位分类

胆石可发生在胆管系统的任何部位,胆囊内的结石为胆囊结石,左、右肝管汇合部以上为肝内胆管结石,汇合部以下的肝总管结石和胆总管结石为肝外胆管结石。

1. 胆囊结石　多为以胆固醇为主的结石,因含钙少,在 X 线片上多不显影。常为多发,呈球形、多面体形等多种形状。

2. 肝内胆管结石　多为以胆色素为主的混合结石。绝大多数为多发,多见于肝左叶,分布于二、三级肝胆管内,形状不等。如排入胆总管即为肝外胆管结石。

3. 肝外胆管结石　多为以胆色素为主的混合结石,因含钙少,在 X 线片上多不显影。可单发或多发,大小、形状不等。由胆囊排入胆总管的结石为继发胆管结石,成分同胆囊结石。

上述三种胆道结石也可联合存在,如肝胆管结石合并胆总管结石,胆囊结石合并胆总管结石等。

(二) 按照结石成分分类

1. 胆固醇结石　以胆固醇为主要成分,约 80% 以上胆囊结石属于此类。结石呈白黄色、灰黄或淡黄色;形状和大小不一,小者如砂粒,大者直径达数厘米;呈圆形、卵圆形或多面体形,表面多光滑,质硬,切面见放射状条纹;X线检查多不显影。此类结石包括纯胆固醇结石和混合性结石。后者胆固醇含量>60%,其他成分包括胆红素、钙盐等。根据所含成分的比例不同而呈现不同的形状、颜色和剖面结构。

2. 胆色素结石　分为胆色素钙结石和黑色素结石。前者为胆色素与钙等金属离子结合形成,并含有脂肪酸、胆汁酸、细菌、黏蛋白等混合成分。结石呈棕色或褐色,质软易碎,形状大小不一,可单发或多发,X线检查多不显影,主要发生在肝内外各级胆管。黑色素由不溶性黑色胆色素多聚体、钙盐和黏糖蛋白组成,胆色素纯度较高,不含细菌,质地较硬,常发生于胆囊内。常见于溶血性贫血、肝硬化、心脏瓣膜置换术后病人。

3. 其他成分　包括以碳酸钙、磷酸钙或棕榈酸钙为主要成分的少见结石,X线检查可显影。

（三）形成机制

目前不全清楚,主要成分不同的结石成因截然不同,有"过饱和"学说等假设理论,以下对胆石症成因做简略介绍。

胆固醇结石的形成与胆汁中胆固醇过饱和、胆固醇成核过程异常和胆囊功能异常有关。胆汁中的胆固醇浓度增高,呈过饱和状态,易于析出;在胆固醇析出过程中,一些成核因子如黏蛋白、糖蛋白等可加快成核时间;胆囊的吸收作用增加、收缩运动减弱及黏蛋白分泌增加均有利于胆固醇结石形成。

胆道感染是胆色素结石形成的诱因。感染胆汁中的细菌能产生 β-葡萄糖醛酸酶和磷脂酶 A_1,前者能水解结合胆红素为非结合胆红素,并与 Ca^{2+} 结合成胆红素钙而沉淀;后者水解磷脂,释放出游离脂肪酸,与 Ca^{2+} 结合为脂肪酸钙,二者均为胆色素结石的主要成分。另外,坏死的菌体、脱落的黏膜上皮细胞和蛔虫残体、蛔虫卵等在胆色素结石的形成中也发挥主要作用。

一、胆囊结石

胆囊结石为常见病,主要见于成年人,近年来发病率逐步升高,以女性多见,随年龄增长而增高。主要为胆固醇结石和黑色素结石。

（一）病因与病理

胆囊结石的成因非常复杂,任何影响胆固醇与胆汁酸、磷脂浓度比例,以及造成胆汁淤滞的因素都能导致结石形成,如年龄、性别、肥胖、妊娠、高脂饮食、糖尿病、肝硬化、胆道寄生虫等,主要是代谢紊乱致胆汁中的胆固醇呈过饱和状态。胆囊结石可引起一系列的病理改变:①胆囊管梗阻引起急性胆囊炎,如合并坏疽性胆囊炎可导致胆囊穿孔,出现急性腹膜炎;②引起慢性胆囊炎;③胆囊结石排入胆总管,引起胆管炎、胆总管梗阻、胆源性胰腺炎;④解剖上胆囊管和肝总管并行较长时,胆囊管较大结石可压迫胆管、引起反复炎症导致 Mirizzi 综合征,引起胆管狭窄和梗阻性黄疸;⑤结石长期压迫可致胆囊十二指肠瘘、胆囊结肠瘘,大的结石排入小肠可引起肠梗阻;⑥长期的刺激和胆囊炎症,可诱发胆囊癌。

知识链接 31-1

（二）临床表现

多数病人常无明显症状,在健康体检时偶然发现,称为无症状(静止性)胆囊结石。有部分病人表现为类似于消化不良等非典型症状,如上腹不适、饱胀、嗳气、腹泻等。胆囊结石的典型症状为胆绞痛,多发生在饱食、进食油腻食物后或睡眠中体位改变时,由于胆囊收缩加剧或结石移位加上迷走神经兴奋,结石嵌顿在胆囊壶腹部或颈部,造成胆囊管急性梗阻,胆囊排空受阻,胆囊内压力升高,胆囊强力收缩而发生绞痛。表现为突然发作的右上腹或上腹部阵发性绞痛,或者持续疼痛阵发性加剧,可向右肩背部放射,可伴恶心、呕吐。疼痛可通过服用解痉药物

Note

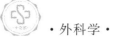

或改变体位而缓解。首次胆绞痛出现后,约70%的病人一年内会再发作。

体征常不明显,右上腹胆囊区可有压痛,有时可扪及肿大的胆囊。

胆囊结石可继发胆囊积液、急慢性胆囊炎症、胆总管结石、胆源性胰腺炎、胆囊十二指肠瘘或胆囊结肠瘘、胆囊癌、Mirizzi综合征等,并有相应的表现。

（三）诊断

结合病人的病史及临床表现特别是典型的胆绞痛可初步诊断,影像学检查有助于确诊。首选超声检查,准确率接近100%。B超检查发现胆囊内有强回声团、随体位改变而移动、其后有声影即可确诊为胆囊结石。通过B超检查观察胆囊有无增大或萎缩、胆囊壁有无增厚等了解胆囊是否积液、炎症,有助于综合判断胆囊的生理功能。胆囊结石含钙量高者,X线检查可显影,但需与右肾结石相鉴别。CT、MRI也可显示胆囊结石,但不作为常规检查。

（四）治疗

对于有症状和（或）并发症的胆囊结石,以手术治疗为主,首选腹腔镜胆囊切除术（laparoscopic cholecystectomy,LC）。LC具有创伤小、痛苦小、腹腔内干扰小,术后恢复快,住院时间短等优点。

对于无症状的胆囊结石一般不需预防性手术治疗,可观察和随诊。但有下列情况之一者应积极手术:①结石数量多及结石直径≥2 cm;②胆囊壁钙化或瓷性胆囊;③伴有胆囊息肉>1 cm;④胆囊壁增厚（>3 mm）及伴有慢性胆囊炎;⑤儿童胆囊结石若无症状,原则上不手术。

病情复杂或没有腹腔镜条件不能行LC者,可做开腹胆囊切除或小切口胆囊切除。如有下列情况,在胆囊切除同时应行胆总管探查术:①术前病史、临床表现或影像学检查提示胆总管有梗阻,包括有梗阻性黄疸、胆总管结石、反复发作胆绞痛、胆管炎、胰腺炎、胰头肿物;②术中证实胆总管内有结石、蛔虫、肿块;③胆总管扩张直径超过1.0 cm,胆总管管壁明显增厚,胆总管穿刺抽出脓性、血性胆汁或泥沙样胆色素颗粒;④胆囊结石小,有可能通过胆囊管进入胆总管。术中应争取行胆道造影或胆道镜检查,避免使用金属胆道探子盲目地进行胆道探查而造成不必要的并发症发生。胆总管探查后一般需做T管引流。

近年来,基于对胆囊功能的深入认识,以及胆囊切除术术后近、远期效果的评价,有学者提出应重新认识和评估胆囊切除术的风险及应用前景,主张在胆囊疾病治疗过程中应注重个体化治疗,强调重视胆囊的功能,发挥胆囊的作用,要最大限度地保护胆囊的存在。胆囊功能状态、结石复发率、生物经济效益等方面一直是医学界"保胆"和"切胆"争议的主要内容。传统保胆疗法包括:①口服溶石药物,如口服鹅脱氧胆酸和熊脱氧胆酸溶解部分胆固醇结石等;②灌注药物溶石治疗;③体外冲击波碎石治疗;④经皮胆囊碎石溶石及胆囊闭腔术。上述方法复发率高、副作用较大,效果不肯定,临床上已很少应用。随着内镜技术的快速发展,微创纤维胆道镜保胆取石术、腹腔镜联合胆道镜微创保胆取石术等新式保胆取石术为胆囊结石的治疗提供了新方法、新思路。

二、肝外胆管结石

肝外胆管结石在我国和东南亚各国较多见,是指位于肝总管和胆总管内的结石,分为原发性结石和继发性结石。原发性结石多为棕色胆色素结石,其形成多与胆道感染、胆道梗阻、胆道异物和胆道寄生虫等有关。继发性结石主要是胆囊结石排入胆总管并停留在胆总管内,少数可能来源于肝内胆管结石,多为胆固醇结石或黑色素结石。

（一）病理变化

肝外胆管结石可以继发引起急性和慢性胆管炎、全身感染、胆源性肝脓肿、胆汁性肝硬化及胆源性胰腺炎等。其病理改变主要为结石导致胆管梗阻引起胆汁淤滞,伴随细菌的滞留继发感染,感染造成胆管黏膜充血、水肿,加重胆管梗阻;反复的胆管炎症使管壁纤维化并增厚、狭窄,近端胆管扩张。胆管梗阻后,胆道内压进一步增加,含有细菌和毒素的脓性胆汁可经毛细胆管逆流入血,引发毒血症甚至脓毒症。胆管梗阻并感染可引起肝细胞损害,甚至可导致肝细胞坏死及形成胆源性肝脓肿;反复感染和肝损害可致胆汁性肝硬化;胆管结石嵌顿于壶腹时可引起胰腺的急性和(或)慢性炎症。

(二)临床表现

平时一般无症状或仅有上腹不适,当结石造成胆管梗阻继发胆管炎时,可出现典型的Charcot 三联征:腹痛、寒战高热和黄疸。

1. 腹痛 剑突下或右上腹的阵发性绞痛,或持续性疼痛阵发性加剧,可向右肩背部放射,常伴恶心、呕吐。这是由于结石下移嵌顿于胆总管下端或壶腹部,引起胆总管平滑肌或 Oddi 括约肌痉挛和胆管内高压所致。若胆管扩张或平滑肌松弛使嵌顿的结石上浮,腹痛等症状可缓解。查体可有剑突下和右上腹深压痛,合并胆管炎时可有不同程度的局限性腹膜炎征象,严重者可出现弥漫性腹膜刺激征,并有肝区叩击痛。胆囊或可触及,有触痛。

2. 寒战高热 胆管梗阻继发感染导致胆管炎,胆管炎性水肿进一步加重胆管内高压,感染的细菌及毒素随胆汁逆流入肝窦、肝静脉、体循环,引起全身性感染。一般表现为弛张热,体温可高达 39～40 ℃。

3. 黄疸 胆管梗阻后可出现黄疸,其轻重程度、发生和持续时间取决于胆管梗阻的程度、部位和有无并发感染。表现为尿色变深,粪色变浅,甚至出现陶土样大便,巩膜、皮肤黄染,皮肤瘙痒等。

(三)辅助检查

实验室检查:当合并胆管炎时,血常规可有白细胞计数和中性粒细胞升高;肝功能检查可有血清总胆红素及结合胆红素、血清转氨酶和碱性磷酸酶升高;尿中胆红素均升高,尿胆原降低或消失;粪中尿胆原减少。

影像学检查:超声检查为首选检查方法,能发现结石、肝内外胆管扩张和胆管管壁增厚等。因受干扰小,内镜超声(EUS)检查对胆总管远端结石的诊断有重要价值。除含钙的结石外,X线片对于阴性结石难以显影。CT 扫描能发现胆管扩张和结石的部位,但对于不含钙的结石的影像学观察效果仍不理想。经皮肝胆管穿刺造影(PTC)及内镜逆行胰胆管造影(ERCP)能清楚地显示结石及部位和胆管扩张情况,但两者属于创伤性检查,可诱发胆管炎及胰腺炎,导致出血、胆漏等并发症。磁共振胆胰管造影(MRCP)有助于胆管梗阻的诊断。

(四)诊断与鉴别诊断

根据病史、典型 Charcot 三联征,结合实验室及影像学检查较易诊断。当症状不典型时,主要依靠影像学检查确诊。

发病时注意应与下列疾病鉴别:①右肾绞痛:疼痛始发于右腰部或肋腹部,可向右股内侧或外生殖器放射,伴肉眼或镜下血尿,无发热,腹软,无腹膜刺激征,有右肾区叩击痛或输尿管行程压痛。腹部平片多可显示上尿路结石。②胃十二指肠溃疡穿孔:常有反复发作的胃十二指肠溃疡病史或长期服用非甾体类药物史,突发上腹部刀割样剧烈疼痛,为持续性,随即腹痛蔓延至全腹部,伴有大汗淋漓,后期可有发热等继发感染征象,无黄疸,查体腹部呈板状腹,腹膜刺激征明显。腹部立卧位片见膈下游离气体可确诊。③壶腹癌或胰头癌:黄疸者需做鉴别。该病起病缓慢,黄疸呈进行性加重,且较深;可无腹痛或腹痛较轻,或仅有上腹不适,一般不伴寒战、高热,查体时腹软,无腹膜刺激征,常可触及肿大胆囊及肝大;晚期可有腹水或恶病质表现。CT、EUS、ERCP 或 MRCP 检查有助于鉴别诊断。

（五）治疗

肝外胆管结石容易继发梗阻和感染，引起炎症及肝损害等，使病情进一步恶化，因此肝外胆管结石应积极治疗，目前仍以手术治疗为主。治疗的原则包括取尽结石、去除结石和感染的病灶、解除胆道梗阻并保持胆汁引流通畅以及合理应用抗生素。

1. 非手术治疗 结石较小，症状不典型者，可选择保守治疗，也可作为手术前准备。治疗措施包括：①应根据敏感细菌选择抗生素，经验治疗可选用胆汁浓度高的、主要针对革兰阴性细菌的抗生素；②解痉，如应用山莨菪碱等；③利胆，包括应用一些中药和中成药；④纠正水、电解质及酸碱平衡失调；⑤加强营养支持和补充维生素；⑥护肝及纠正凝血功能异常。

2. 手术治疗 包括胆总管切开取石 T 管引流术、胆肠吻合术、内镜下 Oddi 括约肌切开取石术等。

（1）胆总管切开取石 T 管引流术：可采用开腹或腹腔镜联合胆道镜手术，其优点是可保留正常的 Oddi 括约肌功能（图 31-4）。适用于单纯胆总管结石，胆管上、下端通畅，无狭窄或其他病变者。若伴有胆囊结石和胆囊炎，可同时行胆囊切除术。一般选择择期手术。如果出现梗阻性黄疸或合并胆管炎，则应行急诊手术。术中应尽量取尽结石，尽可能使用胆道镜、胆道造影或超声检查，以防结石残留。术中应细致缝合胆总管壁和留置橡胶 T 管并妥善固定，防止 T 管扭曲、松脱、受压。放置 T 管后需观察胆汁引流情况，确保固定良好并引流通畅。术后 10～14 天后行 T 管造影，造影后应继续引流 24 h 以上，如无异常，夹闭 T 管 24～48 h，无腹痛、黄疸、发热等症状可予拔管；如造影发现有结石残留，应在术后 6 周后用纤维胆道镜经窦道检查和取石。

（2）胆肠吻合术：胆总管上端通畅，下端严重的良性狭窄或梗阻，狭窄段超过 2 cm，无法用其他手术方法在局部解除梗阻者，应行胆总管与空肠端侧 Roux-en-Y 吻合术，同时行胆囊切除（图 31-5）。

（3）内镜治疗：随着内镜诊治技术的提高，在行 ERCP 检查的同时行 Oddi 括约肌切开术，用取石网篮将胆总管结石取出。合并胆道感染或者为了预防胆道感染的发生时，可内镜下临时放置鼻胆管引流或支撑管。该方法操作简单，创伤小，尤其适用于结石数量不多、直径＜2 cm、伴有重要脏器疾病不能耐受手术者。

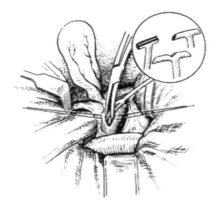

图 31-4　胆总管切开取石 T 管引流术

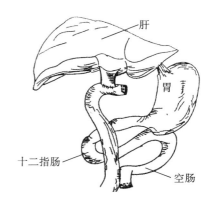

图 31-5　胆管空肠 Roux-en-Y 吻合术

三、肝内胆管结石

肝内胆管结石是指左、右肝管汇合部以上的胆管结石，为常见病，在我国南方多见。结石呈黑色或棕黄色，易碎，结石剖面常呈分层状，成分主要以胆色素为主，多含有细菌。由于肝左外叶胆管汇入左肝管的角度和左肝管汇入肝总管的方向以及右后叶肝管弯曲度大，均不利于胆汁的排出,因此肝左外叶胆管结石最常见,左肝管结石明显多于右肝管,右肝结石又以右后叶胆管为多。

(一) 病因和病理

肝内胆管结石的成因与胆道感染、胆道寄生虫、胆汁淤滞、胆管解剖变异、营养不良等因素有关。其病理变化主要包括:①肝胆管梗阻:可由结石的阻塞或反复胆管感染引起的炎性狭窄造成,阻塞的胆管近段扩张、充满结石,长时间的梗阻可致梗阻以上的肝段或肝叶纤维化和萎缩,甚至可引起胆汁性肝硬化及门静脉高压症。②肝内胆管炎:结石导致胆汁引流不畅,容易引起胆管内感染,反复感染加重胆管的炎性狭窄;急性感染可引起化脓性胆管炎、肝脓肿、全身脓毒症、胆道出血。③肝胆管癌:肝胆管长期受结石、炎症及胆汁中致癌物质的刺激,可发生癌变。

(二) 临床表现

可无症状或仅有上腹隐痛或胀痛不适,或有肩背部放射痛。病灶合并急性胆管炎时,可出现寒战、高热和腹痛,无合并肝外胆管结石或双侧胆管结石者,可无黄疸。如发生梗阻和炎症进一步加重时,可出现急性梗阻性化脓性胆管炎,甚至全身脓毒症或感染性休克。反复胆管炎可继发肝脓肿、胆管支气管瘘、肝硬化、肝功能衰竭、肝胆管癌等,产生相应的临床表现。体格检查可能仅可触及肿大或不对称的肝脏,肝区有压痛和叩击痛。有并发症者则出现相应的体征。

(三) 诊断

对出现腹痛和(或)寒战高热者,结合实验室检查及影像学检查可诊断。急性胆管炎时白细胞升高、中性粒细胞增高并左移,肝功能酶学检查异常。如肿瘤标记物 CA199 或 CEA 明显升高,应高度警惕癌变。B 超、PTC、ERCP 或 MRCP 能对结石、胆管狭窄或扩张、胆管树的显影等有较高的诊断价值。CT 或 MRI 对肝硬化和癌变者亦有重要诊断价值。

(四) 治疗

无症状、无局限性胆管扩张的三级胆管以上的结石,一般可不治疗,仅定期观察、随访即可。反复发作胆管炎的肝内胆管结石,以手术治疗为主。手术治疗的原则是取尽结石、解除梗阻、去除病灶、通畅引流、防止复发。手术方法包括以下几种。

1. 胆管切开取石、引流术　最基本的方法。当肝内胆管结石合并胆总管结石时,可沿胆总管向上达 2 级胆管切开,在直视下或通过胆道镜取石,术后 T 管引流。

2. 胆肠吻合术　一般采用肝门部胆管空肠 Roux-en-Y 吻合方法。其适应证如下:①胆管狭窄充分切开后整形,肝内胆管扩张并肝内胆管结石不能取尽者;②Oddi 括约肌功能缺失,肝内胆管结石半扩张、无狭窄者;③囊性扩张并结石的胆总管或肝总管切除后;④为建立皮下空肠盲袢,术后再反复治疗胆管结石及其他胆道病变者;⑤胆总管十二指肠吻合后,因反流反复发作胆管炎者。

3. 肝切除术　由于肝内胆管结石常呈节段性分布,且反复并发感染可引起肝萎缩、纤维化和功能丧失,甚至癌变,病变肝切除可一并去除病灶,是治疗肝内胆管结石的积极有效方法。适应证如下:①肝区域性的结石并纤维化、萎缩、脓肿、胆瘘;②难以取尽的肝叶、肝段结石并胆管扩张;③不易手术的高位胆管狭窄伴有近端胆管结石;④局限于一侧的肝内胆管囊性扩张;⑤局限性的结石合并胆管出血;⑥结石合并胆管癌。

4. 残留结石的处理　肝内胆管结石手术后结石残留较常见,是部分病人手术治疗效果不佳的主要原因,可仍然表现出术前的临床症状。其后续治疗措施如下:术后经引流管窦道胆道镜取石;激光、超声、体外震波碎石;溶石及中西医结合治疗等。

Note

第三节　胆　道　感　染

胆道感染是胆道外科常见病,主要因胆道梗阻、胆汁淤滞造成,结石是导致胆道梗阻的最主要原因,而反复感染可促进结石形成和炎症水肿,进一步加重胆道梗阻。胆道梗阻按发病部位可分为胆囊炎和胆管炎,按发病时间可分为急性、亚急性和慢性炎症。

一、急性胆囊炎

急性胆囊炎是胆囊管梗阻和细菌感染引起的炎症,是常见的急腹症。女性多见。根据胆囊内有无结石,将胆囊炎分为结石性和非结石性胆囊炎。临床上以结石性胆囊炎多见,约占95%。

（一）病因和病理

1. 急性结石性胆囊炎　胆囊结石最常见的并发症。其主要病因如下:①胆囊管梗阻、胆汁淤滞、黏膜炎症:胆囊结石移动致胆囊管时,可堵塞胆囊管或嵌顿于胆囊颈,结石可直接损伤黏膜,以致胆汁排出受阻,胆汁淤滞、浓缩,胆囊内压增高,胆囊壁缺血。胆囊内高浓度胆汁酸盐具有细胞毒性,引起细胞损害,加重黏膜的炎症、水肿甚至坏死。②细菌感染:大多数致病菌通过胆道逆行进入胆囊,或经血液循环或淋巴途径进入胆囊,在胆汁流出不畅时造成感染。致病菌主要为革兰阴性菌,以大肠杆菌最常见,常合并厌氧菌感染。

2. 急性非结石性胆囊炎　多见于老年重病者,如创伤、烧伤、长期胃肠外营养的病人,或者大手术后,如心肺旁路手术或腹主动脉瘤手术后。胆囊胆汁淤滞和缺血可能是发病的原因。此种胆囊炎较常发生胆囊坏死、积脓或穿孔。

根据炎症发展进程,将急性胆囊炎分为四个类型。

1. 急性单纯性胆囊炎　炎症早期,黏膜水肿、充血,胆囊内渗出增加,胆囊肿大。如果及时治疗,炎症可消退。

2. 急性化脓性胆囊炎　炎症继续发展可波及胆囊壁全层,囊壁增厚,血管扩张,甚至导致浆膜炎症,有纤维素或脓性渗出。此型即使治愈,也容易再发而形成慢性胆囊炎。

3. 急性坏疽性胆囊炎　如胆囊梗阻仍未解除,胆囊内压继续升高,胆囊壁血管受压导致血供障碍,继而缺血坏疽。

4. 胆囊穿孔　坏疽性胆囊炎容易并发穿孔,多发生在底部和颈部。胆囊穿孔可并发胆汁性腹膜炎、局限性脓肿或胆囊胃肠道内瘘。

（二）临床表现

主要症状是上腹部疼痛。特点:多在饱餐、进油腻食物后诱发及夜间发作;由上腹胀痛不适逐渐发展至阵发性绞痛;疼痛可放射到右肩背部;伴恶心、呕吐、厌食等消化道症状;可有畏寒、发热,如出现寒战,则表明病情严重;部分病人可出现轻度黄疸。

主要体征是右上腹压痛、肌紧张、反跳痛,以及 Murphy 征阳性。各型胆囊炎均可有右上腹胆囊区压痛,程度个体有差异;当炎症波及浆膜时可有腹肌紧张、反跳痛和 Murphy 征阳性;如胆囊发生坏疽、穿孔时可有弥漫性腹膜炎表现。部分病人可触及肿大胆囊或边界不清、固定压痛的肿块。

（三）辅助检查

多数病人的白细胞、血清谷丙转氨酶、碱性磷酸酶升高,少部分病人血清胆红素和血清淀粉酶升高。超声检查为首选诊断方法,可见胆囊增大、囊壁增厚,明显水肿时呈"双边征",囊内结石显示强回声,其后有声影。CT、MR等检查对诊断均有帮助。

(四)诊断和鉴别诊断

根据典型的临床表现、结合实验室和影像学检查即可诊断。需要鉴别的疾病如下:急性阑尾炎、消化性溃疡穿孔、急性胰腺炎、肝脓肿、胆囊癌、结肠肝曲癌或小肠憩室穿孔,以及右侧肺炎、胸膜炎和肝炎等疾病。

(五)治疗

急性单纯性胆囊炎病情有缓解趋势者,可先采用非手术治疗,待病情缓解后择期手术;急性化脓性、坏疽性胆囊炎及胆囊穿孔需尽早手术。

1. 非手术治疗 主要治疗措施包括禁食、输液、营养支持、补充维生素,纠正水、电解质紊乱及酸碱失衡,抗感染、解痉止痛、消炎利胆等。治疗期间应密切注意病情变化,随时调整治疗方案,如病情加重,应及时行手术治疗。大多数病人经非手术治疗能控制病情发展,待日后行择期手术。

2. 手术治疗 首选腹腔镜胆囊切除术,也可应用传统的开腹或小切口的胆囊切除术。此外,对于胆囊切除困难或病情危重者也可行部分胆囊切除术、胆囊造口术、超声或CT导引下经皮经肝胆囊穿刺引流术(percutaneous transhepatic gallbladder drainage,PTGD)等。

二、慢性胆囊炎

慢性胆囊炎是急性胆囊炎反复多次发作或长期存在胆囊结石的后果,是胆囊慢性的、持续的、反复发作的炎症过程。

知识链接 31-2

(一)病理

大部分慢性胆囊炎在镜下见黏膜萎缩,胆囊壁各层有明显的纤维组织增生及淋巴细胞和单核细胞的浸润,炎症反复发作,胆囊与周边组织粘连,囊壁增厚并逐渐瘢痕化,最终导致胆囊萎缩和功能丧失。

(二)临床表现与诊断

临床症状常不典型,既往多有胆绞痛病史。病人常在饱餐、进食油腻食物后出现上腹隐痛、右肩背部牵涉痛、饱胀、嗳气、反酸等。可伴有恶心、呕吐。很少有发热或黄疸。腹部检查可无体征,或仅有右上腹轻度压痛,Murphy征或呈阳性。

(三)诊断

有反复腹痛发作并胆囊结石证据可提示慢性胆囊炎的诊断。首选B超检查,可显示胆囊缩小、壁增厚,胆囊排空障碍或胆囊内结石。纤维胃镜、腹部CT、胃肠道钡餐、泌尿系造影等检查有助于与消化性溃疡、胃炎、急性胰腺炎、消化道肿瘤、右肾及输尿管疾病相鉴别。

(四)治疗

对临床症状明显伴胆囊结石确诊者,应行胆囊切除术,首选腹腔镜胆囊切除术(LC)。不能耐受手术者可选择非手术治疗,方法包括口服溶石药物、有机溶石剂直接穿刺胆囊溶石、体外震波碎石等,也可限制脂肪饮食并口服胆汁酸和消炎利胆药,或中西医结合治疗。

三、急性梗阻性化脓性胆管炎

急性梗阻性化脓性胆管炎(acute obstructive suppurative cholangitis,AOSC),又称急性重症胆管炎(acute cholangitis of severe type,ACST),系因急性胆管梗阻并继发化脓性感染所致,是急性胆管炎的严重阶段。本病的特点是胆道梗阻引起的细菌感染,经肝脏和血液循环扩

Note

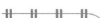

散,发展至休克,威胁病人生命。

（一）病因

胆道梗阻和细菌感染是急性梗阻性化脓性胆管炎发病的两个主要因素。胆总管结石是胆道梗阻的最常见原因,其他原因还有胆道寄生虫、胆道良性狭窄、先天性胆道解剖异常和肿瘤等。梗阻的部位常见于胆总管下端,也可发生在肝内。近年随着手术及介入治疗的增加,由胆肠吻合口狭窄、PTC、ERCP、置放内支架等引起者逐渐增多。造成胆管化脓性感染的致病菌绝大部分为肠道细菌,以大肠杆菌最常见,铜绿假单胞菌、变形杆菌和克雷伯菌次之,其他的还有肠球菌、厌氧菌等。

（二）病理改变

AOSC 的基本病理变化是胆管的梗阻和胆管内化脓性感染。因胆道梗阻,胆汁淤滞甚至逆流,致使胆管扩张、胆管内压增高。继发感染和机械性损伤使胆管黏膜充血水肿,上皮细胞变性、坏死脱落,管壁各层呈不同程度的炎症细胞浸润,甚至黏膜糜烂脱落形成溃疡。胆管中的细菌随胆汁逆流入肝后引起肝细胞肿胀、变性,炎症细胞浸润,胆小管内胆汁淤积。肝窦扩张,内皮细胞肿胀。病变晚期肝细胞发生大片坏死,胆管可破裂。逆流入肝的细菌大部分被肝的单核-巨噬细胞系统所吞噬,少部分可逆流入血,称胆血反流。细菌和毒素进入体循环后可引起全身化脓性感染,大量的细菌毒素引起全身炎症反应、血流动力学改变和 MODS。

（三）临床表现

本病发病急骤,病情发展迅速。多数病人有反复胆道感染病史和（或）胆道手术史。其临床表现取决于胆管梗阻的水平、程度及胆道感染程度。根据梗阻部位分为肝外梗阻和肝内梗阻两型。

肝外梗阻型最常见,常由胆总管梗阻所致,除有典型的腹痛、寒战高热、黄疸（Charcot 三联征）表现外,还有休克、神经中枢系统受抑制表现,称为 Reynolds 五联征。腹痛为持续性腹痛阵发性加重;体温可达 39 ℃以上,呈弛张热;黄疸较为明显并逐渐加重,主要为梗阻所致,可合并肝细胞损害。体格检查可有剑突下或右上腹压痛,或可有腹膜刺激征。肝区叩痛,有时可触及肝大和肿大的胆囊。神经系统症状主要表现为神情淡漠、嗜睡、神志不清,甚至昏迷;合并休克者可表现为烦躁不安、谵妄、血压下降、脉速等。如未予及时有效的治疗,病情继续恶化,将发生急性呼吸衰竭和急性肾衰竭,严重者可在短期内死亡。

肝内梗阻型常由左、右肝管汇合部以上胆管梗阻合并感染引起,主要以寒战高热为主要表现,腹痛不重,黄疸较轻或无黄疸,无腹膜刺激征象,其他同上述症状特征。肝常肿大并有压痛和叩击痛。无胆囊肿大。

（四）辅助检查

实验室检查:血白细胞和中性粒细胞均可明显升高。肝功能可见血胆红素升高,以结合胆红素升高为明显,AST、ALT 和 ALP 升高。凝血酶原时间延长。尿胆红素阳性。部分病人血培养阳性。动脉血气分析可有 PaO_2 下降、氧饱和度降低。常有代谢性酸中毒及等渗或低渗性脱水等水电解质紊乱。

影像学检查:应根据病情选择简单、实用、方便的检查方法。超声检查可在床边进行,可了解胆道梗阻部位、肝内外胆管扩张情况及病变性质,是诊断 AOSC 的主要方法。如病情允许,CT、MRCP、PTC、ERCP 检查等对诊断亦有较大的帮助。

（五）诊断

本病发病急骤,病情进展迅速,死亡率高,需要及早诊断、及时处理。根据病史和 Reynolds 五联征即可诊断。超声检查可进一步确诊。值得注意的是,即使不完全具备五联征,如尚未出现黄疸或神志改变等,也不能否定该诊断。

（六）治疗

原则是立即解除胆道梗阻,通畅引流胆道,控制感染抗休克。

1. 非手术治疗 在严密病情监测下,一边抗休克一边准备手术。主要措施包括：①建立有效的静脉输液通道,补液扩容,恢复并维持有效循环血量；②联合应用足量抗生素,优先选用针对革兰阴性杆菌及厌氧菌的抗生素；③纠正水、电解质紊乱和酸碱失衡；④对症和支持治疗如降温、吸氧和补充营养等；⑤必要时,可考虑应用血管活性药物和糖皮质激素；⑥经以上治疗后病情仍未改善,应紧急行胆管引流治疗。

2. 手术治疗 方法力求简单有效,目的是紧急胆管减压引流、阻止病情恶化、挽救病人生命。方法如下：胆总管切开减压 T 管引流、PTCD、经内镜鼻胆管引流术（ENBD）、经内镜括约肌切开术（EST）等。术中不必强求取尽结石或完全去除病因,待病情缓解后,后期针对病因再进行彻底的手术治疗。

第四节 胆 囊 癌

胆囊癌（carcinoma of gallbladder）是胆道系统最常见的恶性肿瘤,绝大部分病人发病年龄超过 50 岁,以女性较多见（女、男比例约为 3∶1）。胆囊癌伴有胆囊结石者占 70%～90%。

（一）病因及病理

病因尚不十分清楚。其发病与胆囊结石、胆囊慢性炎症、胆囊腺瘤、胆囊空肠吻合、胆胰管结合部异常、炎性肠病等有关。胆囊癌与胆囊结石存在密切关系,胆囊结石愈大,患胆囊癌的危险性愈高。慢性胆囊炎合并胆囊壁钙化（瓷化胆囊）者恶变率较高。胆囊腺瘤样息肉、胆囊腺肌症易发生癌变。

胆囊癌主要发生在胆囊体部和底部。病理上分为肿块型和浸润型。前者为大小不等的息肉样病变向胆囊腔内突出,后者沿胆囊壁浸润,囊壁增厚。组织学上,约 85% 为腺癌（乳头状癌和黏液癌）,其他还包括未分化癌、鳞状细胞癌、腺鳞癌等。胆囊癌恶性程度高、生长快、转移早,可经淋巴、静脉、神经、胆管腔内转移、腹腔内种植和直接浸润侵犯。沿淋巴道转移较多见,其次可直接浸润侵犯邻近器官,血运转移较少见。

胆囊癌有多种分期方法,目前主要采用 Nevin 分期和由美国癌症联合委员会（AJCC）与国际抗癌联盟（UICC）联合制定的 TNM 分期（表 31-1）。

Nevin 分期：Ⅰ期：黏膜内原位癌；Ⅱ期：侵犯黏膜和肌层；Ⅲ期：侵犯胆囊壁全层；Ⅳ期：侵犯胆囊壁全层及周围淋巴结；Ⅴ期：侵犯或转移至肝及其他脏器。

胆囊癌 TNM 分期：根据肿瘤浸润程度、有无淋巴结转移和远处转移进行分期。

T：原发肿瘤浸润程度

T_x：无法评估原发肿瘤情况；

T_0：无原发肿瘤证据；

T_{is}：原位癌；

T_{1a}：肿瘤侵及固有层；

T_{1b}：肿瘤侵及肌层；

T_{2a}：腹腔侧肿瘤侵及肌肉周围结缔组织,未超出浆膜；

T_{2b}：肝脏侧肿瘤侵及肌肉周围结缔组织,未进入肝脏；

T_3:肿瘤穿透浆膜和(或)直接侵入肝脏和(或)一个邻近器官或结构。

N:区域淋巴结

N_0:无区域淋巴结转移;

N_1:1~3枚区域淋巴结转移;

N_2:≥4枚区域淋巴结转移;

M:远处转移

M_0:无远处转移;

M_1:远处转移。

表 31-1　美国癌症联合委员会(AJCC)与国际抗癌联盟(UICC)联合
制定的胆囊癌 TNM 分期(2017 年)

临床分期			
分期	T	N	M
0	T_{is}	N_0	M_0
I	T_1	N_0	M_0
II A	T_{2a}	N_0	M_0
II B	T_{2b}	N_0	M_0
III A	T_3	N_0	M_0
III B	$T_1 \sim T_3$	N_1	M_0
IV A	T_4	$N_0 \sim N_1$	M_0
IV B	任何 T	N_2	M_0
	任何 T	任何 N	M_1

(二)临床表现与诊断

早期缺乏特异性临床症状,诊断较困难。部分合并胆囊结石者早期多表现为胆囊结石和胆囊炎症状,如腹痛、食欲下降、恶心呕吐、腹部压痛等;晚期可出现体重下降、贫血、肝大和腹部包块等,甚至出现黄疸、腹水和全身衰竭。另有一些病人无明显症状,仅在术后病理检查时发现胆囊癌。

可疑胆囊癌病变者,可结合辅助检查进一步确诊。肿瘤标记物 CEA、CA199、CA125 等均可升高,其中以 CA199 较为敏感,但无特异性。超声、CT 检查、内镜超声、MRI、正电子发射计算机断层扫描(PET)等检查可提高术前诊断率。其影像特点包括:存在向胆囊内突出的肿块,呈息肉样或菜花样,肿块血流丰富,胆囊壁不规则增厚,部分病人可显示邻近脏器浸润及周边淋巴结肿大,如肿瘤接近颈部,可浸润、压迫肝总管致肝内胆管扩张等。

此外,胆囊癌需与胆囊内寄生虫、胆囊良性息肉相鉴别,胆囊癌合并坏死、感染需要与胆囊炎或胆囊坏疽形成的脓肿鉴别。

(三)治疗

胆囊癌的治疗效果很差,化疗或放疗大多无效,首选手术治疗。其治疗原则包括早期发现、早期诊断、及时行根治切除。手术方式的选择及其疗效与肿瘤的分期密切相关。

1. 单纯胆囊切除术　癌肿仅局限于黏膜层或黏膜下层,单纯胆囊切除可达根治目的。此类情况多见于胆囊结石、胆囊炎或胆囊息肉样病变行胆囊切除术后意外发现胆囊癌。5 年生存率可达 85%~100%。

2. 胆囊癌根治切除术或扩大的胆囊切除术　适用于肿瘤侵及胆囊肌层或全层伴区域性

淋巴结转移者。手术治疗包括：①切除胆囊；②淋巴结清扫；③联合肝部分切除术；④联合肝外胆管部分切除术。

3. 姑息治疗 术前或术中探查确定肿瘤不能被切除，或者已有远处转移者，应采用非根治方法减轻或解除肿瘤引起的疼痛、黄疸或十二指肠梗阻，包括胆管空肠 Roux-en-Y 吻合内引流术、经皮肝穿刺或经内镜在胆管狭窄部位放置内支撑管引流术、经皮腹腔神经丛阻滞术等。

（四）预后

胆囊癌病人的生存期受其病理类型及临床分期影响很大。局限于黏膜和固有层且分化较好的乳头状癌预后较好，但多数胆囊癌病人临床确诊时已属晚期。总体上，胆囊癌手术后长期生存率很低，故重在预防其发生。对有症状的胆囊结石病人，特别是结石直径＞3 cm 者；慢性胆囊炎者；胆囊息肉单发、直径＞1 cm 或基底宽广者；腺瘤样息肉以及"瓷化"胆囊，应积极行胆囊切除。

本 章 小 结

　　胆道疾病是外科常见病症，其中以胆道结石和胆道炎性疾病多见，为外科常见的急腹症。由于生活习惯及饮食结构的改变，胆道疾病的发病率呈上升趋势。超声检查具有快捷、准确、无创、经济等优点，已成为胆道疾病诊断的首选辅助检查。胆道肿瘤早期症状隐匿，多数发现较晚，恶性程度高，预后不良。积极处理胆道病变及对肿瘤早诊早治可提高病人的生存质量。外科手术是治疗胆道疾病的主要方法。近年来，内镜/腔镜微创技术在胆道外科得到了广泛应用，多数胆道疾病已能通过内镜/腔镜手术解决，为病人的治疗与康复提供了更优的选择方案。

（肇庆医学高等专科学校　李盛海）

目标检测
及答案

Note

第三十二章 胰腺疾病

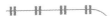
学习目标

知识目标：

1. 掌握急性胰腺炎的病因、临床表现、诊断及治疗。
2. 熟悉急性胰腺炎的病理、分型和并发症，慢性胰腺炎的诊断及治疗原则。
3. 了解胰腺肿瘤的临床表现、诊断及治疗。

能力目标：

1. 能初步判断急性胰腺炎病人病情，具备对重症胰腺炎病人的转诊能力。
2. 具备对急、慢性胰腺炎的初步处理能力。
3. 具备对胰腺肿瘤的识别能力，及时转诊。

素质目标：具备良好的医患沟通能力，具有良好的人文关怀，让病人了解病情和疾病的转归，选择合适的个体化诊疗方案。

第一节 胰腺解剖生理概要

一、形态与位置

胰腺是人体内仅次于肝脏的第二大消化腺，并兼有内分泌功能。形态扁平而狭长，位于第2腰椎水平，是上腹中部的腹膜后器官，长12～20 cm，重75～100 g。可分为头、颈、体、尾四个部分，胰腺右端的膨大部分为胰头，被十二指肠包绕。胰头后方为右肾静脉和下腔静脉。胰颈短而狭，前上方与幽门部相邻。胰体在第1腰椎水平横跨主动脉，占胰腺的大部分，腹部外伤时受伤机会最大。胰尾、胰体无明显界限，胰尾左上方达脾门。

二、胰管

胰管也称主胰管，直径为2～3 mm，横贯胰腺全长，由胰尾行至胰头，沿途接纳小叶间导管，将收集的胰液通过十二指肠乳头排入十二指肠。约85%的人胰管与胆总管汇合形成下端膨大部分称Vater壶腹，开口于十二指肠乳头，其内有Oddi括约肌，大部分人胰管与胆总管有共同开口，但两者之间有分隔，少数人两者分别开口于十二指肠（图32-1）。这种共同开口或共同通道是胰腺疾病和胆道疾病互相关联的解剖学基础。副胰管位于胰管上方，通常与胰管相连，收纳胰头前上部的胰液，开口于十二指肠小乳头。

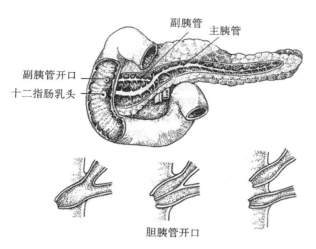

图 32-1　胰管的解剖关系

三、血供

胰腺的血供是由腹腔动脉和肠系膜上动脉的分支形成的血管网提供。胰头部血供由胃十二指肠动脉、肠系膜上动脉的分支胰十二指肠上、下动脉提供。胰体、胰尾血供由脾动脉的分支胰背动脉、胰尾动脉和胰大动脉提供。胰腺的静脉多与同名动脉伴行,最后经胰十二指肠静脉和胰静脉汇入门静脉(图 32-2)。

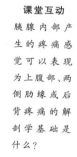

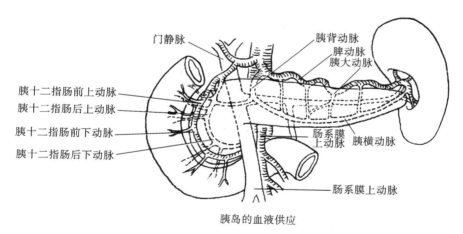

图 32-2　胰腺的血液供应

四、淋巴

胰腺的淋巴引流自腺泡周围毛细淋巴管,在小叶间汇成稍大的淋巴管。其中胰头部淋巴汇入胰十二指肠上、下淋巴结;胰体部淋巴分别注入胰上、下淋巴结;胰尾部淋巴汇入脾门淋巴结,最后均注入腹腔周围动脉淋巴结。胰腺的淋巴结群与幽门上、幽门下、肝门、横结肠系膜及腹主动脉等处淋巴结相互连通。胰腺癌手术时需同时清除相应的淋巴结。

五、神经

胰腺受交感、副交感神经的双重支配。交感神经是内脏感觉的传出纤维,对感觉起支配作用,副交感神经纤维对胰岛、腺泡和导管起调节作用。

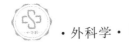

六、功能

胰腺兼有内分泌与外分泌两种功能。外分泌液为胰液,是一种无色、无味、透明的等渗碱性液体,每日分泌量为 750~1500 mL,pH 值为 7.4~8.4。主要成分是由导管细胞分泌的水电解质和腺泡细胞分泌的各种消化酶。胰消化酶包括:①胰淀粉酶、胰麦芽糖酶等,可将淀粉水解为葡萄糖;②胰脂肪酶,将脂肪水解为甘油和脂肪酸;③胰蛋白酶、糜蛋白酶、氨基肽酶等蛋白水解酶类;④核糖核酸酶、去氧核糖核酸等核酸水解酶类。

胰液的分泌受迷走神经和体液双重支配,以体液调节为主。胰腺内分泌来源于胰岛。胰岛有 170 万~200 万个,是大小、形状不一的细胞团,散在于腺泡之间,主要分布在胰体、胰尾部。人的胰岛主要由 A、B、D 三种细胞组成,A 细胞约占 20%,分泌胰高血糖素;B 细胞约占 75%,分泌胰岛素;D 细胞约占 5%,分泌生长抑素。还有少量 PP 细胞分泌胰多肽,G 细胞分泌胃泌素,D1 细胞分泌血管活性肠肽等。

第二节　胰　腺　炎

一、急性胰腺炎

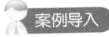

病人,男,38 岁,因"腹胀、腹痛 4 h"入院。病人诉 1 天前进食油腻食物后出现上腹痛,呈持续性胀痛,并向腰背部放射,伴发热、恶心、呕吐,呕吐胃内容物。既往有胆石症病史 3 年,余无特殊。查体:T 38.9 ℃,BP 90/60 mmHg,P 124 次/分,R 32 次/分,急性痛苦貌,腹膨隆,明显肌紧张及广泛压痛、反跳痛,上腹为主,肠鸣音消失,余未见明显异常。实验室检查示白细胞 $16.2×10^9$/L,尿淀粉酶 6000 U/L(Somogyi 法)。

想一想:

(1) 该病人最可能的诊断及诊断依据是什么? 如何鉴别诊断?

(2) 接下来需要完善哪些检查?

(3) 治疗原则是什么?

急性胰腺炎是一种常见的外科急腹症。轻型(急性水肿性胰腺炎)占 80%~90%,易于治疗,预后较好;重型(急性出血坏死性胰腺炎)占 10%~20%,病情凶险,常涉及全身多个脏器,病死率高达 10%~30%。

(一) 病因

急性胰腺炎的病因多种多样,在我国主要以胆道疾病为主,占 50% 以上,也称胆源性胰腺炎,在西方国家以过量饮酒引起急性胰腺炎常见。

1. 胆道疾病　因结石、炎症堵塞胆总管和胰管汇入十二指肠前的共同通道,引起胆汁经共同通道反流入胰管,从而导致胰管内高压和胰腺组织坏死。此外胆道蛔虫、炎症或手术器械引起十二指肠乳头水肿或狭窄以及 Oddi 括约肌痉挛等也可造成共同通道阻塞。

2. 过量饮酒　过量饮酒导致胰腺炎也比较常见。大量饮酒刺激胰液分泌,胰管内压力增高,胰酶含量增高,而胰液中高浓度蛋白易形成小分子堵塞小胰管,此外,大量饮酒可引起

Oddi 括约肌痉挛和胰管梗阻,导致细小胰管破裂,胰液释放,导致相关酶原和蛋白被激活,造成一系列酶性损害及胰腺自我消化,另外酒精可直接损伤胰腺。

3. 高脂血症 目前我国生活水平提高,但饮食配伍不合理,因此高脂血症发病率明显增加。有研究显示高水平甘油三酯可分解游离脂肪酸,直接损伤腺泡。另外高脂血症导致血液黏稠度增高,可加重胰腺和其他器官的损害。

4. 十二指肠液反流 当十二指肠内压力增高时,十二指肠液可反流入胰管内。引起十二指肠内压力增高的疾病包括穿透性十二指肠溃疡、十二指肠憩室、十二指肠炎性狭窄、环形胰腺及其他梗阻因素等。

5. 创伤 腹部损伤累及胰腺或手术操作等引起十二指肠乳头水肿或狭窄、Oddi 括约肌痉挛等。

6. 其他 流行性腮腺炎、败血症等有关的感染因素,妊娠、高钙血症等有关的代谢因素,利尿药、避孕药等相关的药物因素,还有自身免疫病也可引起急性胰腺炎。

（二）发病机制

急性胰腺炎的发病机制较为复杂,目前尚不完全清除。大多研究认为是腺泡内胰腺消化酶被异常激活后对胰腺自身及其周围脏器产生消化作用而引起系列炎症。正常情况下,胰腺消化酶以未活化的酶原形式存在,没有消化作用,是胰腺自我保护的一种机制。若胰酶被异常（如十二指肠合成、分泌的肠激酶）激活,导致腺泡的自我消化,释放一系列炎症因子（如 TNF-α、IL-1、IL-6）和抗炎介质（IL-10、IL-1 受体阻断剂）,引起炎症的级联反应。80%～90%的病人炎症级联反应可以自限,但严重时可致胰腺出血和坏死,甚至引起多器官功能衰竭。

（三）病理

胰腺炎的基本病理改变是胰腺呈不同程度的水肿、充血、出血和坏死,根据其病理改变过程,可分为急性水肿性胰腺炎和急性出血坏死性胰腺炎。

1. 急性水肿性胰腺炎 病变多局限在胰腺体尾部,病情较轻。肉眼可见胰腺肿胀、被膜紧张,胰周可有积液。腹腔内的大网膜可见散在的粟粒状或斑块状的黄白色皂化斑（脂肪酸钙）。镜下可见胰腺及间质充血、水肿,并有炎症细胞浸润。

2. 急性出血坏死性胰腺炎 此型以胰腺出血、坏死为特征。胰腺外观增大、肿胀,分叶结构模糊,坏死灶呈灰黑色,严重时胰腺可为全黑。镜下可见脂肪坏死和腺泡破坏,腺泡小叶结构模糊不清。腹腔内可有血性渗液,内含大量淀粉酶。腹腔内网膜及肠系膜可见皂化斑和脂肪坏死灶,腹膜后可见大量组织坏死。间质小血管壁可坏死,呈片状出血,有大量炎症细胞浸润。晚期坏死组织合并感染可形成胰腺或胰周脓肿。

（四）临床表现

1. 腹痛 本病主要症状。常在饱餐或饮酒后突然发作,腹痛剧烈,呈持续性,一般位于左上腹,可向左肩和左腰背部放射,一般止痛药难以缓解。胆源性胰腺炎者,腹痛开始于右上腹,而后向左侧转移。病变累及全胰时,疼痛范围较宽则呈束带状,向两侧腰背部放射。

2. 腹胀 伴随腹痛存在。腹胀一般随病情而加重。早期因为腹腔神经丛受刺激引起肠麻痹所致,感染后则是腹膜炎性刺激所致。

3. 恶心呕吐 发病早期即可出现剧烈而频繁的呕吐,且呕吐后腹痛不能缓解。呕吐物多为胃十二指肠内容物。

4. 腹膜炎体征 轻型病人有局限性上腹部压痛,常无明显肌紧张。重型病人可有上腹压痛、反跳痛,腹肌明显紧张,可波及全腹,左侧腰背部可饱满及出现触痛。移动性浊音多为阳性。出现明显肠胀气表现,肠鸣音减弱或消失。

5. 发热 轻型病人可不发热或轻度发热,体温约为 38 ℃。胆源性胰腺炎伴胆道梗阻者可伴寒战、高热。胰腺坏死有感染时,持续高热为主要症状之一。

6. 其他 坏死性胰腺炎病人可出现脉搏细速、血压下降,早期因低血容量导致,晚期继发感染等可致休克。胆结石嵌顿或胰头肿大压迫胆总管者可出现黄疸表现。少数严重病人胰腺出血可渗至皮下,在腰部、季肋部和下腹部皮肤出现大片青紫色淤斑,称为 Grey-Turner 征,渗至脐周,皮肤呈青紫色改变,称为 Cullen 征。伴有急性肺功能衰竭者可有呼吸困难和发绀。血钙降低时可出现手足抽搐。胃肠道表现可有呕血和便血。严重者可出现 DIC 和感觉迟钝、意识模糊、昏迷等中枢神经系统紊乱症状。

课堂互动

血、尿淀粉酶与脂肪酶诊断急性胰腺炎的区别是什么?

(五)诊断

1. 实验室检查

(1)淀粉酶测定:血清、尿淀粉酶测定是诊断急性胰腺炎的主要手段之一。血清淀粉酶一般在发病 2 h 左右即开始升高,24 h 达高峰,可持续 4~5 天。尿淀粉酶在发病 24 h 后开始升高,48 h 到达高峰,下降缓慢,1~2 周后恢复正常。血清淀粉酶>500 U/dL(正常值 40~180 U/dL,Somogyi 法),尿淀粉酶明显升高(正常值 80~300 U/dL,Somogyi 法),具有诊断价值。淀粉酶值越高,诊断价值越高,但其升高的幅度与病变严重程度不呈正相关。

肠梗阻、胆囊炎、肠系膜缺血等疾病也可出现血清淀粉酶升高,应注意鉴别。

(2)脂肪酶测定:血清脂肪酶明显升高(正常值 23~300 U/L)具有特异性,是诊断急性胰腺炎较客观的指标。

(3)血清钙测定:血钙降低与脂肪组织坏死、组织内钙的形成有关,在病后 2~3 天开始降低。若血钙明显降低常提示病情严重,预后较差。

(4)其他:包括白细胞增高、高血糖、肝功能及血气分析异常等。C 反应蛋白(CRP)增高,发病 48 h 含量>150 mg/mL,提示病情较重。腹腔穿刺是一项简单、安全、可靠的检查方法,若抽出血性液体,而且其内有高含量淀粉酶,对诊断坏死性胰腺炎有很大帮助。

2. 影像学检查

(1)腹部超声:首选检查。但受上腹部胃肠气体的干扰,会影响诊断的准确性。均匀的低回声为胰腺水肿征,粗大的强回声表示胰腺有出血、坏死。超声也可发现胰周液体积聚。若发现胆道结石、胆管扩张,则胆源性胰腺炎可能性大。

(2)增强 CT:最有诊断价值的影像学检查。能诊断胰腺炎,且能鉴别胰腺组织是否坏死。轻型胰腺炎时,胰腺弥漫增大,密度不均,边界模糊,被膜凸起,胰腺周围渗液;重型胰腺炎时,肿大的胰腺内出现质地不均、液化或蜂窝状低密度区,表示胰腺组织坏死。CT 检查已经成为诊断胰腺炎的重要手段,而且对胰腺脓肿和假性囊肿等并发症也有诊断价值。

3. 临床分型

(1)轻型急性胰腺炎:又称急性水肿性胰腺炎。主要表现为腹痛、恶心、呕吐;腹膜炎局限于上腹部,压痛、反跳痛轻微;血尿淀粉酶增高;CT 示胰腺肿胀,周围有少量渗出液;一般全身状态良好,经积极治疗能短期内好转,死亡率低。

(2)重症急性胰腺炎:又称急性出血坏死性胰腺炎。表现为全腹疼痛,明显的压痛、反跳痛、肌紧张,明显腹胀,肠鸣音减弱或消失;偶见腰肋部皮下淤斑征(Grey-Turner 征)和脐周皮下淤斑征(Cullen 征);腹腔穿刺液呈血性或脓性;有多发脏器功能障碍和全身代谢障碍,严重者发生休克。增强 CT 示肿大的胰腺内出现质地不均、液化或蜂窝状低密度区,为胰腺组织坏死征象,胰周大量渗液。实验室检查:白细胞$\geq 16 \times 10^9$/L,血糖>11.1 mmol/L,血钙<1.87 mmol/L,血尿素氮或肌酐升高,酸中毒;$PaO_2 < 60$ mmHg,应考虑 ARDS,甚至 DIC,死亡率高。

针对重症急性胰腺炎,国际上有不同评定标准。急性生理学和慢性健康评分标准

APACHE Ⅱ≥8 分或 Ranson 预后判断标准≥3 项阳性,提示重症急性胰腺炎。

(六)急性胰腺炎的局部并发症

1. 急性液体积聚 发生于胰腺炎病程的早期,液体积聚在胰腺内或胰周,无囊壁包裹,B超或 CT 检查可发现。多会自行吸取,少数可发展为急性假性囊肿或胰腺脓肿。

2. 胰腺及胰周组织坏死 胰腺实质的弥漫性或局灶性坏死,伴胰周组织坏死。胰腺坏死根据是否感染又分为感染性和无菌性胰腺坏死。增强 CT 是目前诊断胰腺坏死的最佳方法。

3. 胰腺假性囊肿 急性胰腺炎后形成的有纤维组织包裹的液体积聚,被纤维组织包裹形成假性囊肿,常呈圆形或椭圆形,囊壁清晰。影像学检查可确定诊断。

4. 胰腺及胰周脓肿 胰腺和(或)胰腺周围的包裹性积脓,由胰腺和(或)胰周组织坏死液化继发感染所致,含极少或不含胰腺坏死组织。细菌或真菌培养阳性。

5. 胃肠道瘘 因胰液的消化和感染的腐蚀引起胃肠壁坏死、穿孔而发生瘘,常发生在结肠和十二指肠,也可发生在胃和空肠。

6. 出血 由于胰液的消化作用或感染腐蚀,特别是合并真菌感染,有时也会造成腹腔或腹膜后大出血。

(七)治疗

根据不同的临床分型、分期和病因,选择恰当的治疗方法。

1. 非手术治疗 适用于急性胰腺炎急性反应期、水肿性及尚未感染的出血坏死性胰腺炎。

(1)禁食、胃肠减压:能减少饮食、胃酸等对胰腺的刺激,从而使胰腺分泌胰酶减少;也可防止呕吐和减轻腹胀,降低腹内压。

(2)补液、防治休克:根据液体出入量及热量需求,积极通过静脉补充液体、电解质和热量,以维持水、电解质和酸碱平衡。也可监测中心静脉压、血压、尿量等,防治低血压和组织低灌注,改善微循环。

(3)镇痛解痉:诊断明确者可给予止痛药治疗,但应注意吗啡、哌替啶可引起 Oddi 括约肌痉挛,常用解痉药有山莨菪碱、阿托品等。

(4)抑制胰腺分泌:质子泵抑制剂和 H_2 受体阻滞剂可减少胃酸分泌来间接抑制胰腺分泌。生长抑素(如奥曲肽)能有效地抑制胰液分泌,现已广泛使用。抑肽酶可抑制胰蛋白酶的合成。

(5)营养支持:禁食期予全胃肠外营养(TPN),待病情稳定、肠道功能恢复后尽早给予胃肠内营养。

(6)防治感染:有感染征象时早期给予经验性广谱抗生素治疗,如易透过血胰屏障的喹诺酮类、头孢拉定等,防治肠道细菌移位引起的感染。细菌培养后,再采用针对性抗感染治疗。常见致病菌有大肠杆菌、铜绿假单胞菌等。

(7)中药治疗:对恢复肠道功能和减少细菌移位有一定的作用。在呕吐基本控制的情况下,常用复方清胰汤加减:银花、连翘、黄芩、厚朴、枳壳、木香、红花、生大黄(后下),经胃管注入,酌情每日 3～6 次。部分呕吐不易控制者也可灌肠治疗。

2. 手术治疗

(1)手术适应证:①急性腹膜炎不能排除其他急腹症时;②胰腺和胰周坏死组织继发感染;③伴胆总管下端梗阻或胆道感染者;④合并肠穿孔、大出血或胰腺假性囊肿。

(2)手术方式:最常用的手术方式是开放手术或内镜下行坏死组织与脓液清除加引流术,同时行胃造瘘、空肠造瘘,酌情行胆道引流术。形成假性囊肿者,可行内外引流术;继发肠瘘者,可行瘘口外置或近端肠管造口术。

知识链接 32-1

Note

（3）胆源性胰腺炎的处理：伴有胆道梗阻者，应行急诊手术或早期手术，解除胆道梗阻、引流胆汁。合并胆管结石无法耐受手术者，宜急诊或早期选择经纤维十二指肠镜行 Oddi 括约肌切开取石及鼻胆管引流术；无胆道梗阻而仅有胆囊结石者，先行非手术治疗，待病情缓解后，再做胆囊切除术。

二、慢性胰腺炎

慢性胰腺炎是由各种原因所致的胰实质和胰管的不可逆慢性炎症，特征是反复发作的上腹部疼痛及胰腺内、外分泌功能不同程度的减退或丧失。

（一）病因、病理

我国慢性胰腺炎最常见的病因是胆道疾病，其次是长期酗酒。部分急性胰腺炎病人，因胰管狭窄和慢性阻塞也可致慢性胰腺炎。此外，营养不良、高脂血症、胰腺创伤、甲状旁腺功能亢进、血液循环不畅、遗传因素等，也可能与本病发生有关。

其典型病理特征是胰腺萎缩，发硬，呈不规则结节样变。胰腺内纤维组织的增生，使腺体缩小，表面呈灰白或淡红色，呈不规则结节样增厚变硬；胰管狭窄伴节段性扩张，可有结石或囊肿形成。

（二）临床表现

1. 腹痛 最为常见，是慢性胰腺炎的主要症状。通常位于上腹剑突下或偏左，向腰背部放射呈束带状，有时向左肩背部放射。平时为隐痛，发作时呈持续性剧痛。

2. 营养不良 表现为精神不振、消瘦和体重减轻等，多与发病次数和持续时间呈正相关。随着时间的延长，消瘦和体重减轻会越来越明显。

3. 其他 约 1/3 病人有胰岛素依赖型糖尿病，1/4 病人有脂肪泻。少数病人可因胰头纤维增生压迫胆总管而出现黄疸。

临床上常将腹痛、体重减轻、糖尿病和脂肪泻称为慢性胰腺炎的四联征。

（三）诊断

根据上述典型表现，可以考虑慢性胰腺炎的诊断。可完善下列辅助检查。

1. 实验室检查 粪便检查可见脂肪滴（每日摄入脂肪 100 g 超过 3 日，每日粪便脂肪含量超过 7 g，脂肪泻诊断成立），胰腺功能检查显示胰腺功能分泌不足。

2. 影像学检查 腹部平片显示胰腺钙化或结石影。B 超显示胰腺肿大或纤维化，可有局限性结节，胰管扩张和囊肿形成，合并胰管结石者可有强回声及伴随的声影。CT 检查显示胰腺实质钙化，密度不均，呈结节状，胰管扩张等。

（四）治疗

方法较多，疗效不佳。主要有非手术治疗和手术治疗两种方法。

1. 非手术治疗 治疗的主要目的是控制腹痛，治疗胰腺内、外分泌功能不全。

（1）病因治疗：治疗胆道疾病，严格完全戒酒。

（2）饮食、营养支持：少食多餐，高蛋白、高纤维素、低脂饮食，加强营养支持，可采用肠内和（或）肠外营养支持。

（3）使用胰酶：消化不良者，特别是脂肪泻病人，可口服胰酶制剂，以增进营养。

（4）糖尿病控制：控制饮食，特别是控制糖的摄入，采用胰岛素替代治疗。

（5）镇痛：可应用一般止痛药或长效抗胆碱能药物，如阿托品、山莨菪碱等，但应避免药物成瘾。

2. 手术治疗

（1）手术目的：减轻疼痛、解除胰管梗阻、延缓疾病的发展。

（2）手术方式：因胆石症致慢性胰腺炎的病人可以行胆总管切开取石术等。胰管梗阻者可行胰管引流术，包括经十二指肠行 Oddi 括约肌切开术和胰管空肠吻合术。胰腺纤维化而无胰管扩张的病人可行胰腺切除术，包括胰体尾切除术、胰腺次全切除术、胰十二指肠切除术（Whipple 手术）等。对于有顽固性疼痛的病人，可施行内脏神经切断术等。

第三节　胰腺肿瘤

案例导入

　　病人，男，58 岁，因"皮肤黄染 1 个月，尿液变深 10 天，大便灰白 4 天"入院。病人自诉 1 个月前开始出现皮肤发黄，呈进行性加重，10 天前发现小便呈浓茶样，近 4 天来大便呈灰白色，无呕吐、腹痛、腹泻等症状。查体：T 36.8 ℃，皮肤、巩膜黄染，腹软，右上腹可触及肿大的胆囊，Murphy 征（一），无压痛、反跳痛，肠鸣音可，移动性浊音阴性。

　　想一想：

　　（1）最可能的诊断及诊断依据是什么？

　　（2）需要完善哪些检查？

　　胰腺肿瘤中胰腺癌最为常见，且胰头癌多发，本节只介绍胰腺癌中的胰头癌。胰腺癌是一种较常见的恶性肿瘤，进展迅速，治疗效果和预后极差。好发于 40 岁以上男性。目前胰腺癌居恶性肿瘤死亡原因的第 4 位，居消化道恶性肿瘤死亡原因的第 2 位，5 年生存率为 1%～3%。

（一）病因与病理

　　胰腺癌的病因不清，有人调查研究后认为吸烟、酗酒、胰腺炎病史和染色体异常等与胰腺癌的发病可能有关。

　　胰腺癌包括胰头癌、胰体尾部癌。70%～80% 的胰腺癌发生于胰头部，其次为体尾部，全胰癌较少。组织学类型中，90% 的胰腺癌为导管细胞癌，少数为腺泡细胞癌、黏液性囊腺癌。胰腺癌具有早期经淋巴和局部浸润转移的特点。癌细胞可经淋巴转移至胰头前后、幽门上下、肝十二指肠韧带内、肝总动脉、肠系膜根部和腹主动脉旁的淋巴结，晚期可转移至锁骨上淋巴结。癌细胞局部浸润的周围器官有胃、十二指肠、胆总管胰内段、横结肠及肾上腺等，也可见腹腔内种植。血行转移可至肝、肺、骨、脑等。

（二）临床表现

　　该病的临床症状常见上腹部疼痛、饱胀不适，黄疸，食欲降低和消瘦。

1. 上腹痛　常见的首发症状。早期因肿块压迫胰管，表现为上腹隐痛、钝痛或饱胀不适。少数病人可无疼痛。因早期症状无特异性，病人容易忽视而延误诊治。中晚期肿瘤可侵犯腹腔神经丛，疼痛表现为持续性剧烈腹痛，可向肩背部或腰背部放射，病人辗转难眠，不能平卧，呈卷曲坐位。

2. 进行性黄疸　胰头癌最主要的症状，因癌肿浸润和压迫胆总管下段所致。黄疸呈进行性加重,伴皮肤瘙痒,大便呈陶土色,小便颜色加深。肿瘤压迫胆总管越完全,黄疸颜色越深。体格检查可见皮肤、巩膜黄染,肝大,大多数病人可触及肿大的胆囊。

3. 消化道症状 食欲不振、腹胀、消化不良、腹泻或便秘、恶心呕吐等,晚期肿瘤侵犯十二指肠可出现黑便等消化道出血症状或呕吐等消化道梗阻症状。

4. 乏力和消瘦 病人因食欲不振、消化不良和癌肿消耗等可出现消瘦乏力、体重下降,晚期出现恶病质。

5. 其他 合并胆道感染时可出现寒战、高热,易与胆石症相混淆;少数病人可出现糖尿病;部分病人可有抑郁、狂躁等精神障碍,以抑郁症常见;晚期肿瘤病人可扪及上腹部质硬、固定伴压痛的肿块,腹水征阳性。

(三)诊断

胰腺癌早期无特异症状,诊断困难,大多数病人就诊时已是晚期。凡中年以上,近期出现原因不明的上腹隐痛不适、消瘦、乏力者,在排除胃十二指肠和肝胆疾病后,要考虑胰腺癌可能,并做进一步检查。

1. 实验室检查

(1)血清生化学检查:当有胆道梗阻时,血清总胆红素和结合胆红素升高,尿胆红素阳性,血清碱性磷酸酶、转氨酶等轻度升高。病程早期可有血尿淀粉酶一过性增高,血糖增高。

(2)免疫学检查:癌胚抗原(CEA)、胰胚抗原(POA)、糖链抗原(CA19-9)、胰腺癌相关抗原(PCAA)和胰腺癌特异性抗原等大多数胰腺癌血清标记物可有升高,但缺乏特异性。CA19-9在所有的标记物中是特异性和敏感性相对较好的一种,常用于胰腺癌的辅助诊断和术后随访。

2. 影像学检查 胰头癌定位和定性诊断的重要方法。

(1)B超:常规的检查方法。可显示胰管扩张(正常直径≤3 mm)、肝内外胆管扩张、胆囊肿大等。也可观察有无肝转移或淋巴结转移。

(2)内镜超声(EUS):目前为对胰头癌TN分期最敏感的检查手段,可发现直径小于1 cm的肿瘤,对于评估血管受侵犯程度敏感性高,也可评估肿瘤的可切除性。

(3)CT:可作为胰腺肿瘤病人的首选影像学检查方法,可显示胰胆管扩张和直径大于1 cm的胰腺任何部位的肿瘤,还可发现腹膜后淋巴结转移和肝内转移。也可在CT引导下对胰腺肿块进行细针穿刺细胞学检查。

(4)内镜逆行胰胆管造影(ERCP):造影可显示主胰管、胆管扩张的影像。也可同时在胆管内置入内支撑管,达到术前减黄的目的。应警惕此检查引起急性胰腺炎或胆道感染的可能。

(5)胃肠钡餐造影:可显示胰腺癌压迫胃和癌肿较大时的十二指肠肠曲扩张和反3字征。

(6)其他:MRI或MRCP能显示胆、胰管梗阻部位和扩张程度;PTC可显示梗阻上方肝内、外胆管扩张情况;选择性血管造影可显示肿瘤与血管的关系;正电子发射型计算机断层成像(PECT)可显示小至0.5 cm的淋巴结转移;细针穿刺细胞学检查可做细胞学检查或基因检测。

(四)治疗

早期手术切除是治疗胰腺癌的最有效方法。手术能延长生存时间和改善生活质量。

1. 根治性手术

(1)胰十二指肠切除术(Whipple手术):胰头癌的标准术式,切除范围包括胰头、胃幽门区、十二指肠、空肠上段、胆囊和胆总管,同时清除相应的淋巴结,然后重建胰腺、胆总管、胃与空肠。

(2)保留幽门的胰十二指肠切除术(PP-PD):适用于幽门上、下淋巴结无转移,十二指肠切缘癌细胞阴性者。此种术式缩短手术时间,减少出血,但容易发生术后胃排空延迟和胃溃疡。

2. 姑息性手术 适用于高龄病人,肿瘤不能切除,已有肝转移或病人合并明显心肺功能障碍不能耐受较大手术者。术式有胆囊空肠吻合术、胆管空肠吻合术、胃空肠吻合术、腹腔神经节切除术等。

3. 其他治疗 配合手术进行适当的放、化疗可缓解部分病人的症状,减轻痛苦,延长生命;或使原不可能切除的胰腺癌获得再次手术的机会。

（五）预后

胰腺癌转移早,发现晚,手术切除率低,术后 5 年生存率低于 20%,预后较差。改善预后的关键是早发现、早诊断、早治疗。

本章小结

急性胰腺炎是外科常见的急腹症。可分为水肿性和出血坏死性胰腺炎。在我国,胆道结石为最常见的病因,其次为过量饮酒。临床表现为饱餐或酗酒后上腹部突发剧烈疼痛,有腹胀、恶心、呕吐、腹膜炎体征等表现。最常用的诊断方法是胰酶测定,增强 CT 检查是最有价值的检查。

胰腺癌好发于胰头部,临床表现常见为上腹部疼痛、饱胀不适,黄疸,食欲降低和消瘦,易与胆石症相混淆。CT 可作为首选的影像学检查方法。治疗的关键是早发现、早诊断、早手术。本病进展快,预后差。

（湘潭医卫职业技术学院 曾 礼）

知识链接 32-2

目标检测
及答案

Note

第三十三章 周围血管疾病

扫码看课件

学习目标

知识目标：

1. 掌握原发性下肢静脉曲张和脉管炎的临床表现、诊断、治疗原则。
2. 熟悉原发性下肢静脉曲张并发症的处理及预防。
3. 了解原发性下肢静脉曲张和脉管炎的病因、病理及并发症的处理。

能力目标：

1. 能初步诊断原发性下肢静脉曲张和脉管炎。
2. 具备对原发性下肢静脉曲张和脉管炎的初步处理能力。
3. 具备对原发性下肢静脉曲张和脉管炎的病情判断能力，及时转诊。

素质目标： 具备良好的医患沟通能力，具有良好的人文关怀，让病人了解病情和疾病的转归，选择合适的个体化诊疗方案。

第一节 静 脉 曲 张

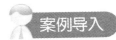

案例导入

　　病人，女，45 岁，教师，左下肢静脉迂曲、扩张 6 年，长时间站立后有小腿酸胀感，轻度可凹陷性水肿，近段时间以来出现左侧小腿皮肤瘙痒，色素沉着，大隐静脉瓣功能（Brodie-Trendelenburg）试验（＋），佩尔特斯（Perthes）试验（－）。

　　想一想：

　　(1) 最可能的诊断是什么？

　　(2) 本病需要与哪些疾病鉴别？如何鉴别？

　　(3) 本病的治疗原则是什么？

　　静脉曲张是指由静脉壁薄弱、静脉瓣膜缺陷以及静脉压力增高等造成静脉迂曲、扩张的疾病。人体很多部位可发生静脉曲张，如下肢静脉曲张、食管-胃底静脉曲张、精索静脉曲张、腹壁静脉曲张等。本节只介绍原发性下肢静脉曲张。

　　原发性下肢静脉曲张单纯涉及隐静脉，浅静脉迂曲、伸长而呈曲张状态。

　　（一）下肢静脉解剖

　　下肢静脉由下肢深静脉、下肢浅静脉、交通静脉和肌肉静脉组成。

Note

1. **下肢深静脉**　小腿深静脉中胫后静脉和腓静脉首先汇成一段短的胫腓干,然后与胫前静脉组成腘静脉,腘静脉经腘窝内收肌管裂孔走行为股浅静脉,在小粗隆平面,股浅静脉与股深静脉汇成股总静脉,在腹股沟韧带下缘移行为髂外静脉。

2. **下肢浅静脉**　有大隐静脉和小隐静脉两条主干。大隐静脉是人体最长的静脉。自足背静脉网内侧经内踝前方,沿小腿和大腿内侧上行,在腹股沟韧带下方穿过卵圆窝注入股总静脉。一般注入股总静脉的有五个分支,包括阴部外静脉、腹壁浅静脉、股内侧静脉、股外侧静脉和旋髂浅静脉。小隐静脉自足背静脉网外侧,沿外踝后方、小腿屈侧中线上行,经过深筋膜,注入腘静脉,可有一上行支注入大隐静脉。此外,在膝以下,大隐静脉经前外侧和后内侧分支和小隐静脉交通(图 33-1)。

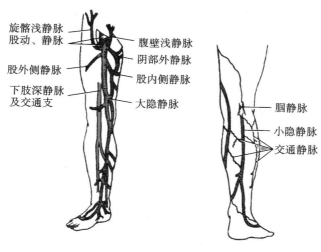

图 33-1　下肢浅静脉

3. **交通静脉**　小腿内侧交通静脉多位于小腿内下 1/3;小腿外侧交通静脉多位于小腿中段;大腿内侧交通静脉多位于大腿中下 1/3。

4. **肌肉静脉**　包括腓肠肌静脉和比目鱼肌静脉,直接汇入深静脉。

（二）病因、病理

静脉壁薄弱、静脉瓣膜缺陷和静脉内压力持久增高是静脉曲张的主要原因。静脉壁薄弱、静脉瓣膜缺陷与遗传有关。而长期站立、重体力劳动、久坐、妊娠、慢性咳嗽、习惯性便秘等是造成下肢静脉内压力持久增高的重要原因。

在单纯性下肢静脉曲张形成的过程中,静脉壁薄弱、静脉瓣膜缺陷及静脉内压力的增高,三者相互作用,最终导致静脉曲张的出现。静脉壁薄弱,导致管腔变大,同时静脉瓣膜缺陷,静脉瓣不能紧密关闭,各种原因致静脉压力增高,加重瓣膜松弛,不能有效阻止血液反流,大量血液从深静脉或近端静脉反流,造成静脉曲张。小腿的大隐静脉管径小,管壁相对薄弱,承受压力相对大腿部大隐静脉承受压力高,是静脉曲张的好发部位。小隐静脉受到股浅静脉和股腘静脉瓣的保护,不受到血柱重力的直接影响,只有在大隐静脉曲张进展到相当程度后,通过交通支影响小隐静脉,才会在小隐静脉分布区域,呈现浅静脉曲张。

（三）临床表现

原发性下肢静脉曲张以左侧大隐静脉多见,单独的小隐静脉曲张较少见,双侧静脉曲张可先后发病。

（1）早期下肢静脉曲张病人,可无明显症状或在静息站立时有酸胀不适感。

（2）静脉曲张较重时,病人在站立、行走稍久后,感下肢酸胀、沉重、乏力,痛觉敏感病人可有疼痛感,且容易疲劳,平卧或抬高患肢后,上述症状可缓解。病人站立时,患肢浅静脉隆起、扩张、迂曲,甚至卷曲成团,一般以小腿大隐静脉分布区域明显。踝部可有轻度肿胀。病程长、静脉曲张重者,足靴区皮肤可出现瘙痒、脱屑、色素沉着、皮下脂质硬化、湿疹及慢性溃疡等。

（四）诊断

原发性下肢静脉曲张,诊断并不困难。可选用超声、容积描记、下肢静脉测压和静脉造影等检查辅助诊断。诊断原发性下肢静脉曲张还要与相关疾病鉴别。

诊断时要明确深静脉有无阻塞和瓣膜功能不全的部位。

1. 深静脉通畅试验（Perthes 试验）　病人站立,使浅静脉充盈,在患肢大腿上 1/3 处扎止血带,阻断大隐静脉血液回流,然后嘱病人做下蹲动作或快速用力踢腿动作 20 次左右,以促进下肢血液从深静脉系统回流,若浅静脉曲张明显减轻或消失,提示深静脉通畅;若曲张加重,说明深静脉回流不畅（图 33-2）。

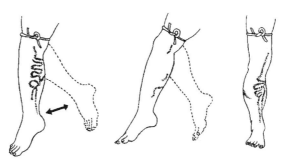

图 33-2　深静脉畅通试验

2. 大隐静脉瓣膜功能试验（Brodie-Trendelenburg 试验）　病人平卧,抬高患肢,使曲张静脉空虚,在腹股沟下方、大腿根部扎上止血带,阻断大隐静脉回流,然后让病人站立,10 s 内松开止血带,密切观察大隐静脉曲张的充盈情况。若出现自上而下的静脉曲张,则表示大隐静脉瓣膜功能不全。

小隐静脉瓣膜试验:除止血带扎于小腿上端外,试验方法与上述试验相同,结果及意义相似。

3. 交通静脉瓣膜功能试验（Pratt 试验）:病人仰卧,抬高病人,使浅静脉空虚,在大腿根部缚扎止血带,先从足趾向上至腘窝处缚第 1 根弹力绷带,然后从大腿根部止血带处向下缚第 2 根弹力绷带。让病人站立,一边向下解开第 1 根弹力绷带,一边向下继续缠绕第 2 根弹力绷带,若期间有静脉曲张表现,则该处存在交通静脉瓣膜功能不全。

诊断原发性下肢静脉曲张需与下列疾病相鉴别:①原发性下肢深静脉瓣膜功能不全,继发浅静脉曲张:大隐静脉及交通静脉瓣膜功能试验只能表明存在瓣膜功能不全,若为原发性,其症状要比原发性下肢静脉曲张症状更重,利用超声多普勒检查或下肢静脉造影,可判断病变的严重程度。下肢深静脉顺行、逆行造影能确定诊断。②下肢深静脉血栓形成后综合征:有深静脉血栓形成病史,浅静脉代偿性曲张伴肢体明显肿胀。若鉴别诊断有困难,可行超声和下肢静脉造影检查确定。③动静脉瘘:常有明显的浅静脉曲张。患肢皮肤温度升高,局部可扪及震颤或闻及血管杂音,浅静脉压力上升,静脉血的含氧量增高。鉴别诊断一般不困难,必要时可行动脉造影,进一步明确诊断。

（五）治疗

1. 手术治疗　最常见的治疗方法。凡诊断明确且无禁忌证者,均可施行手术治疗。手术包括大（小）隐静脉高位结扎、主干与曲张静脉剥脱术。明确有交通静脉功能不全者,可选择筋膜下、外或内镜辅助做交通静脉结扎术。术后用弹力绷带或弹力袜给予稳妥而有一定压力的

课堂互动

以上三个试验对诊断原发性下肢静脉曲张的意义是什么?

包扎,以防止剥脱部位出血,同时抬高患肢,以利于下肢静脉的回流。鼓励及早床上或下床活动,防止深静脉血栓形成。

2. 硬化剂注射疗法 将硬化剂注入曲张的静脉内,刺激静脉内膜发生无菌性炎症,使血管腔粘连闭塞,曲张静脉变成硬条索状物。适用于局限的小段静脉曲张、出于美容要求不适于手术及术后残留的曲张静脉。常用的硬化剂有 5%鱼肝油酸钠和酚甘油溶液等。病人取斜卧位,使曲张静脉充盈,选用细针穿刺入静脉后,病人平卧,在穿刺点上下各用手指压迫,使穿刺的静脉段处于空虚状态,注入 0.5 mL 硬化剂,用手指持续压迫 1 min,然后局部用纱布垫压迫,自足踝至注射近处侧穿弹力袜或缠绕弹力绷带,并立即开始主动活动。注射后大腿部维持压迫至少 1 周,小腿部 6 周左右。注射时避免硬化剂外渗造成组织坏死或进入深静脉并发血栓形成。

知识链接 33-1

3. 弹力袜或弹力绷带压迫疗法 适用于症状较轻不愿手术者,妊娠期发病、分娩后症状可能消失者,手术耐力极差者。病人穿弹力袜或缚扎弹力绷带,迫使曲张静脉萎瘪,还应避免久坐久站,并间歇抬高患肢。

（六）并发症及其处理

病变重且长期未经治疗者,可发生以下并发症。

1. 血栓性浅静脉炎 ①原因:曲张静脉内的血流缓慢,易发生血栓性静脉周围炎。②表现:局部疼痛,静脉表面皮肤潮红肿胀,静脉呈条索状,压痛明显。③治疗:抬高患肢,局部热敷、理疗,全身使用抗生素。治疗期间,若发现血栓扩展,有向深静脉蔓延趋势者,应施行高位结扎术,待炎症消退再行手术,切除受累静脉。

2. 湿疹或溃疡形成 见于重症静脉曲张病人。①表现:踝周及足靴区多见,静脉压力较高,足背感染易波及此处,常有皮肤瘙痒和湿疹,皮肤破损后可引起经久不愈的溃疡。②治疗:创面应用等渗盐水或 30%硼酸溶液湿敷,抬高患肢以利静脉回流,较浅的溃疡一般能愈合,然后尽早手术治疗。较大、较深的溃疡,经上述处理后溃疡面可缩小,但难以完全愈合,待周围炎症消退后,也应做手术治疗,同时做清创植皮,缩短溃疡愈合期。

3. 曲张静脉破裂出血 足靴区及踝部多见。因静脉内压力高,静脉壁又无弹性,出血很难自行停止,应紧急处理:①抬高患肢;②局部加压包扎;③必要时手术缝扎止血。出血停止后需手术治疗曲张静脉。

（七）预防

凡有原发性下肢静脉曲张家族史者,大都在青春期以后发病,因而在儿童及少年时期,应加强体育锻炼,加强静脉管壁的弹性。此外,保护浅静脉的措施如下:①站立工作或强体力劳动者,常穿弹力袜套保护;②长期从事站立工作者,常做工作体操,或做踝关节的伸屈活动,使腓肠肌能发挥有效的泵作用,以减轻浅静脉内压力。

第二节　脉　管　炎

案例导入

病人,男,40 岁,因"下肢麻木、发凉,间歇性跛行 8 年"入院。病人 8 年前开始出现下肢麻木、发凉,有间歇性跛行,症状逐渐加重,近年来出现持续性疼痛,右下肢肌肉萎缩。查体可见右足背动脉搏动消失。既往有吸烟史 20 年,每日一包半。

想一想：

（1）最可能的诊断及诊断依据是什么？

（2）需要与哪些疾病鉴别？

（3）本病采取的防治方法有哪些？

血栓闭塞性脉管炎（thromboangitis obliterans，TAO）是一种好发于男性青壮年，主要累及四肢中、小动静脉的血管慢性炎症闭塞性病变，以下肢多见，又称 Buerger 病，简称脉管炎。

（一）病因、病理

本病病因尚不明，但与吸烟关系密切，病人多数有不同程度的吸烟病史，主、被动吸烟在本病的发生和发展环节起着重要作用。本病还可能与遗传易感性、寒冷刺激、雄激素、血管内皮细胞功能受损及免疫紊乱等有关。

本病病理过程特征：①始于动脉，常累及静脉，由远端向近端发展，呈跳跃式发展，形成节段性分布，但节段之间的血管正常。②活动期受累动静脉管壁有内皮细胞和成纤维细胞增生，管壁全层呈非化脓性炎症改变，有淋巴细胞浸润，管腔有血栓形成而造成闭塞。③后期炎症消退，血栓机化，动脉周围纤维组织广泛形成。④后期虽有侧支循环形成，但不足以代偿，因而神经、肌肉和骨骼等均可出现缺血性改变。

（二）临床表现和分期

本病好发于 40 岁以下男性，冬季多发，常见于下肢。临床上一般分为 3 期。

1. 局部缺血期　患侧肢体末梢有发凉、畏寒、麻木、刺痛和烧灼感等不适，寒冷时上述症状加重。病人在行走一段距离后，小腿腓肠肌胀痛而被迫止步，停止行走或休息后，疼痛可缓解，继续行走差不多的距离胀痛出现而停止前进，此为间歇性跛行。此期症状由动脉痉挛所致。查体患肢皮温略低，较苍白，足背动脉搏动尚可触及。

2. 营养障碍期　间歇性跛行症状加重，距离缩短，甚至患肢在静息状态下也可出现持续性疼痛，称为静息痛，尤以夜间剧烈，病人往往抱腿而坐难以入睡。此期患肢因严重慢性缺血而出现营养障碍，表现为皮肤变薄、皮下脂肪减少和肌肉萎缩。足背动脉搏动减弱或消失。

3. 组织坏死期　疼痛更为剧烈，日夜不止。动脉完全闭塞，且侧支供血不能代偿，患肢趾端变黑、干瘪，称为干性坏疽。若继发感染，则转变为湿性坏疽，严重者可出现高热、畏寒等全身中毒症状。

病人在发病前或发病过程中可出现复发性、游走性浅静脉炎，表现为静脉疼痛、条索样硬化和皮肤色素沉着。

（三）诊断

1. 一般检查　记录跛行时间与距离、四肢及颈部动脉听诊、触诊情况。皮温测定：双侧肢体对应部位皮温相差 2 ℃以上，皮温低提示动脉血流减少。肢体抬高试验（Buerger 试验）：病人平卧，下肢抬高 45°，3 min 后观察足部，呈苍白或蜡黄色，然后将下肢垂于床旁，小腿和足部呈潮红或斑块状发绀，此为阳性，提示患肢严重供血不足。

2. 特殊检查　①超声多普勒检查：可判断动脉血流强弱、病变部位、缺血程度、有无附壁血栓形成及测定流速等。②动脉造影：可明确患肢动脉狭窄或闭塞的部位、程度、范围及侧支循环建立情况。③X 线平片：患肢中、小动脉多节段狭窄或闭塞的征象。

诊断要点：①20～45 岁的青壮年男性，有吸烟嗜好；②患肢有不同程度的缺血症状；③有游走性静脉炎的病史；④患肢足背动脉或胫后动脉搏动减弱或消失；⑤一般无高血压、糖尿病、高脂血症等易致动脉硬化的因素，且排除动脉硬化性闭塞症等其他动脉闭塞性疾病。

（四）预防及治疗

治疗的关键是控制病情的活动，改善和增进下肢血液循环。

知识链接 33-2

Note

1. 一般疗法 严格戒烟;防寒保暖,但不应热敷,以免因组织需氧量增加而加重症状;防止外伤,酌情使用止痛药,慎用易成瘾药物。

2. 运动疗法 适用于较早期病人,以促进侧肢循环的建立。方法:缓慢行走,在预计发生间歇性跛行疼痛前停步休息,每天数次。Buerger 运动:病人平卧,先抬高患肢 45°,维持 1～2 min,再下垂 2～3 min,然后平放 2 min,并做伸屈或旋转运动 10 次,如此重复 5 遍为 1 组,每天数组。患肢溃疡、坏死或血栓形成时不宜运动。

3. 应用扩张血管和抑制血小板聚集的药物 以扩张血管为主的双嘧达莫、倍他乐克和前列腺素 E_1 等;以抑制血小板聚集为主的阿司匹林、抵克立得、低分子右旋糖酐等;溶解微血栓的尿激酶、蝮蛇抗栓酶等。

4. 中医中药辨证施治 间歇性跛行者,选用阳和汤加减;静息痛者,选用血府逐瘀汤;肢端坏死者选用四妙勇安汤加减。此外还有活血化瘀的复方丹参、脉络宁,调节免疫功能的黄芪、党参等。

5. 高压氧疗法 改善组织缺氧状态。

6. 手术治疗 目的是重建动脉血流通道,增加肢体血供,改善缺血引起的后果。方法如下:①动脉旁路转流术、动脉旁路移植术:适用于闭塞动脉近侧和远侧仍有畅通的动脉时或近侧有满意流出道的病人。如股-胫动脉旁路转流术,适用于腘动脉阻塞时;股、腘-远端胫(腓)动脉旁路转流术,适用于小腿主干动脉闭塞而远侧尚有开放的血管管腔时;自体静脉做旁路移植术。②腰交感神经节切除术:适用于病情早期或侧支血管基本形成和病情趋于改善的病人,一般切除患侧第 2～4 腰交感神经节,可解除血管痉挛。也适用于腘动脉远侧动脉狭窄的病人。可缓解疼痛,近期效果好,但远期疗效不够理想。③动静脉转流术。④截肢术:适用于肢体发生不可逆坏死时,应行不同平面的截肢术。

本章小结

原发性下肢静脉曲张是指因静脉壁薄弱、静脉瓣膜缺陷及浅静脉压力升高导致浅静脉曲张的疾病,以大隐静脉曲张多见。治疗方法包括弹力袜或弹力绷带压迫、硬化剂注射等保守治疗方法,大、小隐静脉高位结扎、主干与曲张静脉剥脱术等手术疗法。

血栓闭塞性脉管炎是一种好发于 40 岁以下男性,主要累及四肢中、小动静脉的血管慢性炎症闭塞性病变,以下肢多见。病变初期可出现患肢发凉、畏寒、麻木、间歇性跛行等局部缺血表现,而后症状加重,出现静息痛,甚至出现坏疽。治疗的关键是控制病情的活动,改善和增进下肢血液循环。

（湘潭医卫职业技术学院 曾 礼）

目标检测及答案

第五篇

泌尿、男性生殖系统疾病

MINIAO、NANXINGSHENGZHIXITONGJIBING

泌尿系统由肾、输尿管、膀胱和尿道组成。成对的肾脏,位于腹膜后方,略呈"八"字形排列于脊柱两侧,右肾比左肾略低,其体表投影在腰背部竖脊肌外侧缘与第12肋的夹角处,即肾区。肾由内向外分别由纤维囊、脂肪囊和肾筋膜三层被膜覆盖。肾血液供应丰富,肾动脉直接来自腹主动脉,约占心排血量的1/4。肾静脉在肾门处汇合直接注入下腔静脉。输尿管上端起于肾盂,在腹后壁沿腰大肌前面下行,下端在膀胱底斜穿膀胱壁,开口于膀胱,按其走行分为腹部、盆部和膀胱壁内部。其全程有三处生理性狭窄。分别是输尿管起始处、输尿管跨过髂血管处和输尿管的壁内段,常常是结石易滞留的部位。膀胱是肌性囊状器官,空虚时呈三棱锥体形,分为尖、底、体和颈4个部分,膀胱壁分3层,由内向外依次为黏膜、肌层和外膜。膀胱的最下部称膀胱颈,内有尿道内口与尿道相通。在膀胱底内面,由两侧输尿管口和尿道内口形成的三角区,称膀胱三角,是膀胱癌和膀胱结核的好发部位。男性尿道起于膀胱的尿道内口,止于阴茎头的尿道外口,成人长16～22 cm,管径平均为5～7 mm,根据其行程可分三个部分,即前列腺部、膜部和海绵体部,临床上将前列腺部和膜部称后尿道,海绵体部为前尿道。男性尿道全长有三处狭窄,分别位于尿道内口、膜部和尿道外口,其中尿道外口最为狭窄,尿道结石易嵌顿在这些狭窄部位。女性尿道长3～5 cm,直径约0.6 cm,其特点为短、宽、直,故易引起逆行性尿道感染。(见下图)

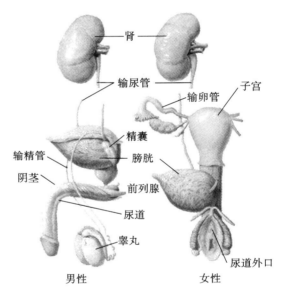

泌尿、男性生殖系统示意图

泌尿系统的主要功能是尿液的生成、输送和排泄,排出机体新陈代谢中产生的废物和多余的水,保持机体内环境的平衡和稳定。此外,肾还可分泌促红细胞生成素、肾素等。

男性生殖系统包括睾丸、附睾、辅助生殖腺及阴茎等组织和器官,其功能是产生精子和分泌雄激素。

第三十四章　泌尿、男性生殖系统先天性畸形

学习目标

知识目标：

1. 掌握包茎、隐睾、鞘膜积液和精索静脉曲张的临床表现、诊断。
2. 熟悉包茎、隐睾、鞘膜积液和精索静脉曲张的治疗原则。
3. 了解包茎、隐睾、鞘膜积液和精索静脉曲张的病因、病理。

能力目标：

1. 具备诊断包茎、隐睾、鞘膜积液和精索静脉曲张的能力。
2. 具备对嵌顿包茎的初步处理能力。

素质目标：

加强医患沟通，体现人文关怀，消除病人恐惧心理，选择合适的个体化诊疗方案。

扫码看课件

案例导入

　　病人，男，20岁，公交车司机。因左侧阴囊坠胀痛2年入院。病人于2年前无明显诱因出现左侧阴囊坠胀痛不适，久坐后加重。无尿频、尿痛，起病以来食欲、睡眠良好，大小便正常，无明显消瘦。查体：外生殖器发育正常，站立时左侧睾丸下坠较右侧明显，左侧阴囊内可触及不规则管状结构的精索静脉团。既往健康，否认有结核病史，无外伤、手术史。

　　想一想：

　　（1）初步诊断是何疾病？

　　（2）为明确诊断进一步做何检查？

　　（3）治疗原则是什么？

　　泌尿、男性生殖系统先天性畸形是人体最常见的先天性畸形，是由遗传或环境因素造成的发育缺陷性疾病，胎儿出生时畸形已存在。种类繁多，表现为数目、大小、形态、结构、位置、旋转异常和血管畸形等。泌尿、男性生殖系统先天性畸形不仅影响生育力，还会影响性功能，故应及时处理。

第一节　泌尿、男性生殖器先天性畸形

一、包茎和包皮过长

包茎是指包皮口过小，紧箍阴茎头部，致使包皮不能向上翻转，阴茎头不能外露。包茎分

Note

为先天性和后天性两类。包皮过长是指包皮虽然覆盖住阴茎头,但能向上外翻使阴茎头外露。小儿包皮过长属正常现象,但在青春期前阴茎头应逐渐外露。

（一）病理

包茎影响阴茎的正常发育。

包茎、包皮过长者包皮下易积聚包皮垢,从而导致阴茎头包皮炎,并可引起尿道外口感染、狭窄,严重者出现尿路感染及肾功能损害。包皮垢的慢性刺激和阴茎头包皮炎的反复发作,常是引起阴茎癌的原因之一,也可诱发配偶宫颈癌。

包皮过长易导致性交疼痛,可诱发早泄。

（二）临床表现

包皮口较紧者,如将包皮强行上翻而不及时复位,包皮口紧箍在阴茎冠状沟部,可引起包皮和阴茎头的血液和淋巴液回流障碍而出现淤血、水肿和疼痛,即为包茎嵌顿,如不及时处理,包皮和阴茎头可发生溃烂、坏死。

（三）治疗

包茎的有效疗法是尽早做包皮环切术,儿童期手术对预防阴茎癌有利。对于包茎嵌顿,应及时手法复位（图 34-1）。若因水肿严重手法复位失败,则应做包皮背侧狭窄环切开术（图 34-2）。

包皮过长如包皮口宽大易于上翻,不需手术,但应经常翻开清洗,保持局部清洁。后天性包茎、有包茎嵌顿史和小儿包皮口细小者可行包皮环切术。

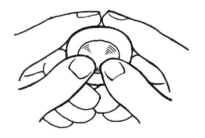
图 34-1　包茎嵌顿手法复位

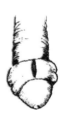
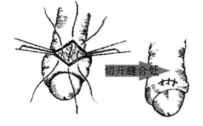
切开缝合处
图 34-2　包皮背侧狭窄环切开

二、隐睾

隐睾是指阴囊内未发现睾丸,睾丸可位于腹内、腹股沟管、阴囊上。广义的隐睾也包括睾丸缺如、睾丸异位。

（一）病理及临床表现

隐睾可为单侧或双侧,触诊时阴囊内无睾丸。阴囊的舒缩能调节温度低于体温 1.5～2℃,以维持睾丸生精小管的正常生精功能,而隐睾则受温度影响而导致精子发生障碍,进而导致不育。隐睾易发生恶变,尤其是位于腹膜后者,隐睾恶变的概率较普通人高 20～36 倍。腹膜后睾丸可经 B 超或 MRI 确诊。

（二）治疗

1. 非手术治疗　凡男性新生儿都需检查有无隐睾。基于隐睾以后可能发生恶变、扭转,对生育产生影响,应早期治疗。1 岁以内的睾丸仍有自行下降可能,可暂时观察。若 1 岁以后睾丸仍未下降,可短期应用绒毛膜促性腺激素（HCG）,每周肌注 2 次,每次 500 U,总剂量为5000～10000 U。

2. 手术治疗 若 2 岁以前睾丸仍未下降,应采用手术治疗,即游离松解精索,修复并存的疝囊,将睾丸拉下至阴囊内固定。若睾丸萎缩,又不能被拉下并置入阴囊,而对侧睾丸正常,则可将未降睾丸切除。双侧腹腔内隐睾不能下降复位者,可采用显微外科技术做睾丸自体移植术。

第二节 其 他 疾 病

一、鞘膜积液

鞘膜囊内积聚的液体增多而形成囊肿者,称为鞘膜积液,有睾丸鞘膜积液、精索鞘膜积液。鞘膜积液是一种常见疾病,可见于任何年龄。

（一）病因及病理

胚胎早期,睾丸位于腹膜后第 2~3 腰椎旁,而后逐渐下降,7~9 个月时经腹股沟管下降至阴囊。在睾丸下降过程中附着于睾丸的两层腹膜一起下移而形成鞘突,除睾丸部鞘膜外,胎儿出生前或出生后短期内鞘突闭合。正常时鞘膜囊内仅有少量浆液,当鞘膜的分泌和吸收功能失去平衡,分泌过多或吸收过少,都可引起鞘膜积液。原发性鞘膜积液为淡黄色、清亮,含电解质、纤维蛋白原等,急性鞘膜积液多混浊。鞘膜壁常有纤维化增厚。慢性鞘膜积液因张力大而影响睾丸血运和温度调节,引起睾丸萎缩,双侧积液可影响生育能力。

（二）分类

鞘突在不同部位闭合不全,可形成各种类型的鞘膜积液(图 34-3)。

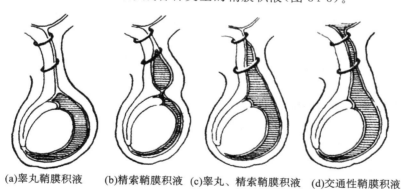

(a)睾丸鞘膜积液　(b)精索鞘膜积液　(c)睾丸、精索鞘膜积液　(d)交通性鞘膜积液

图 34-3　各类鞘膜积液

1. 睾丸鞘膜积液 睾丸固有鞘膜内有积液,此为最多见的一种。可分原发性和继发性。

2. 精索鞘膜积液 鞘突的两端闭合,而中间部分未闭合且有积液,囊内积液与腹腔、睾丸鞘膜腔都不相通,又称精索囊肿。

3. 睾丸、精索鞘膜积液(婴儿型) 鞘突仅在内环处闭合,积液与睾丸鞘膜腔连通。

4. 交通性鞘膜积液(先天性) 由于鞘突未闭合,睾丸鞘膜腔的积液可经一小管道与腹腔相通。如鞘突与腹腔间的通道较大,肠管和网膜亦可进入鞘膜腔,即为先天性腹股沟斜疝。

（三）临床表现

一侧鞘膜积液多见,表现为阴囊或腹股沟有囊性肿块。少量鞘膜积液无不适,常在体检时被偶然发现。积液量较多者,于直立位时牵引精索可出现钝痛或胀痛和牵扯感。巨大鞘膜积

Note

液可影响行动、排尿及性生活。继发性积液常有原发病的症状。

（四）诊断和鉴别诊断

睾丸鞘膜积液多数呈卵圆形，质软，无压痛，表面光滑，有弹性和囊样感，触不到睾丸和附睾，透光试验阳性。精索鞘膜积液位于腹股沟或睾丸上方，积液囊与睾丸有明显分界。睾丸、精索鞘膜积液时阴囊有梨形肿物，睾丸摸不清。交通性鞘膜积液，站立位时阴囊肿大，卧位时积液流入腹腔，积液囊缩小或消失，睾丸可触及。阴囊 B 超可帮助诊断。

鞘膜积液应与腹股沟斜疝、睾丸肿瘤和精液囊肿相鉴别。腹股沟斜疝的肿大阴囊有时可见肠型或听到肠鸣音，阴囊内容物在卧位时回纳，咳嗽时内环处有冲击感，透光试验阴性。睾丸肿瘤为实质性坚硬的肿块，托起和掂量两侧睾丸时，患侧有沉重感，透光试验为阴性。精液囊肿常位于睾丸上方、附睾头部，一般呈圆形，如穿刺为乳白色液体，内含精子。

（五）治疗

1. 非手术治疗　婴儿及新生儿的鞘膜积液常可自行吸收消退，不需手术治疗。成人较少的鞘膜积液无任何症状，亦不需手术治疗。外伤性积液或全身性疾病引起的积液，治愈后可以自行消退。

2. 手术治疗　成人较多的睾丸鞘膜积液伴有明显症状者，应行睾丸鞘膜翻转术。精索鞘膜积液应将鞘膜囊全部摘除。交通性鞘膜积液应切断通道，在内环处高位结扎鞘突。术中要注意止血，术后加压包扎阴囊，防止形成血肿。

二、精索静脉曲张

精索静脉曲张是指精索蔓状静脉丛扩张、伸长、迂曲。多见于青壮年，在男性不育人群中占 15%～20%，以左侧发病为多。

（一）病因及病理

精索静脉曲张的病因有先天性解剖因素和后天性因素。睾丸及附睾静脉汇集成蔓状静脉丛，在腹股沟管内汇集成精索内静脉（图34-4）。左精索内静脉呈直角注入左肾静脉，右精索内静脉在右肾静脉下方呈锐角进入下腔静脉。左肾静脉通过主动脉和肠系膜上动脉之间，左精索内静脉下段位于乙状结肠后面，这些解剖结构使左精索内静脉容易受压，并增加血流回流阻力。左精索内静脉进入左肾静脉的入口处有瓣膜防止逆流，如静脉瓣发育不全，静脉丛壁的平滑肌或弹力纤维薄弱，会导致精索静脉曲张。

腹膜后肿瘤、肾肿瘤、肾积水或异位血管等均可压迫精索内静脉，癌栓栓塞肾静脉、下腔静脉，使血液回流受阻，可以引起精索静脉曲张，称为症状性或继发性精索静脉曲张。

精索静脉曲张使睾丸发生病理改变。精母细胞及精细胞排列紊乱，进行性减少。睾丸血运障碍引起不成熟精子过早脱落或不利于精子在附睾内成熟。精子数目减少，尖头精子、无定形或不成熟精子增加。

（二）临床表现

精索静脉曲张的多数病人无自觉症状，而在体检时发现。主要表现为病人站立时，出现阴囊下坠和胀痛，疼痛可向下腹部、腹股沟或腰部放射，行走过多或重体力劳动时加重，休息、平卧后症状缓解、消失。精索静脉曲张的程度与症状可不一致，病人有时有神经衰弱症状。

（三）诊断

检查时病人先取站立位，可见病侧阴囊松弛下垂，触诊时曲张静脉似蚯蚓团块，严重时阴囊皮肤和大腿内侧浅静脉均有扩张。病人改平卧位时，曲张静脉随即缩小或消失。

临床将精索静脉曲张分为三级：轻度精索静脉曲张的体征不明显，可嘱病人取站立位和用

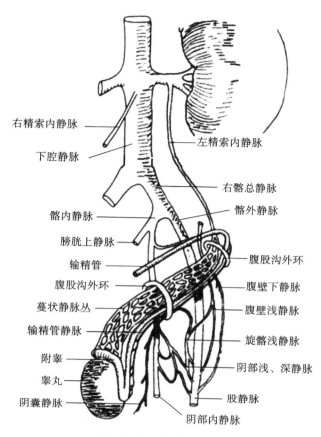

右精索内静脉
下腔静脉
左精索内静脉
右髂总静脉
髂内静脉
髂外静脉
膀胱上静脉
腹股沟外环
输精管
腹壁下静脉
腹股沟外环
腹壁浅静脉
蔓状静脉丛
旋髂浅静脉
输精管静脉
附睾
阴部浅、深静脉
睾丸
阴囊静脉
股静脉
阴部内静脉

图 34-4　精索静脉回流示意

力屏气,增加腹压,血液回流受阻,使曲张静脉显现。中度精索静脉曲张触诊时即可摸到曲张静脉,但外观正常。重度精索静脉曲张成蚯蚓团状,视诊、触诊均很明显。可行超声、CT、MRI检查,精索内静脉造影是一种可靠的诊断方法。精索静脉曲张合并不育者应做精液检查。

（四）治疗

1. 非手术治疗　无症状或症状较轻并有正常生育者,一般不需手术,可穿弹力裤或用阴囊托带,避免长时间站立、性生活过度,减少盆腔及会阴部充血。

2. 手术治疗　症状较重者,应行手术治疗。精索静脉曲张伴有不育或精液异常者均应手术治疗。手术后部分病人精子质量可以改善,无精子症者手术后恢复生育能力的可能性甚微。

手术可采用下腹部切口,在腹膜后内环上方高位结扎和切断精索内静脉,并切除部分曲张静脉。利用腹腔镜进行一侧或双侧精索内静脉结扎,创伤小、疗效好、恢复快,可优先选用。

本章小结

泌尿、男性生殖系统先天畸形较全身其他系统先天畸形发生率高,而鞘膜积液、精索静脉曲张,在临床工作中也较为常见,需注意上述疾病的诊断和正确的治疗方法。本章重点是包茎和包皮过长、鞘膜积液、精索静脉曲张的临床表现、诊断和治疗方法;难点是鞘膜积液、精索静脉曲张的病因、病理和鉴别诊断。

（湘潭医卫职业技术学院　左右清）

目标检测
及答案

Note

第三十五章 泌尿系统损伤

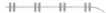

扫码看课件

学习目标

知识目标：

1. 掌握肾、膀胱、尿道损伤的临床表现和诊断。
2. 熟悉肾、膀胱、尿道损伤的治疗原则。
3. 了解肾、膀胱、尿道损伤的病因分类及病理类型。

能力目标：

1. 具备诊断肾、膀胱、尿道损伤的能力。
2. 具备肾、膀胱、尿道损伤的初步处理能力。

素质目标：加强医患沟通，体现人文关怀，消除病人恐惧心理，选择合适的个体化诊疗方案。

案例导入

病人，男，24岁，建筑工人，塌方后挤压下腹部2h入院。病人2h前在建筑工地施工，工地不慎塌方，建筑物挤压下腹部，病人疼痛剧烈，有尿意，不能排尿。查体：血压100/60 mmHg，心率90次/分。其他均无阳性发现。门诊X线片检查显示耻骨支骨折。

想一想：

（1）初步诊断是何疾病？

（2）为明确诊断进一步做何检查？

（3）治疗原则是什么？

泌尿系统损伤以男性尿道损伤最为多见，肾、输尿管、膀胱、后尿道受到周围组织和器官的良好保护，通常不易受伤。泌尿系统损伤大多是胸、腹、腰部或骨盆严重损伤的合并伤。因此，当有多部位严重损伤时，应注意有无泌尿系统损伤。

泌尿系统损伤的主要病理改变为出血和尿液外渗。大出血可导致休克，尿液外渗可继发感染，导致周围胀肿、尿瘘或尿道狭窄，严重时出现脓毒症。

第一节 肾 损 伤

肾脏位于腹膜后脊柱两侧浅窝中，解剖位置隐蔽，一般情况下不容易受到损伤。但肾为实质性器官，质地脆，包膜薄，一旦受暴力打击也可以引起肾损伤。肾损伤多见于成年男性，常是

Note

356

严重多发性损伤的一部分。肾损伤的发生率在逐年上升。

（一）病因

1. 开放性损伤 损伤肾脏与外界相通。因弹片、刀刃等锐器致伤,常伴有胸、腹部等其他组织器官损伤,往往损伤较复杂而严重。

2. 闭合性损伤 损伤肾脏与外界不相通。因直接暴力(如撞击、跌打、挤压、肋骨或横突骨折等)或间接暴力(如对冲伤、突然暴力扭转等)所致。

3. 医源性损伤 在医疗操作如肾穿刺、腔内泌尿外科检查或治疗时也可能发生开放性或闭合性肾损伤。

此外,肾脏本身有病变如肾肿瘤、肾结核、肾积水、肾囊性疾病等,有时轻微的创伤,也可造成严重的肾"自发性"破裂。临床上以闭合性肾损伤多见。

（二）病理

1. 肾挫伤 临床上多见。损伤仅局限于部分肾实质,形成肾淤斑和(或)包膜下血肿,肾包膜及肾盂黏膜完整。如损伤涉及肾集合系统可有少量血尿,以镜下血尿多见,大多能自愈。

2. 肾部分裂伤 肾实质部分裂伤伴有肾包膜破裂,出血量较多,可形成肾周血肿。如肾盂肾盏黏膜破裂,则可有明显的肉眼血尿。

3. 肾全层裂伤 肾实质深度裂伤,外及肾包膜,内达肾盂肾盏黏膜,出血量大,常引起广泛的肾周血肿、严重肉眼血尿和尿外渗。

4. 肾蒂损伤 此类损伤比较少见。肾蒂或肾段血管的部分或全部撕裂时可引起大出血、休克,病人常来不及诊治就死亡(图 35-1)。

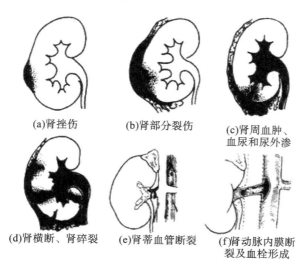

(a)肾挫伤　　　(b)肾部分裂伤　　　(c)肾周血肿、血尿和尿外渗

(d)肾横断、肾碎裂　　　(e)肾蒂血管断裂　　　(f)肾动脉内膜断裂及血栓形成

图 35-1　肾损伤病理类型

肾损伤晚期可形成尿囊肿、组织纤维化、肾积水、动静脉瘘或假性肾动脉瘤等;部分病人可出现肾血管性高血压。

（三）临床表现

临床表现与肾脏损伤程度及有无并发其他脏器损伤有关,尤其在合并其他器官损伤时,肾损伤的症状不易被察觉。主要表现如下。

1. 休克 肾脏损伤后很重要的表现,如肾裂伤、肾蒂裂伤或者合并其他脏器损伤时,因创伤或失血发生休克,可危及生命。

2. 血尿 最常见。肾挫伤时可出现少量血尿,有的严重肾裂伤病人可出现大量肉眼血尿或血凝块。血尿与损伤程度不一定一致,肾挫伤或轻微肾裂伤会导致肉眼血尿,而一部分严重的肾裂伤可能只有轻微血尿或无血尿,如肾蒂血管断裂、输尿管断裂或血凝块堵塞、病人已处于休克无尿状态等。

3. 腰腹部肿块及疼痛 血液、尿液渗入肾周围组织可使局部肿胀,肾区形成肿块,均引起患侧腰、腹部疼痛和明显触痛。血液、尿液渗入腹腔或合并腹内脏器损伤时,病人出现全腹疼痛和腹膜刺激症状。

4. 发热 由于血肿、尿外渗易继发感染,甚至导致肾周脓肿或化脓性腹膜炎,伴有全身中毒症状。

（四）诊断

1. 病史及体格检查 有明显的外伤或对冲力损伤的病史,要注意肾损伤的可能,同时注意有无严重的胸、腹部损伤。

2. 实验室检查 病人伤后不能自行排尿,应行导尿术收集尿标本。尿常规检查可见大量红细胞或肉眼血尿,是诊断肾损伤的重要依据之一。血红蛋白与血细胞比容持续降低提示有活动性出血。血白细胞计数增多应注意是否存在感染灶。肾组织损伤后,病人出现乳酸脱氢酶升高。

3. 影像学检查

①B超检查:简单迅速,可重复检查,能初步显示肾损害的程度(包括肾包膜下和肾周血肿及尿外渗情况)以及对侧肾脏情况。

②CT检查:能精确清晰地显示肾皮质裂伤、尿外渗、肾周血肿范围和血管损伤,其他脏器的损伤亦可显示,病情允许时为首选检查。

③排泄性尿路造影:能评价肾损伤的范围和程度,对肾损伤的伤情评估非常重要。

④肾动脉造影:大剂量排泄性尿路造影时损伤肾不能显影,应实施肾动脉造影以明确诊断。同时可对肾损伤处行超选择性血管栓塞,以达到止血的目的。

（五）治疗

1. 紧急处理 有大出血、休克的病人应迅速输血、补液、复苏等,密切观察生命体征变化,同时根据病情行相关检查,以明确肾损伤的程度与范围、有无合并其他器官损伤,做好手术探查准备。

2. 非手术治疗 对于肾挫伤、轻度肾裂伤及未合并胸、腹部脏器损伤的病人可采取保守治疗。主要包括:绝对卧床休息2~4周,恢复后2~3个月内不宜参加剧烈活动,以免再发出血。密切观察生命体征,注意腰、腹部肿块有无增大,观察尿液颜色的变化,定期检测尿常规、血红蛋白和血细胞比容,及时补充血容量,必要时输血,早期应用广谱抗生素以预防感染以及对症处理。

3. 手术治疗 开放性肾损伤和闭合性肾损伤中的严重肾裂伤、肾碎裂及肾蒂损伤,肾损伤有胸腹联合伤病人都要施行手术探查。

在非手术治疗期间出现以下情况应实施手术:经积极抗休克治疗后生命体征仍未见改善,提示有内出血;血尿逐渐加重,血红蛋白含量和血细胞比容继续降低;腰、腹部肿块明显增大;疑有腹腔脏器损伤的病人。

手术治疗原则上应尽量保留肾脏,只有在肾严重碎裂或肾血管撕裂,无法修复,而对侧肾良好时,才施行肾切除术。

4. 并发症处理 由血液或尿液外渗以及继发性感染等引起的腹膜后尿囊肿或肾周脓肿均要切开引流。恶性高血压者要做血管修复或肾切除术。动静脉瘘和假性肾动脉瘤应予以修补,如在肾实质内则可行部分肾切除术,尽量保留肾脏。

第二节 膀 胱 损 伤

膀胱的形状和大小随其充盈程度而变化,位置也有改变。膀胱空虚时位于骨盆深处,受到周围筋膜、肌肉、骨盆及其他软组织的保护,除贯通伤或骨盆骨折外,很少为外界暴力所损伤。膀胱充盈时,膀胱壁紧张变薄,膀胱高出耻骨联合至下腹部,易遭受损伤。

（一）病因

1. 开放性损伤 由弹片或锐器贯通所致,常合并其他脏器损伤,如直肠、阴道损伤,可形成腹壁尿瘘、膀胱直肠瘘或膀胱阴道瘘。难产可导致膀胱阴道瘘,现临床上已很少见。

2. 闭合性损伤 当膀胱充盈时,下腹部遭受撞击、挤压,骨盆骨折骨片刺破膀胱壁可导致膀胱损伤。如膀胱有肿瘤、溃疡、憩室等病变,在此基础上遭受挤压可导致自发性膀胱破裂。

3. 医源性损伤 见于尿道膀胱镜检查和治疗,如前列腺、膀胱癌电切术,盆腔手术、腹股沟疝修补术、阴道手术等可伤及膀胱。

（二）病理

1. 膀胱挫伤 仅伤及膀胱黏膜或肌层,膀胱壁未穿破,局部出血或形成血肿,无尿液外渗,可发生血尿。

2. 膀胱破裂 严重损伤造成膀胱壁全层破裂,有尿液外渗。膀胱顶部和后上部有腹膜覆盖,基于其解剖特点,分为腹膜内型与腹膜外型两类。

（1）腹膜内型:膀胱壁破裂伴腹膜破裂,与腹腔相通,尿液流入腹腔,引起腹膜炎。多见于膀胱顶部和后上部损伤(图 35-2)。

（2）腹膜外型:膀胱壁破裂,但腹膜完整。尿液外渗到膀胱周围组织及耻骨后间隙。常由膀胱前壁的损伤引起,伴有骨盆骨折(图 35-3)。

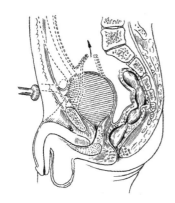

图 35-2 膀胱破裂(腹膜内型)

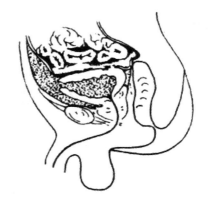

图 35-3 膀胱破裂(腹膜外型)

（三）临床表现

1. 休克 严重创伤导致剧痛、大出血,膀胱破裂引起尿外渗及腹膜炎,病人常发生休克。

2. 腹痛 ①腹膜外型,尿液外渗及血肿引起下腹部疼痛、压痛及肌紧张,直肠指检可触及肿物,有触痛。②腹膜内型,尿液流入腹腔而引起急性腹膜炎,病人出现腹膜刺激征,并有移动性浊音。

3. 血尿和排尿困难 膀胱壁轻度挫伤者仅有下腹部疼痛,少量血尿;膀胱破裂者,有尿

Note

意,但不能排尿或仅排出少量血尿。当有血块堵塞时,或尿外渗到膀胱周围、腹腔内,则无尿液自尿道排出。

4. 尿瘘　开放性损伤可形成多种尿瘘,如与体表相通形成膀胱腹壁瘘;如与直肠、阴道相通,则形成膀胱直肠瘘、膀胱阴道瘘。闭合性损伤在尿外渗感染后破溃,可形成多种内、外尿瘘。

（四）诊断

1. 病史与体格检查　下腹部或骨盆外伤后,病人出现腹痛、排尿困难、血尿等临床表现。

2. 导尿试验　膀胱损伤病人,导尿管可顺利插入膀胱。膀胱破裂病人仅流出少量血尿或无尿流出。经导尿管注入无菌生理盐水 200 mL,片刻后吸出。液体外漏时吸出量会减少,腹腔液体回流时吸出量会增多。若液体进出量差异很大,提示有膀胱破裂。

3. 膀胱造影　经导尿管注入 15％泛影葡胺 300 mL,摄片能显示遗留于膀胱外的造影剂。腹膜内型膀胱破裂时,则显示造影剂衬托的肠祥。也可经导尿管注入空气造影,若空气进入腹腔,膈下见到游离气体,则为腹膜内型膀胱破裂。

（五）治疗

膀胱破裂的处理原则:①尿流改道,减少外渗;②膀胱周围及其他尿外渗部位充分引流;③修补膀胱壁裂口。

1. 紧急处理　抗休克治疗如输液、输血、止痛及镇静。尽早使用广谱抗生素预防感染。

2. 保守治疗　膀胱挫伤或破裂口较小造影时仅有少量尿外渗,症状较轻者,可从尿道插入导尿管持续引流尿液 7～10 天,并保持导尿管通畅;使用抗生素,预防感染,破裂口一般可自愈。

3. 手术治疗　膀胱破裂伴有出血和尿外渗者,病情严重,须尽早手术。目的是清除外渗尿液,修补膀胱破裂口,对尿流完全改道,行耻骨上膀胱造瘘,对膀胱周围及其他尿外渗部位充分引流,同时留置导尿管。

4. 并发症处理　盆腔血肿宜尽量避免切开,以免发生大出血并导致感染。若出血不止,用纱布填塞止血,24 h 后再取出。出血难以控制时可行选择性盆腔血管栓塞术。有尿瘘形成时,则行尿瘘修补术。

第三节　尿 道 损 伤

尿道损伤在泌尿系统损伤中最常见,多发生于男性青壮年。女性因尿道解剖的特殊性,发生损伤的机会较少。男性尿道以尿生殖膈为界,分为前列腺部、膜部和海绵体部。前列腺部和膜部合称后尿道,海绵体部又称前尿道,包括球部和阴茎部。临床中又以球部和膜部尿道的损伤多见。

尿道损伤分为开放性损伤和闭合性损伤。开放性损伤多因弹片、锐器伤所致,常伴有阴囊、阴茎或会阴部贯通伤。闭合性损伤为挫伤、撕裂伤或腔内器械(医源性)直接损伤。

一、前尿道损伤

（一）病因

男性前尿道损伤以球部最多见,多因会阴部骑跨伤所致。骑跨伤时,尿道挤于耻骨联合与硬物之间,引起尿道球部挫伤、部分裂伤或完全断裂。①尿道挫伤:仅有尿道黏膜和(或)尿道

Note

海绵体的部分损伤,可以自愈。②尿道裂伤:尿道黏膜和尿道海绵体的部分全层断裂,尚有部分完整的尿道壁。损伤可引起尿道周围血肿和尿外渗,愈合后引起瘢痕性尿道狭窄。③尿道断裂:尿道损伤处完全离断而失去尿道的完整性。损伤后断端退缩、分离,血肿较大,可发生尿潴留,用力排尿则发生尿外渗。

（二）病理

前尿道损伤以尿道球部损伤多见,常因骑跨伤导致,血液及尿液渗入会阴浅筋膜包绕的会阴浅袋,使阴囊、阴茎肿胀,有时向上扩展至腹壁。尿道阴茎部损伤时,如阴茎筋膜完整,血液及尿液渗入并局限于阴茎筋膜内,表现为阴茎肿胀;若阴茎筋膜亦破裂,尿外渗范围扩大,与尿道球部损伤相同(图35-4)。尿道损伤合并尿外渗,若不及时处理或处理不当,会发生皮肤、皮下组织广泛坏死、感染和脓毒症。

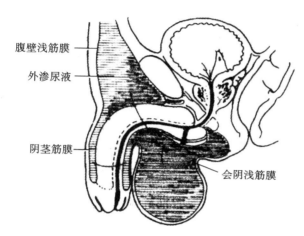

图 35-4 前尿道损伤尿外渗

（三）临床表现

1. 尿道出血 外伤后,即使不排尿,也可见尿道外口滴血,尿液可为血尿。

2. 疼痛 损伤处疼痛,有时可放射到尿道外口,尤以排尿时剧烈。

3. 排尿困难 尿道挫裂伤时因疼痛而致括约肌痉挛,病人出现排尿困难。尿道完全断裂时,则可发生尿潴留。

4. 局部血肿 尿道骑跨伤常发生会阴部、阴囊处肿胀、淤斑及蝶形血肿。

5. 尿外渗 尿道断裂后,用力排尿时,尿液可从裂口处渗入周围组织,形成尿外渗。尿外渗、血肿并发感染,可导致脓毒症。若为开放性损伤,则尿液可从皮肤、肠道或阴道创口流出,最终形成尿瘘。

（四）诊断

1. 病史与体格检查 大多数病人有会阴部骑跨伤史或尿道器械插入损伤史。会阴部、阴茎和下腹部淤血肿胀,有尿外渗。

2. 导尿检查 在严格无菌操作下,若能顺利插入导尿管,则说明尿道连续而完整,多为挫伤或部分裂伤,否则为断裂伤。导尿管一旦插入,应留置导尿管1周以引流尿液并支撑尿道。

3. X线检查 尿道造影可显示尿道损伤部位、程度及尿外渗的范围。

（五）治疗

1. 紧急处理 早期会阴部压迫止血,采取抗休克措施,尽早施行手术治疗。

2. 尿道挫伤及轻度裂伤 插入导尿管引流1周,抗生素预防感染,如一次插入困难,不应勉强反复试插,以免加重创伤和导致感染。若导尿失败,应行经会阴尿道修补术,清除会阴部血肿,留置导尿管 2～3 周。

3. 尿道断裂 应及时施行经会阴尿道修补术或断端吻合术,清除会阴部血肿,留置导尿管 2～3 周。必要时做膀胱造瘘术。

4. 并发症处理

(1)尿外渗:做耻骨上膀胱造瘘术,在尿外渗区做多个皮肤切口引流。3 个月后做尿道修补术。

(2)尿道狭窄:拔除导尿管后,定期做尿道扩张术。严重的尿道狭窄,可行尿道内切开或 3 个月后行尿道修补术。

二、后尿道损伤

(一)病因

后尿道损伤包括膜部损伤和前列腺部损伤,前者多见。尿道膜部从尿生殖膈中穿过。当骨盆骨折时,骨盆环变形使尿生殖膈或耻骨前列腺韧带突然移动,产生剪切样暴力,使尿道膜部撕裂,甚至在前列腺尖处撕断。

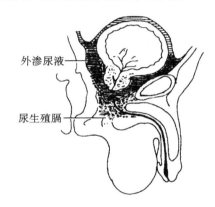

图 35-5 后尿道尿外渗

(二)病理

尿道膜部损伤时,耻骨前列腺韧带撕裂致前列腺向后上方移位。尿液外渗到耻骨后间隙和膀胱周围;骨盆骨折伤及盆腔血管丛损伤时可引起大量出血,在前列腺和膀胱周围形成大血肿。当尿生殖膈撕裂时,会阴、阴囊部可出现血肿及尿外渗(图 35-5)。

(三)临床表现

1. 休克 骨盆骨折后,病人因大出血、创伤,出现休克症状。

2. 排尿困难 伤后不能排尿,可发生急性尿潴留。

3. 尿道出血 尿道口无流血或仅少量血液流出。

4. 疼痛 下腹部疼痛,局部肌紧张,并有压痛。随着病情发展,病人可出现腹胀及肠鸣音减弱。

5. 尿外渗 尿生殖膈撕裂时,会阴、阴囊部可出现血肿及尿外渗。

(四)诊断

1. 病史和体格检查 骨盆挤压伤后,病人出现排尿困难、尿潴留,应考虑后尿道损伤。直肠指检可触及直肠前方有柔软、压痛的血肿,前列腺尖端移动度增大。若指套染有血液,提示有直肠损伤。

2. X 线检查 骨盆前后位片显示骨盆骨折,尿道造影可见造影剂外渗。

(五)治疗

1. 紧急处理 骨盆骨折病人应取平卧位,勿随意搬动。伴有休克者,须输液、输血抗休克。出现排尿困难、尿潴留时,不宜插入导尿管,以免插入血肿而加重局部出血及引起感染。尿潴留者可行耻骨上膀胱穿刺抽吸尿液。

2. 手术治疗

(1)耻骨上膀胱造瘘术:早期待病情稳定后,在局麻下行耻骨上膀胱造瘘术。尿道不完全裂伤者,一般在 3 周后可夹闭造瘘管试行排尿。若排尿通畅并经膀胱尿道造影证实尿道无狭

Note

窄和尿外渗,可拔除膀胱造瘘管。若尿道狭窄或闭锁,可在 3 个月后行尿道狭窄瘢痕切除、端端吻合术。

（2）尿道会师复位术：适用于血肿少而且无明显休克者。手术方法：将导尿管通过会师的尿道引进膀胱,用粗尼龙线在尿道前方穿过前列腺尖,线的两端穿出会阴部皮肤,用胶布固定于股内侧做皮肤牵引,使尿道断端靠拢,留置导尿管 3～4 周。近年来多主张行二期手术,特别是血肿较大且伴有休克者,一期行耻骨上膀胱造瘘术,3 个月后行二期尿道狭窄及瘢痕切除、尿道吻合术。

3. 并发症处理 后尿道损伤者常并发尿道狭窄,术后需定期扩张尿道,严重狭窄者经尿道切开或切除狭窄部的瘢痕组织,或于受伤 3 个月后行二期手术。合并直肠损伤者,应早期立即修补,并暂做结肠造瘘。合并尿道直肠瘘者,3～6 个月后再行修补手术。

本章小结

泌尿系统因解剖位置隐蔽(除男性尿道外),其损伤常为其他组织器官损伤的并发伤。如胸、腹、腰部或骨盆遭受严重暴力打击、挤压或贯通伤时,应特别注意有无泌尿系统损伤。已确诊泌尿系统损伤的病人,应注意有无合并其他器官损伤。需通过详细询问病史、查体和尿液化验等,按需要进行导尿、腹腔穿刺,做胸腹部平片、尿路造影、CT、B 超等检查以确定诊断。

泌尿系统损伤的主要病理变化为出血和尿外渗。严重出血可致休克;血块可阻塞尿路影响肾功能;血肿和尿外渗可继发感染;晚期可发生尿道狭窄或尿瘘。故需及早确诊,合理治疗,以免发生严重后果。

本章的重点是肾、膀胱、尿道损伤的临床表现和诊断;难点是泌尿系统损伤后的病理变化。

（湘潭医卫职业技术学院　左右清）

目标检测
及答案

第三十六章　泌尿、男性生殖系统感染

 学习目标

知识目标：

1. 掌握泌尿系统结核的临床表现、诊断方法和治疗原则。

2. 熟悉泌尿系统结核的病理改变，慢性前列腺炎的临床表现、诊断和治疗。

3. 了解急性前列腺炎的病因、病理、临床表现、诊断和治疗，肾结核的手术指征。

能力目标：

1. 具备诊断泌尿系统结核的能力。

2. 具备前列腺炎的初步处理能力。

素质目标：加强医患沟通，体现人文关怀，消除病人恐惧心理，选择合适的个体化诊疗方案。

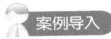 案例导入

　　病人，女，36 岁，反复尿频、尿急、尿痛伴左腰部疼痛 1 年，伴有终末性血尿。尿常规检查：WBC＋＋～＋＋＋，尿培养无细菌生长，经过抗感染治疗无明显疗效。症状逐渐加重，约半小时一次。B 超：左肾积水。结核菌素试验强阳性。

　　想一想：

　　(1) 目前考虑首要诊断是什么？

　　(2) 下一步进行哪些检查？

　　泌尿、男性生殖系统感染是致病菌侵入泌尿、男性生殖系统内繁殖而引起的炎症。泌尿道与生殖道关系密切，且尿道口与外界相通，两者易同时引起感染或相互传播。正常人的尿道口皮肤和黏膜有一些细菌停留，如乳酸杆菌、链球菌、葡萄球菌、小棒杆菌等，称为正常菌群。在致病菌未达到一定数量及毒力时，正常菌群能对致病菌起到抑制的作用，且正常人尿液的酸碱度和高渗透压、尿液中所含的尿素和有机酸均不利于细菌的繁殖，而膀胱的排尿活动又可以将细菌冲刷出去，故正常人对感染具有防御功能。

　　临床所见泌尿、男性生殖系统感染的致病菌大多为革兰阴性杆菌及革兰阳性球菌，其中大肠杆菌占 60％～80％。此外结核分枝杆菌、淋球菌、真菌、衣原体、支原体、滴虫等也可致病。诱发因素如下：①泌尿系统梗阻因素；②机体抵抗力减弱；③医源性感染；④生理解剖因素。感染途径包括：①上行感染，最常见；②血行感染；③淋巴感染；④直接感染。

Note

第一节 前列腺炎

前列腺炎是指前列腺受到致病菌感染和(或)某些非感染因素刺激而出现骨盆区域疼痛或不适、排尿异常、性功能障碍等。前列腺炎是成年男性的常见疾病,但 50 岁以下的成年男性患病率较高。

一、急性细菌性前列腺炎

(一)病因

疲劳、感冒、过度饮酒等均能诱发急性细菌性前列腺炎。急性细菌性前列腺炎大多由细菌经尿道上行感染引起,常见致病菌为大肠杆菌、葡萄球菌、链球菌、淋球菌、支原体和衣原体等。急性细菌性前列腺炎多源于经尿道器械操作,也可由疖、痈、呼吸道感染经血液循环引起,或因急性膀胱炎、急性淋菌性尿道炎等蔓延。

(二)病理

急性细菌性前列腺炎导致部分或整个前列腺明显炎症,大致分为三个阶段:充血期、小泡期和实质期,主要表现为前列腺腺泡有弥漫性白细胞浸润,组织水肿。

(三)临床表现

起病急骤,畏寒、高热、后背及会阴痛,伴有排尿痛、尿频、尿急,夜尿多,全身不适伴有关节痛和肌肉痛,尿道有炎性分泌物排出,可发生排尿困难或急性尿潴留。急性细菌性前列腺炎通常伴有不同程度的膀胱炎。

(四)诊断

具有典型的病史、临床表现。直肠指检前列腺肿胀、压痛、表面光滑、质地稍硬,局部温度升高,形成脓肿时局部饱满、有波动感。急性期不能做前列腺按摩或穿刺,以免引起菌血症。常见的并发症有急性尿潴留、附睾炎等,血行感染者可同时发生急性肾盂肾炎。尿沉渣检查有白细胞增多,血液和(或)尿细菌培养阳性。

(五)治疗

(1)卧床休息,应用抗生素,大量饮水,使用止痛、解痉药物。如有排尿困难或急性尿潴留,应选用耻骨上膀胱穿刺造瘘,尽量避免因导尿而引起逆行感染。

(2)抗菌药物:常选用喹诺酮类如环丙沙星、氧氟沙星;以及头孢菌素、妥布霉素、氨苄西林、红霉素等,如淋球菌感染可用头孢曲松。如厌氧菌感染则用甲硝唑。一疗程 7 日,可延长至 14 日,预后一般良好。

(3)急性前列腺炎经一般处理及抗感染治疗后,症状常于 1~2 周消退。如症状不见好转或反而加重,直肠指检前列腺更加肿胀且有波动感,B 超检查可见前列腺脓肿形成,经会阴穿刺抽出脓液者,应经会阴部行脓肿切开引流。

(4)给予全身支持疗法,补液利尿。

二、慢性细菌性前列腺炎

慢性前列腺炎分为细菌性和非细菌性。

Note

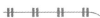

（一）病因

慢性细菌性前列腺炎主要是经尿道逆行感染所致。常见致病菌有大肠杆菌、变形杆菌、淋球菌、葡萄球菌、链球菌、克雷伯菌属等。

（二）病理

前列腺组织学检查无特异性病变。前列腺组织学上分为内层与周围层。内层腺管为顺行性，而周围层腺管呈逆行倒流。射精时如后尿道有感染，大量致病菌会挤向前列腺周围层。若感染的尿液逆流至前列腺组织内形成微结石，则感染难以控制。前列腺腺上皮的类脂质膜可以阻止多种抗生素进入前列腺腺泡，这使得治疗很困难。

（三）临床表现

1. 排尿改变及尿道分泌物　病人有不同程度的尿频、尿急、尿痛，排尿时尿道不适感或灼热。清晨排尿之前、排尿末或排便用力时常有白色分泌物自尿道口流出，俗称尿道口滴白。

2. 疼痛　会阴部、下腹部不适或疼痛，腰骶部、膀胱区、腹股沟区及睾丸等也有酸胀、疼痛感。

3. 性功能减退　病人可有阳痿、早泄、遗精或射精痛，合并精囊炎时可有血精。输精管道炎症可使精子活动力减退，致不育症。

4. 精神神经症状　由于病人对本病缺乏正确的理解或久治不愈，可出现神经官能症表现，如心情忧郁、多疑焦虑、头昏、疲乏无力、失眠健忘等。

（四）诊断

根据尿路感染反复发作，前列腺按摩取得的前列腺液中致病菌持续存在，可诊断慢性细菌性前列腺炎。下列检查有助于诊断。

1. 直肠指检　前列腺较饱满，可增大、正常或缩小，表面质地不均匀，有轻度压痛，也可有小硬结。

2. 前列腺液检查　目前诊断慢性前列腺炎的简单、有效的方法。经前列腺按摩取得前列腺液送检，前列腺液白细胞每高倍镜视野超过 10 个，卵磷脂小体减少或有脓球，可确诊。

3. B 超　示前列腺组织结构混乱、界限不清。

（五）治疗

卧床休息，局部可行热敷、理疗，使用阴囊托带托起阴囊。用 0.5％利多卡因做精索封闭，减少疼痛。选用广谱抗生素治疗。如有脓肿形成，则需切开引流。配合前列腺按摩、热水坐浴、理疗等综合治疗，戒酒、忌辛辣、规律性生活，养成良好的卫生习惯，有助于提高疗效。

三、慢性非细菌性前列腺炎

（一）病因

慢性非细菌性前列腺炎的病因尚不肯定，可能由衣原体、支原体、滴虫、真菌、病毒等所致。发病与性生活无规律、勃起而不射精、性交中断或长途骑车、长时间坐位工作致盆腔及前列腺充血等有关。过量饮酒及摄入辛辣食物常可加重前列腺炎症状。

（二）临床表现

类似慢性细菌性前列腺炎，但没有反复尿路感染的情况。直肠指检前列腺稍饱满，质较软，有轻度压痛。前列腺液内白细胞每高倍镜视野超过 10 个，但多次细菌涂片及培养均无菌。特殊检测可能查到衣原体、支原体。

（三）治疗

衣原体、支原体可用米诺环素、多西环素、红霉素、甲硝唑等抗生素治疗。每周 1 次前列腺按摩,每日 1 次热水坐浴,去除诱因,可有良好的效果。

第二节 泌尿系统结核

泌尿系统结核是全身结核病的一部分,其中最主要的是肾结核。肾结核绝大多数继发于肺结核,少数继发于骨关节结核或消化道结核。肾结核是由结核分枝杆菌引起的慢性、进行性、破坏性病变。结核分枝杆菌自原发感染灶经血行播散引起肾结核,如未及时治疗,结核分枝杆菌随尿流下行可播散到输尿管、膀胱、尿道致病。

(一)病理

原发病灶主要在肺部,结核分枝杆菌侵入血液循环,经血行抵达肾脏,首先在肾小球周围毛细血管丛内停留,形成微小结核病灶。由于该处血液循环丰富,修复力较强,若病人免疫状况良好,感染细菌的数量少或毒力较小,这种早期微小结核病变可以全部自行愈合,临床上无症状出现,称为病理型肾结核。若机体抵抗力较弱,结核分枝杆菌扩散至肾小管,则形成肾髓质结核,继续发展至肾盏、肾盂、输尿管和膀胱,引起临床症状,称为临床肾结核。肾结核时肾内充满干酪样物和钙化灶,干酪样物随尿液排出后形成肾结核空洞,在肾盂黏膜形成结核结节和溃疡。肾结核的另一病理特点是高度纤维化,使肾皮质与髓质分隔开来。纤维化也可向下延至肾盂及输尿管,使其管壁增厚,重者可使肾盂、输尿管发生狭窄而完全闭合。

输尿管结核表现为黏膜结节、溃疡,输尿管管壁因纤维化而变得僵硬,呈条索状,管腔狭窄致肾积水,多见于输尿管膀胱连接部的膀胱壁段。若干酪样物致管腔完全阻塞,则病人膀胱刺激症状减轻或消失,而肾脏病变继续发展,广泛钙化,称为肾自截。

膀胱结核继发于肾结核,病变最先出现在患侧输尿管口的周围,初表现为黏膜充血、水肿,结核结节形成。随后发生溃疡、肉芽肿形成、纤维化。肌层纤维组织增生和瘢痕收缩,广泛纤维化时,可形成挛缩性膀胱,膀胱容量不足 50 mL。患侧输尿管口狭窄或呈洞穴状,引起上尿路积水或反流,严重时健侧输尿管口狭窄或闭合不全,从而形成对侧肾积水。

尿道结核主要发生在男性病人,主要病变为溃疡、狭窄,造成排尿困难,加重肾脏的损害(图 36-1)。

(二)临床表现

肾结核多见于 20~40 岁青壮年,男性较女性多见。儿童和老年人发病较少,儿童发病多在 10 岁以上,婴幼儿罕见,90% 为单侧。临床表现取决于肾结核病变范围和输尿管、膀胱结核的严重程度。早期病理型肾结核时无明显症状,发展为临床肾结核后,表现为进行性加重的膀胱刺激症状。

1. 尿频、尿急和尿痛 肾结核的典型症状之一。尿频是肾结核最早出现的症状,早期主要为结核分枝杆菌脓尿刺激,以后病变致膀胱肌层纤维化,膀胱挛缩,容量减少,每日排尿达数十次,甚至出现尿失禁。

2. 脓尿和血尿 肾结核的重要症状,常为终末血尿。结核性溃疡损害血管、黏膜时,病人出现肉眼或镜下血尿,尿液混浊呈淘米水样,镜检有大量脓细胞。

3. 肾区疼痛和肿块 肾结核形成脓肾时,病人出现肾区胀痛和肿块。

4. 全身症状 全身症状一般不明显,晚期可有消瘦、发热、盗汗、贫血。一侧肾结核、对侧肾积水或双侧肾结核者,可出现恶心、呕吐、贫血、少尿等肾功能不全症状。

Note

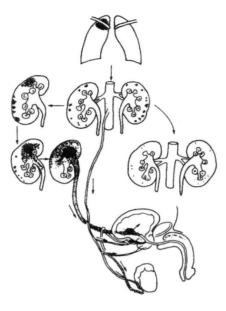

图 36-1　泌尿、男性生殖系统结核发病原理

（三）诊断

1. 病史及临床表现　有肾外的结核病灶,膀胱刺激症状经一般抗菌药物治疗无效,尿液中有脓细胞,呈酸性,普通细菌培养无细菌生长或尿液中找到抗酸杆菌,考虑肾结核可能。

2. 影像学检查　腹部平片可见肾区钙化影。肾排泄性造影的早期表现为肾盏边缘不光滑,有虫蛀样改变;肾盏扩大、模糊变形或形成空洞,甚至肾功能丧失而不显影。输尿管僵硬、狭窄或节段性边缘不整。逆行造影可以显示肾空洞性破坏,输尿管僵硬、管腔狭窄或明显扩张。B超可确定肾脏大小及有无钙化及肾积水,膀胱有无挛缩。

3. 膀胱镜检查　早期患侧输尿管口周围充血、水肿、有浅黄色粟粒样结核结节。病变以三角区和膀胱底部为著,可出现结核性溃疡和瘢痕,输尿管口呈洞穴状,有时可见脓尿喷出。膀胱挛缩,容积小于 50 mL 及急性膀胱炎时,忌行膀胱镜检查。

（四）治疗

1. 抗结核药物治疗　适用于早期肾结核、结核病范围局限者,常用短程化疗方案:异烟肼 300 mg、利福平 600 mg,吡嗪酰胺 1.0~1.5 g,维生素 C 每日 1.0 g,维生素 B$_6$ 每日 60 mg,每日早晨服 1 次,连用 2 个月,然后吡嗪酰胺改为乙胺丁醇 0.75 g/日,连用 4 个月,共 6 个月为 1 个疗程。1 个疗程结束后,经 X 线或膀胱镜复查,病情好转可再开始第 2 疗程。

2. 手术治疗　术前使用抗结核药物治疗两周以上,无肾外活动性结核病灶。术后继续抗结核治疗 6 个月以上。

（1）肾切除术:一侧肾被结核病灶严重破坏,对侧肾正常,行病肾切除。病肾对侧肾积水者,要根据肾积水情况及肾功能代偿情况而定。若代偿好,则先切除无功能肾;若代偿不良,则先引流肾积水再切除病肾。

（2）保留肾组织的肾结核手术:如结核病灶清除术、部分肾切除术等。

（3）输尿管狭窄及挛缩膀胱的治疗:若狭窄局限可切除狭窄端,然后吻合输尿管。挛缩膀胱容量小于 50 mL 者,在结核病控制以后,做胃肠扩大膀胱术。有尿道梗阻的挛缩膀胱可行尿流改道手术。

本章小结

　　泌尿系统结核为全身结核病的一部分,多继发于肺或骨关节结核。随着生活水平的提高和卡介苗预防接种的普及,结核病发病率有所下降。但由于当今人口流动性加大,生活环境改变,再加上原出生地预防接种或有缺失,结核病的发病率有抬头趋势,仍有部分泌尿、男性生殖系统结核病例,需引起注意。前列腺炎尤其慢性前列腺炎是男性青壮年的常见病。致病因素多,病原菌种类多,常与精囊腺炎和尿道炎并存,病情顽固,治疗困难且易反复,故需认真对待,采用合理方法坚持治疗。本章重点是肾结核的临床表现、诊断方法和治疗原则;难点是泌尿系统结核的病理改变。

（湘潭医卫职业技术学院　左右清）

第三十七章 泌尿系统梗阻

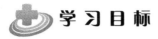

学习目标

知识目标：

1. 掌握良性前列腺增生的临床表现、诊断方法和治疗原则。

2. 熟悉良性前列腺增生的发病情况、病理生理；肾积水的临床表现、诊断和处理；急性尿潴留的临床表现及处理原则。

3. 了解肾积水、急性尿潴留的病因、病理。

能力目标：

1. 具备诊断良性前列腺增生的能力。

2. 具备急性尿潴留的初步处理能力。

素质目标： 加强医患沟通，体现人文关怀，消除病人恐惧心理，选择合适的个体化诊疗方案。

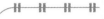

扫码看课件

案例导入

病人，男，65岁，因尿频、排尿不畅2年，不能排尿2 h入院。病人2年前无明显诱因出现尿频，开始每天9～10次，后来逐渐加重，以夜间明显，伴有尿急、尿痛，小便淋漓不尽，无恶心、呕吐，无发热。自服"阿莫西林胶囊""双黄连口服液"病情未好转。2 h前突然不能排尿，伴下腹部胀痛。

想一想：

（1）初步诊断是何疾病？

（2）为明确诊断进一步做何检查？

（3）治疗原则是什么？

第一节 概　　述

泌尿系统梗阻也称尿路梗阻。泌尿系统本身及其周围的许多疾病都可引起尿路梗阻，造成尿液排出障碍，引起梗阻近侧端尿路扩张积水。梗阻若不能及时解除，终将导致肾积水、肾功能损害，甚至肾衰竭。

一、泌尿系统梗阻的病因和分类

泌尿系统梗阻的原因很多（图37-1），根据其性质可分为机械性梗阻和动力性梗阻两种。

Note

机械性梗阻是指尿路管腔被机械性病变阻塞,如结石、肿瘤、狭窄等;动力性梗阻是指中枢神经或周围神经疾病造成某部分尿路功能障碍,影响尿液排出,如神经源性膀胱功能障碍。根据梗阻部位不同可分为上尿路梗阻和下尿路梗阻。上尿路梗阻后积水发展较快,对肾功能影响也较大。下尿路梗阻后由于膀胱的缓冲作用,对肾功能的影响较缓慢,但最终可造成双侧肾积水。根据梗阻的严重程度可分为部分性梗阻和完全性梗阻。梗阻还可以分为先天性梗阻和后天性梗阻,但多数是后天性的。临床上医源性因素造成的泌尿系统梗阻也不少见。机械性因素多见。

泌尿系统梗阻的原因在不同的年龄和性别有一定的区别。小儿的泌尿系统梗阻多由先天性畸形导致,成年人的常见原因是泌尿系统损伤、肿瘤、结石或结核等,老年男性以良性前列腺增生最多见,妇女可能与盆腔内疾病有关。

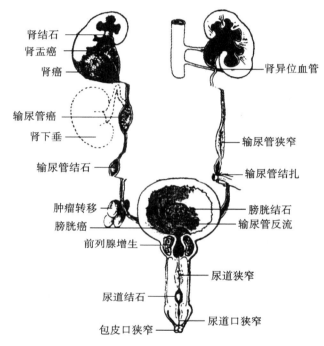

图 37-1 泌尿系统梗阻的常见原因

二、泌尿系统梗阻的病理生理

泌尿系统的任何部位出现梗阻后,由于梗阻的部位及程度不同,症状各异,但基本病理改变是梗阻部位以上压力增高,尿路扩张积水。若梗阻长时间不解除,终将导致肾积水和肾功能受损,如为双侧,则出现肾衰竭。

上尿路梗阻时,梗阻部位以上压力增高,输尿管由收缩力增加、蠕动增强、管壁平滑肌增生、管壁增厚,逐渐发展为平滑肌逐渐萎缩、张力减退、管壁变薄、蠕动减弱甚至消失。肾盂积水后,肾内压升高,压力经集合管传至肾小管和肾小球,尿路压力逐渐增高到一定程度时,可使肾小球滤过压降低,滤过率减少。肾盂内压升高,使肾小球滤过压降低,肾小球停止滤过,尿液形成亦停止。梗阻后一段时间,肾盂内尿液直接进入肾实质的静脉和淋巴管内,并经肾窦外渗至肾盂和肾的周围,称为肾内安全阀开放,起到暂时保护肾组织的作用,使急性梗阻短时间不致严重危害肾组织。如果梗阻不能解除,尿液继续分泌,肾小管内的压力逐渐升高,压迫肾小管附近的血管,则会引起肾组织的缺氧和萎缩。肾积水时肾盂扩张,肾实质、肾盂萎缩变薄,肾盂容积增大,最终成为一个巨大的水囊。急性完全性梗阻(如结扎输尿管)时,肾实质很快萎缩,肾盂轻度扩张,肾增大不明显。

下尿路梗阻发生在膀胱颈部时,为了克服排尿阻力,膀胱逼尿肌开始逐渐代偿增生,肌束纵横交叉形成小梁。长期膀胱内压增高,可造成肌束间薄弱部分向壁外膨出,导致小室或假性憩室形成。后期膀胱肌肉失去代偿能力时,肌肉萎缩变薄,容积增大,输尿管口括约肌功能被破坏,尿液自膀胱逆流至一侧或双侧输尿管、肾盂,引起肾积水和肾功能损害。

泌尿系统梗阻合并感染时,感染难以控制,细菌可直接进入血液循环,发展为菌血症。梗阻造成尿流停滞与感染,可促进结石形成。

三、泌尿系统梗阻的治疗原则

泌尿系统梗阻的治疗较复杂,其总的治疗原则是解除梗阻。如肾功能在正常范围内,则解除梗阻与治疗病因可同时进行;如病因与梗阻不能同时处理,则先解除梗阻,再进一步行病因治疗;如肾功能已有严重损害,应立即解除梗阻,治疗合并症,恢复肾功能。急性梗阻时应早做诊治以保护肾功能。解除梗阻的方法有导尿术、耻骨上膀胱穿刺、肾造瘘或经皮肾穿刺造瘘、内镜下置管引流、输尿管皮肤造瘘等。

第二节 肾 积 水

尿液从肾盂排出受阻,蓄积后肾内压力增高,肾盂肾盏扩张,肾实质萎缩,功能减退,称为肾积水。肾积水容量超过 1000 mL 或小儿超过 24 h 尿液总量时,称为巨大肾积水。部分病人肾积水呈间歇性发作,称为间歇性肾积水。

(一)临床表现

泌尿系统梗阻者由于原发病因、梗阻部位、程度和时间长短不同,可出现不同的临床表现。如先天性肾盂输尿管连接部狭窄、肾下极异位血管或纤维束压迫输尿管等引起的特发性肾积水,又称原发性肾积水,发展常较缓慢,病人症状不明显或仅有腰部隐痛不适,当肾积水达严重程度时,才出现腹部肿块、胀痛等。间歇性肾积水发作时患侧腰腹部剧烈绞痛,伴恶心、呕吐,尿量减少,患侧腰腹部可扪及包块。经过若干天后,排出大量尿液,疼痛缓解,腰腹部包块明显缩小或消失。

泌尿系统各部位的结石、肿瘤、炎症或结核引起的继发性肾积水,多数表现为原发病变的症状和体征,很少显现出肾积水的征象。上尿路梗阻如结石等致急性梗阻时,病人可出现肾绞痛、恶心、呕吐、血尿及肾区压痛等。也可仅出现腰腹部包块或无任何临床症状。下尿路梗阻时,病人主要表现为排尿困难和膀胱不能排空,甚至出现尿潴留,而肾积水引起的症状出现常较晚,临床多表现为不同程度的肾功能损害,严重者出现贫血、乏力、衰弱、食欲不振、恶心、呕吐等尿毒症症状。双侧肾或孤立肾完全梗阻时可发生无尿,甚至肾衰竭。肾积水合并感染时,病人可出现寒战、高热,梗阻时间长者,可形成脓肾。

(二)诊断

首先应确定是否存在肾积水,而后查明肾积水的病因、病变部位、梗阻程度、有无感染以及肾功能损害的情况。在腹部肿块的鉴别诊断中应注意肾积水的可能。

1. 实验室检查 包括血液检查,了解有无氮质血症、酸中毒和电解质紊乱。除做尿液常规检查和培养外,必要时需行结核分枝杆菌和脱落细胞的检查。

2. 影像学检查 对肾积水的诊断非常重要。

（1）X 线检查：尿路造影在诊断中有重要价值，可了解肾积水、梗阻部位和肾功能情况。大剂量延缓的静脉尿路造影，对诊断肾积水更有帮助；逆行造影和穿刺造影时，都应防止细菌被带入积水的肾内，避免引起脓肾、脓毒症而危及生命。MRI 水成像检查显影清晰，可代替逆行造影。

（2）B 超、CT、MRI 检查：可明确区分增大的肾是肾积水还是实性肿块，亦可发现压迫泌尿系统的病变，由于超声检查无创伤，可以在尿路造影以前进行。

（3）放射性核素肾显像：可以区别肾囊肿和肾积水，还可了解肾实质损害程度及分侧肾功能测定。肾图检查，尤其是利尿肾图，对判定上尿路有无梗阻及梗阻的程度有一定帮助。

（三）治疗

肾积水的治疗应根据梗阻的病因、发病缓急、梗阻的严重程度、有无合并症以及肾功能损害情况，结合病人年龄和心肺功能情况等综合考虑。

1. 病因治疗　最根本的治疗措施。去除肾积水病因，保留患肾。如梗阻尚未引起严重的不可恢复的病变，在去除病因后，可获得良好效果。手术方法取决于病因的性质，如肿瘤切除术、肾盂输尿管吻合成形术、体外冲击波碎石、经皮肾镜或输尿管镜碎（取）石术，术后肾积水情况及肾功能会有所改善。

2. 肾造瘘术　若情况危急或肾积水病因不能去除时，可在 B 超引导下经皮肾穿刺造瘘，待感染控制后，再施行去除病因的手术。梗阻原因不能解除时，肾造瘘则作为永久性的治疗措施。

3. 内引流　对于输尿管难以修复的炎性狭窄、晚期肿瘤压迫等梗阻引起的肾积水，经膀胱镜放置双 J 形输尿管导管长期内引流肾盂尿液，既可保护肾功能，又可显著改善病人的生活质量。

4. 肾切除术　肾积水严重，剩余的肾实质过少，或伴有严重感染且有肾积脓时，如对侧肾功能良好，可切除病肾。

第三节　良性前列腺增生

良性前列腺增生（BPH）是男性老年人常见疾病之一。发病率随年龄递增，男性在 40 岁以后前列腺可有不同程度的增生，但有增生病变不一定有临床症状，大多数病人在 50 岁以后出现临床症状。

（一）病因

BPH 的发生必须具备年龄的增长及有功能的睾丸两个重要条件。但 BPH 发生的具体机制尚不明确，可能是由上皮细胞和间质细胞的增殖和细胞凋亡的平衡被破坏而引起。相关因素包括：雄激素及其与雌激素的相互作用、前列腺间质与腺上皮细胞的相互作用、生长因子、炎症细胞、神经递质及遗传因素等。

（二）病理生理

McNeal 将前列腺分为外周带、中央带、移行带和尿道周围腺体区。前列腺腺体的增生开始于围绕尿道周围的腺体，即移行区，是前列腺增生发生的唯一部位，未增生之前仅占前列腺组织的 5％。前列腺其余腺体由中央区（占 25％）和外周区（占 70％）组成（图 37-2）。中央区似楔形并包绕射精管，外周区组成了前列腺的背侧及外侧部分。外周区是前列腺癌最常发生的区域。增生的腺体挤压外周的腺体，使其萎缩形成前列腺外科包膜，增生腺体突向后尿道，使前列腺尿道伸长、弯曲、受压变窄,尿道阻力增加,引起排尿困难。中叶增生常突入膀胱,造成膀胱出口梗阻,引起排尿不畅。长期梗阻和排尿困难者,膀胱逼尿肌为克服排尿阻力、增强其收缩力,逐渐代偿性肥大,膀胱壁出现小梁小室或假性憩室。长期膀胱内高压,可导致输尿管反流,最终导致肾积水、肾衰竭,还可继发尿路感染和结石形成。

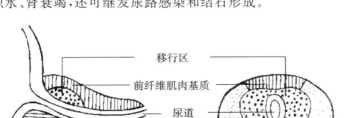

图 37-2 前列腺分区示意图

（三）临床表现

前列腺增生者的病情进程缓慢,随着后尿道梗阻逐渐加重,症状逐步明显。

1. 尿频 前列腺增生的早期症状,早期夜尿次数增多,每次尿量不多,随之白天也出现尿频。多数病人尚有尿急或急迫性尿失禁。梗阻进一步加重时,膀胱有效容量减少,尿频更加明显。如有结石或感染,还伴有尿痛。

2. 排尿困难 前列腺增生的重要症状。增生的腺体导致尿道阻力增加,膀胱逼尿肌过度收缩,病人表现为排尿起始延缓、排尿时间延长、尿流细而无力、射程短等,梗阻进一步加重,病人常需要增加腹压以帮助排尿。随着膀胱逼尿肌收缩力减弱,膀胱过度充盈,病人逐渐发生充盈性尿失禁或急性尿潴留。

3. 血尿 增生腺体黏膜上毛细血管及小血管牵拉破裂,可引起镜下或肉眼血尿,多为间歇性。

4. 其他并发症 下尿路梗阻容易导致泌尿系统感染、膀胱结石、肾功能损害,长期增加腹压排尿可引起腹外疝、痔疮和脱肛。

（四）诊断

1. 病史及体格检查 50 岁以上的男性有进行性排尿困难,首先考虑有前列腺增生的可能。直肠指检是简单而重要的检查方法。应在膀胱排空后进行。可触及增大的前列腺腺体,表面光滑、边缘清楚、质地中等,有弹性,中央沟变浅或消失。

2. 其他检查

（1）B 超检查:可清晰显示前列腺的形态、结构,增生腺体是否突入膀胱,可测定其体积、重量。经直肠超声检查最准确,经腹部超声检查可用于测定膀胱残余尿量,若残余尿量为50～60 mL 即提示膀胱逼尿肌早期失代偿。

（2）尿流动力学检查:对排尿功能做出评价,主要测定最大尿流率、平均尿流率、排尿时间和尿量。如最大尿流率小于 15 mL/s 表明排尿不畅,如小于 10 mL/s 则表明梗阻较为严重,常是手术指征之一。还表现为平均尿流率降低,排尿时间延长。

（3）膀胱镜检查:可观察到前列腺尿道弯曲、变窄、延长,是否突向膀胱以及是否有膀胱壁病变。

（4）血清前列腺特异性抗原(PSA)测定:在前列腺体积较大,有结节或较硬时,应测定血

Note

清 PSA，以排除合并前列腺癌的可能性。

（5）放射性核素肾图：有助于了解上尿路有无梗阻及肾功能损害。此外有血尿的病人应行静脉尿路造影和膀胱镜检查，以除外合并泌尿系统肿瘤的可能。

（五）鉴别诊断

1. 膀胱颈硬化症（膀胱颈挛缩） 由慢性炎症所引起，发病年龄较轻，前列腺不增大。

2. 前列腺癌 直肠指检前列腺坚硬、呈结节状。血清 PSA 升高时，可行穿刺活组织检查或针吸细胞学检查。

3. 尿道狭窄 多有尿道损伤及感染病史，行尿道膀胱造影与尿道镜检查，不难确诊。

4. 神经源性膀胱功能障碍 病人常有中枢或周围神经系统损害的病史和体征。有排尿困难、残余尿量较多、肾积水和肾功能不全，前列腺不增大。

（六）治疗

前列腺增生未引起明显梗阻者一般无须处理，可观察等待，但需密切观察。

1. 药物治疗

（1）α受体阻滞剂：常用药物有特拉唑嗪、坦索罗辛等，可有效地降低膀胱颈及前列腺的平滑肌张力，减少尿道阻力，改善排尿功能。

（2）5α还原酶抑制剂：以非那雄胺为代表，在前列腺内阻止睾酮转变为双氢睾酮，故可使前列腺体积部分缩小，改善排尿症状。与α受体阻滞剂同时服用疗效更佳。过去常用的雌激素治疗，因其对心血管系统副作用大，不宜常规应用。

（3）其他药物：植物药、激素以及降低胆固醇药物等。

2. 手术治疗 前列腺增生梗阻严重、残余尿量较多、症状明显而药物治疗效果不好，身体状况能耐受手术者，应考虑手术治疗。如有尿路感染、残余尿量较多或有肾积水、肾功能不全时，宜先留置导尿管或膀胱造瘘引流尿液，并行抗感染治疗，待上述情况明显改善或恢复后再择期手术。根据病情和条件选择经尿道前列腺切除术（TURP）和耻骨上经膀胱前列腺剜除或耻骨后前列腺切除术。

3. 其他疗法 有钬（Ho）激光、绿激光等治疗前列腺增生，还可采用经尿道球囊高压扩张术、前列腺尿道网状支架、经尿道热疗、体外高强度聚焦超声等。

第四节　急性尿潴留

急性尿潴留是指突然发生尿液积留在膀胱内而不能排出。

（一）病因

引起尿潴留的病因很多，可分为机械性和动力性梗阻两类。

1. 机械性梗阻 膀胱颈部和尿道的梗阻性病变，都可引起急性尿潴留。

2. 动力性梗阻 膀胱、尿道排尿功能障碍所引起。腰麻、肛管直肠手术刺激、中枢和周围神经系统疾病，使用松弛平滑肌的药物如阿托品、山莨菪碱等都可引发急性尿潴留。

（二）临床表现

急性尿潴留发病突然，膀胱内充满尿液不能排出，胀痛难忍，辗转不安，有时从尿道溢出部分尿液，但不能减轻下腹疼痛。体格检查时耻骨上区常可见到半球形膨胀的膀胱，用手按压有明显尿意，叩诊为浊音。

（三）诊断

根据病史及典型临床表现,尿潴留诊断并不困难。B超检查可以明确诊断。尿潴留应与无尿鉴别,后者是指肾衰竭或上尿路完全梗阻,膀胱内空虚无尿,两者含义不同,不能混淆。

（四）治疗

治疗原则是解除病因,恢复排尿。

（1）病因明确并有条件立即解除者,应先解除病因,恢复排尿。

（2）如病因不明或梗阻一时难以解除,应先引流膀胱尿液,解除病痛,然后做进一步检查,明确病因并进行治疗。

临床上解除急性尿潴留最简便常用的方法是导尿术。尿潴留短时间内不能解除者,最好放置导尿管持续引流1周左右拔除。若导尿困难,可采用粗针头行耻骨上膀胱穿刺吸出尿液,暂时缓解病人的痛苦,然后在局麻下直接或B超引导下行耻骨上膀胱穿刺造瘘术或耻骨上膀胱造瘘术。如梗阻病因不能解除,可以永久引流尿液。引流尿液时,应间歇缓慢地放出尿液,避免快速排空膀胱,内压骤然降低而引起膀胱内出血。导尿管留置期间应每日清洁尿道口,引流袋应每日更换。所有操作应注意无菌观念,术后定期冲洗膀胱,保持引流通畅。

▣ 本 章 小 结

良性前列腺增生是老年男性常见病,以50岁以上发病多见。其危害性不在于增生本身,而主要是增生部分压迫尿道引起的尿路梗阻和因梗阻而带来的诸多并发症。如感染、结石、肾功能损害等,临床诊断并不困难。理想的治疗是手术去除增生的前列腺。但因多数病人年老体衰,在治疗时必须考虑梗阻程度和全身情况,尤其是心、肺、肾功能是否能耐受手术。急性尿潴留不是一种独立的疾病,是由多种原因引起的临床常见病症。因情况急,原因多,应给予正确诊断和及时处理。本章重点是良性前列腺增生的临床表现、诊断方法和治疗原则;难点是良性前列腺增生的病理生理改变。

（湘潭医卫职业技术学院　左右清）

目标检测
及答案

第三十八章 尿 石 症

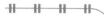

学习目标

知识目标:

1. 掌握尿石症的病因、形成机制、分类及临床表现。

2. 熟悉尿石症的治疗手段。

3. 了解尿石症的预防方法。

能力目标:

1. 能初步掌握尿石症的病史、熟悉典型的症状体征特点及选择合适的辅助检查,拥有诊断和鉴别诊断尿石症的能力。

2. 熟悉尿石症的治疗措施的选择标准、能够对结石病人进行良好的宣教。

素质目标: 提升临床诊断能力,体现人文关怀,及时消除病人的疼痛和恐惧心理,了解最新的尿石症诊治技术进展。

案例导入

病人,男,28岁,因"右侧腰背部疼痛伴尿急1 h"入院。

既往史:近5年反复出现尿路排石,行体外冲击波碎石10余次,输尿管镜取石3次。

体格检查:一般情况好,生命体征平稳,右侧腰背部叩击痛。

辅助检查:B超提示右侧肾盂轻度扩张,内可见数个强回声伴声影,最大直径5.0 mm,右侧输尿管上段扩张,中下段显示不清,膀胱充盈不佳。

想一想:

(1) 该病人最可能的诊断是什么?

(2) 入院后需要进行哪些检查进一步明确诊断?

(3) 对于此类疾病的预防需要采取哪些方法?

第一节 概 述

Note

泌尿系结石是泌尿外科常见疾病之一,在泌尿外科住院病人中占首位,我国泌尿系结石发病率为1‰～5‰,南方高达5‰～10‰,发病率总体呈上升趋势,是世界三大结石高发区之一。近年来随着结石成因的研究进展,结石代谢的危险因素越来越受到人们重视,并且治疗方式逐渐趋向采用微创手术方式。

一、尿结石形成的影响因素

影响结石形成的因素很多,尿液中形成结石晶体的盐类呈超饱和状态及抑制晶体形成物质不足和核基质的存在是形成结石的主要因素。年龄、性别、种族、遗传、环境因素、饮食习惯、尿路梗阻、感染、药物的使用都是结石形成的常见原因。重视这些问题可减少结石的形成和复发。

(一)代谢异常

1. 尿液酸碱度 尿液酸碱度的改变可以导致尿液中某些成分易于结晶而形成结石,如尿酸结石和胱氨酸结石在酸性尿中形成;磷酸镁铵及磷酸钙结石在碱性尿中形成。

2. 尿量减少 使盐类和有机物质的浓度增高。

3. 尿液中抑制晶体形成物质含量减少 如尿液中枸橼酸、焦磷酸盐、镁、酸性黏多糖、某些微量元素缺乏等。

4. 形成结石物质排出过多 尿液中钙、草酸、尿酸排出量增加。甲状旁腺功能亢进、维生素 D 中毒、长期服用噻嗪类利尿剂、甲状腺功能异常等引起的高钙血症间接导致尿液中尿钙浓度增加,而特发性高钙尿症及肾小管酸中毒等直接导致尿液中钙排出增加。原发性高草酸尿症或维生素 C 摄入过量、饮食中钙摄入过少、维生素 B_6 缺乏、小肠切除术等导致的继发性高草酸尿症可使得尿液中草酸排出增加。痛风病人可出现高尿酸尿症,胱氨酸代谢异常导致尿液中胱氨酸浓度增加。

(二)局部因素

尿路梗阻、感染和尿路中存在异物是诱发结石形成的主要局部因素,梗阻可以导致感染和结石的形成,而结石本身也是尿路中的异物,后者也会加重梗阻和感染的程度。常见的疾病有肾盂输尿管连接部狭窄、膀胱颈部狭窄、肾盏憩室、马蹄肾等。

(三)药物相关因素

药物引起的肾结石占所有结石的 $1\%\sim 2\%$。相关的药物分两类:一类为尿液的浓度高而溶解度比较低的药物,如氨苯蝶啶、硅酸镁和磺胺类药物,这些药物本身就是结石的成分;另一类为能够诱发结石形成的药物,如乙酰唑胺、糖皮质激素,这些药物在代谢的过程中导致了其他结石的形成。

二、尿结石分类

(一)按尿结石成分及性质分类

1. 草酸钙结石 分为一水草酸钙结石和二水草酸钙结石,前者呈褐色、桑葚状,质地坚硬;后者呈白色,表面有晶莹的刺状凸起,质地松脆。X 线平片易显影。

2. 磷酸钙结石 羟基磷灰石、碳酸磷灰石、磷酸三钙、二水磷酸氢钙晶体,呈浅灰色,质地坚硬,可有同心圆。在 X 线平片中可见分层现象。

3. 尿酸结石 无水尿酸、二水尿酸、尿酸铵、一水尿酸钠晶体。结石为圆形、光滑,呈黄色或红棕色,结构致密,稍硬。纯尿酸结石在 X 线平片中不显影。

4. 胱氨酸结石 胱氨酸晶体,表面光滑、质硬,可呈鹿角形、黄棕色、有蜡样外观。在 X 线平片中不显影。

5. 磷酸铵镁 六水磷酸铵镁晶体,呈深灰色、鹿角形,松散亦碎,X 线平片显影淡。

(二)按结石部位分类

可分为肾结石、输尿管结石、膀胱结石及尿道结石。

三、尿石症的病理生理改变

尿路结石的病理生理改变,与结石部位、大小、数目、继发炎症和梗阻程度等因素有关。尿路结石在肾和膀胱内形成。绝大多数输尿管结石和尿道结石是结石在排出过程中,停留在该处所致。肾结石进入输尿管时,常停留或嵌顿于输尿管的三个生理狭窄处,即肾盂输尿管连接部、输尿管跨越髂血管处及输尿管膀胱连接处。由于输尿管内径自上而下由粗变细,结石位于输尿管下 1/3 处最为多见。

尿路结石可引起泌尿系统直接损伤、梗阻、感染和恶性变。结石可损伤尿路黏膜导致出血、感染。在有梗阻时更易发生感染,感染与梗阻又可促使结石迅速长大或再形成结石,结石、梗阻、感染三者互为因果关系。

知识链接 38-1

第二节　肾及输尿管结石

肾结石和输尿管结石属于上尿路结石,输尿管结石大多数来源于肾结石,结石移位到输尿管后出现临床症状,多单侧发病,亦可双侧同时发病。

知识链接 38-2

一、临床表现

主要表现是与活动有关的血尿和疼痛。

(一) 疼痛

疼痛程度与结石部位、大小、活动度及有无并发症及其程度等因素有关,结石越小,症状越明显。肾盂内大结石及肾盏结石可无明显临床症状,仅表现为活动后镜下血尿。若结石引起肾盏颈部梗阻,或肾盂结石较大时可引起上腹部或腰部钝痛。结石引起输尿管完全性梗阻时可出现肾绞痛,疼痛剧烈,为阵发性,疼痛部位及放射范围与结石梗阻位置有关,肾盂输尿管连接部或上段输尿管梗阻时,疼痛位于腰部或上腹部,并沿输尿管放射至同侧睾丸或会阴部和大腿内侧。当输尿管中段梗阻时,疼痛放射至中下腹部,由于激惹胃肠道神经,病人可伴有恶心、呕吐,右侧输尿管结石极易与急性阑尾炎混淆。结石位于输尿管膀胱壁段或输尿管开口处时,病人常伴有膀胱刺激症状及尿道和阴茎头部放射痛。

(二) 血尿

根据结石对黏膜损伤程度的不同,病人可表现为肉眼或镜下血尿。以后者更为常见。结石伴感染时,可有尿频、尿痛等症状,继发急性肾盂肾炎或肾积脓时,可有发热、畏寒、寒战等全身炎症反应症状。

(三) 其他

双侧上尿路结石引起双侧完全性梗阻或孤立肾上尿路结石完全性梗阻时,可导致无尿。

二、诊断与鉴别诊断

(一) 病史

与活动有关的血尿和腰背部疼痛,应首先考虑肾和输尿管结石。若出现典型肾绞痛则可能性更大。

(二) 实验室检查

(1) 尿常规检查:可有镜下血尿,伴感染时有脓尿。

Note

（2）尿细菌培养：了解有无合并感染。

（3）测定血液中钙、磷、肌酐和尿酸水平，甲状旁腺激素、甲状腺激素等了解代谢状态，了解有无内分泌紊乱。

（4）肾功能测定：了解双侧肾脏功能情况。

（三）影像学检查

1. 尿路平片（KUB） 95％以上结石能在平片中发现。应做正侧位摄片，以除外腹腔内其他钙化影如胆囊结石、肠系膜淋巴结钙化、静脉石等。平片上不同成分结石显影的程度依次为草酸钙、磷酸钙和磷酸镁铵、胱氨酸、尿酸盐结石，单纯的尿酸盐和黄嘌呤结石 X 线不显影。

2. 静脉尿路造影 可显示结石所致肾结构和功能改变，有无引起结石的局部因素并对阴性结石做补充诊断。

3. B 超检查 结石表现为强回声伴有声影，能发现平片不能显示的小结石和透 X 线结石，缺点是中段输尿管受肠道气体干扰显影效果差。

4. 非增强 CT 平扫 能发现平片不显示的 1 mm 结石且不受肠道内气体干扰，不受结石成分、肾功能和呼吸运动的影响，逐渐成为诊断结石的金标准。

（四）输尿管肾镜检查

当腹部平片未显示结石，静脉尿路造影有充盈缺损而不能确定诊断时，做此检查能明确诊断并进行治疗。

需与胆囊炎、胆石症、急性阑尾炎及卵巢囊肿蒂扭转等疾病鉴别。

三、治疗

根据结石大小、数目、位置、肾功能和全身情况，有无确定病因，有无代谢异常，有无梗阻和感染及其程度确定治疗方案，以保护肾功能为首要目的，其次为取尽结石，尽可能去除解剖性结石成因。

（一）药物治疗

直径小于 0.4 cm、表面光滑的结石 90％能自行排出，小于 0.6 cm、表面光滑，无尿路梗阻、无感染的结石可先采用非手术疗法。

1. 肾绞痛的治疗 一般选用非甾体类镇痛抗炎药物如双氯芬酸钠、吲哚美辛等，一方面可有中度镇痛作用，另一方面还可以减轻输尿管水肿，如果镇痛效果不佳可选择阿片类镇痛药物如吗啡、哌替啶、曲马朵。另外可以配合应用解痉药物如黄体酮、硝苯地平、坦索罗辛，均有缓解输尿管痉挛的作用。

2. 一般措施 ①大量饮水：保持每天尿量在 2000 mL 以上。②饮食调节：如明确有既往结石成分者可按照结石成分调整。③控制感染：如合并尿路感染需根据细菌培养及药物敏感试验选用尿液有效药物浓度高的抗菌药物。④调节尿 pH 值：口服枸橼酸钾、碳酸氢钠等，以碱化尿液，对尿酸结石和胱氨酸结石的预防和治疗有一定意义。口服氯化铵使尿液酸化，有利于阻止感染性结石的发展。

3. 中医中药 治疗以清热利湿、通淋排石为主，佐以理气活血、软坚散结。常用的药物有尿石通等。

（二）体外冲击波碎石术（ESWL）

此方法安全，有效。通过 X 线、B 超对结石进行定位，将冲击波聚焦后作用于结石。肾、输尿管结石适用此法，直径小于 2 cm 的肾盂结石及中上盏结石首选该方法，直径大于 1 cm 的输尿管结石自行排石失败者可选 ESWL。但结石远端尿路梗阻、妊娠、出血性疾病、严重心脑血

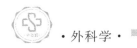

管疾病、安置心脏起搏器、血肌酐升高、急性尿路感染者等不宜使用。

（三）手术治疗

由于腔内泌尿外科及 ESWL 的快速发展，绝大多数肾、输尿管结石不再需要开放手术。但手术前必须了解双侧肾功能、输尿管肾盂集合系统的解剖有无异常，有感染时应先行抗感染治疗。行输尿管结石手术者，进手术室前需复查腹部平片，做最后定位，有原发梗阻因素存在时，应同时予以纠正。

1. 非开放手术治疗

（1）输尿管硬镜取石或碎石术：适用于中、下段输尿管结石，直视下取出或套出结石。若结石大，取出困难，用超声、激光或气压弹道法碎石后取出。

（2）经皮肾镜取石或碎石术：经腰背部细针穿刺直达肾盏或肾盂，扩张皮肤至肾内通道，放入肾镜，于直视下取石或碎石。适用于直径大于 2 cm 的肾盂结石、下肾盏结石及输尿管中上段结石。

（3）输尿管软镜碎石取石术：适用于肾结石及输尿管结石术中返回肾脏后的处理，一般直径小于 2 cm 的结石可一期处理，如结石较大需分期手术。

（4）腹腔镜输尿管取石：适用于输尿管结石直径大于 2 cm 或长期结石嵌顿，经 ESWL、输尿管镜手术治疗失败者。

2. 开放手术治疗

（1）输尿管切开取石术：适用于嵌顿较久或其他取石方法失败的结石。根据结石部位选择手术径路。

（2）肾盂切开取石术：适用直径大于 1 cm 的结石，或合并梗阻、感染的结石。

（3）肾窦肾盂切开取石术：适用于肾内型肾盂，或结石较大经肾盂切开取石易造成肾盂撕裂者。沿肾窦分离至肾内肾盂后切开。可向肾盏延伸扩大切口，以利于取出鹿角形结石。

（4）肾实质切开取石术：适用于肾盏结石经肾盂切开不能取出，或多发性肾盏结石者。

（5）肾部分切除术：适用于结石位于肾一极或肾盏有明显扩张、实质萎缩，有明显复发因素者。

（6）肾切除术：结石引起肾严重破坏、损失功能，并合并肾积脓时，而对侧肾功能良好，可切除病肾。

3. 双侧肾、输尿管结石的手术治疗原则

（1）双侧输尿管结石：先处理梗阻严重侧。条件许可时，可同时取出双侧结石。

（2）一侧输尿管结石、对侧肾结石：先处理输尿管结石。

（3）双侧肾结石：根据结石情况及肾功能决定，原则上应尽可能保留肾脏。一般先处理易于取出和安全的一侧。若肾功能极差，梗阻严重，全身情况差，宜先行经皮肾造瘘，待情况改善后再处理结石。

（4）双侧肾、输尿管结石或孤立肾结石引起急性完全性梗阻无尿时，在明确诊断后，若全身情况允许，应及时施行手术。若病情严重不能耐受手术，可试行输尿管插管或经皮肾造瘘，引流尿液，待病情好转后再行治疗。

第三节　膀　胱　结　石

下尿路结石多数发生在膀胱，膀胱结石分为迁入性、原发性与继发性结石。迁入性结石形成于上尿路,进入膀胱并停留,多数从输尿管排出进入膀胱的结石直径小于 1 cm,大多数可经尿道排出,成因同肾结石。原发性结石出现在没有梗阻、局部疾病、原发感染的 10 岁以下儿童中,结石的成因是饮食及营养缺乏,尤其是缺乏动物蛋白。继发性结石多与膀胱出口梗阻、神经源性膀胱功能障碍引起的尿液停滞、反复尿路感染、异物及长期留置导尿管有关。

一、临床表现

典型症状为排尿突然中断,并感疼痛,放射至阴茎头和远端尿道,伴排尿困难和膀胱刺激症状。小儿病人常用手搓拉阴茎,经跑跳及改变姿势后,能缓解和继续排尿。膀胱出口梗阻继发膀胱结石时常可出现排尿困难加重、膀胱刺激症状、肉眼或镜下血尿。

二、诊断

根据典型症状常可初步做出诊断。应注意寻找可能存在的原因。常用诊断方法如下。

（一）X 线检查

腹部平片或 CT 平扫能显示绝大多数膀胱结石。

（二）B 超检查

能显示结石声影,可同时发现前列腺增生等。

（三）膀胱镜检查

可直接镜下观察结石的形态大小,同时可观察膀胱有无憩室、前列腺大小及尿道有无狭窄等情况。

三、治疗

采用手术取石、碎石,应同时治疗病因,如合并膀胱感染时,应用抗菌药物控制感染。

1. 膀胱镜下使用激光、超声、气压弹道及碎石钳等碎石取石 大多数较小的结石可采用此术式,并对前列腺增生、膀胱颈口狭窄等病因可同时处理。

2. 耻骨上膀胱切开取石术 用于结石过大、过硬或有膀胱憩室等时,宜采用此法。

第四节 尿 道 结 石

尿道结石可分为原发性和迁入性。原发性尿道结石是新形成的,与诱发尿流停滞和感染的畸形有关,结石可能形成于尿道狭窄的近端先天性或获得性憩室里,常伴有慢性感染和异物,还可能发生在血吸虫病以及应用带毛发的皮肤进行尿道成形术的情况下,女性尿道结石多与尿道憩室有关。迁入性尿道结石形成于膀胱或者上尿路,排出时在尿道受阻,大多数男性尿道结石属于此类。

一、临床表现

典型表现为急性尿潴留伴会阴部剧痛,亦可表现为排尿困难,尿线细及排尿中断、尿滴沥或者尿失禁,多见于迁入性尿道结石。原发性尿道结石因为形成和生长缓慢,一般不会引起急性症状,可能表现为在阴茎的下面或阴道的前壁有一个逐渐增大而且质地坚硬的肿物,还可以出现尿道分泌物、性交困难、排尿刺激症状和血尿。

二、诊断

前尿道结石可通过仔细扪诊发现。如果结石位于尿道阴茎部或球部,外部触诊能发现结石。直肠指检能发现后尿道结石。放射线检查对诊断有帮助,但需要病人采用适当的体位,因为尿道结石在平片及尿路造影上常被漏诊,尿道内窥镜检查有诊断意义。

三、治疗

治疗取决于结石的大小和位置以及尿道的情况,治疗原则是解除梗阻,在不损伤尿道及尿道周围组织的情况下取出结石。如果结石位于尿道舟状窝或尿道外口,可通过注入无菌液状石蜡后,轻轻推挤,钩取或钳出,如果结石嵌顿可以采用尿道外口切开术。前尿道结石可在良好麻醉下,压迫结石近端尿道,注入无菌液状石蜡,再轻轻向远端挤出结石,切忌粗暴。若不能挤出,可钩取或钳出结石,或应用腔内器械碎石,尽量不做尿道切开取石。后尿道结石者,在麻醉下用尿道探条将结石轻轻推入膀胱,再按膀胱结石处理,如果推入困难可尿道镜下碎石。当结石位于尿道憩室时,应行憩室切除及尿道修补术。

本章小结

尿石症是泌尿外科常见的疾病,依据病人典型的病史、疼痛及血尿,配合影像学检查确诊比较容易,但由于泌尿系统结构的复杂性,临床治疗选择的手段较多,从保守排石、体外碎石、输尿管镜、经皮肾镜等腔内碎石到腹腔镜或开放切开取石等众多手术方式,如何确保不残留结石、尽可能保护好肾功能及保护尿路的通畅是临床决策时的难点。

(山西医科大学汾阳学院　武有志)

知识链接 38-3

目标检测
及答案

Note

第三十九章　泌尿、男性生殖系统肿瘤

学习目标

知识目标:

1. 掌握肾癌、膀胱肿瘤、前列腺癌的临床表现、诊断方法和治疗原则。
2. 熟悉肾癌、膀胱肿瘤、前列腺癌的病理与临床分型。
3. 了解肾盂肿瘤、肾母细胞瘤、睾丸肿瘤和阴茎癌的病理、临床表现和治疗。

能力目标:

1. 能初步了解泌尿系统肿瘤典型的症状和体征,并选择合适的辅助检查方法。
2. 对泌尿生殖系统各类肿瘤的治疗方案和预后有初步的了解。

素质目标:泌尿生殖系统肿瘤的治疗和预后较好,要消除病人恐惧心理,针对不同病情、不同经济条件的病人采用个性化的治疗方案,关注手术方式和肿瘤内科治疗的进展。

扫码看课件

第一节　泌尿系统肿瘤

案例导入

病人,男,55岁,因"无痛性肉眼血尿1个月"入院。

现病史:1个月前无明显诱因间断出现肉眼血尿,呈鲜红色,不伴有血凝块,无尿频、尿急、尿痛及排尿困难,无腰背部及下腹部疼痛。

体格检查:生命体征平稳,体重65 kg,无明显阳性体征。

想一想:

(1) 引起该病人血尿的原因可能有哪些?

(2) 采取哪些检查方法进行鉴别?

一、肾肿瘤

(一) 肾癌

肾肿瘤理论上应该包括所有有新生物形成的肾脏病变,良性的肾脏病变包括肾血管瘤、多种囊性病变和萎缩性病变等。低分化的肾恶性肿瘤包括肾母细胞瘤、间皮肉瘤等。肾母细胞瘤是常见的儿童恶性肿瘤,成人肾肿瘤中绝大部分为肾癌,肾盂癌发病率相对较低。

【病理】

肾肿瘤病理分类常采用 2004 年版 WHO 标准。随着人们对肾脏肿瘤组织发生学和分子遗传学研究的不断深入,目前临床推荐采用 2016 年版 WHO 泌尿与男性生殖系统肿瘤分类标准,保留了旧版的肾透明细胞癌、乳头状肾细胞癌、低度恶性潜能多房性囊性肾肿瘤、嫌色细胞肾细胞癌、集合管癌、髓质癌、乳头状腺瘤、后肾腺瘤、肾横纹肌样瘤、上皮样血管平滑肌脂肪瘤、血管母细胞瘤、混合性上皮间质肿瘤、未分类肾癌,新增幼年性囊性肾瘤、透明细胞肉瘤、遗传性平滑肌瘤病和肾细胞癌综合征相关性肾细胞癌、t(6;11)肾癌、琥珀酸脱氢酶缺陷型肾癌、管状囊性癌、获得性囊性肾病相关性肾细胞癌、透明细胞乳头状肾细胞癌。临床仍以肾透明细胞癌最多见,其特点为肾小管上皮细胞发生,大体外观为有假包膜、圆形,切面呈黄色,有时呈多囊性,可有出血、坏死和钙化,肿瘤细胞胞质在镜下呈透明状。肾癌局限在假包膜内时恶性度较小,穿透假包膜后可经血液和淋巴转移,肿瘤可直接扩展至肾静脉、下腔静脉形成癌栓,亦可转移至肺、脑、骨、肝等。肿瘤细胞经淋巴转移最先到达肾门淋巴结。

课堂互动

在日常生活中人们习惯用早期或晚期判断恶性肿瘤分期,临床工作中更多用到的是 TNM 分期。请同学们参阅相关文献初步了解各种脏器肿瘤的分期标准。

【临床表现】

目前,临床表现为血尿、腹部肿块和腰痛的"肾癌三联征"已经较少见,不到 10%,一大部分病人无症状,仅在体检时通过影像学检查发现。如出现间歇无痛性肉眼血尿,表明肿瘤已穿入肾盏、肾盂。肿瘤较大时出现腹部或腰部肿块,出现腰部钝痛或隐痛表明肿瘤可能侵犯腰背部肌肉,为局部分期较晚的表现。偶有血凝块通过输尿管,病人可发生肾绞痛。

有症状的肾癌病人中 10%～40% 可有副肿瘤综合征,表现为高血压、贫血、体重减轻、发热、红细胞增多、肝功能异常、血沉快、高血糖、神经肌肉病变、淀粉样变性、凝血机制异常等。如发生骨转移、肺转移可出现骨痛、骨折、咳嗽、咯血等症状。影响生殖静脉回流时可出现精索静脉曲张。

【诊断】

肾癌的临床诊断主要依靠影像学检查,实验室检查作为术前准备或预后的评价,确诊需要依靠病理学检查。

1. B 超 简便而无创伤的检查方法,发现肾癌的敏感性高,特异性稍差,因无放射性可作为常规体检筛查,常表现为肾脏不均质的中低回声实性肿块,如肿瘤血流丰富,可发现血流信号增强,可与缺乏血供的病灶鉴别。

2. X 线检查 X 线平片对肾肿瘤诊断帮助不大,静脉肾盂造影可见肾盏、肾盂因受肿瘤挤压有不规则变形、狭窄或充盈缺损,进而推断有占位性病灶,其准确性低,目前在临床中逐渐被 CT 取代。

3. CT 对肾癌的确诊率高,能显示肿瘤大小、部位、邻近器官有无受累,配合应用造影剂,可将准确性提高到 90% 以上,是目前术前诊断肾癌最可靠的影像学方法。

4. 肾肿瘤穿刺活检 对于准备手术治疗的病人,为了避免肿瘤播散,术前无须行肾肿瘤穿刺活检,仅用于占位小需要积极进行监测的病人,或者拟行消融术、靶向药物治疗前需明确病理诊断的情况下。

【治疗】

1. 局限性肾癌 $T_{1\sim2}N_0M_0$ 期肾癌。根治性肾切除术是目前公认的可能治愈肾癌的方法,可同时切除病肾及肾周围筋膜和脂肪、区域肿大淋巴结。如肿瘤较大,术前行肾动脉栓塞可减少术中出血。保留肾单位的手术(NSS)用于肿瘤体积较小且突出肾脏表面,预计可在保留肾脏的前提下完整切除肿瘤的情况,其优势在于可以保留病肾的功能,近年来逐渐被临床接受。如病人身体情况较差可选择冷冻消融、高强度聚焦超声、射频消融等方法,目前临床正在探索过程中。

2. 局部进展性肾癌 $T_1N_1M_0$、$T_2N_1M_0$、$T_3N_1M_0$ 及 $T_3N_0M_0$ 期肾癌。根治性肾切除术

是首选治疗方法。配合区域或扩大淋巴结清扫术,若合并肾静脉或腔静脉瘤栓,则可行取出术。放疗及化疗对肾癌的治疗效果不佳。根治性肾切除术后可以辅助应用靶向治疗药物,治疗效果在进一步探索中。

3. 转移性肾癌 外科手术切除原发病灶或局限性转移病灶为主要的辅助治疗手段,但极少数病人可通过手术获得较长生存期,可配合靶向治疗药物,延长病人的生存期。免疫细胞因子(IL-2、IFN-α)等临床应用较多,但目前循证医学证据表明获益较少。

(二)肾盂肿瘤

【病理】

肾盂肿瘤的生物学行为与膀胱肿瘤类似,但发病率较膀胱肿瘤低,且很少以单侧发病,大多数为尿路上皮癌。其中大部分为移行细胞来源,鳞状细胞癌和腺癌只占很小部分。移行细胞癌可呈乳头状或无蒂状,可单发或者多发,但由于肾盂肌层相对较薄,故肿瘤早期可浸透肌层。鳞状细胞癌与慢性炎症、感染有关,分化为中度或分化差。腺癌与长期梗阻、炎症或结石有关,预后不良。

知识链接 39-1

【临床表现】

发病年龄大多数为 40~70 岁,男性与女性发病率之比约为 2:1。早期表现为间歇性无痛性肉眼血尿,也可表现为镜下血尿。腰痛是第二常见的症状,常为钝痛,由逐渐发生的梗阻和肾盂积水扩张导致,偶因血凝块堵塞输尿管出现肾绞痛。15% 的病人在体检时发现,无症状。病人晚期可出现腰腹部肿块,消瘦、体重下降、厌食及骨痛等。

【诊断】

肾盂肿瘤症状体征常不典型,确诊需要靠影像学和尿液脱落细胞学检查(需要连续检查三次,假阴性率较高)。静脉肾盂造影是传统的诊断方法,可显示肾盂内充盈缺损、变形。但现在 CT 尿路造影的应用越来越多,其操作简便易行、判断肾实质病变准确性高,逐渐有取代前者趋势,但如果病变为原位癌或苔藓样肿瘤,CT 亦可漏诊,因此对于长期反复出现血尿的病人可采用膀胱镜检查,可发现病侧输尿管口喷血。另外也可使用输尿管镜插管取肾盂尿液做脱落细胞学检查。输尿管镜、肾镜等也可显示肾盂内病变,但可能损伤肾脏,费用较高。

【治疗】

手术切除病肾、病侧全长输尿管,以及输尿管开口周围的部分膀胱壁是经典的手术切除范围。经活检分化良好的无浸润肿瘤或孤立肾也可通过输尿管软镜激光灼烧,或经皮肾镜局部切除病灶,但目前仍为探索阶段,具体的预后和生存获益有待进一步研究。

(三)肾母细胞瘤

肾母细胞瘤是儿童最常见的原发性恶性肿瘤,亦称 Wilms 瘤,大多数积极治疗预后良好。

【病理】

Wilms 瘤来源于胚胎性肾组织,是上皮和间质组成的恶性混合瘤,包括腺体、神经、肌肉、软骨、脂肪等。组织学良好的 Wilms 瘤常压迫邻近正常肾脏实质,形成一个萎缩的假包膜,肿瘤质地软而脆,常有出血和坏死区域。间变 Wilms 瘤有三种异常特性:核直径大于周围组织细胞,增大的核深染,有丝分裂异常。其预后较差,但若在早期将其完整切除,则预后可改善。

【临床表现】

多数在 5 岁以前发病,早期无症状。超过 90% 的病儿为无意中发现,查体时能触及一个光滑的腹部包块。除腹部包块外,腹痛、肉眼血尿和发热是诊断时的常见症状。肿瘤破裂出血扩散到游离腹膜偶尔能导致急腹症的出现,压迫或侵犯邻近组织可能导致非典型的症状。如压迫下腔静脉,可导致静脉曲张、肝大、腹水和充血性心力衰竭。25% 的病儿由于肾素水平升高而出现高血压。虚弱婴幼儿的腹部有巨大包块是本病的特点,肿块常位于上腹一侧季肋部,

Note

表面光滑,中等硬度,无压痛,有一定活动度。肿块增长迅速,肿瘤很少侵入肾盂、肾盏,故血尿不明显。

【诊断】

婴幼儿腹部出现进行性增大的肿块,首先应想到肾母细胞瘤的可能性,B超可作为首选检查,可显示病变的固态特性,尤其有助于排除腔静脉肿瘤扩散。CT 和 MRI 能进一步确定病变的范围(图 39-1)。

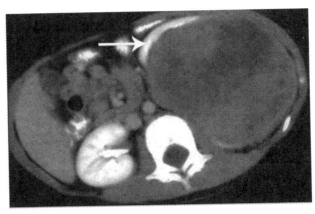

图 39-1　CT 显示左侧 Wilms 瘤

箭头所示为残留的肾实质

【治疗】

绝大多数病儿首选的疗法是经腹行病肾切除术,手术能确定肿瘤的分期,对于术后放疗和化疗方案的制订是必要的,而且手术配合放疗及化疗可显著提高术后生存率。

二、膀胱肿瘤

知识链接 39-2

在我国,男性膀胱肿瘤发病率居全身恶性肿瘤第七位,女性居第十位之后,发病率低于西方发达国家,是泌尿系统最常见的肿瘤,可发生于任何年龄,45 岁之后发病率开始逐渐升高。

(一) 病因

病因尚不完全清楚,可能与下列危险因素有关。

1. 烟草　吸烟是目前最为肯定的膀胱肿瘤致病危险因素,30%～50%的膀胱肿瘤由吸烟引起,吸烟可使膀胱肿瘤的发病率增加 2～4 倍,与吸烟的强度和时间成正比。

2. 环境和职业　长期接触工业化学产品也是重要的危险因素。现已肯定联苯胺、4-氨基联苯等是膀胱肿瘤致癌物质,长期接触这类物质的从事纺织、橡胶、油漆、皮革生产的工人容易患膀胱癌。但个体易感性差异极大,潜伏期长,可达 15～40 年。

3. 其他　慢性感染(细菌、血吸虫及 HPV 感染等),滥用含有非那西丁的止痛药,有盆腔放疗史,长期饮用砷含量较高的饮用水、氯消毒水、咖啡、人造甜味剂等。

(二) 病理

与肿瘤的组织类型、组织学分级、生长方式和浸润深度有关,其中以组织学分级和浸润深度最为重要。

1. 组织类型　膀胱肿瘤包括尿路上皮(移行细胞)癌(占 95%以上)、鳞癌和腺癌,其次还有较少见的小细胞癌、混合型癌、癌肉瘤及转移性癌等。

2. 组织学分级　1973 年 WHO 根据肿瘤细胞大小、形态、染色、核改变、分裂相等将膀胱肿瘤分为三级:Ⅰ级分化良好,属低度恶性;Ⅲ级分化不良,属高度恶性;Ⅱ级分化居Ⅰ～Ⅲ级

Note

之间,属中度恶性。目前亦有采用 WHO 2004 年标准将膀胱肿瘤分为乳头状瘤、低度恶性倾向的尿路上皮乳头状瘤、低级别乳头状尿路上皮癌及高级别乳头状尿路上皮癌。

3. 生长方式 分为原位癌、乳头状癌和浸润性癌。原位癌局限在黏膜内,无乳头亦无浸润。移行细胞癌多为乳头状,鳞癌和腺癌常有浸润。

4. 浸润深度 肿瘤临床(T)和病理(P)分期的依据,根据癌浸润膀胱壁的深度(乳头状瘤除外),多采用 TNM 分期标准,分为:原位癌(T_{is});无浸润的乳头状癌(T_a);限于固有层以内(T_1);浸润浅肌层(T_2);浸润深肌层或已穿透膀胱壁(T_3);浸润前列腺或膀胱邻近组织(T_4)。肿瘤多发生于膀胱侧壁及后壁,其次为三角区和顶部。可单发和多发。肿瘤主要向深部浸润,直至膀胱外组织。淋巴转移、血行转移多发生在晚期,主要转移至肝、肺、骨等处。

（三）临床表现

1. 血尿 出现无痛性、间歇性、全程肉眼血尿为其主要表现。血尿可自行停止或减轻,病人自认为血尿消失而放松警惕,造成漏诊。血尿的严重程度有时与肿瘤大小、数目、恶性程度并不一致。

2. 膀胱刺激征 常因肿瘤侵犯膀胱三角区、肿瘤坏死、合并感染等导致出现尿频、尿急、尿痛症状,多数已属于晚期。

3. 排尿困难 肿瘤大或堵塞膀胱出口时可发生排尿困难、尿潴留。

4. 其他 肿瘤突破膀胱壁者可形成下腹部浸润性肿块,出血时间长可导致严重贫血、下肢水肿、体重下降等。

（四）诊断

中老年出现无痛性肉眼血尿或长期持续存在镜下血尿时要警惕,应首先想到泌尿系统肿瘤的可能,尤其是膀胱肿瘤。

1. 尿脱落细胞学检查 膀胱肿瘤病人的尿液中容易找到脱落的肿瘤细胞,可作为血尿病人的初步筛选,但需要连续复查 3 次以上,且未发现肿瘤细胞亦不能排除。

2. 膀胱镜检查 可直接观察肿瘤所在部位、大小、数目、形态、有无蒂和基底部浸润程度等。膀胱镜检查时要注意肿瘤与输尿管口和膀胱颈的关系,同时取活组织行病检。

3. 影像学检查 ①B 超:可发现直径 0.5 cm 以上的膀胱肿瘤。②静脉尿路造影:可发现膀胱内造影剂充盈缺损,并可了解肾盂、输尿管有无占位,以及肿瘤对肾功能的影响,但分辨率较差,肿瘤较小或呈苔藓样病灶时容易漏诊。③CT、MRI:可发现肿瘤浸润的深度以及与周围组织器官的关系,且可了解局部的淋巴结情况。

（五）治疗

膀胱肿瘤以手术治疗为主,术前或术后可配合化疗和放疗。手术治疗分为经尿道手术、开放膀胱切开肿瘤切除术、膀胱部分切除术及膀胱全切除术等。原则上 T_a、T_1、局限的 T_2 肿瘤可采用保留膀胱的手术;较大的、多发的、分化不良的 T_2、T_3 肿瘤,应行膀胱全切除术。

1. 表浅膀胱肿瘤(T_{is}、T_a、T_1) 经尿道行电切术为目前主要治疗方法。肿瘤较大或经尿道手术禁忌时,可选择开放手术或二次电切术。为预防肿瘤复发,术后可采用膀胱内灌注化疗药物。常用药物有丝裂霉素、阿霉素、羟喜树碱、吉西他滨等,每周灌注 1 次,共 8 次,之后为每月 1 次,共 6～10 次。国外推荐采用免疫疗法即卡介苗膀胱灌注,此方法效果最好,但膀胱刺激征较重。目前也推荐仅在术后 24 h 内单次灌注,具体效果仍在进一步评估当中。

2. 浸润性膀胱肿瘤(T_2、T_3、T_4) 根据浸润范围选择膀胱全切除术、尿流改道,术前配合化疗和放疗,可提高 5 年生存率。对于不能接受膀胱全切的病人可采用保留膀胱的多学科综合治疗,包括行膀胱部分切除、全身化疗或经膀胱动脉介入灌注化疗药物、放疗及免疫治疗等,具体效果需进一步评估。

第二节　男性生殖系统肿瘤

一、阴茎癌

阴茎癌过去是我国常见的恶性肿瘤,随着人民医疗条件的改善,目前发病日趋减少。

(一) 病因

绝大多数阴茎癌发生于包茎或包皮过长病人,由包皮垢长期积聚在包皮内导致的慢性炎症刺激所引起。此外,人乳头状瘤病毒是阴茎癌发生的重要因素。

(二) 病理

主要是鳞癌,基底细胞癌和腺癌罕见。癌肿分乳头型和结节型。乳头型常见,癌肿从阴茎头或包皮内板发生,以向外生长为主,呈菜花状,可穿破包皮。结节型少见,向深部浸润,可有扁平溃疡,可早期发生转移。阴茎癌淋巴转移较常见,可转移到腹股沟、股部、髂血管旁淋巴结等。晚期可经血行扩散,转移至肺、肝、骨、脑等。

(三) 临床表现

多见于 40 岁以上有包茎或包皮过长者。开始表现为硬块或红斑、突起的小肿物或经久不愈的溃疡,由于包皮掩盖不易被发现。多表现为有血性分泌物自包皮口流出,肿瘤可突出包皮口或穿破包皮呈菜花样,表面坏死,常合并厌氧菌感染而出现恶臭。肿瘤继续发展可侵犯全部阴茎和尿道海绵体,导致阴茎持续肿胀、组织变硬。就诊时常伴有腹股沟区淋巴结肿大。

(四) 诊断

阴茎癌诊断不难,但容易延误诊断和治疗。40 岁以上有包茎或包皮过长,出现阴茎头部肿物或包皮阴茎头炎、慢性溃疡、湿疹等经久不愈,有恶臭分泌物者,应高度怀疑阴茎癌。确诊需做肿物活组织病理检查。

(五) 治疗

以手术治疗为主,亦可配合放疗和化疗。

1. 手术治疗　肿瘤小、局限在包皮者可仅行包皮环切术或保留阴茎头的肿瘤剜除术。肿瘤较大者需行阴茎部分切除术,如残留阴茎过短不能站立排尿时,应行阴茎全切除术。有淋巴结转移者应在原发灶切除术后或同期行双侧腹股沟淋巴结清除术。

2. 放疗　年轻人早期阴茎癌可行放疗,但放疗疗效不理想。

3. 化疗　博来霉素对阴茎癌有良好疗效,亦可用于配合手术和放疗时。

二、睾丸肿瘤

睾丸肿瘤比较少见,几乎都为恶性,占男性生殖系统肿瘤的 1％～1.5％,占泌尿系统肿瘤的 5％,但在 15～34 岁青壮年男性中常见,但近年来由于早期诊断、化疗及手术的综合治疗,其生存率提高到了 90％以上。

(一) 病因

目前病因不清,其危险因素有隐睾、睾丸下降不全、Klinefelter 综合征、家族遗传因素、不育等。

（二）病理

目前临床采用改良的 2004 年版 WHO 指定分类标准，主要分为生殖细胞肿瘤、性索/性腺间质肿瘤及非特异性间质肿瘤（后两者也统称非生殖细胞肿瘤）。睾丸肿瘤中生殖细胞肿瘤占 90%～95%，非生殖细胞肿瘤占 5%～10%。生殖细胞肿瘤根据细胞的分化情况可分为精原细胞瘤和非精原细胞瘤两类。多数睾丸肿瘤可早期发生淋巴转移，最先转移至腹股沟和盆腔淋巴结，最远可到达邻近肾蒂的淋巴结。绒毛膜上皮细胞癌早期有血行转移。

（三）临床表现

睾丸肿瘤好发于 30～40 岁，一般表现为患侧阴囊内单发无痛性肿块，也有 20%～27% 的病人出现阴囊钝痛或下腹部坠胀不适，11% 左右出现背痛或腹肋部疼痛，10% 左右出现远处转移的相关症状（如食欲减退、恶心、呕吐和消化道出血等胃肠道症状）、外周神经系统异常以及单侧或双侧的下肢水肿，7% 的病人还会出现男性女乳症，尤其是非精原细胞瘤。

（四）诊断

一般均可见肿大的阴囊包块或直接触摸到肿大的睾丸，无明显睾丸异常者需要依靠影像学检查。

1. B 超　B 超检查是睾丸肿瘤的首选检查，相对经济，不仅可以准确地定位睾丸内或睾丸外的肿瘤，还可以了解对侧睾丸的情况。另外还可以探测腹膜后有无转移的肿块、肾蒂有无肿大的淋巴结或腹腔脏器有无肿块等。对于高危病人可以应用 B 超进行随访。

2. X 线　胸部 X 线平片为常规检查，可以发现直径 1 cm 以上的睾丸肿瘤肺转移病灶。

3. CT　腹部和盆腔 CT 是目前公认的腹膜后淋巴结转移的最佳检查方法，可以检测到直径小于 2 cm 的淋巴结。

4. MRI　对区分精原细胞瘤和非精原细胞瘤有一定的作用，但还没有被广泛接受。正常睾丸组织在 T_1 和 T_2 加权时均为均质信号，肿瘤组织在 T_2 时表现为低信号。

5. 血清肿瘤标记物　主要包括甲胎蛋白（AFP）、人绒毛膜促性腺激素（HCG）和乳酸脱氢酶（LDH）。在所有的睾丸肿瘤中，51% 的病人肿瘤标记物升高。

（五）治疗

治疗以早期手术为主，切除范围包括病侧肿瘤及腹股沟内环口水平精索。精原细胞瘤对放疗和化疗敏感，可术后配合全身化疗及腹膜后淋巴结等特定区域的放疗。胚胎癌和畸胎瘤的治疗应包括腹膜后淋巴结清除术，配合综合性化疗。

三、前列腺癌

前列腺癌多见于 60 岁以上老年男性，高峰年龄为 75～79 岁，发病率有明显的地理和种族差异，亚洲国家发病率远远低于欧美发达国家，在世界范围内前列腺癌的发病率在男性所有恶性肿瘤中居第二位，近年来前列腺癌在我国的发病率出现了显著上升，但存在明显的城乡差异，大城市发病率高。

（一）病因

引起前列腺癌的危险因素尚未明确，可能包括年龄、种族和遗传性等。番茄中的番茄红素、阳光暴露、绿茶饮用是前列腺癌的潜在保护因素。

（二）病理

98% 前列腺癌为腺癌，多发生于前列腺外周带，且组织学上无完整的包膜，最常见的转移部位是淋巴结、骨骼及肺组织，血行转移以脊柱、骨盆最为多见。前列腺癌的恶性程度多用 Gleason 分级系统进行评价，将腺体分为主要结构区和次要结构区，并按照细胞分化程度分为

1～5级,1级为高分化,5级为未分化,评分越高的肿瘤预后越差,对治疗方案有指导意义。

(三) 临床表现

早期前列腺癌通常无明显临床症状,但肿瘤阻塞尿道或侵犯膀胱颈时,病人会出现下尿路症状,严重者可能出现急性尿潴留、血尿、尿失禁。骨转移时会引起骨骼疼痛、病理性骨折、贫血、脊髓压迫症状,甚至导致下肢瘫痪。

(四) 诊断

知识链接 39-3

直肠指诊联合血清前列腺特异性抗原(PSA)测定是目前公认的早期前列腺癌的最佳筛查方法。直肠指诊可以发现前列腺结节或前列腺质地坚硬,对早期诊断和分期都有重要价值。PSA 是筛查前列腺癌的有效肿瘤标记物,国内建议 50 岁以上有下尿路症状的男性常规筛查。经直肠超声可显示前列腺外周带的低回声结节,并初步判断肿瘤的大小。MRI 可以显示前列腺包膜的完整性、肿瘤是否侵犯前列腺周围组织及器官,也可显示盆腔淋巴结转移和骨转移,3.0T MRI 诊断前列腺癌的特异性在 80% 以上。可疑骨转移者可行全身核素骨扫描。确诊依靠前列腺穿刺活检。

(五) 治疗

(1) 前列腺增生手术时偶然发现的偶发癌,如细胞分化好可严密随诊,定期复查 PSA。

(2) 局限在前列腺包膜内的早期前列腺癌可行根治性前列腺切除术,手术方式有开放手术和经腹腔镜前列腺癌根治术。

(3) 中晚期病人可行内分泌治疗,包括睾丸切除术或药物去势,必要时配合抗雄激素制剂,可提高生存率。如出现激素抵抗可选择以多西他赛为主的化疗,效果有待进一步评价。

(4) 对于不接受手术的早期前列腺癌、无法耐受手术、术后肿瘤残留或有局部的转移病灶者可选择放疗,目前包括传统的外放疗、三维适形调强放疗及近距离放疗等。

目标检测
及答案

本章小结

泌尿、男性生殖系统肿瘤是泌尿外科的常见疾病,且肿瘤多为恶性,临床发现无痛性肉眼血尿尤其要引起重视,以排除泌尿系统肿瘤。我国以膀胱肿瘤多见,欧美国家以前列腺癌多见,近年来我国前列腺癌发病率呈上升趋势。本章重点是肾癌、膀胱肿瘤、前列腺癌的临床表现、诊断方法和治疗原则;难点是肾癌、膀胱肿瘤、前列腺癌的病理与临床分型。泌尿生殖系统肿瘤中肾癌是可以通过手术治愈的,膀胱癌、前列腺癌等病人通过积极治疗可以维持很长的生存期,睾丸肿瘤和阴茎癌放、化疗是有效的,因此该系统的恶性肿瘤在临床中要积极治疗。

(山西医科大学汾阳学院 武有志)

Note

第四十章　男性性功能障碍、不育和节育

扫码看课件

学习目标

知识目标：

1. 熟悉男性性功能障碍的临床表现、诊断和治疗。
2. 了解男性性功能障碍的发生机制，男性不育的病因、诊断和治疗方法。
3. 简单了解男性节育的措施。

能力目标：

1. 能初步判断病人是否具有性功能障碍及其具体的病因。
2. 能简单地对病人进行性功能知识方面的教育。

素质目标：正确对待病人的诉求，保护病人隐私，进行合适的心理疏导，建立医患间的相互信任。

案例导入

病人，男，45 岁，自述"阴茎勃起困难 3 年"。

现病史：3 年前无明显诱因逐渐出现性生活时阴茎勃起困难，逐渐加重，现几乎无法与配偶进行满意性生活。经常有下腹部疼痛不适，膀胱充盈时明显，自感尿道有类似虫爬感，偶有尿道口清亮分泌物，伴有阴茎头瘙痒。发病以来，精神差，食欲可，睡眠不足，常有自卑感。

体格检查：生命体征平稳，体重 80 kg，阴茎发育正常，包皮过长伴轻微红肿，阴囊大小形态正常、内容物未触及明显异常，余无特殊。

想一想：

（1）该病人属于哪一种性功能障碍，其可能的具体原因有哪些？

（2）下一步需要进行哪些检查明确诊断？

第一节　男性性功能障碍

男性性功能障碍主要包括性欲改变、勃起功能障碍、射精功能障碍（早泄、不射精、逆行性射精）。

一、勃起功能障碍

勃起功能障碍（erectile dysfunction，ED）指阴茎持续不能达到或维持足够的阴茎勃起以

完成满意的性生活,病程在 3 个月以上。我国传统医学中亦称之为"阳痿"。阴茎勃起受下丘脑性中枢调控和勃起的外周调控,阴茎勃起的基础是阴茎动脉的扩张和阴茎海绵体小梁的舒张,当动脉和小梁内平滑肌收缩时,阴茎处于松弛状态,反之,则阴茎勃起。

课堂互动

随着年龄的增加,ED 发病率也增加,其机制是什么?

（一）流行病学

ED 是成年男性的常见病,美国调查研究显示 40～70 岁男性的患病率为 52%,国内报道资料显示 ED 的发病率随年龄的增加而升高。

（二）病因及危险因素

ED 的病因错综复杂,通常是多因素所导致的结果,阴茎勃起是在神经内分泌调节下的一种复杂的血管活动,需要神经、内分泌、血管及心理因素的密切协调,并受全身性疾病、营养与药物等多因素的影响。

1. 精神心理病因 心理压力与 ED 密切相关,如日常夫妻关系不协调、性知识缺乏、不良的性经历、工作或经济压力、对媒体宣传的不正确理解、对疾病的恐惧等所导致的焦虑和抑郁性心理障碍,甚至环境因素均是导致 ED 的原因。另外精神性疾病也是诱发 ED 的常见病因之一,如精神分裂症者发生 ED 的概率高达 16%～78%。

2. 内分泌性病因 内分泌异常可引起 ED。性腺功能减退症者的血睾酮水平降低,不可避免地使勃起功能受损。甲状腺素异常可以影响下丘脑-垂体-性腺轴,甲状腺功能亢进可导致血液中雌二醇水平增加而抑制间质细胞功能,甲状腺功能减退可导致血清中睾酮水平降低,进而引起 ED。肢端肥大症病人血清中生长激素水平升高、催乳素水平升高均可导致 ED。库欣综合征病人的皮质醇水平升高,可间接抑制睾酮水平,也可导致 ED。

3. 代谢性疾病 以糖尿病最为多见,发生率为 30%～70%。血脂代谢异常可导致髂内动脉、阴部动脉和阴茎动脉的粥样硬化,使阴茎的血流量减少,另外还可损伤血管内皮细胞影响勃起过程中的血管平滑肌松弛。

4. 血管性疾病 血管病变是 ED 的主要原因,占 ED 病因的近 50%。造成 ED 的动脉原因包括动脉粥样硬化、动脉损伤、动脉狭窄、阴部动脉分流及心功能异常等。吸烟、饮酒、肥胖等均能增加 ED 的发病。静脉性 ED 占血管性 ED 病因的 25%～78%。常见的原因包括先天性静脉发育不全、各种原因导致的瓣膜功能受损、海绵体白膜变薄、异常的静脉交通支和阴茎异常勃起手术后造成的异常分流等。

5. 神经因素 大脑、脊髓、海绵体神经、阴部神经及神经末梢、小动脉及海绵体上的感受器病变均可以引起 ED。

6. 其他 一些药物也引起 ED,如抗抑郁药物、抗精神疾病药物、抗雄激素药物、抗组胺药物等。阴茎发育的解剖或结构异常如小阴茎、阴茎弯曲也可导致 ED。慢性肾功能不全、原发性精索静脉曲张均可引起 ED。心理因素也是引起 ED 的重要原因之一。

（三）诊断

男性性功能障碍病人多数无器质性病变,主要是精神性因素所致。因此,仔细采集病史在诊断中尤为重要。

1. 病史 病史包括发病快慢、是否逐渐加重、是否与性生活情境相关、有无夜间勃起及晨勃。了解是否已婚、有无固定的性伴侣,性欲如何。了解性刺激下能否勃起、硬度能否足以插入、维持的时间、有无早泄、有无高潮异常。还需要了解有无精神创伤、婚姻矛盾、工作压力、经济窘迫、人际关系紧张、性生活时外界干扰等。

2. 体格检查 包括生殖器(阴茎、阴囊内容物)及第二性征的检查,了解身体和发育是否正常,有无先天性解剖异常,并进行全身体格检查以发现影响性功能的全身性疾病,尤其需要进行神经、血管系统检查。

3. 实验室和特殊检查 内分泌功能测定包括血清睾酮(T)、精子生成素(促卵泡素，FSH)、间质细胞刺激素(黄体生成素，LH)、催乳素(PRL)等。夜间阴茎勃起试验(NPT)对区分心理性和器质性 ED 有帮助。为进一步查明器质性的病因，可采用相关的神经系统、血管系统检查(如彩色双功能超声检查、海绵体测压造影等)，以及阴茎海绵体注射血管活性药物试验等。海绵体活检可被用来评价海绵体的结构与功能。

（四）治疗

1. 治疗原则和目标 治疗 ED 前应明确其基础疾病、诱发因素及潜在病因，对病人进行全面检查后制订恰当的治疗方案。尤其要区分心理性、药物性或不良生活方式引起的 ED，此类 ED 可以通过心理辅导或去除相关因素使之得到改善。器质性或混合型 ED 要借助药物等治疗方法。ED 治疗的目标是全面康复，达到和维持坚挺的勃起硬度，并恢复满意的性生活。ED 的治疗涉及夫妻双方，除了和病人沟通外，也应该与其性伴侣共同交流。

2. 基础治疗 改变不良生活方式，特别是有心血管或代谢性疾病的病人要积极控制病情，增加体育运动，合理补充营养，控制体重，补充抗氧化物、钙等。性腺功能减退者，可以补充睾酮。口服 PDE5 抑制剂是目前最常用的方式，可连续每日服用或按需服用。

3. 心理疏导 病人的教育或咨询有时就可以使其恢复良好的性功能，如果病人有明显的心理问题，应该进行心理疏导或治疗，与病人沟通时要建立良好的互相信任关系。必要的情况下需要进行性生活指导。

4. 手术治疗 对于 PDE5 抑制剂无效或不能耐受的病人，可以手术植入真空勃起装置或阴茎假体。如病人存在静脉闭塞功能障碍性 ED，可采用单纯静脉瘘或阴茎背浅静脉或深静脉结扎术、阴茎脚静脉结扎术等进行治疗。动脉性 ED 者可实行阴茎动脉重建术。

二、早泄

早泄(PE)是男性常见的性功能障碍，为男科常见的疾病之一。关于早泄至今没有达成统一的共识，国际性医学会指出早泄应包括以下三点：射精总是或者几乎总是发生在阴茎插入阴道 1 min 以内；不能在阴茎全部或几乎全部进入阴道后延迟射精；消极的个人精神心理因素。可分为原发性早泄、继发性早泄、境遇性早泄和早泄样射精功能障碍。

（一）病因

以前认为 PE 可能是心理和人际因素所致，近年研究表明 PE 也许是躯体疾病或神经生理紊乱导致，而心理或环境因素可能维持或强化 PE 的发生。阴茎头高度敏感、阴部神经在大脑皮层的定位、中枢 5-羟色胺能神经功能紊乱、勃起困难、前列腺炎、某些药物、慢性盆腔疼痛综合征、甲状腺功能异常均可能是 PE 发生的原因。

（二）诊断

PE 的诊断主要依据病史和性生活史，病史包括一般疾病史及心理疾病史。应将 PE 分类为原发性或继发性，是否在特定环境下发生还是一贯性的。应关注性生活评分、性刺激程度、对性生活和生活质量的影响，以及药物使用或滥用情况。使用问卷调查表的形式了解病人的详细情况。

体格检查包括生殖、血管、内分泌和神经系统，以筛查与 PE 相关的基础疾病，如内分泌疾病、尿道炎及前列腺炎等。实验室检查和神经生理检查并不推荐常规采用。配偶性心理的相关评估也非常重要。

（三）治疗

成年男性受射精过快所困扰，其中很多是由心理因素引起的，治疗方法应包括性生活指导

课堂互动
为什么早泄的诊断一直难以达成共识？

和心理干预。对合并慢性前列腺炎、生殖道感染、包皮过长、甲状腺功能亢进等相关疾病者要同时或首先治疗。多种行为技术已经证明对治疗 PE 有效,但较费时,并需要性伴侣的配合和帮助,实施有一定难度,且远期疗效不明确,因此不推荐作为一线治疗。药物治疗是 PE 治疗的首选方式,目前选择 5-羟色胺再摄取抑制剂、局部麻醉药物治疗原发性或继发性早泄均有不同疗效。

第二节　男性不育和节育

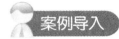

病人,男,31岁,自述"婚后不育2年"。

现病史:2年前病人新婚后与配偶正常性生活,每周2～3次,至今配偶未怀孕,第一次来院就诊。

体格检查:生命体征平稳,体重 90 kg,阴茎大小正常,包茎,阴茎头无法外露,阴囊大小形态正常,内容物未触及明显异常,余无特殊。

想一想:

(1) 病史采集时需要重点了解哪些内容?

(2) 需要进行哪些检查,首选哪些检查的内容?

一、男性不育

正常育龄夫妇未采用任何避孕措施同居生活 1 年以上,由于男方因素造成女方不孕者,称为男性不育症。男性不育症不是一种独立疾病,而是由某一种或很多种疾病或因素造成的结果。

(一) 病因

有调查显示 15% 的育龄夫妇存在不育问题,男女双方原因各占 50%。正常情况下,生育力正常的夫妇单月怀孕率为 20%～25%,半年怀孕率为 75%,1 年怀孕率为 90%。不育分为原发性和继发性,前者多为生精功能减退或障碍、先天性发育异常导致,后者多为后天因素导致,如医源性损伤、生殖系统感染等。不育的病因可分为睾丸前、睾丸性和睾丸后三个因素,但仍有高达 60%～70% 的病人找不到病因。

1. 睾丸前因素　通常为内分泌性病因,病人的生育力损害继发于体内激素失衡。如丘脑疾病导致的促性腺激素缺乏、选择性黄体生成素缺乏综合征、选择性卵泡激素缺乏症及先天性低促性腺激素综合征。垂体疾病可导致垂体功能不足,血清中皮质激素、FSH 和生长激素低下,垂体肿瘤可引起高催乳素血症而导致睾酮水平降低。甲状腺功能亢进或减退可改变下丘脑激素分泌和雌/雄激素比值,库欣综合征、肾上腺肿瘤、睾丸肿瘤或口服激素均可导致生精功能障碍。

2. 睾丸性因素　先天的染色体或基因异常约占男性不育原因的 6%,如 Klinefelter 综合征、XX 男性综合征,XYY 综合征等染色体异常,隐睾导致睾丸生精能力下降也属于先天因素。后天因素包括睾丸感染、外伤、手术、扭转、射线、药物、食物、工作和生活环境、精索静脉曲张、肾衰竭、肝硬化、自身抗精子抗体等。

3. 睾丸后因素　输精管道梗阻是男性不育的重要原因之一,占 7%～10%,梗阻可发生于输精管道的任何部位,睾丸网、附睾、输精管直到射精管开口。精子运动功能障碍也可归于睾丸后因素,另外还包括免疫性不育、感染、性交或射精功能障碍等。

4. 特发性病因 找不到明确病因的情况,目前倾向与遗传或环境因素等相关。

（二）诊断

首先应初步判断不育的原因在男方而不在女方,或男女双方都存在不育的因素。进一步检查并找出病因可以采取以下诊断步骤。

1. 病史 特别注意采集与不育相关的病史,需要了解婚后时间及尝试怀孕的时间,还应了解女方基本生育能力情况,如年龄、月经是否规律、常规检查情况,特别是女方输卵管检查通畅情况。了解性生活频率、质量及是否能在阴道内射精。了解既往的生长发育情况、有无传染病及特殊用药史、影响生育的感染、手术、外伤、不良生活习惯、环境与职业因素。

2. 体检 着重检查生殖器官有无畸形、附睾和输精管有无结节、疼痛和缺如及第二性征,检查睾丸的大小和质地、是否存在精索内静脉曲张。直肠指检前列腺和精囊。

3. 精液分析 评价男性生育能力的重要依据,包括分析精子和精浆特征与参数,需要进行 2～3 次精液分析获取基线数据。采集精液时应在 5 日内无排精,排精后 20 min 内送检。常规检查如精子数减少、精子活力降低、畸形精子过多等,都可能是不育原因。

4. 尿液分析 尿液白细胞增多提示尿路感染或前列腺炎;排精后尿液检查发现大量精子为逆行性射精;糖尿病和肾病可影响生育。

5. 生殖系统超声 阴囊超声了解睾丸、附睾、精索静脉及近端输精管情况。

6. 其他 内分泌功能测定,抗精子抗体检测,性激素检测,支原体、衣原体检测,精子存活率检测,射精后离心尿检测及精子-宫颈黏液体内、体外试验,睾丸活检、精道造影等。

（三）治疗

治疗原则为在明确病因的基础上,针对具体病因加以治疗。

1. 一般治疗 不育症是多种因素作用的结果,生育能力与夫妇双方有关,因此治疗时要特别注意夫妇共同治疗,尤其注意治疗前对女方生育能力的评估。不育症会影响到病人心理、婚姻、家庭等,治疗时要进行生殖健康知识教育,包括预防性传播疾病的知识,隐睾应在 2 岁前治疗,避免接触对睾丸有害的因子及化学物品。

2. 内科治疗 包括预防性治疗和药物性治疗。男性感染性不育的机制未明,大肠杆菌感染可导致前列腺炎,生殖系统衣原体、感染对精子活力有明显损害,预防的措施如下:避免婚外性接触、生殖器感染期间性生活使用安全套。如因恶性肿瘤需使用化疗药物者,可化疗前进行精子冷冻,备用于之后的人工授精。药物治疗包括:抗雌激素类药物、雄激素、抗氧化药物、胰激肽释放酶、重组人生长激素、左旋肉碱、氨基酸、锌、硒、维生素等,目前药物治疗效果不确切,主要依靠经验性药物治疗,用药时间不应少于 6 个月,这样可以覆盖一个完整的精子生成周期。

3. 手术治疗 主要目的是提高精子的质量,如精索内静脉曲张、隐睾、垂体瘤等手术治疗;梗阻性无精子症需手术解除梗阻包括输精管吻合、附睾输精管吻合,经尿道切开射精管等。

4. 精子体外处理 用于医学助孕技术,包括丈夫精液人工授精和宫内人工授精等。男性主要用于免疫性不育,女性用于宫颈因素引起的不孕。近年来发展最快的还有卵质内单精子注射(ICSI)和附睾或睾丸精子抽吸技术等。

5. 传统医学治疗 中医药治疗男性不育症是我国特色,有着悠久的历史,中医诊治依靠辨证施治,选择补肾、温阳、滋阴、益气、活血、疏肝、化痰、清利等方法进行治疗。

二、男性节育

男性计划生育属于男性生殖健康的一个重要部分,男性在生殖健康中处于重要地位,从生

知识链接 40-1

理上男性是生殖过程的始动者,可引发女性妊娠、生育或非意愿妊娠而导致的人工流产,因此需要鼓励男性采取一些节育措施。

（一）男性节育的途径

根据男性生殖生理特点,采取措施阻断男性生殖过程的某一个作用环节,可以达到男性节育的目的。可以有以下方法:干扰男性生殖活动的性激素调节、干扰睾丸内精子生成、干扰附睾内精子成熟和运动、干扰附属性腺的正常功能、干扰射精过程、阻止精子与卵子相遇、直接杀死精子、阻止精子穿过宫颈黏液、干扰精子的获能与受精及产生抗精子抗体等。

（二）男性节育的非手术措施

1. 避孕套　应用较普遍的一种避孕工具,这种屏障法较简单,对男女双方身体健康均无影响,且可预防性传播性疾病。

2. 男性避孕药物　性激素类干扰生精包括 GnRH 激动剂或拮抗剂;雄激素类庚酸睾酮、十一酸睾酮、Ta-甲基 1-19 去甲睾酮、长效睾酮庚酸酯;孕激素、甲羟孕酮等与雄激素组合有抗生精作用和避免性功能低下的作用;抗雄激素类他莫昔芬可使精子减少但能够可逆性恢复;抑制素使精原细胞的增殖分化生成受阻。非激素类的有棉酚、催乳素、番木瓜、乙胺嘧啶及双胺嘧啶等。

（三）输精管结扎术

目的是阻断精子输出的通道,使精子不能排出,达到不育的目的,是一种男性永久性节育方法。输精管结扎术后睾丸仍能继续产生精子,成熟的精子在附睾管内溶解、吸收。性交时仍有正常的射精过程和仍能排出精液,只是精液中没有精子。

1. 手术适应证和禁忌证　适用于已有孩子而要求永久性节育者。下列情况为禁忌或暂缓手术:有出血倾向、严重神经官能症、精神病,其他器官有急性或严重疾病,以及前列腺、睾丸、附睾、阴囊有炎症,应介绍改用其他节育措施。

2. 术前准备　向受术者介绍输精管结扎手术的有关科普知识,解除顾虑,增强手术的信心。询问有关药物过敏史,清洗外阴,剃去阴毛。

3. 手术方法　输精管结扎手术方法很多,钳穿固定结扎法较为常用。除一般的手术器械外,还需准备输精管分离钳、输精管固定圈钳和输精管提钩。

目标检测
及答案

本章小结

男科学是研究男性生殖系统结构和功能的一门多学科相互渗透的医学分支,已成为一门新兴专业学科。研究的范畴包括男性生殖结构与功能、男性生殖与病理、男性节育与不育、男性性功能障碍、男性生殖系统疾病和性传播疾病,学科领域涉及基础医学的生殖解剖、生理、生化、胚胎、遗传、微生物、免疫、病理、细胞生物学、分子生物学和临床医学的泌尿外科、内分泌科、精神心理科和皮肤性病科等。本章重点是男性性功能障碍(包括勃起功能障碍、早泄)的临床表现、诊断和治疗,难点是男性性功能障碍的各种病因和临床中鉴别,实践中准确的诊断要求医师与病人建立互相信任的基础,大多数病人存在心理因素,需要充分的交流才能获得真实的信息。男性节育目前主要推荐使用避孕套进行男性节育,手术节育已经很少使用,作为初步了解即可。

（山西医科大学汾阳学院　武有志）

第六篇

骨与关节疾病

GUYUGUANJIEJIBING

第四十一章 骨 折

第一节 概 论

学习目标

1. 掌握:骨折的定义、分类、稳定性,骨折愈合的标准。
2. 熟悉:骨折的成因、影响骨折愈合的因素。
3. 了解:骨折的移位规律、骨折愈合的阶段。

案例导入

  病人,男,25 岁,因"双侧股骨干骨折 2 h"入院。体格检查:T 36.2 ℃,BP 70/41 mmHg,四肢冰冷,无尿。

  想一想:

  (1) 目前诊断考虑是什么?

  (2) 最主要的抢救和治疗措施有哪些?

本章主要是讨论创伤性骨折。

课堂互动
骨折的定义、成因及分类是什么?

一、骨折的成因、分类及移位

骨的完整性和连续性中断即为骨折(fracture)。

【成因】

1. 直接暴力 暴力直接作用于受伤部位使之发生骨折。其特点是骨折形态多呈粉碎性,骨折局部软组织损伤较重。如小腿受到撞击,于撞击处发生胫腓骨骨干骨折。

2. 间接暴力 暴力通过传导、杠杆或旋转作用,使远离暴力作用点的骨组织发生骨折。特点是骨折形态多为斜形或螺旋形,骨折周围软组织损伤较轻。如跌倒时以手掌撑地,依其上肢与地面的角度不同,暴力向上传导,可致桡骨远端骨折或肱骨髁上骨折。

3. 肌肉拉力 肌肉突然猛烈地收缩,可使肌肉附着处骨质撕裂。如骤然跪倒时,股四头肌猛烈收缩,可致髌骨骨折。

知识链接 41-1

4. 疲劳性骨折 某些特定部位骨骼长期、反复、持续受到轻微的直接或间接外力作用,积累到一定的程度造成骨折。如远距离行军可致第 2、3 跖骨及腓骨下 1/3 骨干骨折。此类骨折常称为疲劳性骨折,也可称为应力性骨折。

骨质本身因骨髓炎、骨结核、骨肿瘤等受损,在轻微外力作用下易发生骨折,称为病理性

Note

骨折。

【分类】

（一）根据骨折处皮肤软组织的完整性分类

1．闭合性骨折 骨折处皮肤或黏膜未破裂,骨折断端不与外界相通。

2．开放性骨折 骨折处皮肤或黏膜破裂,骨折断端与外界相通。

（二）根据骨折的程度和形态分类

1．不完全骨折 骨的完整性和连续性部分中断,按其形态又可分为以下几种。

（1）裂缝骨折:骨质发生裂隙,无移位,多见于颅骨、肩胛骨等。

（2）青枝骨折:多见于儿童,骨质和骨膜部分断裂,可有成角畸形。有时成角畸形不明显,仅表现为骨质劈裂,与青嫩树枝被折断时相似而得名。

2．完全骨折 骨的完整性和连续性全部中断,按骨折线的方向及其形态可分为以下几种（图 41-1）。

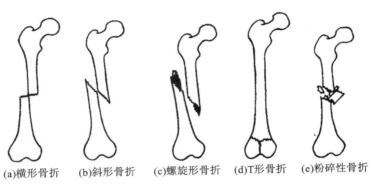

(a)横形骨折　(b)斜形骨折　(c)螺旋形骨折　(d)T形骨折　(e)粉碎性骨折

图 41-1　完全骨折

（1）横形骨折:骨折线与骨干纵轴接近垂直。

（2）斜形骨折:骨折线与骨干纵轴成一定角度。

（3）螺旋形骨折:骨折线呈螺旋状。

（4）粉碎性骨折:骨质碎裂成三块以上。骨折线呈 T 形或 Y 形者又称为 T 形或 Y 形骨折。

（5）嵌插骨折:骨折片相互嵌插,多见于干骺端骨折。即骨干的坚质骨嵌插入骺端的松质骨内（图 41-2）。

（6）压缩性骨折:骨质因压缩而变形,多见于松质骨,如脊椎骨和跟骨（图 41-3）。

（7）凹陷性骨折:骨折片局部下陷,多见于颅骨。

（8）骨骺分离:经过骨骺的骨折,骨骺的断面可带有数量不等的骨组织。

（三）根据骨折复位后的稳定程度分类

1．稳定性骨折 骨折部无移位或有移位经复位并适当固定后,不易发生再移位者,如裂缝骨折、青枝骨折、嵌插骨折及横形骨折等。

2．不稳定性骨折 复位后易发生再移位者,如斜形骨折、螺旋形骨折、粉碎性骨折等。

（四）骨折移位的分类

骨折断端的移位与骨折发生的部位、暴力作用（形式、大小、方向）、肢体的重力作用、肌肉的牵拉及搬运等因素有关,常见的移位有以下五种（图 41-4）。

1．成角移位 骨折两断端的轴线交叉成角,临床常以顶角所对的方向为骨折移位方向,称为向前、向后、向内或向外成角移位。

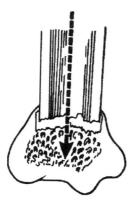
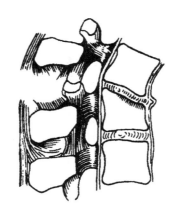

图 41-2 嵌插骨折　　　　　　图 41-3 压缩性骨折

2. 侧方移位 骨折两断端相对移向侧方。临床上以四肢骨折的近段、脊柱骨折的下位椎体为基础,确定骨折端向前、后、内、外的侧方移位。

3. 缩短移位 两骨折端互相重叠或嵌插,骨的长度因而缩短。

4. 分离移位 两骨折端相互分离形成间隙,骨的长度增加。

5. 旋转移位 骨折远段端围绕骨干纵轴做旋转移位。

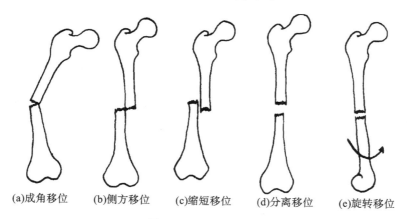

(a)成角移位　　(b)侧方移位　　(c)缩短移位　　(d)分离移位　　(e)旋转移位

图 41-4 骨折的移位

（五）根据骨折就诊的时间分类

1. 新鲜骨折 伤后 3 周以内就诊者。

2. 陈旧骨折 伤后 3 周以后就诊者。

二、骨折的愈合及影响因素

（一）骨折的愈合

骨折的愈合可分为三个阶段,其过程持续而相互交织逐渐演进(图 41-5)。

1. 血肿炎症机化期 骨折后局部形成血肿,断端及邻近组织发生坏死,在骨折区形成急性炎症反应,急性炎症细胞、多形核白细胞和巨噬细胞向骨折处迁移。之后,血肿机化,肉芽组织演变成纤维结缔组织,在 2~3 周后,骨折断端初步连接,称为纤维性连接。

2. 原始骨痂形成期 骨折后的 24 h 内,骨折断端的外骨膜生化层的成骨细胞增生(膜内成骨),产生骨化组织,形成新骨。纤维骨痂则逐渐转化为软骨,再经过增生、变性、钙化而成骨,即软骨内成骨。内、外骨痂和中间骨痂会合后,经不断钙化,其强度足以抵抗肌肉的收缩、成角和旋转力时,则骨折已达临床愈合,一般需 4~8 周。

Note

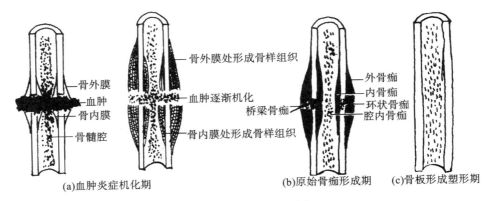

图 41-5　骨折的愈合过程

3. 骨板形成塑形期　原始骨痂在生理应力、压力、肌肉收缩力等因素的作用下,成骨细胞增加,新生骨小梁排列逐渐规则、致密,原始骨痂被板层骨所代替,骨折部位经 8~12 周形成骨性连接(骨性愈合)。原始骨痂逐渐被改造成永久板层骨,骨髓腔重新沟通,恢复骨的原来形状。

(二) 骨折的愈合标准

1. 骨折的临床愈合标准　①局部无压痛及纵向叩击痛。②局部无异常活动。③X 线平片显示有连续性骨痂,骨折线模糊。④在去外固定情况下,上肢能平举重量 1 kg 达 1 min;下肢能连续徒步行走 3 min,且不少于 30 步;连续观察 2 周骨折处不变形。临床愈合时间为最后一次复位固定日至观察到临床愈合之日所需的时间。上述②④两项的测定必须慎重,以不发生变形或再骨折为原则。

(三) 影响骨折愈合的因素

1. 全身因素

(1) 年龄:小儿组织再生和塑形能力强,骨折愈合速度较快。老年人骨质疏松、功能衰减,骨折愈合速度缓慢。

(2) 体质:身体健壮者,骨折易愈合。反之,骨折愈合较慢。骨折后有严重并发症者,骨折愈合时间会延长。

2. 局部因素

(1) 断面的接触:断端接触面大则愈合较易,接触面小则愈合较难,故整复后对位良好者愈合快,对位不良者愈合慢。

(2) 断端的血供:骨折后,两断端血供良好的骨折愈合快,而血供不良的部位骨折愈合速度缓慢,甚至发生迟缓愈合、不愈合。

(3) 损伤的程度:骨质或软组织损伤越严重,骨折愈合的速度越慢。骨膜损伤越重,愈合越难。

(4) 感染:感染可引起局部长期充血、脱钙,使骨化过程难以进行,故感染未能控制时,骨折难以愈合。

(5) 骨疾病:由骨肿瘤等所致的病理性骨折者,骨折愈合困难。恶性肿瘤病人,预后不良。

(6) 固定和运动因素:固定可以维持骨折整复后的良好位置,保证组织修复作用的顺利进行。固定不牢或不适当的活动可导致骨折断端的摩擦、扭动,均可影响骨折的愈合。但固定过紧或使肢体绝对静止不动,则影响局部血运,不利于骨折的愈合。

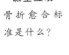

三、骨折的临床表现和诊断

学习目标

1. 掌握：骨折的临床表现、特有体征、急救和治疗原则。
2. 熟悉：骨折的早期并发症、晚期并发症；骨折检查的方法；骨折的固定方法。
3. 了解：外固定的种类、内固定种类；开放性骨折的治疗原则；骨折延迟愈合的处理。

【临床表现】

大多数骨折病人一般只出现局部症状；严重骨折者可导致全身反应。

（一）全身情况

1. 休克　骨盆骨折、股骨干骨折、多发性骨折（可大量出血达 2000 mL 以上）、开放性骨折，或骨折并有内脏损伤时均可导致休克发生。

2. 发热　轻微骨折者一般体温正常；骨折后病人可出现发热（体温在 38.5 ℃以内）；开放性骨折者若出现高热，应考虑并发感染。

（二）局部情况

1. 骨折的一般症状　局部疼痛与肿胀、压痛，功能障碍。

2. 骨折的特有体征　①畸形：有移位的骨折常出现缩短、成角或旋转等畸形。②异常活动：骨折部位可出现正常情况下没有的不正常的活动，又称为假关节活动。③骨擦音或骨擦感：骨折断端相互摩擦时可产生响声或骨擦感。

以上三者中只要出现其中一种，在排除关节脱位、肌腱韧带断裂或其他病变引起的肢体畸形时，即可初步诊断为骨折。

（三）X 线检查

对骨折的诊断和治疗具有十分重要的价值。①目的：发现临床上难以诊断的不完全的、深部的、关节内的或小的撕脱性骨折；明确骨折类型、移位方向、骨折断端情况。②方法：摄正、侧位片，四肢应包括邻近关节，必要时加摄特定位置或健侧相应部位进行对比。③注意事项：当 X 线检查为阴性，但临床检查体征明显，不能排除骨折时，应以临床资料为主，做相应诊断和处理，1～2 周再次摄片复查加以证实或排除。此时，因骨折端的吸收常可出现骨折线。某些骨折在早期 X 线检查不易被发现，如移位的腕舟状骨骨折、股骨颈骨折或肋软骨骨折。

【诊断】

骨折的诊断主要靠病史及体征，凡有以上三个骨折特有体征之一者即可确诊。但有些骨折如裂缝骨折、嵌插骨折、脊柱骨折等，没有上述三个典型的骨折特有体征，需摄 X 线片检查，必要时行 CT 或 MRI 检查，以便明确诊断。骨折的诊断应通过全面询问受伤经过，详细进行体格检查，配合 X 线摄片，然后对所得资料进行综合分析、归纳、判断，即可得出正确的诊断。

在检查和诊断过程中，要防止下列倾向：①不顾全身伤情；②只看到一处伤，而不注意多处伤；③只看到表浅损伤，不注意深部创伤；④只顾检查，不顾病人痛苦，增加病人损伤。

四、常见的骨折检查方法

（一）X 线检查

骨与关节损伤、炎症、退行性变、肿瘤、瘤样病变、先天畸形等，常需摄 X 线片检查。一般摄正侧位片，手足检查摄正斜位片，脊柱检查必要时加摄斜位片。

课堂互动
骨折的特有体征是什么？

课堂互动
骨折最常用的检查是什么？

Note

（二）CT 检查

CT 检查已在骨科临床中广泛应用，它对许多疾病有重要的诊断价值，如骨肿瘤、椎间盘突出、椎管狭窄、脊柱损伤、骨折、炎症、骨坏死、先天畸形、退行性变等。

（三）MRI 检查

MRI 检查对不同软组织分辨率高，尤其对脊柱脊髓、关节、肢体骨与软组织的疾病具有重要的诊断价值。可做矢状面、冠状面、横断面等多维成像。

（四）关节镜检查

关节镜是应用于关节疾病和损伤的一种诊疗器械。可用于检查肩、肘、腕、髋、踝及下颌关节，最常用于检查膝关节。利用关节镜可直观检查或切取组织进行病理检查，有助于诊断。还可借助关节镜进行一些手术，如游离体摘除术、半月板修复或切除术、关节滑膜切除术及交叉韧带修复术等。

（五）骨密度测定

目前对于骨质疏松的检测手段颇多。X 线平片、单光子吸收法、双光子吸收法、双能 X 线吸收法、定量 CT、超声等均有助于骨质疏松的诊断。其中双能 X 线吸收法是目前较先进的检测方法，测量结果若低于正常成人峰骨量 2.5 个标准差以上，应视为骨质疏松。双能 X 线吸收法测量部位主要为腰椎和股骨近端，也可作为全身测量。

五、骨折的并发症

 案例导入

病人，男，30 岁，12 h 前骑自行车不慎摔倒，当即感到右小腿疼痛剧烈，移动肢体时疼痛加重。检查：右小腿肿胀明显，肢体畸形，压痛明显，活动受限。X 线检查显示右胫、腓骨中段骨折。经闭合复位后行右小腿管型石膏固定。目前患肢肿胀严重。

想一想：

（1）目前诊断考虑什么？

（2）石膏固定后常见的并发症有哪些？

（3）石膏拆除前后有哪些注意事项？

骨折在暴力作用下发生时，病人常可能有全身或局部的各种并发症出现。严重者可危及生命，轻者则影响骨折的治疗效果，应特别注意加以预防，并及时诊断和正确处理。

（一）早期并发症

1. 休克 严重创伤大出血、持续性剧痛或重要脏器损伤均可引起休克。

2. 内脏损伤 外力导致骨折的同时可造成内脏损伤。如肋骨骨折致肝、脾破裂或伤及肺组织和肋间血管，引起气胸和血胸；骨盆骨折可造成膀胱、尿道或直肠损伤。

3. 重要血管损伤 骨折断端移位可刺伤或压迫周围血管，如肱骨髁上骨折损伤肱动脉，膝部骨折可损伤腘动脉或胫前动脉、胫后动脉。

4. 神经损伤 可因骨折时神经受牵拉、压迫、挫伤或后期外固定压迫、骨痂包裹、肢体畸形牵拉所致。如肱骨中下 1/3 交界处骨折易损伤紧贴肱骨走行的桡神经；较严重的脊柱骨折、脱位，可并发脊髓挫伤或断裂，从而导致损伤平面以下瘫痪。脊髓损伤多发生在颈段和胸腰段（图 41-6）。

5. 脂肪栓塞综合征 临床严重并发症。成人骨干骨折后，髓腔内血肿张力过大，骨髓脂

知识链接 41-3

肪滴经破裂的骨髓血管窦状隙或静脉进入血液循环,引起肺、脑的脂肪栓塞。病人出现呼吸功能障碍、发绀,胸部X线片有广泛性肺实变。低血氧可致病人烦躁不安、嗜睡,甚至昏迷和死亡。

6.骨筋膜室综合征 由骨、骨间膜、肌间隔和深筋膜形成的骨筋膜室内肌肉和神经因急性缺血而产生的一系列早期症候群,多见于前臂掌侧和小腿。常由于创伤、骨折的血肿和组织水肿,使其室内容物体积增加或外包扎过紧,局部压迫使骨筋膜室内压力增高所致。形成缺血—水肿—缺血的恶性循环,根据缺血的不同程度可致:①濒临缺血性肌挛缩;②缺血性肌挛缩;③坏疽。严重病例甚至危及生命,应早期切开减压。

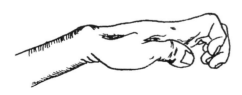

（二）晚期并发症

图 41-6 脊柱骨折、脱位损伤脊髓

1.感染 开放性骨折如不及时清创或清创不彻底,可引起化脓性感染,严重者可导致骨髓炎、败血症等。此外病人长期卧床不起以及年老和伴有慢性病的病人易出现坠积性肺炎,应鼓励病人在卧床期间多做深呼吸和主动咳痰,早期下床活动,积极进行功能锻炼。

2.压疮 严重骨折及截瘫的长期卧床病人,身体某些骨突部（如骶尾、足跟等）长期受压,导致局部血液循环障碍,组织坏死、溃疡,形成压疮,应加强预防护理,防止压疮的发生。

3.损伤性骨化 又称骨化性肌炎。关节内或关节附近骨折（脱位）时,骨和周围软组织损伤严重,骨膜下形成血肿,若处置不当,使血肿扩散或局部反复出血、血肿机化并在关节附近软组织内广泛骨化,则严重影响关节功能。在X线下可见骨化阴影。临床上以肘部损伤多见。

4.创伤性关节炎 关节内骨折整复不良的错位愈合,导致关节面不平整、长期磨损,使关节软骨面损伤、退行性变而发生创伤性关节炎。

5.关节僵硬 长期广泛的外固定可引起关节周围软组织粘连和肌腱挛缩,导致关节活动障碍,病人出现关节僵硬。

6.缺血性骨坏死 骨折段因血供障碍可发生缺血性骨坏死。以股骨颈骨折并发股骨头坏死、手舟状骨骨折并发近侧骨折段坏死多见。

知识链接 41-4

知识链接 41-5

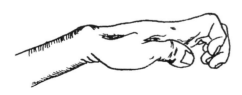

图 41-7 前臂缺血性肌挛缩后的典型畸形——爪形手

7.缺血性肌挛缩 它是骨筋膜室综合征处理不当产生的严重后果。上肢缺血性肌挛缩多见于肱骨髁上骨折或前臂双骨折;下肢缺血性肌挛缩多见于股骨髁上或胫骨上端骨折。在重要血管损伤后,血流供应不足或包扎过紧并超过一定时限,导致局部缺血而出现神经麻痹、肌肉坏死,经过机化后形成瘢痕组织,逐渐挛缩形成特有的畸形,如爪形手（图 41-7）,可致严重残疾。

8.急性骨萎缩 损伤所致关节附近的疼痛性骨质疏松,亦称反射性交感神经性骨营养不良。好发于手、足骨折后,典型症状是疼痛和血管舒缩紊乱。

9.坠积性肺炎 主要发生于因骨折长期卧床不起的病人,特别是年老、体弱和伴有慢性疾病的病人,有时可危及病人生命。应鼓励病人积极进行功能锻炼,及早下床活动。

10.下肢深静脉血栓形成 多见于骨盆骨折或下肢骨折。病人下肢长时间制动,静脉血回流缓慢,加之创伤所致血液处于高凝状态,易导致血栓形成。应加强活动锻炼,皮下注射低

Note

分子量肝素,或口服华法林,预防其发生。

六、骨折急救

骨折急救的目的是指用简单、有效的方法抢救生命、保护患肢、迅速转送,为进一步妥善治疗创造条件。

1. 抢救休克 严重骨折或多发骨折易导致休克发生,应高度警惕、及早发现,特别注意保持呼吸道通畅,积极进行抗休克治疗,防止继续损伤。急救固定的目的是避免骨折断端在搬运中对神经血管内脏等周围重要组织产生损伤,减轻病人疼痛,便于运送。因此,对疑有骨折的肢体,应立即给予固定。固定时可就地取材,如树枝、竹片、书、健肢等。固定时应暴露肢端,观察肢端血液循环。

2. 包扎伤口 开放性骨折时及时、妥善的包扎,能达到压迫止血、减轻污染、保护创口、减轻疼痛的目的。如遇大血管出血,可采用止血带止血,最好用充气止血带,并记录所用压力和时间。遇到开放性骨折断端已外露戳出创口者,不应把断端退回创口内,以免将污物带进创口内,若在包扎或搬运肢体时,骨折断端自行滑入创口内则必须做好记录并向接诊医师说明,以便正确处理。

3. 妥善固定 现场固定的目的是避免再损伤、减轻疼痛、便于搬运。对疑有骨折者均应按骨折处理。固定所用材料可用夹板或者就地取材,也可以将患肢固定于躯干或者健侧肢体上。

4. 迅速转送 经以上处理后,将病人迅速转运至附近有一定条件的医院进行治疗。脊柱骨折者应采用 3 人或者 4 人法搬运,不可弯曲脊柱,以免继发或者加重脊髓损伤。

七、骨折的治疗

复位、固定、功能锻炼是治疗骨折的三大原则。强调复位不增加软组织损伤,固定不影响肢体活动,使骨折愈合与康复治疗并举。

【复位】

骨折的复位分手法复位和切开复位。复位的标准主要用骨的对位和对线来衡量。对线是指两骨折段在轴线上的关系,对位是指两骨折端接触面的对合关系。骨折复位后,矫正骨折端各种移位,恢复正常的解剖关系,称解剖复位。如果复位后,骨折端虽未恢复正常的解剖关系,但骨折愈合后对肢体功能无明显影响者称功能复位。不同位置的骨折,对复位要求不同。关节内骨折必须达到解剖复位,而多数骨折仅达到功能复位即可。绝不能为追求解剖复位而反复复位,造成不必要的痛苦与损伤。

（一）复位标准

1. 解剖复位 通过复位,骨折的畸形和移位完全得到纠正,恢复了骨的正常解剖关系,对位、对线良好。

2. 功能复位 骨折复位后,仍有某种移位未能完全纠正,但骨折在此位置愈合后,对肢体功能无明显影响,称为功能复位。其标准如下:①长骨干骨折对位至少达 1/3 以上,干骺端骨折对位至少达 3/4 以上;②旋转成角畸形、分离移位必须纠正;③下肢轻微前后成角,与关节活动方向一致,日后可自行矫正;④儿童下肢骨折允许短缩在 2 cm 以内,成人要求短缩在 1 cm 以内。

（二）复位时间

复位时间原则上越早越好,若伤肢肿胀严重,可暂不整复,先做临时固定或持续牵引,待肿胀消退后尽早进行复位。若伤员有休克、昏迷、内脏和中枢神经损伤时,应先抢救生命,待病情稳定后再进行复位。

（三）复位的方法

复位的方法有手法复位和切开复位两类。

1. 手法复位 应用手法使骨折复位,称为手法复位。大多数骨折均可采用手法复位的方法矫正移位。力争达到解剖复位或接近解剖复位,但不必盲目追求解剖复位而反复多次复位,部分病例达到功能恢复即可。

手法复位的步骤如下:①麻醉;②将患肢各关节置于肌肉松弛位;③远段对近段方向;④拔伸牵引,根据骨折类型和移位情况,分别采用反折、回旋、端提、捺正和分骨、扳正等手法复位。

2. 切开复位 手术切开骨折部位的软组织,在直视下使骨折复位。

切开复位的指征:①骨折端之间有软组织嵌入,手法复位失败者;②关节内骨折,手法复位后对位不良,将影响关节功能者;③手法复位未能达到功能复位的标准,将严重影响患肢功能者;④骨折并发主要血管、神经损伤者;⑤多处骨折,为便于护理和治疗,防止并发症,可选择适当部位行切开复位术。

【固定】

固定的方法有内固定和外固定两种。

（一）外固定

外固定是指用于身体外部的固定。主要用于骨折经手法复位后的病人,部分骨折经切开复位内固定术后,需加用外固定者。

外固定方法有小夹板固定、石膏绷带固定、持续牵引固定和外固定器固定等。

1. 小夹板固定 采用合适的材料(如柳木、塑料板、竹片等),根据肢体形态加以塑形,制成适用于各部位的夹板,并配合适当固定垫,用布带扎缚固定骨折肢体。

(1)适应证:①四肢闭合性骨折,但股骨骨折因肌肉收缩力大常需配合持续牵引治疗者;②四肢开放性伤口,创面较小或伤口经处理而已愈合者;③陈旧性四肢骨折适合手法复位者。

(2)优点:①固定可靠:小夹板具有一定的弹性和韧性,加上横带和固定垫的作用,可有效地防止骨折端发生再移位,进一步矫正残余移位。②利于康复:夹板只固定骨折局部,一般不超过上、下关节,便于病人进行功能锻炼,促进骨折愈合,防止肢体僵硬。③方法简便,治疗费用少。

(3)注意事项:①绑扎松紧适度:扎带绑扎好后,以能不费力地拉动扎带,在夹板上面上下移动1 cm为宜。②患肢体位:应抬高患肢,以利消肿。③密切观察伤肢血运:主要观察患肢末端脉搏、颜色、感觉、肿胀程度、手指或足趾活动等。如发现有缺血的早期表现,应立即拆开外固定,并采取相应措施处理。④防止骨突部位受压:如固定后,骨突部位疼痛,应及时拆开夹板检查。

2. 石膏绷带固定 利用熟石膏遇水可重新结晶而硬化的特性,将其做成石膏绷带包绕在肢体上,通过固定骨折上、下关节,达到稳定骨折的作用。近年来采用树脂绷带固定者渐多。

(1)适应证:①开放性骨折清创术后,创口愈合前;②某些部位的骨折,小夹板难固定者;③某些骨折切开内固定后,常作为辅助性外固定;④畸形矫形后位置的固定和骨关节手术后的固定;⑤化脓性关节炎和骨髓炎患肢的固定。

(2)优缺点:①优点:能够根据肢体的形状而塑形,固定作用好,便于搬动和护理,不需经常更换。②缺点:固定形成后,如接触水分,可软化变形而失去固定作用;固定后无弹性,不能随时调节松紧度,固定期内无法进行康复治疗,易遗留关节僵硬等后遗症。

(3)操作方法:

①石膏托:在平板上,按需要将石膏绷带折叠成需要长度的石膏条,置于伤肢的背侧(或后

Note

侧),用绷带卷包缠,达到固定的目的。上肢一般包缠 10~12 层;下肢一般包缠 12~15 层。其宽度以包围肢体周径的 2/3 为宜。

②石膏夹板:按石膏托的方法制作两条石膏带,分别贴于被固定肢体的伸侧及屈侧,用手抹贴于肢体,绷带包缠。

③石膏管型:将石膏条带置于伤肢屈伸两侧,再用石膏绷带包缠固定肢体。

④躯干石膏:采用石膏条带与石膏绷带相结合形成一个整体包缠固定躯干的方法。

(4)注意事项:①石膏凝固的时间,在 41~42 ℃温水间,需 10~20 min。②石膏固定完成后,要维持其体位直至完全干固,以防折裂。为加速石膏的干固,可用电吹风或红外线灯泡烘干。③抬高患肢,以利消肿,待肢体肿胀消退后,若石膏固定过松,失去作用,应及时更换石膏。④病人应卧木板床,并用软枕垫好石膏,注意保持石膏清洁,勿使其污染,变动体位时,应保护石膏,避免折裂或骨折错位。⑤防止局部皮肤尤其是骨突部受压,并注意患肢血液循环有无障碍,如有肢体受压现象,应及时将石膏纵行全层剖开松解,并做相应处理。⑥在石膏固定期间,应指导病人及时进行未固定关节的康复治疗及石膏内肌肉收缩活动。⑦石膏绷带包扎完毕后,应在石膏上注明骨折情况和日期。

3. 持续牵引固定　牵引是矫形外科常用的一种治疗技术,是利用牵引力和反牵引力的作用,使移位的骨折段、脱位的关节整复并维持于整复后位置的一种方法。

(1)牵引目的:①整复移位的骨折和关节脱位并固定;②预防和矫正肢体、关节的挛缩畸形;③炎症肢体的制动、固定、抬高。

(2)牵引用物:

①牵引床:骨科牵引床一般为特制的硬板两节或多节牵引床。可附带床架、拉手、滑轮等,以便活动、升降及满足病人进行功能锻炼的需要。

②牵引架:有很多类型,常根据骨折的部位选用布朗架、托马斯架、双下肢悬吊牵引架等。

③牵引器具:牵引弓、牵引针、斯氏针、牵引绳和滑车、扩张板等。

④其他牵引用物:牵引锤、牵引带、床脚垫等可根据需要酌情选用。

(3)常用牵引方法:

①皮肤牵引:将胶布粘贴在伤肢皮肤上或用海绵塑料布包压在伤肢上对肢体施加牵引力的方法。牵引力量一般不超过 5 kg,时间一般为 2~4 周。常用于小儿股骨骨折、肱骨不稳定性骨折或肱骨骨折在外展架上的牵引,成人下肢骨牵引或术后的辅助牵引。皮肤有损伤、炎症或对胶布过敏者禁用。

②兜带牵引:利用兜带兜住身体的突出部位施加牵引的方式。常用的有枕颌带牵引、骨盆带牵引、骨盆悬带牵引等。适用于颈椎骨折、脱位,颈椎病,腰椎间盘突出症,骨盆骨折等病人。

③骨牵引:利用穿入骨骼的骨圆针和牵引弓直接牵拉骨骼的方法。骨牵引牵引力大,可比皮牵引力大 5 倍以上,持续牵引时间较长,能有效调节。颈椎骨折或脱位可选用颅骨骨板牵引;肱骨骨折可选尺骨鹰嘴牵引;股骨骨折、骨盆骨折、髋关节脱位等可选股骨髁上牵引或胫骨结节牵引;胫腓骨骨折,跟骨骨折,膝关节、髋关节轻度挛缩畸形矫正可选跟骨结节牵引。

(4)并发症:牵引治疗的并发症因牵引方式、牵引时间、牵引部位的不同而不同。总结起来大致和牵引力大小及牵引方式两个方面关系较密切。

①牵引力过大:骨折端分离,影响愈合。

②牵引力过小:骨关节整复和固定不良,引起愈合延迟、不愈合或畸形愈合。

③皮牵引:力量过大可引起皮肤损害,时间过长可引起关节僵硬。

④骨牵引:操作过程中可引起骨折,以及血管、神经损伤。治疗过程中可发生皮肤伤口和骨骼感染,关节僵硬。

4. 外固定器固定（图 41-8） 应用骨圆针或螺纹针经皮穿入或穿过骨折远、近两端骨干，用一定类型的外固定器连接两端钢针，通过钢针的牵引或旋转使骨折复位并固定的方法，称为外固定器固定。此法固定可靠，方便伤口处理，不影响关节活动和早期功能锻炼。

外固定器固定适应证：①开放性骨折；②伴广泛软组织挤压伤的闭合性骨折；③长管状骨骨折畸形愈合、延迟愈合或不愈合术后；④关节融合术、畸形矫正术后；⑤下肢短缩需要延长者。

（二）内固定

内固定是在骨折复位后用金属内固定物维持骨折复位的方法，临床有两种植入方法。一种是切开后置入内固定物；另一种是在 X 线下手法复位或针拨复位后，闭合将钢针插入做内固定。均属于手术治疗的范畴（图 41-9）。

（三）常用临时固定方法

1. 头部骨折固定 头部骨折一般不需要固定。

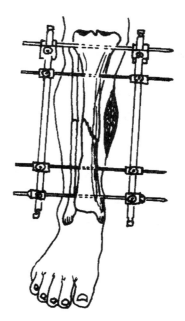

图 41-8 外固定器固定

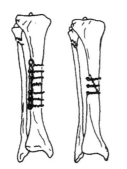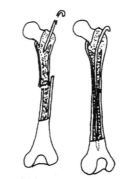

(a)切开后置入接骨板、螺丝钉内固定　(b)闭合髓内针插入内固定

图 41-9 内固定

2. 颈部固定 颈部损伤病人仰卧，在头枕部垫一薄枕，使头颈部处于正中位，头部不可前屈或后仰，亦不可左右转动，可在颈部两侧用盐袋或衣物挤压。有颈托者直接用颈托固定即可。

3. 锁骨骨折固定 用敷料或毛巾垫于两腋前上方，将三角巾叠成带状，两端分别绕两肩呈"8"字形，拉紧三角巾的两头在背后打结，并尽量使两肩后张。也可在背后放"T"字形夹板，然后在两肩及腰部各用绷带包扎固定。一侧锁骨骨折后，可用三角巾把患侧手臂悬兜在胸前，限制上肢活动即可，现在亦可用操作简单的锁骨固定带来进行固定。

4. 肋骨骨折固定 方法同胸部外伤包扎，可直接用胸带外固定。

5. 上臂骨折固定 用长、短两块夹板，长夹板置于上臂的后外侧，短夹板置于前内侧，然后用绷带或带状物在骨折部位上、下两端固定，再将肘关节屈曲 90°，使前臂呈中立位，用三角巾将上肢悬吊固定于胸前。若无夹板，可用两块三角巾，其一将上臂成 90°角悬吊于胸前，于颈后打结，其二叠成带状，环绕伤肢上臂包扎固定于胸侧（亦可用绷带）。

6. 前臂骨折固定 协助伤员屈肘 90°，拇指在上，取两块夹板，其长度超过肘关节至腕关节的长度，分别置于前臂内、外侧，用绷带或带状三角巾在两端固定，再用三角巾将前臂悬吊于胸前，置于功能位。

7. 大腿骨折固定 将长夹板或其他代用品(长度等于腋下到足跟的长度)放在伤肢外侧,另用一短夹板(长度等于足跟到大腿根部的长度),在关节与夹板的空隙部位加棉垫,用绷带、带状三角巾或腰带等分段固定。足部用"8"字形绷带固定,使脚与小腿成直角。也可用大腿托支具外固定。

8. 小腿骨折固定 取长短相等的夹板(长度等于足跟到大腿的长度)两块,分别放在伤腿内、外侧,用绷带或带状三角巾分段固定。紧急情况若无夹板时,可将伤员两下肢并紧,两脚对齐,将健侧肢体与伤肢分段用绷带固定在一起,注意在关节和两小腿之间的空隙处加棉垫以防包扎后骨折部弯曲。

9. 胸、腰椎骨折固定 立即使伤员俯卧于硬板上,不可移动,必要时可用绷带固定伤员,在伤处垫一薄枕,使脊柱稍向前。

(四) 注意事项

(1)若有伤口和出血,应先止血、包扎,然后再固定骨折部位;若有休克,应先行抗休克处理。

(2)在处理开放性骨折时,刺出的骨折断端在未经清创时不可直接还纳伤口内,以免造成感染。

(3)夹板固定时,其宽度要与骨折的肢体相适应,长度必须超过骨折上、下两个关节。

(4)夹板不可与皮肤直接接触,其间应用棉垫或其他软织物衬垫,尤其在夹板两端、骨隆突处及悬空部位应加厚衬垫,防止局部组织受压或固定不稳。

(5)固定应松紧适度,一般以扎带提起能上下移动 1 cm 为宜,过紧会影响血液循环。肢体骨折固定时,一定要将指(趾)端露出,便于随时观察末梢血液循环情况。

(6)四肢骨折和脊柱骨折应就地固定,固定时应避免不必要的搬动,以免增加伤者的疼痛和血管神经损伤。

(7)四肢骨折固定时,应先捆扎骨折的近端,然后捆扎其远端。

【搬运】

搬运伤员的基本原则是及时、安全、迅速地将伤员搬至医院,避免再次损伤。火线或现场搬运多为徒手搬运,也可用专用搬运工具或临时制作的简单搬运工具。规范、科学的搬运对伤员的抢救、治疗和预后都是至关重要的。

1. 一般伤员的搬运方法

(1)器械搬运:多采用担架搬运法。这是院前急救最常用的搬运方法,需要 2~4 人。目前最常用的担架有普通担架、轮式担架。用担架搬运伤员必须注意:对不同伤情的病员要求有不同的体位、伤员抬上担架后要系好安全带、伤员上下楼梯时应保持头部高位,尽量保持水平位,担架上车后应固定且伤员保持头前足后体位,以减少车辆行驶过程中因惯性对病人造成的意外伤害。

床单、被褥搬运及椅子搬运:此法是在无担架时,在徒手搬运的基础上利用身边可利用的材料对伤员进行搬运,并不常用。

(2)徒手搬运法:若现场没有担架,转运路程较近、伤员病情较轻,可用采用徒手搬运法。

①单人搬运:a. 迁托法:将伤员放在油布或雨衣上,把两个对角或双袖扎在一起固定伤员的身体,用绳子牵拉着匍匐前进。b. 搀扶法:搬运者站在伤员一侧,伤员一手搭在搬运者肩上,搬运者用外侧的手拉住伤员的手腕,另一手扶持伤员的腰背部,扶其行走。适用于伤情较轻、能够站立行走的伤员。c. 抱持法:搬运者站于伤员一侧,一手托其背部,一手托其大腿,将伤员抱起。有知觉的伤员可用手抱住搬运者的颈部。d. 手托肩捐法:伤员捐在肩上,伤员躯干绕颈背部,其上肢垂于胸前,搬运者一手压其上肢,另一手托其臀部。e. 背驮法:搬运者站在伤

员的前面,微弯背部,将伤员背起。此法不适用于胸部伤的伤员。若伤员卧于地上,搬运者可躺在伤员的一侧,一手抓紧伤员双臂,另一手抱其腿,用力翻身,使其负于搬运者的背上,然后慢慢站起。

②双人搬运:a.双人搭椅法:两名搬运者对立于伤员两侧,然后以左膝跪地,各用一手伸入伤员的大腿下面并互相紧握,另一手彼此交替支持伤员的背部。b.拉车式搬运法:一名搬运者站在伤员的头部,两手从伤员腋下抬起,将其头背抱在自己怀里,将另一人在伤员两腿中间,同时抬起伤员的两腿并面朝前,然后两人步调一致抬起前行。c.平抬或平抱搬运法:两人并排将伤员平抱,或者一前一后,一左一右将伤员平抬。注意此方法不适用于脊柱损伤者。

③三人或多人搬运:三人可并排将伤员抱起,齐步一致向前。六人可面对面站立,将伤员平抱进行搬运。

2. 特殊伤员的搬运方法

(1)脊柱、脊髓损伤:疑有或确定脊柱、脊髓损伤的伤员,在搬运时,原则上2~4人同时进行,且用力均匀,动作一致,顺应伤员脊柱或躯干轴线,滚身至硬担架上,或三人用手同时将伤员平直托至木板上;切忌背驮、抱持等方法。如有颈部损伤,应由专人牵引伤员头部,颈下需垫一小软枕,使头部与身体成一水平位置,颈部两侧用沙袋固定或用颈托。

(2)腹部伤:嘱伤员仰卧,屈曲下肢,腹肌放松,防止腹腔脏器受压脱出。已脱出的内脏严禁回纳腹腔。

(3)昏迷:使伤员头转向一侧或侧卧于担架上,以利于呼吸道分泌物的引流。

(4)骨盆损伤:先将骨盆用三角巾或大块包扎材料做环形包扎后,让伤员仰卧于门板或硬质担架上,膝微屈,膝下加垫。

(5)身体带有刺入物:应先包扎好伤口,妥善固定好刺入物,才可搬运。搬运途中避免震动、挤压、碰撞,以防止刺入物脱出或继续深入。刺入物外露部分较长时,应有专人负责保护刺入物。

(6)颅脑损伤:使伤员取半卧位或侧卧位,保持呼吸道的通畅,保护好暴露的脑组织,并固定好头部,防止震动。

(7)胸部伤:胸部受伤者常伴有开放性血气胸,需先包扎,变开放为闭合。搬运封闭后的气胸伤员时,应使伤员取半坐位,以座椅式双人搬运法为宜,有条件者使用担架。

3. 注意事项

(1)搬运过程中,动作要轻巧、敏捷、步调一致,避免震动,以减少伤员的痛苦。

(2)根据不同的伤情或环境采取不同的搬运方法,避免再次损伤和由于搬运不当造成的意外伤害。

(3)搬运过程中,应注意观察伤病员的伤势与病情变化。

(4)注意搬运者的自身保护,遵照人体力学规律提、抬、举及伸臂、弯腰,防止搬运者自身的脊椎、韧带以及肌肉损伤。

(5)对骨折、脱位及大出血病人,应先止血、固定后再搬运。输液病人要注意保持液体通畅。

【功能锻炼】

功能锻炼是骨折治疗的重要组成部分。恰当而积极的功能锻炼有助于防止并发症,并有助于患肢功能的恢复。因此,应在医护人员指导下,充分发挥病人积极性,循序渐进,尽早康复治疗,促进骨折愈合。

1. 目的　①通过肌肉收缩和关节活动,加速全身和局部血液循环,增加骨折断面垂直压力。促进骨折愈合。②防止肌肉萎缩、骨质疏松、肌腱韧带挛缩、关节僵硬等并发症的发生。③尽快地恢复肌肉、关节、肢体功能。

知识链接 41-7

2．要求和原则　①根据骨折的情况，选择适当的康复方法；②康复活动在骨折固定后即开始，并随骨折愈合的进程而循序渐进，逐步加大活动量；③以主动活动为主，被动活动为辅，禁忌任何粗暴的被动活动；④康复治疗以不影响固定为度，防止骨折移位；⑤医患合作。

3．时间和方法　①骨折早期：伤后1～2周，肢体局部肿胀、疼痛，且骨折容易发生再移位。此期康复治疗的主要方式是使患肢肌肉进行伸缩活动。原则上骨折部上、下关节暂不活动，其他部位的关节可以进行功能锻炼。此期康复治疗的目的是促进血液循环，利于水肿消退，防止肌萎缩。②骨折中期：骨折2周后患肢肿胀逐渐消退，局部疼痛消失，骨折端已纤维连接，逐渐形成骨痂，骨折部日趋稳定。此期间除做肌肉伸缩活动外，还应在健肢或他人帮助下，逐步活动骨折部上、下关节。活动范围、幅度和强度逐渐增加，以防肌萎缩和关节僵硬。③骨折后期：骨折临床愈合后，康复治疗的主要方式是加强患肢关节的主动活动，促进关节和肌肉早日恢复正常功能。以加强各伤肢的关节活动为重点，以不引起患肢过度疲劳为度。

八、开放性骨折的处理要点

对开放性骨折病人，应及时、正确地处理伤口，防止感染，力争将开放性骨折转为闭合性骨折是处理的原则和关键所在。

开放性骨折的分类如下。

第一度：皮肤内骨折端自内向外刺破，软组织损伤轻。

第二度：皮肤破裂或压碎，皮下组织与肌组织中度损伤。

第三度：广泛的皮肤、皮下组织与肌肉严重损伤，常合并血管、神经损伤。

清创要点如下。

1．尽早彻底清创　原则上，清创越早、感染机会越少，治疗效果越好。对于伤后8 h内的开放性骨折，污染程度轻者应彻底清创，一期闭合伤口；超过8 h的开放性骨折，仍可做清创术，若污染程度轻、软组织损伤不重、气温较低仍可考虑缝合伤口，否则只清创不缝合伤口。

2．肌肉、肌腱、血管、神经的处理　一切失去生机的肌肉、肌腱、筋膜必须彻底清除。肌肉应切至可出血及钳夹有收缩功能的肌肉为止，肌腱清创应注意保留功能，血管、神经应尽量保留，若仅为表层污染可小心剥离外膜。

3．骨膜、骨端的处理　骨外膜对骨折愈合十分重要，应尽量保留，已污染的可仔细切除表层。骨端的污染程度，在皮质骨一般不超过1.0 mm，松质骨则可深达1 cm；皮质骨的污染可用骨凿或咬骨钳去除，污染的松质骨应予刮除。

4．粉碎性骨折　应注意保留碎骨片，与周围组织有联系的骨片应尽量保留，较大的游离骨片清洗后尽可能放回原处。

5．固定方法的选择　开放性骨折因有感染的危险，原则上慎用内固定或用简单的内固定方法。传统上多用石膏固定或牵引固定，但需卧床较长时间，不能早期进行康复治疗，并发症较多。近年来很多学者主张对伤后时间短、污染轻的开放性骨折，在彻底清创、有效抗生素治疗下，采用内固定治疗，可早期进行康复治疗，效果较好。不断改进和完善的骨折外固定器，特别适用于四肢开放性骨折的固定，它具有固定可靠、换药方便、可随时调整、纠正残余畸形等优点。

6．术后处理　清创完成后，视伤情严重程度选择抗生素，如果发生感染应做药敏试验，选用敏感的抗生素。必要时应用破伤风抗毒素。

九、骨折延迟愈合、不愈合和畸形愈合的处理

1．骨折延迟愈合　骨折经治疗后，已超过该类骨折正常愈合的时间，骨折断端仍未出现骨折连接，X线显示骨折断端骨痂少，骨折线仍存在，但骨无硬化表现，为骨折延迟愈合。主要

原因是骨折复位后固定不实,骨折端存在剪力和旋转力或牵引过度所致的骨端分离。

2. 骨折不愈合 骨折经过治疗,超过一般愈合时间,且经再度延长治疗时间,仍达不到骨性愈合。X 线显示骨折断端分离,骨端硬化或萎缩疏松,骨髓腔封闭,称为骨折不愈合或骨不连接。常用的有效治疗方法为植骨术。

3. 骨折的畸形愈合 骨折断端在重叠、旋转、成角状态下愈合,引起肢体功能障碍,称为骨折畸形愈合。若在骨折后 2～3 个月,因骨痂尚未坚固,可在麻醉下,用手法折骨后,重新手法复位。若骨质已坚固,则应手术切开,凿断后再行复位治疗。畸形愈合可由骨折复位不佳、固定不牢固或过早拆除固定、肌肉牵拉和不恰当负重等所致。

第二节 上肢骨折

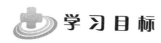

学习目标

1. 掌握:锁骨骨折、肱骨干骨折、肱骨髁上骨折和前臂双骨折的临床表现、特有体征、治疗原则。

2. 熟悉:锁骨骨折、肱骨干骨折、肱骨髁上骨折和前臂双骨折的诊断、分类、并发症处理。

3. 了解:手外伤的一般处理;断肢(指)再植的紧急处理原则。

一、锁骨骨折

锁骨骨折好发于锁骨中 1/3 处,成人多为短斜形骨折,儿童多为青枝骨折。

(一) 病因

锁骨表浅,呈"∽"形,内侧 2/3 前凸,且有胸锁乳突肌和胸大肌附着;外侧 1/3 后凸,有三角肌和斜方肌附着。常在跌倒时肩部外侧或手掌先着地,外力传至锁骨中外 1/3 交界处发生斜形或横断骨折。幼儿可为青枝骨折。骨折后,内侧端受胸锁乳头肌的牵拉向后上方移位;外侧端在胸大肌的牵拉和上肢重力的作用下向前下方移位(图 41-10)。因直接暴力致使锁骨发生横断或粉碎性骨折者,临床较少见。锁骨骨折严重移位时,可伤及锁骨下动脉、静脉或臂丛神经,甚至刺破胸膜或肺尖,导致气胸或血胸,但临床较少见。

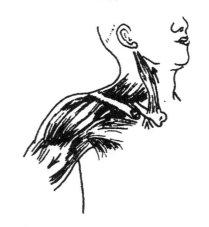

图 41-10 锁骨骨折的典型移位

(二) 临床表现与诊断

(1) 受伤后病人常用一手托着患侧肘部,头向患侧倾斜,下颌偏向健侧。锁骨局部肿胀、疼痛,骨折有移位时可见畸形。患处压痛明显,可扪及骨断端或骨擦音。幼儿青枝骨折时局部症状不明显,但在活动患肢(如穿衣或上提其手时)或压迫锁骨时啼哭不止,常可提示该诊断。

(2) 合并锁骨下血管损伤者,桡动脉搏动减弱或消失。合并臂丛神经损伤者,患肢麻木,感觉及反射均减弱并出现相应神经损伤症状。

(3) X 线正位片可显示骨折类型和移位情况。

Note

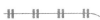

（三）治疗

（1）幼儿青枝骨折或无移位骨折可用三角巾悬吊患侧上肢。

（2）有移位的骨折，采用手法复位，横形"∞"字绷带固定。

（3）锁骨开放性骨折移位，手法复位、固定不理想，合并神经、血管损伤，陈旧性骨折不愈合及锁骨外端骨折合并喙锁韧带断裂者，可选择切开骨折复位内固定治疗。

二、肱骨干骨折

自肱骨外科颈以下 1～2 cm 至肱骨髁上 2 cm 间的骨干发生骨折，称为肱骨干骨折。多见于成人，常好发于肱骨干中 1/3 和中下 1/3 交界处。

（一）移位特点

肱骨干是一上 1/3 粗，中 1/3 渐细，下 1/3 渐呈扁平状，稍向前倾的管状骨。其中下 1/3 交界处的后外侧有一桡神经沟，桡神经紧贴骨干斜向外前方进入前臂。故此处骨折时，易损伤桡神经。

三角肌止点以上骨折时，近折端因胸大肌、背阔肌和大圆肌的牵拉而向前、向内移位；远折端因三角肌、喙肱肌、肱二头肌和肱三头肌的牵拉而向上、向外移位。三角肌止点以下骨折时，近折端因三角肌和喙肱肌牵拉而向外、向前移位；远折端因肱二头肌和肱三头肌的牵拉而向上移位（图 41-11）。下 1/3 骨折多由间接暴力所致，常呈斜形、螺旋形骨折，移位可因暴力方向、前臂和肘关节位置而异，多为成角、内旋移位。

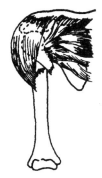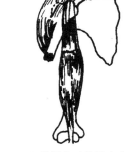

(a)骨折在三角肌止点以上　　(b)骨折在三角肌止点以下

图 41-11　肱骨干骨折的移位

（二）临床表现与诊断

伤后局部有明显疼痛、肿胀和功能障碍。上臂常有短缩和成角畸形，并有异常活动和骨擦音。检查时应注意腕和手指的功能，以便确定桡神经是否损伤。

X 线摄片可确定骨折的部位、类型和移位情况。

（三）治疗

（1）无移位肱骨干骨折用夹板固定 3～4 周；有移位肱骨干骨折应整复固定治疗。在肱骨干骨折治疗中，常因过度牵引、病人体质虚弱及上肢悬吊重力作用，发生骨折端分离移位，导致骨折迟缓愈合、不愈合，应予重视。

（2）反复手法复位失败，同一肢体有多发性骨折或陈旧性骨折不愈合、畸形愈合，开放性骨折及伴有神经、血管损伤等可采用切开复位内固定。切开复位时应注意保护桡神经。

（3）康复治疗：①早期：可做握拳、屈伸腕关节、舒缩上肢肌肉等。②若出现断端分离，术者可一手按肩，另一手按肘，沿纵轴轻轻挤压，使两端受纵向挤压而逐渐接触，纠正分离。适当延长悬吊固定时间至骨折愈合为止。③中后期:逐渐进行肩、肘关节活动,促使其功能早日恢复。

三、肱骨髁上骨折

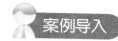案例导入

　　病儿,女,6岁。2 h前跳动中向前跌倒,手掌着地后,病儿哭闹。诉右肘部痛,不敢活动右上肢。遂急诊就医,急诊室检查:尚能合作。右肘向后突出处于半屈曲位。肘部肿胀,有皮下淤斑。局部压痛明显,有轴心挤压痛。肘前方可触及骨折近端,肘后三角关系正常。右桡动脉搏动稍弱。右手感觉运动正常。

　　想一想:

　　(1)该病人的诊断是什么?

　　(2)该如何处理?

　　肱骨髁上骨折是指肱骨干与肱骨髁的交界处发生的骨折。多见于10岁以下儿童,多为间接暴力所致。

（一）分类

　　根据损伤时的暴力和受伤机制不同,可分为伸直型、屈曲型和粉碎性骨折三种,以伸直型骨折最多见(图 41-12),约占髁上骨折的90%。①伸直型骨折:病人在伸肘位跌倒,手掌着地,外力向上传达,而人体重力则由上而下,致使在肱骨髁上处发生骨折。远折端向后移位,近折端向前移位。②屈曲型骨折:病人在屈肘位跌倒,肘后侧着地,外力由肘后向前上方传达,人体重力则由前上方向后下方作用,致使在肱骨髁上处发生骨折。远折端向前上移位,近折端向后移位。伸直型及屈曲型骨折除造成前后移位外,常同时有侧方移位,称桡偏型和尺偏型。若骨折远端向桡侧移位,则为桡偏型;若远端向尺侧移位,则为尺偏型。③粉碎性骨折:此种骨折多见于成人,常因肱骨下端受到较大压缩性暴力所致。尺骨鹰嘴半月切迹将肱骨下端劈裂而分为内外髁两骨片,骨折线呈"T"形、"Y"形或其他不规则形的粉碎性骨折,临床又称为肱骨髁间骨折。

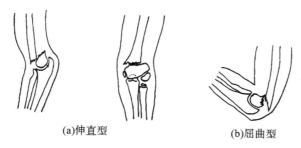

(a)伸直型　　　　　　　(b)屈曲型

图 41-12　肱骨髁上骨折类型

（二）临床表现与诊断

　　外伤后,无移位骨折肘部肿胀、疼痛,肱骨髁上处有压痛、功能障碍。有移位骨折者,伴有畸形、骨擦音、异常活动。肘后三角关系正常。

　　肘关节正侧位 X 线片显示可诊断骨折,确定骨折类型。

（三）治疗

　　(1)无移位骨折可置患肢于屈肘90°位,用颈腕带悬吊2～3周。

知识链接 41-10

Note

415

（2）有移位骨折手法复位、固定治疗。对肿胀较轻,无神经、血管损伤者,可尝试手法复位。用对抗牵引矫正短缩及成角移位。在矫正侧方移位时,应特别注意使骨折远段稍偏向桡侧,以防发生肘内翻畸形。复位后用石膏托固定。伸直型骨折将肘关节固定于 90°～120° 屈曲位,屈肘角度以能触及桡动脉搏动为准。屈曲型骨折将肘关节固定于 40° 左右屈曲位,4 周后开始功能锻炼。注意同时纠正侧方移位,防止肘内翻畸形出现。固定后用颈腕带悬吊患肢于胸前,术后注意观察患肢血液循环情况。

（3）以下情况可选择切开复位内固定:手法复位失败,伴有神经、血管损伤或小的开放性伤口、污染不重者。

（4）康复治疗:密切观察肢体血运及手的感觉、运动功能,抬高患肢。早期可做握拳、屈伸腕关节活动。解除固定后积极主动锻炼肘关节,做屈伸活动。在康复治疗时,避免用暴力做被动活动。

四、前臂双骨折

案例导入

病人,女,52 岁,下楼梯时摔伤右前臂 3 h 就诊,查体:右前臂明显肿胀及压痛,皮肤破损流血,淤斑,骨折断端外露,并有缩短畸形。

想一想:

（1）该病人最有可能的诊断是什么?

（2）入院后应如何进行急诊对症处理?

在外来暴力作用下,若同时出现桡、尺骨干骨折称为前臂双骨折。

（一）分类

桡、尺骨干骨折可由直接暴力、间接暴力或扭转暴力所造成。①直接暴力所致者,其桡、尺两骨的骨折线,往往处于同一平面上,以横断或粉碎性骨折为多见;②间接暴力所致者,骨折常发生在较细的一端,因此桡骨骨折线在上,尺骨骨折线在下,以短斜形骨折多见;③扭转暴力所致者,骨折常发生在活动度小的较粗一端,故尺骨骨折线在上,桡骨骨折线在下,多为螺旋形骨折。

（二）临床表现与诊断

伤后局部肿胀、疼痛、压痛明显,前臂旋转功能丧失。完全骨折时多有成角畸形、骨擦音和异常活动;儿童青枝骨折仅见成角畸形。

尺、桡骨骨折若为直接暴力造成,两骨骨折线常在同一水平,多呈横形、粉碎性骨折。这种伤因引起的骨折常合并较严重的软组织、肌腱、血管、神经损伤,并且骨折端整复后对位不稳定。因此,骨折愈合缓慢,甚至影响手和前臂功能。扭转暴力常造成尺、桡骨不同平面的螺旋形或斜形骨折,骨折线方向不一致,两骨反向成角,手法整复困难。尺、桡骨骨折保守治疗时要特别注意患肢有无严重肿胀,剧烈疼痛,皮肤青紫或苍白,手指麻木、不能活动,无脉搏等症状体征,预防骨筋膜室综合征的发生。

X 线检查应包括肘关节或腕关节,以便确定有无旋转移位及桡尺上、下关节脱位。尺骨上 1/3 骨干骨折可合并桡骨头脱位,称为孟氏骨折。桡骨干下 1/3 骨折合并尺骨头脱位,称为盖氏骨折。

（三）治疗

1. 手法复位外固定 前臂双骨折移位比较复杂,应先用回旋手法解决旋转移位,然后拔

知识链接 41-11

Note

伸牵引,矫正成角和重叠移位。复位时用分骨手法使骨间隙恢复正常,并注意先整复稳定的骨折;若双骨折均不稳定,则骨折在上段者先整复尺骨,骨折在下段者先整复桡骨;若有背向侧方移位,则应先整复有背向侧方移位的骨折。复位后应在掌、背两侧放置分骨垫,使骨间膜张开,防止尺、桡骨靠拢,再根据成角及侧方移位情况加固定垫,然后用小夹板或石膏固定。术后应密切观察患肢血液循环,定期拍片复查,如有再移位应及时矫正,功能锻炼应循序渐进,4 周内不宜做旋转活动。

2. 切开复位内固定　对手法复位失败者,或伴有神经、血管、肌腱损伤,同侧肢体多发性骨折、伤口污染不重的开放性骨折及陈旧性骨折畸形愈合、不愈合者,可采用切开复位,并根据情况选用加压钢板、髓内针固定。

3. 功能锻炼　术后抬高患肢,严密观察肢体肿胀程度,感觉、运动功能及血液循环情况,警惕骨筋膜室综合征的发生。

在骨折恢复初期鼓励病人做手指屈伸握拳活动及上肢肌肉舒缩活动,4 周后开始做肩、肘关节活动等,活动范围逐渐增大,待骨折愈合后才可做前臂旋转活动。

五、桡骨下端骨折

桡骨远端 3 cm 范围内的骨折,称为桡骨下端骨折。常见于青壮年及老年人,多由间接暴力引起。桡骨远端关节面呈由背侧向掌侧、由桡侧向尺侧的凹面,分别形成掌倾角（10°～15°）和尺倾角（20°～25°）。桡骨茎突位于尺骨茎突平面以远 1～1.5 cm。根据受伤机制和骨折移位特点,分伸直型骨折（Colles 骨折）和屈曲型骨折（Smith 骨折）,伸直型骨折常见。儿童可发生桡骨远端骨骺分离。

（一）分类

桡骨下端骨折多由间接暴力所致,根据受伤姿势和骨折移位的不同分为伸直型（临床多见）和屈曲型两种。

1. 伸直型骨折（Colles 骨折）　跌倒时,前臂旋前,腕关节为背伸位,手掌着地,躯干向下的重力与地面向上的反作用力作用于桡骨下端而发生骨折。

2. 屈曲型骨折（Smith 骨折）　跌倒时,腕关节呈掌屈位,手背着地,间接暴力作用于桡骨下端而导致骨折,骨折远端向桡侧和掌侧移动,桡骨下端关节面向掌侧倾斜角加大。

（二）临床表现与诊断

局部肿胀、疼痛、压痛,腕关节功能障碍。伸直型骨折:远端向背侧桡侧移位明显,侧面看可见"餐叉样"畸形;正面看呈"枪刺状"畸形（图 41-13）。屈曲型骨折:远端向掌侧移位并有重叠时,呈"锅铲状"畸形。

(a)餐叉样　　(b)枪刺样

图 41-13　桡骨下端骨折畸形

（三）治疗

（1）以手法复位、外固定治疗为主,少数需要手术治疗。在牵引下矫正重叠移位,用力将远折段向掌侧及远侧挤压,同时屈腕尺偏位。复位时应注意恢复腕关节的正常倾斜角度。复位后可用小夹板或石膏固定 2 周,再改为腕关节功能位继续固定 2～4 周后进行功能锻炼。有移位骨折者必须复位治疗,争取达到良好的解剖复位,否则会引起桡骨下端骨沟的不平整,影响从该处经过的肌腱的滑动,造成手指特别是拇指的活动功能障碍。

（2）切开复位内固定:当手法复位失败或严重粉碎性骨折移位明显,桡骨下端关节面破坏时,可选用切开复位,并采用松质骨螺钉、T 形钢板或钢针固定。

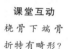

（3）功能锻炼：骨折固定后，应积极鼓励病人做指间关节、掌指关节屈伸锻炼及肩肘部活动；解除固定后，鼓励病人做腕关节屈伸和前臂旋转活动锻炼。

六、手外伤及断肢（指）再植

手外伤是外科临床治疗中很常见而又棘手的难题之一，其修复所涉及的范围广，手术复杂，手外科已经成为一门独立的学科。

【手外伤】

（一）手外伤的检查和诊断

手外伤的检查和诊断主要包括以下四个方面。

1. 伤口　了解伤口的部位、大小、深浅、损伤性质及皮肤缺损情况，观察有无活动性出血、有无肌腱断裂或骨折端外露。

2. 血管损伤的检查　根据手指的颜色、温度、指腹是否饱满、毛细血管充盈状况、血管搏动及有无活动性出血等情况，判断有无血管损伤，估计创口边缘皮肤能否存活。

知识链接 41-13

3. 神经损伤的检查　受损神经支配的皮肤范围触觉、痛觉、实体觉、两点鉴别觉障碍。由于感觉神经相互交叉、重叠支配，实际感觉完全消失的范围很小，称为该神经的绝对支配区，如正中神经的绝对支配区为示、中指远节；尺神经的绝对支配区为小指。若神经部分损伤，则感觉障碍表现为减退、过敏或异常感觉。

4. 肌腱损伤的检查　肌腱断裂者手的休息位发生改变。手背处伸指肌腱断裂，邻指伸指时通过联合腱常能带动伤指背伸。

（二）处理原则

1. 现场急救　现场急救处理的目的是止血、减少伤口感染、防止加重损伤和迅速转运，争取早期治疗，尽可能最大限度恢复手的功能。

（1）止血：局部加压包扎是手部创伤最简便而有效的止血方法。对于较大血管损伤者，当加压包扎无效时才可使用止血带。

（2）包扎及固定：包扎应选择无菌敷料及清洁布类包扎伤口，避免进一步污染。固定可因地制宜、就地取材，如木板、竹片、硬纸板等固定于腕平面以上，以减少转运途中疼痛，防止组织进一步损伤。

（3）迅速转运：赢得最佳的处理时间。

2. 急诊手术处理　正确的急诊手术处理对保留和恢复手的功能具有重要意义。

（1）早期彻底清创：手的解剖结构复杂、活动灵活、功能要求高，这决定了手部清创的特殊性。创缘皮肤不宜切除过多，避免缝合时张力过大，尽可能保留深层重要组织。

（2）深部组织修复：清创后，对受伤时间短、污染较轻者，应争取在受伤后 8 h 内一期修复损伤组织。污染严重，受伤超过 12 h 以上或修复困难者，可仅做清创和闭合伤口，深部组织留待延期或二期修复。

（3）术后处理：术后用石膏托、金属板、支具等将手固定于所修复组织无张力的位置或功能位。包扎时用纱布将手指隔开，露出指端，以便观察血运，抬高患肢有利于减轻肿胀。组织愈合后应尽早拆除外固定，开始主动或被动锻炼，并辅以抗生素、破伤风抗毒素、镇痛药、消肿药等药物进行治疗，促进功能早日恢复。

【断肢（指）再植】

完全性断肢（指）是指没有任何组织相连或虽有受伤失活组织相连，但在清创时必须切除的肢（指）断离。不完全性断肢（指）是指伤肢（指）断面有主要血管断裂合并骨折或脱位伴 2/3 以上软组织断离，不吻合血管可致远端坏死的肢（指）断离。

（一）断肢（指）的急救

1. 止血、包扎及固定 与手外伤急救处理相同。

2. 断肢（指）的保存 断肢（指）的保存是现场急救的关键步骤，其基本保存方法是干燥冷藏法，将断肢（指）用清洁或无菌敷料包裹，放入密闭的塑料袋中，再将塑料袋置于加盖的盛放冰块的容器内。断肢（指）不能与冰块直接接触，以防冻伤。

3. 转送 不完全性断肢（指）应注意断肢（指）的妥善固定，避免加重损伤，将病人尽快送往医院。完全性断肢（指）到达医院后，检查断肢（指），用无菌敷料包好，放入无菌盘中置于4 ℃冰箱内保存备用。

（二）断肢（指）再植的适应证及禁忌证

1. 再植时限 断肢（指）再植手术越早越好，应争分夺秒，一般再植时间以外伤后6～8 h为限。早期冷藏或寒冷季节可适当延长。

2. 再植禁忌证 ①有较严重的全身慢性病变，或合并严重脏器损伤，不能耐受长时间手术，有出血倾向者。②断肢（指）多处骨折、严重损伤、血管严重损坏，血管、神经、肌腱高位撕脱，预计术后功能恢复较差者。③气温较高、离断时间较长，且未进行干燥冷藏者。④断肢（指）经刺激性液体或其他消毒液体长时间浸泡者。⑤有精神异常，不愿合作或无再植要求者。

（三）断肢（指）再植的手术原则

断肢（指）再植手术应按照一定顺序进行，应该把再植与重建结合起来。

1. 彻底清创 清创术是手术的基本步骤，在彻底清创的同时，寻找及标记需要吻合的血管、神经和肌腱等，为修复做好准备。

2. 固定骨折 用简单、有效的内固定尽快恢复骨的支架作用，为减少血管和神经的张力，骨骼可适当缩短。骨折内固定要求简便迅速，剥离较少，固定可靠，有利愈合。

3. 缝合肌腱 重建骨性支架后，先缝合肌腱，建立起软组织血管床，再吻合血管。缝合肌腱以满足手部和手指功能为准，不必将断离的所有肌腱缝合，断指再植时缝合伸指肌腱和指深屈肌腱。

4. 吻合血管 主要血管均予彻底清创至正常组织，在无张力状态下吻合，最好在手术显微镜下进行。一般先吻合静脉，后吻合动脉，吻合血管应尽可能多。

5. 缝合神经 在无张力情况下，尽可能采用一期神经外膜缝合或束膜缝合。如有缺损应立即行神经移植修复。

6. 闭合伤口 伤口应该一期闭合，可通过缩短骨骼、植皮等使伤口完全闭合。

7. 包扎固定 多层敷料松软包扎，指间分开、指端外露，便于观察血运。用石膏固定手于功能位，固定范围根据离断肢（指）平面，从指尖到前臂，甚至超过肘关节。

知识链接 41-14

（四）断肢（指）再植的术后处理

1. 密切观察全身反应 一般低位断肢（指）再植术后全身反应较轻。高位断肢（指）再植除可引起血液循环改变外，还可因代谢产物吸收引起心、脑、肾等重要器官的中毒反应，若全身状况无好转，甚至危及生命时，应及时截除再植肢体。

2. 预防血管痉挛及血栓形成 房间应保持温暖，除止痛、禁止吸烟外，保留持续臂丛或硬膜外管，定期注入麻醉药，也可起到止痛和防止血管痉挛的作用。适当使用低分子右旋糖酐、复方丹参注射液等解痉及抗凝药物，局部可用烤灯理疗。

3. 预防感染 肢体离断时，污染较重，手术时间较长，应用抗生素预防感染。

4. 再植肢（指）康复治疗 骨折愈合、拆除外固定后，应积极进行主动和被动功能锻炼并辅以物理治疗。若肌腱粘连应行松解术，若神经、肌腱需二期修复，应尽早进行。

第三节　下　肢　骨　折

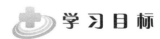

1. **掌握**：股骨颈骨折、股骨干骨折、胫腓骨骨折的临床表现、治疗原则。
2. **熟悉**：股骨颈骨折、股骨干骨折、胫腓骨骨折的诊断、并发症处理。
3. **了解**：膝关节半月板损伤、膝关节韧带损伤、踝关节骨折的处理原则。

　　下肢的功能主要是负重和行走，需要良好的稳定性，两下肢要等长。因此，在治疗下肢骨折过程中，必须恢复下肢的长度、弧度和负重功能，即要求有良好的对位和对线，达到对位理想、功能满意的目的。若有成角畸形，将会影响肢体的承重力；若缩短 2 cm 以上，病人将会出现明显跛行。

一、股骨颈骨折

　　股骨颈骨折是指股骨头下方至股骨颈基底部的骨折，是下肢常见骨折。多见于中老年人。与骨质疏松导致的骨质量下降有关。青少年较少发生，常需较大暴力引起，故不稳定型多见。

（一）病因

　　股骨干上端的股骨头指向内、前、上方，与髋臼构成关节，股骨头外下略变细的部位称股骨颈。股骨颈轴线与股骨干轴线的夹角称颈干角（图 41-14），正常为 110°～141°（平均 127°），颈干角增大称髋外翻，颈干角变小称髋内翻。股骨颈轴线与股骨下端的内、外髁连线的夹角为前倾角，正常为 12°～15°（图 41-15）。髋关节囊起于髋臼的边缘，前壁止于股骨上端的转子间线，后壁止于股骨颈的中、下 1/3 交界处。

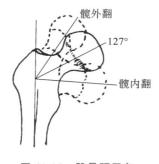

图 41-14　股骨颈干角

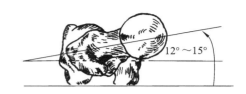

图 41-15　股骨颈前倾角

　　股骨头的血供主要来源包括：①关节囊小动脉，来源于旋股内、外侧动脉的分支，经关节囊进入股骨头颈，形成骺外动脉和上、下干骺动脉，供应股骨颈和大部分股骨头的血液，是股骨头最主要的血供来源；②股骨干滋养动脉升支，沿股骨颈进入股骨头；③股骨头圆韧带内的小凹动脉，较细。可见股骨头的血供主要来自关节囊和圆韧带的血管。若其中一组血管遭到破坏，可通过另一组血管的吻合代偿来维持股骨头的血运。若血管吻合不好或两组血管同时遭到破坏，可使股骨头发生缺血性坏死。

（二）分类

股骨颈骨折在临床上常按骨折发病部位、骨折线方向及移位程度分类。

1. 按骨折的发病部位分为三类　①头下部骨折；②经颈部骨折；③基底部骨折（图41-16）。前两种又称为囊内骨折，因其骨折线高，股骨头血运较差，易造成骨折不愈合；后一种又称为囊外骨折，因其骨折线低，对股骨头颈的血供影响小，骨折容易愈合。

2. 按骨折线方向分为两类　即外展型骨折和内收型骨折：①外展型骨折多在头下部，移位少，或呈嵌插型骨折，骨折线与股骨干纵轴线的垂直线所成的夹角（Pauwells角）小于 $30°$，骨折局部剪力小，较稳定，血运破坏较少，愈合率较高。②内收型骨折的骨折线与股骨干纵轴线的垂直线所成的夹角（Pauwells角）大于 $50°$，此类骨折很少嵌插，移位较多，骨折远端多内收上移，血运破坏较大，骨折愈合率低，股骨头缺血性坏死率较高（图41-17）。在临床上，外展嵌插型骨折者固定不当，亦可转变为内收型骨折。

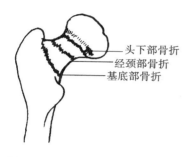

图 41-16　股骨颈骨折的不同部位

头下部骨折
经颈部骨折
基底部骨折

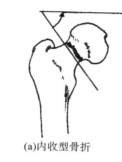 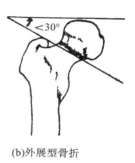

(a)内收型骨折　　(b)外展型骨折

图 41-17　股骨颈骨折按骨折线方向分类及 Pauwells 角

3. 按移位程度分类（常采用 Garden 分型）　①不完全骨折；②完全骨折，但不移位；③完全骨折，部分移位；④完全移位的骨折。

（三）临床表现与诊断

有明确的外伤史，伤后患髋疼痛不敢活动。但有的线状骨折或嵌插型（外展型）骨折者尚可站立或跛行。

查体：腹股沟中点稍下方压痛明显，并有纵轴叩击痛；有移位骨折患肢外旋、短缩畸形，髋、膝关节轻度屈曲；外旋角度一般在 $45°\sim60°$ 之间。

X 线髋关节正、侧位片可明确骨折的部位、类型和移位情况，是选择治疗方法的重要依据。

（四）治疗

1. 非手术疗法　新鲜无移位或嵌插型骨折者，一般仅需卧床休息，局部制动。病人可穿防旋鞋，进行下肢皮牵引，一般在 8 周后可逐渐在床上坐起，但不能盘腿。3 个月后骨折愈合，逐渐扶双拐下地，患肢不负重行走。但老年人常因长期卧床引发一些严重的并发症，临床应予重视。

2. 手术疗法

（1）手术指征：①内收型骨折及有移位的骨折；②65 岁以上老年人的股骨头下部骨折；③青少年股骨颈骨折；④股骨颈陈旧性骨折不愈合、畸形愈合，股骨头缺血坏死或合并创伤性关节炎者。

（2）手术方法：①在 X 线透视下，闭合复位，经皮穿针固定；②切开复位，加压螺钉固定、角钢板固定等；③人工关节置换，老年人长期卧床治疗易引起严重并发症，可视情况行人工髋关节置换术。

（3）术后处理：术后卧床 2～3 周，然后逐渐在床上坐起，活动膝、踝关节。6 周后下床，扶

Note

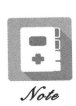
双拐不负重行走。骨折愈合后方可弃拐。人工髋关节置换术后 1 周开始下地活动。

二、股骨干骨折

股骨干骨折是指股骨小转子至股骨髁上之间的骨干骨折。股骨干血运丰富,一旦骨折,则会发生营养血管及周围肌肉血管破裂出血,常因失血量大而出现休克前期甚至休克的临床表现。

(一)分类

股骨干骨折因发生部位、暴力、肌肉收缩、下肢自身重量及搬运等不同,可发生不同的移位。临床上可分为:①上 1/3 骨折:近折端因受髂腰肌、臀中肌、臀小肌及外旋肌的牵拉使近端向前及外旋移位;远折端由于内收肌牵拉向后、向内移位。②中 1/3 骨折:由于内收肌群的牵拉,骨折向外成角。③下 1/3 骨折:因腓肠肌的牵拉,骨折远端向后方移位,近端向前上移位(图 41-18)。

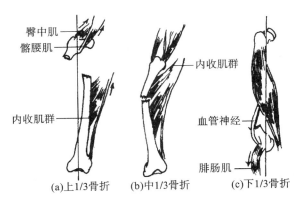

臀中肌
髂腰肌
内收肌群
内收肌群
血管神经
腓肠肌

(a)上 1/3 骨折   (b)中 1/3 骨折   (c)下 1/3 骨折

图 41-18　股骨干骨折移位

(二)临床表现与诊断

有明确的外伤史,伤后大腿严重肿胀、疼痛、功能丧失,并有成角、短缩、旋转畸形,局部有异常活动及骨擦音。

部分病人可合并失血性休克。下 1/3 骨折者应注意是否有腘动脉、腘静脉、胫神经及腓总神经损伤。

股骨干 X 线正、侧位片可明确骨折的部位、类型、移位等情况。

(三)治疗

股骨干骨折的急救处理很重要,严禁现场脱鞋、脱裤子或做不必要的检查,应以简单、有效的方法固定,急送医院。临床治疗常用方法如下。

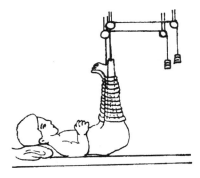

1. 非手术疗法　骨折较稳定、软组织条件差者,可采用非手术疗法。选用胫骨结节或股骨髁上牵引,加夹板固定。也可采用手法复位、外固定器固定等方法治疗。

对于股骨干骨折的 3 岁以内病儿,可用垂直悬吊皮肤牵引法治疗(图 41-19)。较大儿童的股骨干骨折多采用手法复位、小夹板固定、皮肤牵引治疗。较小的成角畸形及 2 cm 以内的重叠是可以的,因为儿童骨的塑形能力强,随着生长发育,逐渐代偿,至成人后可不留痕迹。

图 41-19　垂直悬吊皮肤牵引法

2. 手术疗法 对于陈旧性骨折畸形愈合、多次整复固定失败、开放性骨折、合并神经血管损伤、多处骨折及老年人、不宜长期卧床的骨折病人应积极采用手术疗法。

手术疗法适用于：①非手术治疗失败；②开放性骨折；③合并血管、神经损伤；④伴有多发性损伤；⑤老年人、不宜长期卧床或有病理性骨折者。

内固定方法：①髓内钉固定：适用于股骨干中上 1/3 的骨折；带锁髓内钉具有防旋转功能，是近年来出现的一种新的固定方法。②锁定加压钢板螺钉固定适用于股骨干中下段骨折。

三、膝关节半月板损伤

在胫骨平台与股骨髁之间，两侧各有一个圆弧形软骨，即半月板。内侧呈 C 形，外侧近似 O 形。半月板损伤可发生在外侧、内侧或内外两侧。在我国，外侧盘状半月板多见，故外侧半月板损伤发生率较内侧高。

（一）临床表现与诊断

半月板损伤多见于运动员、矿工、搬运工等青壮年，多数病人有膝关节扭伤史。受伤后，膝关节有剧痛，不能自动伸直，关节肿胀，可有关节内积血。急性期过后，膝关节有隐痛，时轻时重，病人行走时感觉关节不稳，特别是上下台阶时明显。少数病人活动中突然发生伸直障碍，需摆动小腿或膝关节，听到"咔嗒"声，关节方能伸直，此种现象称关节突交锁。

X 线检查主要用于除外膝关节的其他病变与损伤。分辨率高的 MRI 片可以显示有无半月板变性或损伤，有无合并关节积液和其他韧带损伤。关节镜作为一项诊疗技术，不仅可直接观察半月板损伤的部位、类型，是否合并其他关节内病变，还可进行活组织检查和损伤半月板修复或部分切除术。

知识链接 41-17

（二）治疗

在损伤急性期，有关节腔内积血者可在局麻下抽尽积血后加压包扎，长管状石膏托制动。疼痛减轻后，做股四头肌功能锻炼。确诊半月板破裂保守治疗无效时，应尽早做半月板撕裂部分切除术，可防止日后发生创伤性关节炎。近年来，临床上利用膝关节镜进行损伤半月板修复或将破裂的游离部分切除，保留完整部分，手术创伤小、对关节干扰小，病人术后可早期起床活动，恢复快。

四、膝关节韧带损伤

膝关节周围有内、外侧副韧带，关节内有前、后交叉韧带。它们与关节囊一起构成韧带关节囊网，成为维持膝关节稳定的基本条件。膝关节韧带损伤后，关节不稳定，影响关节功能。

（一）临床表现与诊断

1. 膝关节侧副韧带损伤 多有明确外伤史，局部疼痛、肿胀，有时有皮下淤血，关节处于强迫体位，屈曲或伸直。检查局部压痛明显，膝关节处于伸直位，检查者一手握住患肢踝部，另一手顶住侧方关节上方，若手掌放在外侧，小腿外展，如有剧痛或内侧关节间隙略有分离者，表明内侧副韧带损伤或断裂；若手掌放在内侧，小腿内收，如有剧痛或外侧关节间隙略有分离者，表明外侧副韧带损伤或断裂。合并半月板、交叉韧带损伤时，常有关节血肿，浮髌试验阳性。

膝关节应力位 X 线平片对膝关节侧副韧带损伤的诊断有意义。一般认为内、外侧间隙相差 4～12 mm 为部分断裂，大于 12 mm 为完全断裂。

2. 膝关节交叉韧带损伤

（1）前交叉韧带损伤：这是运动员常见的损伤，受伤时关节内有撕裂感，随即关节松弛无力，不稳定。关节肿胀明显，疼痛，活动障碍，不能伸直。

（2）后交叉韧带损伤：关节明显肿胀和疼痛，关节腔内积血，腘窝血肿较明显，膝关节有后

Note

脱位倾向。

X线检查可确定有无撕脱骨折。MRI检查可显示出交叉韧带是否损伤。关节镜检查对诊断交叉韧带损伤十分重要,还可确定有无合并半月板或关节软骨损伤。

（二）治疗

1. 膝关节侧副韧带损伤 部分损伤时,可用长腿石膏托固定4～6周,然后离床进行功能锻炼。如为完全断裂,需尽早做韧带修补术,恢复关节稳定性。

2. 膝关节交叉韧带损伤

（1）前交叉韧带损伤:单纯前交叉韧带不完全断裂者,可用长腿石膏托屈膝30°固定3～6周,新鲜前交叉韧带断裂应争取早期在关节镜下做韧带修复手术。陈旧性前交叉韧带损伤需行关节功能重建术。

（2）后交叉韧带损伤:主张手术治疗,可在关节镜下做韧带修复手术。

五、胫腓骨骨折

胫腓骨骨折常见。胫骨中、下1/3交界处比较细弱,为骨折的好发部位。胫前、后动脉紧贴胫骨上1/3下行,胫骨上端骨折有可能损伤血管。胫骨的营养血管由胫骨干上1/3的后方进入,且胫骨下1/3又缺乏肌肉附着,故胫骨中、下段发生骨折后,往往因局部血液供应不良,而发生迟缓愈合或不愈合。

（一）分类

胫腓骨骨折可由直接暴力与间接暴力造成,以直接暴力多见。直接暴力多由外侧或前外侧而来,而骨折多为横断、短斜形骨折,也可造成粉碎性骨折,胫腓骨两骨折线都在同一水平,软组织损伤严重。间接暴力由传导力或扭转力所致,骨折线多为斜形或螺旋形,若为双骨折,腓骨的骨折线较胫骨骨折线高,软组织损伤较轻(图41-20)。腓骨颈有移位的骨折可导致腓总神经损伤。胫骨骨折可造成小腿筋膜间隔区肿胀,压迫血管,引起缺血性挛缩。

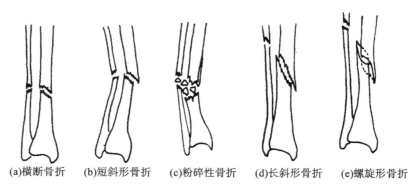

(a)横断骨折　(b)短斜形骨折　(c)粉碎性骨折　(d)长斜形骨折　(e)螺旋形骨折

图 41-20　不同暴力所致的胫腓骨骨折

（二）临床表现与诊断

有明确的外伤史,伤后小腿严重肿胀、疼痛、功能障碍。检查时见小腿成角、短缩、旋转畸形,有异常活动及骨擦音。开放性骨折可致骨端外露。并发骨筋膜室综合征时,肌肉张力增大,有明显压痛,活动足趾产生剧痛。可有足背动脉搏动消失、皮肤苍白等表现。有腓总神经损伤时可出现足下垂等表现。

胫腓骨干X线正、侧位片可明确骨折的部位、类型、程度、移位情况等。

（三）治疗

胫腓骨骨折治疗的原则,主要是矫正成角、旋转畸形,恢复胫骨上、下关节面的平行关系和肢体长度。

1. 手法复位外固定 无移位的稳定性骨折无须整复,采取石膏或夹板固定,直至骨折愈合;有移位的稳定性骨折,可用手法整复、石膏或夹板固定;不稳定性骨折,如粉碎性及多段骨折可用手法整复、夹板固定并结合跟骨牵引治疗。

2. 切开复位内固定 手法复位失败者,严重粉碎性骨折及开放性骨折可采用切开复位,钢板螺钉或髓内针固定。软组织损伤严重的开放性骨折可选用外固定器固定,既方便换药,又可稳定骨折。

六、踝部骨折

踝部骨折是较常见的关节内骨折,多由间接暴力所致。因外力的方向、大小及受伤时足的姿势不同,可造成不同类型的骨折,如单踝骨折、双踝骨折、三踝骨折及胫骨下端粉碎性骨折。

(一)临床表现

伤后踝部疼痛、肿胀、皮肤淤斑、局部压痛和活动障碍。重者可有内、外翻畸形。踝关节正侧位片可明确骨折的部位、类型、移位情况。

(二)治疗

治疗的关键是争取解剖复位、妥善固定、防止发生创伤性关节炎。

1. 非手术治疗 适用于无移位、无下胫腓关节分离的单纯内、外踝骨折。在踝关节内翻(内踝骨折)或外翻(外踝骨折)位用 U 形石膏固定 6～8 周。

2. 切开复位内固定 适用于有移位的内踝或外踝骨折及其他型踝部骨折,可用钢板螺钉、松质骨螺钉、可吸收螺钉固定。

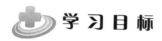

第四节 躯干骨骨折

学 习 目 标

1. 掌握:脊柱骨折、骨盆骨折的临床表现、治疗原则。
2. 熟悉:脊柱骨折、骨盆骨折的搬运方法,脊髓损伤的临床表现、治疗原则。
3. 了解:脊柱骨折、骨盆骨折的并发症,脊髓损伤的类型。

一、脊柱骨折

脊柱骨折在临床中常见,胸腰椎脊柱(T_{10}～L_2)处于两个生理弧度的交汇处,是应力集中之处,因此该段骨折最多见。每块脊柱骨由椎体与附件两个部分组成。可以将整个脊柱分成前、中、后三柱。中、后柱包括脊髓和马尾神经,该区损伤可累及神经系统。

(一)分类

暴力是引起胸腰椎骨折的主要原因。根据暴力的方向与作用力,胸腰椎骨折和颈椎骨折分别可以有六种类型损伤。

1. 颈椎骨折的分类

(1)屈曲型损伤:前柱压缩、后柱牵张损伤的结果,临床常见:①前方半脱位;②双侧椎间关节脱位;③单纯压缩性骨折。

知识链接 41-19

Note

（2）垂直压缩性损伤：①第一颈椎双侧性前、后弓骨折，又名 Jefferson 骨折。②爆破型骨折。

（3）过伸损伤：①过伸性脱位；②损伤性枢椎椎弓骨折，又名缢死者骨折。

（4）某些机制不甚清楚的骨折，如齿状突骨折。

2. 胸腰椎骨折的分类

（1）单纯性楔形压缩性骨折，为脊柱前柱损伤。

（2）稳定性爆破型骨折，为脊柱前柱和中柱损伤。

（3）不稳定性爆破型骨折，为前、中、后三柱同时损伤。

（4）Chance 骨折，为椎体水平状撕裂损伤。

（5）屈曲-牵拉型损伤，为前、中、后三柱损伤。

（6）脊柱骨折-脱位，又称移动性损伤，通常三柱均毁于剪力，当关节突完全脱位时，下关节突移至下一节脊椎骨的上关节突的前方，互相阻挡，称关节突交锁。

此外，还有一些单纯性附件骨折（如椎板骨折与横突骨折），不会产生脊椎的不稳定。

（二）临床表现与诊断

有明确的外伤史，伤后局限性肿胀、疼痛，脊柱屈伸、旋转、侧屈功能障碍。颈椎骨折可见头颈倾斜，病人常用两手托住头部，检查时棘突有明显压痛，棘突间距离改变，局部有肿胀、淤斑。腰椎骨折可由于腹膜后血肿刺激，病人常伴有腹胀、腹痛、便秘。伴脊髓神经损伤者，则出现截瘫等。

X 线检查可确定椎体和附件的骨折部位及骨折类型，怀疑椎弓损伤可加拍斜位片。有条件者可加做 CT、MRI 检查。

（三）治疗

脊柱骨折较复杂，在治疗时首先注意有无脊髓损伤，不要在搬运或治疗时造成或加重脊髓损伤。对于单纯屈曲型骨折一般选用卧硬板床，腰部使用垫枕法治疗；对于轻度移位而无脊髓损伤者可在牵引下整复，对位后石膏背心固定；对于骨折不稳定、移位明显或合并脊髓损伤者应选用手术治疗，解除压迫，并牢固地固定骨折部位。

现场急救应特别强调对病人的搬动方式。对疑有脊柱骨折者，搬动时必须保持脊柱处于伸直位，采用平托或轴向滚动病人。严禁搂抱或一人抬上肢一人抱下肢的方法，以免加重损伤。对颈椎损伤者，应有专人托扶头部，略加牵引，并使头部与躯干伸直，慢慢移动，严禁强行搬头。

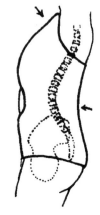

图 41-21　石膏背心固定

1. 持续牵引　颈椎骨折伴轻度移位、无关节突交锁者一般采用枕颌布托牵引，头颈略后伸，牵引重量 2~3 kg，持续牵引 4~6 周；颈椎骨折伴关节突交锁者宜用颅骨牵引，一般牵引重量为 5~10 kg，复位应略前屈，矫正关节突交锁复位后，改为后伸，重量逐渐减到 1~2 kg，持续 4~6 周换颈托或石膏围领保护。另外，腰椎单纯压缩性骨折无其他损伤者可采用骨盆牵引。

2. 固定　腰椎骨折脱位整复后，病人应绝对卧床 3~4 周，不稳定性骨折者用石膏背心或金属支架（钢背心）固定（图 41-21），4~8 周可下床活动，4 个月内避免做弯腰动作。

3. 切开复位内固定　凡不稳定性脊柱骨折、合并脊髓损伤、合并关节脱位或关节突交锁等，均应手术切开复位行内固定。根据骨折类型以及手术的入路，选用椎弓根 Dick 钉、Harrington 棒、Luque 棒等行内固定。

二、脊髓损伤

脊髓损伤是脊柱骨折的严重并发症。

胸腰椎损伤致下肢感觉与运动障碍,称为截瘫;颈髓损伤后双上肢也有神经功能障碍者,为四肢瘫痪,简称"四瘫"。

(一)病理

按脊髓损伤的部位和程度分类。

1. 脊髓震荡 又称脊髓休克,脊髓受到强烈的震荡,导致暂时性传导障碍,病人出现弛缓性瘫痪,受损平面以下感觉、运动、反射和括约肌功能完全性或不完全性丧失,常于数小时或数日后逐渐恢复,最后全部功能恢复。

2. 脊髓损伤 ①脊髓受压:血肿、骨折片或碎裂的椎间盘碎片突入椎管、骨折移位等压迫脊髓,若压迫及时解除,脊髓功能可部分甚至全部恢复;若压迫过久,脊髓会出现功能丧失。②脊髓挫裂伤:脊髓实质破坏,脊神经细胞破坏,神经纤维撕裂、出血。③脊髓断裂:脊髓的连续性完全性或不完全性断裂,完全性断裂者预后极差。

3. 脊神经损伤 $T_{10} \sim L_1$ 的脊柱骨折脱位者,脊髓损伤可合并部分或全部脊神经根损伤,若神经根损伤不严重,可能通过神经的再生而得到修复。

4. 马尾神经损伤 L_2 以下骨折脱位可造成马尾神经损伤,多为部分断裂,完全断裂者少见,表现为损伤平面以下感觉、运动、反射消失。若马尾未完全断裂或断裂经手术缝合修复,可能恢复部分或全部功能。

(二)治疗

(1)采用合适的固定方式,防止发生脊髓的再损伤。

(2)减轻脊髓水肿,治疗包括:①使用地塞米松、20%甘露醇等药物;②甲泼尼龙冲击疗法,只适用于受伤后8h以内者;③高压氧治疗。

(3)手术治疗:手术的目的是解除对脊髓的压迫和恢复脊柱的稳定性,目前还未解决损伤脊髓的再生和修复问题。手术的途径和方法根据骨折类型及部位而定。

三、骨盆骨折

骨盆环是由骶骨、尾骨和两侧髋骨连接而成的坚固骨环,后方有骶髂关节,前方有耻骨联合。在强大暴力下可发生骨折。严重骨折时常可伤及盆腔内脏器或血管神经,可引起大量出血致休克,危及生命。

知识链接 41-20

(一)分类

骨折多因强大直接暴力引起,如被车辆碾轧或倒塌的重物挤压等。少数可因间接暴力造成,因肌肉突然收缩而导致骨盆边缘肌附着点的撕脱性骨折,或侧方挤压而导致耻骨骨折。骨盆骨折的严重性,决定于骨盆环的破坏程度及是否伴有盆腔脏器、血管、神经损伤。因此临床上根据骨折位置和数量可将骨盆骨折分为四型(图41-22)。

知识链接 41-21

(1)骨盆边缘撕脱性骨折。

(2)骶尾骨骨折。

(3)骨盆环单处骨折:这类骨折影响到骨盆环,但未完全失去连接,基本保持环状结构的完整。如一侧或双侧耻骨上支和下支骨折、耻骨联合分离、一侧骶髂关节脱位或一侧骶髂关节附近的髂骨骨折。

(4)骨盆环双处骨折伴骨盆变形:这类骨折多为强大的挤压暴力所致。由于骨折移位明显和常伴有脱位,往往导致骨盆的完整性遭到破坏,损伤盆腔内的脏器和血管、神经,产生严重

Note

后果。如一侧耻骨上、下支骨折合并同侧骶髂关节脱位或髂骨骨折、耻骨联合分离合并一侧骶髂关节脱位或髂骨骨折等。

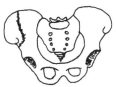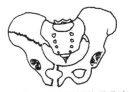

(a)骨盆环无断裂骨折　　(b)骨盆环单处骨折　　(c)骨盆环双处骨折伴骨盆变形

图 41-22　骨盆骨折的分类

（二）临床表现与诊断

有明确的外伤史,伤后局部疼痛、肿胀、淤斑,不能坐起、站立和翻身,下肢活动困难。损伤局部压痛明显,骨盆挤压和分离试验阳性,若尾骨有压痛可进行肛门指诊检查。骶髂关节分离时可出现盆骨变形,患侧下肢缩短。

骨盆 X 线正、侧位片可明确骨折部位和类型。必要时可摄骶尾椎正、侧位或骶髂关节斜位片。

骨盆骨折常有严重合并症:①腹膜后血肿:血管损伤所致,病人可出现失血性休克,是伤后病人死亡的主要原因。②内脏损伤:可导致尿道、膀胱、阴道、直肠破裂,出现排尿困难、尿外渗、下腹痛、里急后重、腹膜刺激征等。

（三）治疗

骨盆骨折病情较险且发展快,首先应根据全身情况决定治疗步骤,把抢救创伤性出血性休克放在第一位。对合并内脏损伤者,应请专科医生会诊,及时处理。在进行腹腔手术时,切忌打开后腹膜血肿,骨折可按下列方法治疗。

1. 非手术疗法　撕脱骨折、骶尾骨骨折及骨盆环单处骨折者,多无明显移位,一般不必整复。髂前上、下棘骨折者在屈髋、屈膝位卧床休息;坐骨结节骨折有移位者,应侧卧,保持伸髋屈膝,使腘绳肌放松,骨折移位可用按压手法复位;尾骨骨折者可用肛门内复位法治疗,并将骶尾部用气垫圈保护,卧床休息。

2. 手术疗法　骨盆环双处骨折伴骨盆环断裂需手术复位及内固定,再加上外固定支架固定。耻骨联合分离者以前采用布兜悬吊固定,但治疗时间长、愈合差,现多主张手术治疗,在耻骨弓上缘用钢板螺钉做内固定。

3. 并发症的治疗

（1）有休克者应立即抢救,如果是腹膜后大出血所致,经积极的非手术治疗无好转者,应在抗休克的同时,行髂内动脉结扎或栓塞术。

（2）尿道断裂者,应先放置导尿管,防止尿液外渗。导尿管插入困难者,可行耻骨上膀胱造瘘及尿道会师术。

（3）膀胱破裂者应及时手术修补。

（4）直肠破裂者应立即剖腹探查,修补裂口,近端造瘘。

4. 康复治疗　骨盆后部负重弓未损伤者,伤后第 1 周练习下肢肌肉收缩及踝关节屈伸活动,伤后第 2 周练习髋、膝关节伸屈活动,第 3 周后扶拐下地活动。如骨盆后部负重弓损伤者,固定牵引期间应加强下肢肌肉收缩锻炼及踝关节活动,解除固定牵引后,即可下床扶拐站立和练习步行。

本章小结

　　本章主要讨论创伤性骨折,即外伤所致骨的完整性和连续性中断的疾病,临床非常多见。本章主要内容包括骨折概论、上肢骨折、下肢骨折、脊柱骨折及骨盆骨折。重点难点内容包括:骨折的病因、分类及移位,骨折愈合过程及治疗原则,骨筋膜室综合征等骨折并发症的预防、诊断及处理,肱骨干骨折合并桡神经损伤的诊断及防治,股骨颈骨折的诊断及治疗原则,各类骨折复位及固定方法的选择原则。

(乐山职业技术学院　　胡　姝)

目标检测
及答案

第四十二章 关节损伤

学习目标

知识目标：

1. 掌握关节脱位的定义、分类、临床表现、诊断及治疗原则。

2. 熟悉各类关节脱位的复位方法。

3. 了解各部位关节脱位的机制。

能力目标：具备诊断各类关节脱位的能力，以及初步处理的能力。

素质目标：加强医患沟通，体现人文关怀，消除病人恐惧心理，选择合适的个体化诊疗方案。

案例导入

病人，女，25 岁，因车祸"右下肢外伤，右髋关节疼痛和不能活动 1 h"入院。

体格检查：病人生命体征平稳，神志清楚。右下肢缩短无法屈髋，右髋部固定在屈曲、内收、内旋位；远端脉搏、运动和感觉无异常。

想一想：

(1) 请对该病人给出问诊方案和诊断计划。

(2) 请给出治疗方案和康复方案。

第一节 概 述

组成关节结构的组织损伤统称为关节损伤。一般包括关节扭伤和关节脱位。在外力作用下，关节骤然向一侧活动而超过其正常活动度时，引起关节周围软组织如关节囊、韧带、肌腱等发生撕裂伤，称为关节扭伤。在暴力的作用下，组成关节各骨的关节面失去正常的相互位置关系，称为关节脱位。本节重点介绍关节脱位和开放性关节损伤的处理原则。

一、关节脱位的分类

(一) 按脱位发生的原因分类

1. 损伤性脱位 由外界暴力作用于关节所致，最为常见。

2. 习惯性脱位 关节外伤性脱位后，治疗不当，或因关节先天发育不良，在较小的外力作用下，易于反复发生脱位。脱位后容易复位，又容易复发，称为习惯性脱位。

3. 病理性脱位　因骨关节病变所致的关节脱位。

4. 先天性脱位　由于胚胎期关节发育不良,出生后即出现关节脱位。

（二）按脱位的程度分类

1. 完全脱位　构成关节各骨的关节面完全脱离正常位置关系。

2. 半脱位　构成关节各骨的关节面仅部分脱离正常关系。

（三）按脱位后的时间分类

1. 新鲜脱位　脱位发生于 3 周以内者,为新鲜脱位。

2. 陈旧性脱位　脱位超过 3 周者,为陈旧性脱位。

（四）按脱位后关节腔是否与外界相通分类

1. 闭合性脱位　脱位处皮肤完整,关节腔不与外界相通。

2. 开放性脱位　脱位后的关节腔与外界相通。

二、关节脱位的临床表现和诊断

损伤性关节脱位往往有明确的外伤史,多见于青壮年,脱位关节局部有疼痛、肿胀、关节功能障碍,可合并血管、神经损伤或骨折。主要表现如下。

1. 畸形　关节的正常外形或关节附近骨性标志的位置发生改变。如肩关节脱位的"方肩"畸形。

2. 关节囊空虚　触诊构成关节的骨端离开其正常的位置,关节处触诊有凹陷的空虚感。

3. 弹性固定　脱位后,关节周围的肌肉反射性收缩或痉挛,关节被固定在某一畸形位置。无论对脱位关节做何运动,均感到有一种弹回原来畸形位置的抵抗力,故称为弹性固定。

X 线检查:①明确脱位的方向、程度、是否伴有骨折;②判断陈旧性脱位者有无骨化性肌炎和缺血性骨坏死。

三、关节脱位的治疗

关节脱位的治疗原则为复位、固定和功能锻炼。

（一）复位

只要病人全身情况允许,宜尽早进行复位,即恢复受累关节的正常解剖关系。

1. 手法复位　必须根据关节的结构类型、脱位的机制,关节面移位的情况、局部解剖特点等进行牵引与对抗牵引,遵循各脱位关节的复位操作方法,在无痛和肌肉松弛的麻醉条件下,使脱位的关节端按受伤脱出的途径逆向返回原位。复位成功的标志:骨性标志复原(畸形消失),关节被动活动恢复正常(弹性固定消失),X 线检查显示关节已复位。

2. 切开复位　下列情况宜采用切开复位:①关节脱位伴关节内骨折者;②行手法复位 2~3 次,未能成功,可能有软组织嵌入构成关节的两骨之间;③关节脱位伴有神经、血管损伤,需要手术修复者;④开放性脱位,必须做清创缝合术者;⑤陈旧性脱位,手法复位无效者。

（二）固定

复位后,应将关节固定在稳定的位置,时间要足够长,使撕裂的关节囊、韧带等充分愈合。否则,易造成习惯性脱位。固定的时间一般为 2~3 周,陈旧性脱位复位后的固定时间应适当延长。但固定时间不宜太长,以免关节僵直。固定方法可采用石膏绷带或牵引等。

（三）功能锻炼

复位后,被固定的关节应尽早进行功能活动,促进固定关节的血液循环,消除肿胀,避免关节囊挛缩及肌肉废用性萎缩,防止发生骨质疏松等不良影响。解除固定后,应进行主动功能锻炼,并配合理疗、热敷等,以利于关节功能的恢复。关节的活动应循序渐进,逐步增加活动量和活动强度,以免造成关节周围软组织损伤,甚至形成血肿及骨化性肌炎。功能锻炼的最终目标为逐步恢复关节在正常情况下三维空间可活动的角度。

四、开放性关节损伤的处理原则

开放性关节损伤即皮肤和关节囊破损,关节腔与外界相通。处理原则基本等同于开放性骨折的处理,治疗目的是防止关节感染和恢复关节功能。一般可分为以下三度。

第一度:锐器伤,创口小,关节软骨和骨骼无损伤。处理:无须打开关节,待创口清创缝合后,可在关节腔注入抗生素,予以适当的固定,3 周后,开始功能锻炼。

第二度:软组织损伤较广泛,关节软骨及骨骼部分破损,创口内有异物。处理:局部清创后,更换手套、敷料和器械,再扩大关节囊切口,充分显露关节,反复冲洗,清除异物及碎骨片,较大骨片应复位、固定,尽量保持关系软骨面完整,关节囊和韧带尽量保留、修复,必要时关节腔置管灌洗引流,术后 48 h 拔除。经治疗后可恢复部分关节功能。

第三度:软组织毁损,韧带断裂,关节软骨和骨骼严重损伤,创口内有异物,可合并关节脱位及血管、神经损伤。处理:彻底清创,敞开创口,无菌敷料湿敷,3 天后行延期缝合。有条件者可采用一期显微外科组织移植修复缺损。关节面破坏严重、关节功能恢复无望者,可一期行关节融合术。

第二节　肩关节脱位

肩关节脱位在全身关节脱位中最常见,好发于 20～50 岁的男性运动性创伤。

一、肩关节脱位分类

肩关节脱位可分为前脱位和后脱位两种,以前脱位最常见。根据脱位后肱骨头所在的位置,前脱位又可分为盂下脱位、喙突下脱位、锁骨下脱位(图 42-1)。后脱位少见。

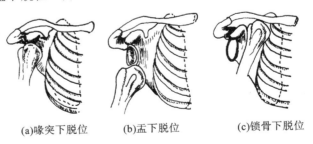

(a)喙突下脱位　　　(b)盂下脱位　　　(c)锁骨下脱位

图 42-1　肩关节前脱位的三种类型

二、肩关节前脱位机制

肩关节前脱位多因间接暴力所致。当病人侧位跌倒时,手掌着地,躯干向一侧倾斜,肱骨干极度外展外旋,肱骨大结节与肩峰相撞并成为杠杆的支点,使肱骨头向前下方冲出关节囊,滑脱至盂下,称为盂下脱位。后由于喙肱肌、冈上肌等肩带肌的痉挛,肱骨头滑至肩前成为喙突下脱位。若外力继续作用,肱骨头可被推至锁骨下方,成为锁骨下脱位。前脱位常合并肱骨大结节撕脱骨折、冈上肌断裂和肱骨外科颈骨折。

三、临床表现与诊断

（1）有外伤史，或者为倾跌，手掌撑地，肩部出现外展外旋，或者肩关节后方直接受到撞伤。

（2）患肩疼痛、肿胀，病人不敢活动伤侧肩部，伤侧肘关节多屈曲，病人以健手托住患肢前臂，以防肩关节活动。

（3）方肩畸形：肱骨头脱位移至喙突下，肩峰突起，触诊三角肌下原肱骨头处有空虚感（图 42-2）。

（4）Dugas 征阳性：将患侧手掌置于对侧肩部，患侧肘部不能紧贴胸壁；或患侧肘部紧贴胸壁时，手掌搭不到对侧肩部，称 Dugas 征阳性。

（5）X 线检查：可以明确肱骨头移位的情况以及有无合并骨折，常见股骨大结节骨折。

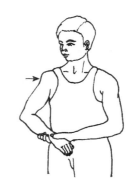

图 42-2 肩关节前脱位（病人的姿势及方肩畸形）

四、治疗

1. 复位 多在局麻下行手法复位。多采用足蹬法（Hippocrates 法）。

病人仰卧，患侧腋窝处垫一棉垫。术者站于患侧床旁，面向病人，以同侧足置于病人腋下靠胸壁处，两手握住患肢腕部，于患肢外展位做徒手牵引，以足跟顶住病人腋窝做对抗牵引。持续均匀用力，肩部肌渐渐松弛，内收、内旋病人上肢，此时可听到或感到"咯噔"声，肱骨头回关节囊内，检查 Dugas 征，已转为阴性，证实复位成功（图 42-3）。

2. 固定 置肩关节于内收、内旋位，肘关节屈曲 90°，腋窝放入一棉垫，用三角巾将前臂悬于胸前，一般固定 3 周（图 42-4）。合并大结节骨折者，固定时间应延长 1～2 周。若关节囊破损严重，或肩带肌力不足，术后摄片显示肩关节半脱位者，宜用搭肩位胸肱绷带固定：将患侧手掌置于对侧肩部，肘部紧贴胸壁，用绷带固定上臂于胸前，并托住肘部，可矫正肩关节半脱位。

3. 功能锻炼 固定期间应活动腕部、手指。解除固定后，即开始进行肩关节的各个方向的活动。锻炼应逐渐增加活动量，配合理疗，使关节功能得到恢复。

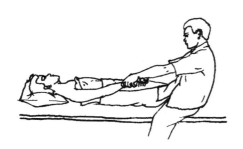

图 42-3 肩关节前脱位足蹬复位法

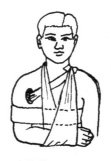

图 42-4 肩关节脱位复位后固定法

第三节 肘关节脱位

肘关节脱位较为常见，发生率仅次于肩关节脱位。多发生于青少年，按照尺桡骨近端移位的方向分为三型：后脱位、前脱位和侧脱位，以后脱位最多见。本节仅介绍肘关节后脱位。

一、发生机制

肘关节脱位多由间接暴力所致。当病人向后跌倒时,上肢外展、后伸,肘关节处于伸直位,手或腕部着地时,暴力沿尺骨纵轴向上传导,肘关节过度后伸,致使鹰嘴突出处产生杠杆作用,使尺桡骨近端向肱骨远端的后方移动,肘前部关节囊被撕破,尺骨鹰嘴突向后移,形成肘关节后脱位(图 42-5)。

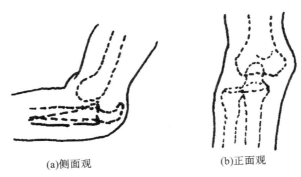

(a)侧面观　　　　　(b)正面观

图 42-5　肘关节后脱位

二、临床表现和诊断

(1) 局部肿胀、疼痛,畸形。

(2) 肘关节弹性固定于半伸直位,被动活动时不能伸直肘部。

(3) 肘后出现空虚感,可扪及凹陷。

(4) 肘后三角关系改变。

(5) X 线检查可明确脱位的移位情况及有无合并骨折。

三、治疗

1. 手法复位　病人取坐位,以 1‰利多卡因 10 mL 注入肘关节内做局部麻醉。术者站在病人前面,背对病人,提起患肢,使患肢上臂紧靠术者腰部,肘关节处于半屈曲位置。术者一手掌托住患肢腕部,沿前臂纵轴向下做持续牵引,另一手手掌托住肱骨下段,拇指沿前臂纵轴向下顶压尺骨鹰嘴突,其余四指顶住肱骨远端前面做对抗牵引。持续一段时间后,听到"咯噔"弹响声,肘后三角关系恢复正常,肘关节可伸直,提示关节复位(图 42-6)。

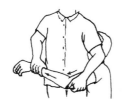

**图 42-6　肘关节后脱位复位
方法示意(拇指压
在尺骨鹰嘴上)**

若伴有侧方移位,应先矫正侧方移位,然后进行复位。

2. 固定　以长臂石膏托固定肘关节于屈曲 90°位,然后用三角巾悬吊于胸前 2～3 周。

3. 功能锻炼　在固定期间,应早期活动肩、腕及手指各关节。解除固定后,即开始练习肘关节的屈伸及前臂的旋转运动,并辅以理疗和热敷,使关节的功能逐渐恢复。

第四节　桡骨头半脱位

桡骨头半脱位常见于 5 岁以下的小儿。

一、脱位机制

5岁以下小儿的桡骨头未发育完全,桡骨颈部的环状韧带仅为一片薄弱的纤维膜。当小儿的前臂处于旋前位,被向上提拉时,桡骨头便自环韧带内向下滑出。当停止牵拉,桡骨头恢复原位时,环状韧带的上半部分即被卡在肱桡关节内,形成桡骨头半脱位。

二、临床表现与诊断

(1)患肢有被向上牵拉病史。

(2)病儿主诉肘部疼痛,不肯活动,拒绝别人触摸,不肯用该手取物。

(3)检查见患肘略屈,局部无肿胀和畸形,牵拉前臂或屈肘时疼痛加剧,桡骨头处有明显压痛。

(4)X线检查阴性。

三、治疗

手法复位,无须麻醉,术者一手托住病儿肘部,拇指压在桡骨头处,另一手握住腕部做轻柔的前臂旋后、旋前活动并屈肘(图42-7),术后拇指可感到有一轻微的弹响声,疼痛立刻缓解,肘关节旋转、屈伸活动正常,小儿即可以取物,标志复位成功。复位后不必固定,但须嘱咐家长不可再暴力提拉,以防复发。

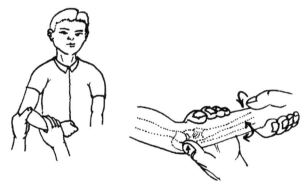

图 42-7　桡骨头半脱位复位示意图
注:拇指直接按压在小头处,前臂做旋前、旋后活动。

第五节　髋关节脱位

髋关节在形态上是典型的杵臼关节,周围有十分坚强的韧带和强壮肌群,因而结构稳定。只有在强大的暴力冲击下才会造成髋关节脱位。根据脱位后股骨头所在的位置,分为前脱位、后脱位和中心脱位。后脱位常见。临床上还可看见人工全髋置换后的髋关节脱位。

一、髋关节后脱位

髋关节后脱位占全部髋关节脱位的85%～90%。多由间接暴力引起,常发生于交通事故。当髋关节屈曲、内收、内旋时,股骨颈的内侧缘恰被压于髋臼前缘,形成杠杆的支点,此时股骨头大部分已超越髋臼后缘。若膝部受到由前向后的暴力冲击,股骨头即冲破髋关节的后

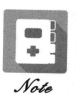

Note

下方关节囊薄弱区,向后移位形成后脱位。可合并髋臼后缘或股骨头的骨折和坐骨神经损伤。

（一）临床表现与诊断

（1）有明显的外伤史,且暴力强大。

（2）局部疼痛明显,髋关节不能活动。

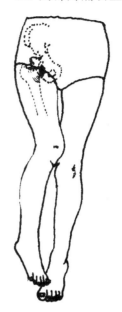

图42-8　髋关节后脱位典型畸形

（3）患肢缩短,髋关节弹性固定于屈曲、内收、内旋位置（图42-8）。

（4）股骨大转子明显上移,在臀部可触及脱位的股骨头。

（5）合并坐骨神经损伤者,可有该神支支配区域内的运动和感觉功能障碍。

（6）X线检查可了解脱位情况以及有无骨折,必要时行CT检查。

（二）治疗

1. 复位　对单纯性髋关节后脱位者,应尽早手法复位,伤后24～48 h为复位的最佳时期。48 h后,复位将十分困难,且并发症多,关节功能亦受到影响。复位应在全身麻醉或椎管内麻醉下进行。常用复位方法如下。

提拉法（Allis法）:病人仰卧于地板上,助手用双手按住髂前固定骨盆。术者面对病人站立,先使患肢髋、膝均屈曲90°,然后用双手握住病人腘窝,缓慢用力向前做持续牵引,亦可用前臂上端置于病人腘窝做向前牵引。当肌肉松弛后,将患髋略外旋,便可使股骨头还纳至髋臼内,并可感到明显的股骨头还纳髋臼的弹响声。畸形随即消失,髋关节活动恢复,提示复位成功。本法简单、安全,最常用。

2. 固定　患肢做皮肤牵引或穿丁字鞋固定2～3周。

3. 功能锻炼　应卧床休息4周,卧床休息期间需做股四头肌收缩活动。4周后扶双拐下地活动,3个月内患肢不能负重。

对于合并髋臼后缘单块大骨折或粉碎性骨折等复杂性后脱位病例是否手术,取决于该关节内骨折是否影响下肢负重和活动应力,手术的主要目的是恢复力线的连续性和关节面的完整性,否则可以采取保守治疗的方法。

二、髋关节前脱位

当股骨极度外展、外旋时,大转子即挤压于髋臼后上缘,构成支点。若暴力使股骨外展、外旋并推向下方,股骨头因髋臼的杠杆作用,撕破关节囊前下方薄弱处而脱出,形成前脱位,最后股骨头移位至闭孔处或耻骨下。常见于高坠伤和严重的车祸病人。

（一）临床表现与诊断

（1）有明显强大暴力所致的外伤史。

（2）患肢呈外展、外旋和屈曲畸形。髋关节活动障碍。

（3）腹股沟处肿胀,可触及股骨头。

（4）X线摄片可明确脱位的情况。

（二）治疗

1. 复位　在全身麻醉或椎管内麻醉下行手法复位,常用Allis法。病人仰卧于治疗台上,术者双手握住患肢腘窝部,髋关节轻度屈曲并外展,沿股骨纵轴方向做持续牵引。一助手站在对侧以双手按压大腿上 1/3 的内侧面及腹股沟处。如果手法复位两次不成功,须考虑切开复位。过度暴力易造成股骨头骨折。

2. 固定与功能锻炼 同髋关节后脱位。

本 章 小 结

关节损伤一般包括关节扭伤和关节脱位。损伤性关节脱位的典型临床特点为畸形、关节囊空虚和弹性固定。治疗原则为复位、固定和功能锻炼,单纯脱位的固定时间为 2～3 周。肩关节脱位最常见,前脱位发病率最高,可出现 Dugas 征阳性和方肩表现。肘关节脱位的发生率居第二位,以后脱位最常见,肘部处于半伸位,肘后三角关系改变。桡骨头半脱位多为 5 岁以下儿童,取物困难为主要表现。髋关节脱位中后脱位和前脱位,大多在强大暴力情况下、特定的髋关节体位下发生。

(上海健康医学院 秦啸龙)

目标检测
及答案

Note

第四十三章 颈肩痛和腰腿痛

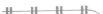

学习目标

知识目标：

1. 掌握颈椎病和腰椎间盘突出症的临床表现、诊断、预防和治疗方法。

2. 熟悉造成颈椎病和腰椎间盘突出症的原因和病理。

3. 了解颈肩痛和腰腿痛的病因和分类。

能力目标：

1. 能初步对颈椎病和腰椎间盘突出症进行诊断，并区分临床分型。

2. 具备提供相应的治疗意见，以及相关治疗的康复指导的能力。

素质目标：加强医患沟通，体现人文关怀，消除病人恐惧心理，选择合适的个体化诊疗方案。

颈肩痛是指颈、肩、肩胛等处疼痛，有时伴有一侧或两侧上肢痛、颈脊髓损害症状。腰腿痛是指腰骶、骶髂、臀部等处的疼痛，可伴有一侧或双侧下肢痛、马尾神经症状。颈肩痛和腰腿痛的病因繁多，创伤、炎症、肿瘤和先天性疾病这四大基本病因均囊括在内。本章重点介绍常见的颈椎病和腰椎间盘突出症。

第一节 颈 椎 病

案例导入

病人，女，49岁。颈肩痛5年，出现四肢麻木、无力半年，行走时不太稳，查体：双手尺侧以下皮肤感觉减退，双下肢肌张力增高，肌力2～4级，X线检查见颈椎骨质明显退行性变。

想一想：

(1) 该病人可能患有何种疾病？为确诊需要进一步做哪些检查？同时如何做鉴别诊断？

(2) 诊断明确后需要采取何种治疗方案？

颈椎病(cervical spondylosis)是指颈椎间盘退行性变及其继发性椎间关节退行性变所致的脊神经根、脊髓、血管损害而引起的以颈肩痛和肢体麻木为主要表现的综合征。

一、病因和病理

1. 颈椎间盘退行性变 颈椎病的发生和发展的最基本的原因。颈椎间盘退行性变使椎间隙狭窄、韧带与关节囊松弛,引起颈椎节段间不稳定、骨质增生与椎间盘突出,导致椎间孔与椎管狭窄而刺激、压迫神经根、脊髓及椎动脉。

2. 损伤 急性损伤加重已退行性变的颈椎和椎间盘损害而诱发颈椎病;慢性损伤加速颈椎退行性变过程。但暴力致颈椎骨折、脱位所并发的脊髓或神经根损害则不属颈椎病范畴。

3. 颈椎先天性椎管狭窄 先天性椎弓根过短,使椎管矢状径小于正常(14～16 mm)。在此基础上,轻微的退行性变,也可出现压迫症状而发病。

二、临床表现

主要分为神经根型、脊髓型、椎动脉型及交感神经型四型。

(一)神经根型颈椎病(最常见)

1. 症状 临床上开始多为颈肩痛,短期内加重,并向上肢放射。表现为与脊神经根分布区相一致的感觉、运动及反射障碍。前根受压表现为上肢有沉重感,手指活动不灵活;后根受压则表现为麻木、感觉障碍,但临床中两者多并存。颈肩痛向前臂、手指放射,放射痛的范围因颈椎病变节段及相应神经分布区而异。

2. 体征 颈部活动受限,颈肩部有压痛,相应的神经根支配区出现感觉异常,早期肌张力升高,随后减弱并肌力下降,颈椎受累节段脊神经支配区域肌肉萎缩,腱反射早期活跃,中后期减退或消失。臂丛神经牵拉试验(Eaton试验)(图43-1):检查者一手扶患侧颈部,另一手握患腕使之外展,双手反向牵引,使臂丛神经受牵拉,若病人感到放射痛或疼痛加重为阳性。压头试验(Spurling征):病人头后仰并偏向患侧,检查者用手压迫头部,出现颈痛并向患肢放射为阳性。

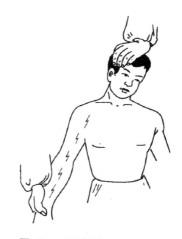

图 43-1 臂丛神经牵拉试验 (Eaton 试验)

3. 影像学检查 颈椎 X 线正、侧位片:可见病变颈椎椎间隙狭窄或增生,颈椎生理前凸减小或消失。斜位片:可见钩椎关节、关节突关节增生,椎间孔变形、缩小。过伸、过屈位片:可见颈椎不稳;CT、MRI 可发现椎间盘突出、椎管及神经根管狭窄,神经根受压。

(二)脊髓型颈椎病

脊髓受刺激和压迫而致髓性感觉、反射与运动障碍为脊髓型颈椎病。

1. 症状 脊柱下颈段椎管相对狭窄(脊髓颈膨大),且活动度大,故退行性变发生较早、较重。发病缓慢;四肢乏力,持物和行走不稳,如踩棉花感,随病情加重发生自下而上的上运动神经元性瘫痪;躯干有束带感;部分病人可出现大、小便失禁。

2. 体征 肢体有不同程度的瘫痪,手内在肌精细活动障碍;腱反射亢进,Babinski 征阳性,Hoffmann 征阳性,髌阵挛和踝阵挛检查阳性。

3. 影像学检查 X 线片:其改变与神经根型相似,相应椎体前缘骨质增生、椎间隙变窄;椎管造影与脑脊液动力试验可显示椎管梗阻征象,脑脊液常无明显异常;CT、MRI 显示退行性改变,颈椎间盘突出,脊髓受压。

Note

（三）椎动脉型颈椎病

椎动脉型颈椎病主要表现如下。①眩晕：主要症状，为旋转性、浮动性或摇晃性眩晕，头部活动时可诱发或加重。②头痛：枕部、顶枕部疼痛或放射至颞部，多为发作性胀痛，常伴自主神经功能紊乱。③视觉障碍：脑部短暂缺血导致突发弱视或失明、复视，短期可恢复。④猝倒：为椎动脉受到刺激突然痉挛引起，多在头部突然旋转或屈伸时发生，倒地后再站起即可继续活动。还可以出现不同程度的运动及感觉障碍，以及精神症状。椎动脉型颈椎病临床表现常为突发性，并有反复发作的倾向。在复发中其表现可以完全不同，神经检查可正常。

（四）交感神经型颈椎病

本病的发生机制尚不太清楚。主要的临床表现如下：①交感神经兴奋症状：头痛或偏头痛、视物模糊、眼后部胀痛，耳鸣、听力障碍，皮肤易出汗或干燥。②交感神经抑制症状：心动过缓、血压下降，头昏、眼花、流泪、鼻塞。

颈椎病若有两种或多种类型的症状同时出现，称为复合型。但在这类病人中，仍是以某型为主，伴有其他类型的部分表现，故命名时以"××型伴××型"较"复合型"更准确。

三、诊断

根据病史、体检，特别是神经系统检查以及 X 线摄片，一般能做出诊断，必要时辅以 CT、MRI、脊髓造影等特殊检查。

四、治疗

（一）非手术治疗

1. 颌枕带牵引治疗 适用于除脊髓型以外的各型颈椎病。病人取坐位或卧位，头前屈 15°左右，牵引重量 2～6 kg，每次 1 h，每日数次。如无不适，可行持续性牵引，每日 6～8 h，15 日为一个疗程，牵引后症状加重者，应改用其他方法。

2. 应用颈托和围领 适用于慢性病例，能限制颈椎过度活动，不影响病人行动。

3. 物理治疗 可加速炎性水肿消退和肌肉松弛，如超短波、红外线热疗等。

4. 推拿按摩 对除脊髓型以外的早期颈椎病有一定的减轻肌肉痉挛，改善局部血液循环的作用。应注意手法需要轻柔，不宜次数过多。非专业人员进行颈部拔伸、推扳而产生颈椎脱位并发四肢瘫痪的病例不少见。

5. 药物治疗 目前尚无颈椎病的特效药。可使用非甾体抗炎药、肌松剂、镇静剂及中药等治疗。长期使用某些药物可产生一定不良反应，故宜在症状剧烈、严重影响生活及睡眠时使用。当局部有固定而范围较小的痛点时，可局部注射糖皮质激素制剂。如有典型神经根痛者可行颈硬膜外注射，通常用醋酸泼尼松龙 1.7 mL，加 2％利多卡因 4 mL，7～10 日 1 次，3～4 次为一疗程，一般间隔一个月可重复一个疗程。注射 3 次无效者，则无须继续注射。本方法有一定危险性，应请麻醉科医生执行。

（二）手术治疗

诊断明确的颈椎病经非手术治疗无效，或反复发作者，或脊髓型颈椎病症状进行性加重者适于手术治疗。术式多数采用经颈椎前路椎间盘摘除加椎体间植骨术，对多个节段病变或椎管狭窄者或对前路手术后效果不佳者可采用经后路椎板切除或椎板成形术。

五、预防

（1）功能锻炼：无任何症状者，可以每日早晚各数次进行屈、伸、左右侧屈等颈部运动。

（2）避免长期低头姿势：如伏案工作、面对电脑等，可加速颈椎间盘的退行性变。

（3）颈部放置在生理状态下休息：一般成人颈部垫高约 10 cm 较好，高枕使颈部处于屈曲状态，其结果与低头姿势相同。

（4）避免颈部外伤。

第二节　腰椎间盘突出症

腰椎间盘突出症（lumbar intervertebral disc herniation）是因腰椎间盘变性，纤维环破裂和髓核突出，刺激或压迫一侧或双侧坐骨神经根和马尾神经引起的一系列症状和体征，是腰腿痛常见的原因之一。好发于 $L_4 \sim L_5$ 和 $L_5 \sim S_1$ 椎间隙，占 90%～96%。

一、病因

1. 椎间盘退行性变是基本因素　随年龄增长，腰椎间盘发生退行性变，纤维环和髓核含水量逐渐减少，使髓核张力下降，椎间盘变薄。髓核失去弹性，椎间盘结构松弛、软骨板囊性变。

2. 损伤　积累伤力是椎间盘变性的主要病因，也是椎间盘突出的诱因。积累伤力中，反复弯腰、扭转动作最易引起纤维环破损、椎间盘突出。

3. 遗传因素　有色人种本症发病率较低；20 岁以下发病人群中约 32% 有阳性家族史。

4. 妊娠　妊娠期盆腔、下腰部组织充血明显，各种结构相对松弛，腰骶部较平时承受更大的重力，增加了椎间盘损害的机会。

上腰段椎间盘突出症少见，其发生与下列诱因有关：①脊柱滑脱症；②病变间隙原有异常，如终板缺损、Scheuermann 病等；③脊柱骨折或脊柱融合术后。

二、病理及分型

1. 膨隆型　此型纤维环部分破裂，而表层完整，髓核因压力向椎管内局限性隆起，但表面光滑。非手术治疗可缓解或治愈。

2. 突出型　此型纤维环完全破裂，髓核突向椎管，仅有后纵韧带或一层纤维膜覆盖，表面高低不平或呈菜花状。常需手术治疗。

3. 脱垂游离型　破裂突出的椎间盘组织或碎块脱入椎管内或完全游离，易压迫神经根与马尾神经，需手术治疗。

4. Schmorl 结节及胫骨突出型　前者是指髓核经上、下软骨板的发育性或后天性裂隙突入椎体松质骨内；后者是髓核沿椎体软骨终板和椎体之间的血管通道向前纵韧带方向突出，形成椎体前缘的游离骨块。因髓核未突入椎管，故无神经根受压症状，仅有腰痛，无须手术。

三、临床表现

（一）症状

1. 腰痛　最早出现的症状，发病率为 91%。可能是由髓核刺激纤维环外层及后纵韧带中的窦椎神经而产生。多数是一慢性过程，呈钝痛、刺痛或放射痛，弯腰负重或长时间强迫体位时可能加重，休息后可减轻；部分病例为突发剧烈腰痛，腰部活动受限，急性腰痛常持续 3～4周。急慢性腰痛与纤维环破裂程度有关。

知识链接 43-1

2. 坐骨神经痛　约 97% 的病人出现坐骨神经痛,这是由于腰椎间盘突出多发于 $L_4\sim L_5$ 和 $L_5\sim S_1$ 椎间隙的缘故。初为痛觉过敏或钝痛,逐渐加重,放射至臀部、大腿后侧及小腿外侧至跟部或足背,严重者相应区域感觉迟钝或麻木。60% 的病人咳嗽、打喷嚏等增加腹内压的行为都可使腿痛加重。腿痛重于腰背痛是腰椎间盘突出症的重要表现。

3. 马尾综合征　中央型或脱垂游离型腰椎间盘突出症常压迫突出平面以下的马尾神经,出现大、小便障碍,鞍区感觉异常。发生率为 0.8%～24%。

（二）体征

1. 腰椎侧凸　一种为减轻疼痛的姿势性代偿畸形。如上身向健侧弯曲,腰椎凸向患侧时疼痛减轻,提示髓核突出在神经根外侧,反之提示髓核突出在内侧,腰椎凸向何侧均不能缓解疼痛,提示神经根与脱出髓核已有粘连。

2. 腰部活动受限　几乎所有病人均有此体征,其中以前屈受限最为明显。

3. 压痛及骶棘肌痉挛　病变棘突间及椎旁 1 cm 处多有压痛,压痛可沿坐骨神经放射,部分病例骶棘肌痉挛,腰部固定于强迫体位。

4. 直腿抬高及加强试验阳性　病人仰卧,伸膝,被动抬高患肢。正常人神经根有 4 mm 滑动度,下肢抬高到 60°～70°感腘窝不适。本症病人神经根受压或粘连使滑动度减少或消失,抬高在 60°以内即可出现坐骨神经痛,称直腿抬高试验阳性。其阳性率约为 90%。在直腿抬高试验阳性时,缓慢降低患肢高度,待放射痛消失,这时再被动背屈患肢踝关节以牵拉坐骨神经,如又出现放射痛称为加强试验阳性。有时因突出髓核较大,抬高健侧下肢也可因牵拉硬脊膜而累及患侧,诱发患侧坐骨神经产生放射痛。

5. 神经系统表现

（1）感觉异常:80% 的病人有感觉异常。小腿前外侧和足内侧的痛、触觉减退,提示 L_5 神经根受累;外踝及足外侧痛、触觉减退则为 S_1 神经根受压。

（2）肌力减退:踝及趾背伸力下降,提示 L_5 神经根受累;趾及足跖屈力减弱,提示 S_1 神经根受累。

（3）反射异常:S_1 神经根受压,则踝反射减弱或消失;马尾神经受压时肛门括约肌张力下降及肛门反射减弱或消失。

（三）特殊检查

1. X 线平片　腰椎正、侧位 X 线片可以见到脊柱侧弯,生理弯曲度变小,椎体边缘增生及椎间隙变窄等。X 线片主要用来鉴别有无结核、肿瘤等。

2. CT 和 MRI　CT 可显示骨性椎管形态,黄韧带是否增厚及椎间盘突出的大小、方向等,有较大诊断价值,目前已普遍采用。MRI 可全面观察各腰椎间盘是否存在病变,也可在矢状面上了解髓核突出的程度和位置,并鉴别是否存在椎管内其他占位性病变。以上两种方法的缺点是当多个椎间隙有不同程度的椎间盘退行性变、突出时,难以确认是哪一处病变引起症状,需注意结合临床定位。

3. 其他检查　B 超检查、电生理检查(肌电图、神经传导速度及诱发电位)等,对诊断有一定参考价值。

四、诊断

典型腰椎间盘突出症病人,根据病史、症状、体征,以及 X 线平片上相应神经节段有椎间盘退行性变表现即可做出初步诊断。结合 X 线、CT、MRI 等方法,能准确地做出病变间隙、突出方向、突出物大小、神经受压情况及主要引起症状部位的诊断。

五、鉴别诊断

1. 腰部软组织损伤 可有腰痛及类似坐骨神经痛,但疼痛及压痛部位不同。下肢疼痛属反射性。少数病人直腿抬高试验可呈现阳性,但加强试验阴性。压痛区封闭治疗后,疼痛可明显缓解或消失。

2. 腰椎管狭窄症 以下腰痛、腰神经根及马尾神经受压,神经源性间歇性跛行为本病主要特点,症状重而体征轻,腰后伸受限。临床可有多神经根受损的表现。常需借助 X 线、造影、CT 或 MRI 来诊断,个别病人需手术探查后才能确定。

3. 马尾肿瘤 易与中央型椎间盘突出症混淆。发病缓慢呈进行性损害。疼痛于卧床后加重,夜间尤甚,稍活动后缓解。脊柱无侧弯,无压痛点。X 线平片显示椎弓根距离及椎间孔径多增大。脊髓造影、MRI 及脑脊液检查是主要的鉴别诊断依据。

4. 梨状肌综合征 坐骨神经从梨状肌下缘或穿过梨状肌下行。如梨状肌因外伤、先天异常或炎症而增生、肥大、粘连,均可在肌肉收缩过程中刺激或压迫坐骨神经而出现症状。病人以臀部痛和下肢痛为主要表现,症状出现或加重常与活动有关,休息即明显缓解。体检时可见臀肌萎缩,臀部深压痛及直腿抬高试验阳性,但神经的定位体征多不太明确。髋关节外展、外旋抗阻力时可诱发症状,此点在椎间盘突出症时较少见。

腰椎间盘突出症还需与腰椎结核或肿瘤、椎弓根峡部不连与腰椎滑脱症、第三腰椎横突综合征等相鉴别。

六、治疗

(一) 非手术治疗

约 80% 的病人经非手术治疗可缓解或治愈。非手术治疗通过加速消退椎间盘突出部分和受到刺激的神经根的炎性水肿,减轻或解除对神经根的刺激或压迫。主要适应证:年轻、初发或病程较短者;休息后症状可自行缓解者;X 线检查无椎管狭窄者。

1. 绝对卧床休息 当症状初次发作时应绝对卧硬板床休息,即吃饭、睡觉甚至大小便均不应下床或坐起,3~4 周多数可好转。好转后戴腰围起床活动,3 个月内不应做弯腰持物动作。此法虽简单,但难以坚持。

2. 骨盆牵引 牵引增宽椎间隙,促进突出物回缩,减轻对神经根的刺激或压迫。牵引重量根据个体差异在 7~15 kg 之间,抬高床尾做反牵引,共 2 周。孕妇、高血压和心脏病病人禁用。目前多用电脑控制的牵引床。

3. 理疗和推拿、按摩 可缓解肌痉挛,对某些早期病例有较好的效果。

4. 应用腰围 起床活动时用作临时保护措施,不宜久用。

5. 皮质激素硬膜外注射 皮质激素可减轻神经根周围的炎症、粘连。醋酸泼尼松龙不溶于水,难以吸收,故罕有全身性不良反应。常用 1.7 mL 加 2% 利多卡因 4 mL 行硬膜外注射,每 7~10 天一次,3 次为一个疗程。

6. 髓核化学溶解法 将胶原蛋白酶注入椎间盘内或硬脊膜与突出的髓核之间,选择性溶解髓核和纤维环,使椎间盘内压力降低或突出髓核缩小。胶原蛋白酶为生物制剂,基本不损害神经根,但可导致过敏反应,可能有局部刺激、出血、粘连等。

(二) 经皮髓核切吸术

通过椎间盘镜或特殊器械在 X 线监视下直接进入椎间隙,将部分髓核绞碎吸出,从而减轻椎间盘内压力,达到缓解症状的目的。主要适合于膨出或轻度突出无侧隐窝狭窄者。明显突出或髓核已脱入椎管者也可选用髓核激光汽化术。

（三）手术治疗

已确诊的腰椎间盘突出症病人，经严格非手术治疗无效，或马尾神经受压者可考虑行髓核摘除术。近年来采用椎间盘镜行髓核摘除术，创伤小，效果良好。

七、预防

1. 减少积累伤 长期坐位工作者需注意桌、椅高度，定时改变姿势；常弯腰劳动者，应定时做伸腰、挺胸活动，并使用宽腰带。

2. 加强腰背肌锻炼 以增加脊柱的内在稳定性。

3. 弯腰取物时注意姿势 最好采用屈髋、屈膝下蹲方式，减少对椎间盘后方的压力。

本 章 小 结

颈肩痛和腰腿痛常见的病因为创伤、炎症、肿瘤和先天性疾病。颈椎病分为神经根型、脊髓型、椎动脉型及交感神经型四型，神经根型发病率最高。腰椎间盘突出症是腰腿痛的重要原因，好发于 $L_4 \sim L_5$ 和 $L_5 \sim S_1$ 椎间隙。颈椎病和腰椎间盘突出症的主要表现为疼痛，受累神经的感觉、运动、反射的异常。在做出上述诊断前需要做出充分的鉴别诊断。颈肩痛和腰腿痛的基本治疗原则为先侧重保守治疗，在保守治疗无效时进行相应的外科手术治疗，解除引起压迫的原因和恢复脊柱的稳定。

（上海健康医学院　秦啸龙）

Note

第四十四章　骨与关节感染

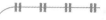

学习目标

知识目标：

1. 掌握急性血源性骨髓炎的临床表现、早期诊断和治疗原则，掌握慢性骨髓炎、化脓性关节炎、骨与关节结核的临床表现和治疗。

2. 熟悉急性血源性骨髓炎、慢性骨髓炎和化脓性关节炎的病理变化。

3. 熟悉骨与关节结核的临床表现和治疗原则。

4. 了解急性血源性骨髓炎、慢性骨髓炎和化脓性关节炎的病因，骨关节结核的病因。

能力目标：

1. 能初步诊断急性血源性骨髓炎和急性化脓性关节炎。

2. 具备对上述疾病的相关治疗提供康复指导的能力。

素质目标：加强医患沟通，体现人文关怀，消除病人恐惧心理，选择合适的个体化诊疗方案。

第一节　化脓性骨髓炎

化脓性骨髓炎（suppurative osteomyelitis）是一种常见病，病因为化脓性细菌感染，它涉及骨膜、密质骨与骨髓组织，骨髓炎只是一个沿用的名称。本病的感染途径如下：①身体其他部位的化脓性病灶中的细菌经血液循环播散至骨骼，称为血源性骨髓炎；②开放性骨折发生感染，或骨折手术后出现感染，称为创伤后骨髓炎；③邻近软组织感染直接蔓延至骨骼，称为外来性骨髓炎。本节只叙述第一类和第二类骨髓炎。

案例导入

病儿，5岁。突发寒战高热，烦躁不安，诉右膝下方剧痛，膝关节呈半屈曲状，拒动。查体发现右小腿近端皮温高，肿胀不明显，有压痛，白细胞计数升高。

想一想：

（1）应首先考虑的诊断是什么？

（2）最有意义的诊断方法是什么？

（3）确诊后须立即采取的治疗方法是什么？

Note

一、急性血源性骨髓炎

（一）病因

本病最常发生在小儿的长管状骨的干骺端。致病菌以金黄色葡萄球菌最多见，其次是乙型链球菌、流感嗜血杆菌、大肠杆菌、产气荚膜梭菌、肺炎链球菌和白色葡萄球菌等。细菌从人体其他部位的感染性病灶进入血液循环，引起菌血症或诱发脓毒症。儿童长管状骨生长活跃，干骺端血管网丰富，局部血流缓慢，细菌易于滞留繁殖。当机体外伤，或患全身疾病、营养不良时，机体抵抗力降低，细菌在干骺端生长繁殖，感染骨组织。因此儿童长骨干骺端为好发部位。发病前往往有外伤病史，但可能只是本病的诱因。本病的发病与生活条件及卫生状况有关，在农村及边远地区仍是常见病。

（二）病理

1. 基本病理变化　本病的病理变化为骨质破坏与死骨形成，后期有新生骨构成骨性包壳。

2. 病理演变及转归（图 44-1）

（1）骨腔内脓肿形成：细菌栓子停滞在长骨干骺端松质骨内，阻塞小血管，迅速导致骨缺血坏死，并有充血、渗出及白细胞浸润，白细胞释放的蛋白溶解酶破坏了细菌、坏死的骨组织与邻近的骨髓组织。渗出物和破坏的碎屑成为小型脓肿并逐渐增大，使坚硬骨腔内的压力迅速增高，继而导致更多的骨坏死，脓肿不断扩大。

（2）骨膜下脓肿形成：脓腔内高压的脓液沿着骨小管蔓延至骨膜下间隙，将骨膜掀起成为骨膜下脓肿。脓液穿破骨膜沿着筋膜间隙流注而形成深部脓肿。脓肿穿破皮肤形成窦道。

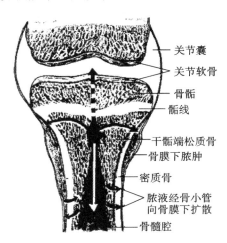

图 44-1　急性血源性骨髓炎的扩散途径

（3）化脓性关节炎：脓液进入邻近关节可导致化脓性关节炎，但比较少见，因为儿童的骨骺板具有屏障作用，能阻止干骺端的感染向关节内扩散。成人骺板已融合，脓肿可直接进入关节腔形成化脓性关节炎。髋关节比较特殊，其干骺端位于关节囊内，股骨上段的感染病灶可以穿破干骺端密质骨进入关节腔，形成化脓性髋关节炎。

（4）骨性包壳与无效腔形成：骨组织失去血供后，部分骨组织发生坏死。在周围形成炎性肉芽组织，死骨的边缘逐渐被吸收，使死骨与主骨完全脱离，易出现病理性骨折。病灶周围的骨膜因炎症充血和脓液的刺激而产生新骨，包绕在骨干的外层，形成骨性包壳，包壳上有多个小孔与皮肤窦道相通。包壳内有死骨、脓液和炎性肉芽组织，往往因引流不畅，成为无效腔。

（5）死骨转归：小片死骨可被吸收或被吞噬细胞清除，或经窦道排出，大片死骨难以吸收或排出，滞留体内成为慢性感染病灶，窦道经久不愈合，病程迁延反复。

（6）急性骨髓炎转归：①早期综合治疗后炎症消退、病变吸收而痊愈；②感染扩散引起脓毒血症；③转为慢性骨髓炎。

（三）临床表现

1. 发病年龄及部位　常发生于儿童。胫骨上段和股骨下段最多见，其次为肱骨与髂骨，脊柱与其他四肢骨也可发病。

2. 全身表现　常在局部外伤后突然发病,有寒战、高热。儿童可有烦躁不安、呕吐、惊厥。重者昏迷或出现感染性休克。

3. 局部表现　早期即骨腔脓肿形成阶段,由于骨缺血坏死及脓肿致骨髓腔压力增高,表现为患肢剧痛,患肢肌痉挛使肢体半屈,动则痛甚;形成骨膜下脓肿时,局部皮温升高,肿胀、压痛明显;脓肿穿破骨膜成为深筋膜脓肿时,疼痛减轻,但红、肿、热、压痛都更为明显;病灶的邻近关节,可有反应性关节积液;起病 1~2 周后,有可能并发病理性骨折。

急性骨髓炎的自然病程可维持 3~4 周。脓肿穿破、脓液排出后疼痛即可缓解,体温逐渐下降,脓腔与体表间形成窦道,转为慢性骨髓炎。

4. 实验室检查

(1)白细胞计数:一般都在 $10 \times 10^9 /L$ 以上,中性粒细胞可占 90% 以上。

(2)血培养:寒战、高热时抽血培养可找到致病菌,所获致病菌应做药物敏感试验,以便选用抗生素。

(3)血沉增高,C 反应蛋白增高。

5. 局部脓肿分层穿刺　选用有内芯的穿刺针,在压痛最明显的干骺端刺入,边抽吸边深入,抽出混浊液体或血性液体,并做涂片检查与细菌培养,涂片中发现多是脓细胞或细菌即可确诊。任何性质的穿刺液均应做细菌培养与药物敏感试验。

6. X 线检查　急性骨髓炎起病 2 周内 X 线检查一般无异常发现,2 周后在干骺端先出现局部骨质破坏,周围有广泛骨质脱钙,随后可见骨膜下新骨形成,继而出现虫蛀样骨破坏,同时可见到密度增高的死骨,少数病例有病理性骨折。

7. CT 检查　可提前发现骨膜下脓肿,但细小的骨膜脓肿难以显示。

(四)诊断

在诊断方面应解决病因诊断与疾病诊断的两个问题,病因诊断在于获得致病菌,血培养与分层穿刺液培养具有很高的价值,为了提高阳性率,需反复做血培养。

急性血源性骨髓炎早期诊断比较困难,2 周后 X 线摄片变化逐渐明显,诊断多无困难。凡有下列表现均应考虑急性血源性骨髓炎:①起病急,有高热与毒血症表现;②长骨干骺端疼痛剧烈且有深压痛,不愿意活动患肢;③白细胞计数和中性粒细胞计数增高;④局部分层穿刺具有诊断价值,MRI 同样具备早期诊断价值。

(五)鉴别诊断

1. 软组织炎症　早期急性骨髓炎需与蜂窝织炎、丹毒等软组织炎症相鉴别。急性血源性骨髓炎起病急,全身中毒症状明显,多发生在长骨干骺端,局部疼痛剧烈且有深压痛,但表面红、肿较轻。软组织炎症全身症状轻,局部红、肿、热、痛明显。

2. 风湿病与化脓性关节炎　风湿病与化脓性关节炎的疼痛位于关节处,伴有关节积液、活动障碍。儿童风湿性关节炎的发热常与一过性的斑丘疹和多形性红斑同时发生。血源性骨髓炎疼痛部位在干骺端,局部分层穿刺有助于鉴别。

3. 骨肉瘤和尤文肉瘤　发病年龄、症状、体征等与急性骨髓炎相似,局部活组织病理检查可确诊。

(六)治疗

治疗目的是及时控制急性感染,防止急性骨髓炎转为慢性骨髓炎。

1. 抗生素治疗　对疑有骨髓炎者应及早、足量、有效、联合使用抗生素。起病 5 天内使用,炎症基本可控制,而在 5 天后使用或细菌产生耐药性时,疗效不佳。在细菌培养及药物敏感试验结果前,应首选抗革兰阳性球菌的抗生素,并与另一广谱抗生素联用,然后再调整。在应用抗生素过程中,应注意下列问题:①起病 2 周内或 X 线片尚无改变时全身及局部症状消失,提示抗生素效果极佳,继续用药 3~6 周;②已有 X 线片改变,但在应用抗生素后症状消失,提示骨脓肿已控制,可吸收,继续用药 3~6 周,无须手术;③若全身症状消失,但局部症状加剧,提示抗生素对致病菌有效,但不能消灭骨脓肿,应行手术引流;④若症状、体征均无改善,提示致病菌具耐药性,骨脓肿扩大或产生迁徙性脓肿,病情加重,应及时切开引流。

2. 全身支持治疗 纠正水、电解质、酸碱失衡,补充营养,增强免疫力。

3. 手术治疗

(1)目的:①引流脓液,减轻脓毒血症症状;②阻止急性骨髓炎向慢性骨髓炎转变。

(2)时机:手术宜早,最好在抗生素治疗后 48~72 h 仍不能控制局部症状时进行,也有主张为 36 h 的,延迟手术只能起引流作用而不能阻止急性骨髓炎转为慢性。

(3)手术方法:钻孔引流术或开窗减压术。

(4)术后伤口处理:①闭式灌洗引流:感染严重、脓液较多者,骨髓腔内放置两根引流管,一根置于高处以 1500~2000 mL 抗生素溶液连续 24 h 滴注,常用抗生素如青霉素 80 万 U、氯霉素或卡那霉素 0.5 g,庆大霉素 8 万 U,溶于 1000 mL 生理盐水中;另一根置于低位接负压引流瓶。引流管留置约 3 周,当体温正常、引流液连续 3 次细菌培养阴性可拔管。②单纯闭式引流:脓液不多者放置单根引流管接负压引流瓶,每日经引流管注入少量高浓度抗生素液。③伤口不缝合,填充碘仿纱条,5 日后再做延迟缝合。

(5)全身辅助治疗:高热时降温、补液、补充热量。化脓性感染时,往往会有贫血,可隔一到两日输入少量新鲜血液,以增加病人的抵抗力。某些清热解毒的中药配方在治疗急性血源性骨髓炎方面有特殊疗效。

4. 局部固定

(1)目的:①止痛;②防止关节挛缩畸形;③防止病理性骨折。

(2)方法:患肢可行皮肤牵引或石膏托固定。如果包壳不坚固,可用管型石膏 2~3 个月,窦道处石膏开洞以便换药。

二、慢性骨髓炎

(一)病因

1. 继发于急性血源性骨髓炎 ①急性感染期未能彻底控制,反复发作演变成慢性骨髓炎;②低毒细菌性感染,在发病时即表现为慢性骨髓炎。

2. 外伤 病原菌从开放性骨折的伤口入侵骨组织,引起慢性骨髓炎。

(二)病理

慢性骨髓炎的基本病理改变是死骨、无效腔、包壳及窦道。主要是急性骨髓炎未得到及时有效治疗演变而致。由于死骨难以吸收,无效腔及瘢痕组织又血运不良,药物难以达病灶,使得慢性感染极难控制,一旦机体抵抗力下降,脓液积聚,死骨又形成,随着骨髓腔压力升高,脓液及小片死骨经窦道排出,症状得到暂时缓解,窦道口暂时闭合。如此反复,病程迁延。在此过程中外周骨膜不断形成新骨而成骨包壳使骨骼变形增粗。周围软组织损毁严重而致瘢痕形成,皮肤色素沉着,窦道经久不愈。窦道口皮肤长期受到刺激可发生恶变。

(三)临床表现

1. 症状和体征

(1)静止期:可以无症状,骨失去原有形态,肢体增粗变形;皮肤色素沉着,有多处瘢痕;窦道口肉芽组织突起,常有臭味脓液或死骨片流出。

(2)急性感染发作期:表现为发热,患处疼痛,局部皮肤红、肿、热及压痛。原已闭塞的窦道口可开放,排出脓液和死骨。当死骨排出后窦道口自行闭合,炎症逐渐消退。当机体抵抗力下降时可再度复发,通常数月或数年发作一次。

(3) 病变骨骼与周围软组织改变:长期反复发作使骨包壳不断形成,骨骼变形、增粗,皮肤色素沉着,因肌肉挛缩出现邻近关节畸形,病变破坏骺板可影响发育,出现肢体缩短畸形。偶尔有病理性骨折。窦道口皮肤反复受到脓液刺激会发生癌变。

2. 影像学检查

(1) X线检查:骨膜掀起,骨膜下有新生骨形成,为层状骨膜反应;骨质硬化,骨髓腔不规则,可见大小不等的死骨影,边缘不规则,周围有空隙。

(2) CT 检查:CT 可显示脓腔与小死骨片。

(3) 碘油造影:经窦道注入碘油造影可显示脓腔概况。

(四)诊断

根据病史和临床表现,诊断不难,尤其是有经久不愈的窦道排出死骨的病史,诊断更容易。X线摄片可以证实有无死骨,并了解其形状、数量、大小和部位,以及附近包壳生长情况。一般病例不必做 CT 检查。

(五)治疗

以手术治疗为主。手术须解决的问题:①清除病灶;②消灭无效腔;③闭合伤口。常用术式为病灶清除术。

1. 手术指征 ①病灶内有死骨;②有无效腔及窦道流脓者。

2. 手术禁忌证 ①大块死骨形成而新生的骨包壳又不能支撑起身体的重量时,不宜手术取出死骨;②慢性骨髓炎处于急性发作期。

3. 术前准备 ①窦道溢液细菌培养及药物敏感试验;②术前 2~3 天开始使用抗生素。

4. 手术方法

(1) 清除病灶:骨壳上开洞后,吸出脓液,清除炎性肉芽组织与死骨,切除窦道。腓骨、肋骨非重要部位的慢性骨髓炎,可将病骨整段切除。窦道口皮肤癌变或足部慢性骨髓炎骨质毁损严重,长期不愈者,可行截肢术。

(2) 消灭无效腔:①碟形手术:清除病灶后用骨刀将骨腔边缘削去一部分使之成为口大底小的碟形,周围软组织充填覆盖消灭无效腔。②肌瓣填塞:适用于骨腔较大者,清除病灶,修整骨腔边缘后,用附近肌肉做带蒂肌瓣填塞骨腔,消灭无效腔。③闭式灌洗:小儿病人在清除病灶后,可做闭式灌洗,即在伤口内留置 2 根引流管,一根为灌注管,另一根为吸引管,术后经灌注管滴入抗生素溶液 2~4 周,待引流液清亮时即可拔管。④庆大霉素-骨水泥珠链填塞术:将庆大霉素粉剂放入骨水泥(即聚甲基丙烯酸甲酯)中,制成直径约 7 mm 的小球,以不锈钢丝串连成珠链,将珠链填塞在骨髓腔内,让一粒小球露于皮肤切口处。2 周内可缓慢地释放出有效浓度的庆大霉素,增加局部抗生素浓度,促进肉芽组织生长来填充无效腔。

(3) 闭合伤口:清除病灶及消灭无效腔后,创面留置负压吸引管,一期缝合伤口,术后 2~3 日,引流量减少后拔引流管,周围软组织少而不能缝合时,放入抗生素,用凡士林纱布填平创口,用管型石膏固定,开窗换药,直到创口达到二期愈合。

第二节 化脓性关节炎

化脓性关节炎(suppurative arthritis)指关节内化脓性感染,好发于髋关节和膝关节。多见于儿童,尤以营养不良的儿童居多;男性多于女性。

一、病因

致病菌以金黄色葡萄球菌最常见,约占85%;其次为白色葡萄球菌、淋病奈瑟菌、肺炎链球菌及大肠杆菌等。感染途径:①血源性感染:身体其他部位的化脓性病灶的细菌通过血液循环播散至关节内。②直接蔓延感染:邻近关节附近的化脓性病灶直接蔓延至关节腔。③开放性关节损伤发生感染。④医源性感染:关节手术后感染和关节内注射药物后发生感染。本节介绍血源性化脓性关节炎。

二、病理

根据病变的发展过程一般可分为三个阶段。

1. 浆液性渗出期　细菌进入关节腔后,滑膜呈炎性充血、水肿,有白细胞浸润及浆液性渗出物,渗出物中含有大量的白细胞。此时为可逆性病变,尚未累及关节软骨,及时正确治疗可望完全康复。

2. 浆液纤维素性渗出期　病变继续发展,渗出物增多、混浊,含有白细胞和纤维蛋白。白细胞释放大量溶酶体类物质破坏软骨基质;纤维蛋白的沉积造成关节粘连与软骨破坏,修复后可遗留不同程度的关节功能障碍。

3. 脓液渗出期　炎症已侵犯至软骨下骨质,滑膜和关节均已被破坏,关节周围软骨发生蜂窝织炎。渗出物呈脓性。因关节重度粘连,甚至呈纤维性或骨性强直,为不可逆病变,治疗后遗有重度关节功能障碍。

三、临床表现

1. 症状　起病急骤,寒战高热,体温高达39℃以上,全身不适、乏力、食欲不振。可出现谵妄、昏迷、惊厥。受累关节处疼痛剧烈。

2. 体征　病变关节功能障碍,浅表的关节如膝、肘、踝关节,局部红、肿、热、痛明显,急性化脓性膝关节炎病人浮髌试验可为阳性,关节呈半屈曲位;深部关节如髋关节,因肌肉和皮下组织厚实,局部红、肿、热不明显,关节常常处于屈曲、外旋、外展位。病人关节的体位维持在内压最小的位置,以减轻疼痛。由于疼痛,病人不愿意做任何检查。

3. 辅助检查

(1)实验室检查:白细胞计数和中性粒细胞计数比例增高,血沉增快;关节腔穿刺液呈浆液性(清亮)、纤维蛋白性(混浊)或脓性,镜检可见大量脓细胞;寒战时抽血做细菌培养呈阳性。

(2)X线检查:早期可见关节周围软组织肿胀,关节腔间隙增宽,继而见骨质疏松。病变后期关节间隙变窄或消失,关节面毛糙,可见骨质破坏或增生。有时出现关节挛缩畸形、关节的骨性强直和关节的病理性脱位。

四、诊断

根据全身与局部症状与体征,结合辅助检查的阳性发现,基本上能明确诊断。关节腔穿刺及穿刺液性状特征具有重要的诊断价值。关节腔穿刺液应常规行细胞计数与分类检查,同时做涂片染色找病原菌,还应做细菌培养和药物敏感试验,其检出结果阳性率较血培养高。化脓性关节炎早期的X线表现无特异性,容易造成早期漏诊。

五、鉴别诊断

1. 结核性关节炎　起病较缓慢,常有肺结核等病史,伴有低热、盗汗,一般无明显的红、肿、热等临床表现。

2. 创伤性关节炎 有外伤史,关节内骨折后,X线检查有软骨下骨的硬化和关节间隙变窄。关节腔穿刺液为清亮或血性液体,细胞数少,无细菌。

3. 风湿性关节炎 可有高热但无寒战。常为多关节发病,关节腔穿刺液澄清,涂片无细菌,愈后无关节功能障碍。

4. 类风湿关节炎 多关节肿痛呈对称性;可合并肝、脾大,心包积液;关节腔穿刺液做类风湿因子测定阳性率高;X线片见骨质破坏。

5. 痛风性关节炎 局部红、肿、热、痛明显,常见于跖趾关节,而大关节少见,多在夜间起病。全身症状轻微,可反复发作,发作时血尿酸增高,关节腔穿刺液中找到尿酸盐结晶,具有诊断价值。

六、治疗

治疗原则:越早诊断治疗,越有利于康复和减少并发症。

(一)非手术治疗

1. 抗生素治疗 治疗原则同急性血源性骨髓炎。

2. 支持疗法 加强全身支持疗法,以提高机体抵抗力。

3. 关节腔内注射抗生素 关节腔穿刺,抽出积液后注射抗生素,每日1次,至关节积液消失、体温恢复正常。若无效,应行灌洗或切口引流术。

4. 关节腔灌洗 适用于表浅大关节。在大关节的两侧,经穿刺套管分别插入两根留置管做灌注引流。退出套管后应用缝线固定引流管,每日经灌注管滴入抗生素溶液2000～3000 mL,持续灌洗至引流液转清亮且培养无细菌生长后,终止灌注,但仍继续引流数天。局部症状和体征消退,且引流量极少或没有时,拔除引流管。

(二)手术治疗

1. 经关节镜灌洗 镜下直视灌洗,能较彻底清除脓液、脓苔及坏死组织,灌洗后可留置抗生素,效果较好。

2. 关节切开引流术 适用于位置较深且穿刺置管困难的髋关节。彻底清除脓腔内的坏死组织、纤维素性沉积物等,生理盐水冲洗后在关节腔内置入硅胶管,进行持续性灌洗引流,注意保持引流通畅,切忌填堵。

3. 关节矫形术 适用于关节功能严重障碍者。术式以关节融合术或截骨术最常采用。如病人条件允许也可行人工关节置换术,但有一定风险,须慎重考虑。不管何种术式均须术前、术中、术后使用抗生素预防感染。

(三)功能锻炼

1. 目的 ①防止关节内粘连及关节挛缩;②促进关节功能恢复。

2. 时机与方式 ①局部治疗后即应在功能锻炼器上做24 h持续被动运动,若有痛感,应鼓励病人坚持,即能适应;②急性炎症消退时(约3周)开始主动运动;③如无功能锻炼器,则采用石膏托或皮肤牵引固定病变关节于功能位;④锻炼务必在3周内进行。

第三节 骨与关节结核

骨与关节结核(bone and joint tuberculosis)是指结核分枝杆菌侵入骨或关节内繁殖并产生一系列病理改变。病人中30岁以下的占80%,尤以儿童与青少年易发生感染,好发部位是脊柱,约占 50%,其次是膝关节、髋关节与肘关节,好发部位均为负重大、活动多、易发生创伤的部位。

一、病因

该病是一种继发性结核病,原发病灶多为肺结核或消化道结核,主要继发于肺结核。骨与关节结核可出现在原发结核活动期,但大多数则发生在原发病灶已静止,甚至痊愈多年以后。骨与关节结核的感染途径主要是血行传播,少数由感染的淋巴直接蔓延。当机体免疫力低下,如受外伤、营养不良、过度劳累时诱发。

二、病理

骨与关节结核病理分为三型:早期为单纯性滑膜结核或单纯性骨结核,后期发展为全关节结核(图 44-2)。

(1)单纯性滑膜结核:病变局限于关节滑膜者。早期滑膜充血、水肿、炎症细胞浸润;晚期滑膜因纤维组织增生而肥厚变硬,可见干酪样坏死组织和脓液形成。

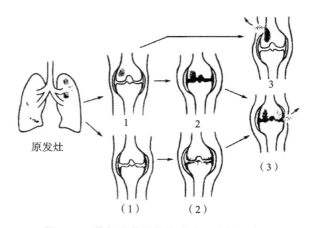

图 44-2　骨与关节结核临床病理发展示意图

注:1.单纯性骨结核;2.全关节结核;3.单纯性关节结核形成窦道;

(1)单纯性滑膜结核;(2)全关节结核;(3)全关节结核,穿破皮肤形成窦道。

(2)单纯性骨结核:此型多见。①松质骨结核:根据解剖部位不同又分为中心性和边缘性松质骨结核,前者发生在松质骨中心部位,局部以骨质浸润和坏死为主,易形成死骨、空洞和化脓;后者发生在松质骨边缘部分,病变以骨破坏为主,局部有脓肿或空洞形成,一般无死骨形成。②皮质骨结核:以出现骨质溶解破损为主,骨膜增生形成大量的骨膜新生骨。③干骺端骨结核:兼有松质骨和皮质骨结核的特征。

(3)全关节结核:病变累及软骨、骨和滑膜,此时关节软骨受到不同程度的损害,关节腔内被结核性肉芽组织、干酪样坏死组织和脓液充填。愈后一般会留有不同程度的关节功能障碍。

三、临床表现

1. 全身症状　起病缓慢,有低热、乏力、盗汗、消瘦等结核中毒症状;儿童病例可起病急骤,出现高热和毒血症状。

2. 局部表现　以单发性多见,少数为多发性,但对称性十分罕见。青少年起病前往往有关节外伤史。

(1)疼痛:随着病情的发展而加剧。儿童病人夜间疼痛加剧,常有"夜啼"。

(2)肿胀:浅表关节结核可查出有肿胀、积液,并有压痛;至后期,肌肉萎缩,关节呈梭形肿胀。

（3）结核性脓肿：随着病情的发展，病灶部位积聚了大量脓液、结核性肉芽组织、死骨和干酪样坏死物质，脓肿周围组织无红、热等急性炎症反应，称为"寒性脓肿"或"冷脓肿"。脓肿破溃形成窦道，经窦道口不断流出米汤样脓液，偶有干酪样物质和小死骨片排出，窦道经久不愈。寒性脓液破溃合并混合性感染，病人可出现高热，局部红、肿、热、痛等急性炎症表现，重度混合性感染的结果导致慢性消耗，贫血、中毒症状明显，甚至导致病人肝、肾衰竭而死亡。

（4）脊柱结核的冷脓肿可压迫脊髓而导致肢体瘫痪。

（5）病理性骨折与病理性脱位也不少见。

（6）病变静止后可发生以下后遗症：①关节功能障碍：因关节腔纤维性粘连、纤维性强直而产生不同程度的关节功能障碍。②畸形：关节挛缩于非功能位，最常见的畸形为屈曲挛缩与脊柱后凸畸形（驼背）。③儿童骨骼破坏导致肢体长度不等。

3. 实验室检查

（1）血液检查：血红蛋白和红细胞计数略有下降，白细胞计数一般正常，若有混合感染，则白细胞计数增高。血沉在活动期明显增快；病变趋向静止或治愈，则血沉逐渐下降至正常，故血沉是检测病变是否静止和有无复发的重要指标。

（2）结核分枝杆菌培养：单纯冷脓肿穿刺液结核分枝杆菌培养阳性者约占70%，窦道中获得脓液的结核分枝杆菌培养阳性率极低。

4. 影像学检查

（1）X线检查：X线片检查对诊断骨与关节结核十分重要，但不能给出早期诊断，不同阶段X线片表现各异，一般在起病2个月后方有X线片改变（磨砂玻璃样改变、关节间隙变窄、死骨、空洞、椎体压缩、椎旁软组织阴影等）。

（2）CT检查：可发现X线片不能发现的问题，特别是显示病灶周围的冷脓肿有独特优点，死骨与病骨都可清晰地显示。

（3）MRI检查：可以在炎性浸润阶段时显示异常信号，具有早期诊断价值。脊椎结核的MRI片还可以观察脊髓有无受压与变性。

（4）其他：超声检查可以探查深部冷脓肿的位置和大小。关节镜检查及滑膜活检对诊断滑膜结核很有价值。

知识链接 44-1

四、诊断

（1）询问病史：应仔细询问结核病患病史和接触史，查明原发病灶情况。

（2）根据症状、体征和辅助检查的结果进行综合分析，典型病例的诊断不难。

五、治疗

（一）全身治疗

1. 支持疗法　避免体力劳动和剧烈运动；加强营养，进高蛋白、高维生素饮食；贫血或严重结核病的病人可间断输入少量新鲜血液；混合感染者急性期给予抗生素治疗。

2. 抗结核治疗　以异烟肼、利福平、吡嗪酰胺、链霉素、乙胺丁醇与氨硫脲为一线用药，主张联合用药，以提高疗效和防止长期单一抗结核药物应用产生耐药性。一般在一线用药中挑选3种，小剂量并长期应用，其中一种药物必须是能杀灭结核分枝杆菌的。推荐使用异烟肼＋利福平＋吡嗪酰胺或异烟肼＋利福平＋乙胺丁醇。异烟肼成人剂量每日300 mg，利福平成人剂量为每日450～600 mg，吡嗪酰胺每日20～30 mg/ kg（体重），乙胺丁醇每日750 mg。同时每日给予维生素 B_6 4 mg。一般主张骨与关节结核的疗程不得少于12个月，必要时可延长至

Note

18~24 个月。异烟肼、利福平和吡嗪酰胺的主要不良反应是肝损害,用药期间应定期检查肝功能。

符合下列标准的可停止抗结核药物治疗,但仍需定期复查:①全身情况好,体温正常;②局部症状消失,无疼痛,窦道闭合;③X 线表现脓肿缩小甚至消失,或已钙化、无死骨,病灶边缘轮廓清晰;④血沉检查 3 次以上均正常;⑤起床活动已 1 年,仍能保持上述 4 项指标。

(二)局部治疗

1. 局部制动　全身药物治疗及局部制动,其疗效优于单纯进行抗结核药物治疗。

(1)目的:保证病变部位的休息,以减轻疼痛。

(2)方法:包括石膏、支架固定与牵引。皮肤牵引主要用于解除肌痉挛,减轻疼痛,防止病理性骨折、脱位,并可纠正关节畸形;骨牵引主要用于纠正成人重度关节畸形。

(3)时间:一般小关节结核固定期限为 1 个月,大关节结核应延长至 3 个月。

2. 局部注射　局部注射抗结核药物具有药量小、局部药物浓度高和全身反应低等优点。最适合于早期单纯性滑膜结核。通常应用异烟肼,剂量为 100~200 mg,视关节腔积液情况每周注射 1~2 次。穿刺液逐渐减少,液体转清,说明治疗有效,可以继续穿刺抽液和注射抗结核药物,无效者及时改用其他治疗措施。不主张对冷脓肿进行反复抽脓和注入抗结核药物,多次操作会诱发混合性感染和穿刺针孔处会形成窦道。

3. 手术治疗

(1)切开排脓:冷脓肿有混合感染者,可行冷脓肿切开排脓。切开排脓虽可改善症状,但会形成慢性窦道,为后续病灶清除术带来很多困难。

(2)病灶清除术:骨与关节结核常用、有效的手术方法。采用合适的手术路径,直接进入骨与关节结核病灶处,将脓液、死骨、结核性肉芽组织及干酪样坏死物质彻底清除掉,同时置入抗结核药物。术前应行切实有效的全身抗结核治疗并改善全身营养状况。病灶清除术的手术指征:①骨与关节结核有明显死骨和大脓肿形成者;②窦道流脓经久不愈者;③单纯性骨结核髓腔内积脓压力过高者;④单纯性滑膜结核经药物治疗效果不佳,即将发展成为全关节结核者;⑤脊柱结核有脊髓受压表现者。

病灶清除术的手术禁忌证:①病人有其他脏器结核性病变尚处于活动期;②有混合感染、体温高、中毒症状明显者;③合并其他主要疾病难以耐受手术者。为了提高手术的安全性,防止结核病播散,术前应常规应用抗结核药物治疗 4~6 周,至少 2 周。

(3)其他手术治疗:①关节融合术:用于关节不稳定者。②截骨术:用以矫正畸形。③关节成形术:用以改善关节功能。以上手术均属矫形手术。

 本章小结

化脓性骨髓炎和化脓性关节炎是骨科常见的感染性疾病,发病人群多为儿童和抵抗力低下者,临床表现都有严重的全身毒血症表现,在受累部位引起严重的疼痛,表浅者局部炎症反应明显。早期 X 线对于疾病的诊断辅助作用有限,局部分层穿刺或关节腔内穿刺检查对于尽早诊断有明显的帮助作用。骨与关节结核是结核病在骨关节的表现,发病年龄较轻、贫困人群发病率较高。局部症状以骨质破坏引起的疼痛为主,其全身表现和治疗原则均与其他结核病相同。上述疾病的早期诊断和干预性治疗可以降低疾病的致残率。

目标检测及答案

(上海健康医学院　秦啸龙)

第四十五章　骨　肿　瘤

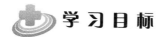

学习目标

知识目标：

1. 掌握骨肿瘤的诊断、治疗原则。
2. 熟悉骨软骨瘤、骨巨细胞瘤和骨肉瘤的临床表现特点。
3. 了解尤文肉瘤和转移性骨肿瘤的临床表现特点。

能力目标：

1. 能初步诊断常见的骨肿瘤。
2. 具备对常见骨肿瘤疾病的相关治疗提供康复指导的能力。

素质目标：加强医患沟通，体现人文关怀，消除病人恐惧心理，选择合适的个体化诊疗方案。

第一节　概　　述

凡发生于骨内或起源于骨各组织成分的肿瘤，不论是原发性还是继发性，统称为骨肿瘤。原发性骨肿瘤分为良性和恶性两类。继发性骨肿瘤则为骨外组织的瘤细胞通过血行或淋巴转移等途径转移至骨组织，一般皆属恶性肿瘤。

一、临床表现

1. 疼痛和压痛　疼痛是最显著的症状，提示肿瘤生长迅速。良性肿瘤多无疼痛，但骨样骨瘤等可因反应骨的生长而出现剧痛。恶性肿瘤几乎均有疼痛，早期为间歇性、轻度疼痛，以后发展为持续性剧痛，夜间尤甚。

2. 局部肿块和肿胀　良性骨肿瘤的肿块质硬而坚实，生长缓慢，不易察觉。恶性骨肿瘤的肿块生长迅速，常合并软组织肿胀，浅静脉充盈或怒张。

3. 功能障碍和压迫症状　邻近关节的肿瘤，常因疼痛和肿胀而使关节活动受限。脊柱肿瘤不论是良性、恶性，都可以引起压迫症状，甚至导致病人截瘫。

4. 病理性骨折　骨肿瘤破坏骨正常结构后，轻微外伤即可诱发病理性骨折，此为恶性骨肿瘤和骨转移癌的常见并发症，有时成为某些骨肿瘤的首发症状。

晚期恶性骨肿瘤可经血行、淋巴转移到其他部位，引起相应临床症状。如转移至肺部，则引起咳嗽、胸痛、咯血等症状。

二、诊断

骨肿瘤的诊断,必须是临床表现、影像学和病理检查三者结合。生化检查也是必要的辅助检查。

1. 影像学检查 能反映骨膜、骨质、软组织的病理变化,借以判断骨肿瘤的性质。常采用病变骨骼正、侧位 X 线摄片;CT 可提供病损的横断面,确定病损的范围;磁共振能更清楚反映软组织累及范围。

2. 病理检查 确认骨肿瘤及其性质的唯一可靠依据,常用切开活检或穿刺活检。

3. 生化测定 恶性肿瘤病人的血清钙、磷、碱性磷酸酶和酸性磷酸酶的变化具有较高的诊断价值。例如,骨迅速破坏时血清钙增高;骨肉瘤者血清碱性磷酸酶明显增高;男性酸性磷酸酶升高提示转移瘤来自前列腺癌;尿本周蛋白阳性可能为浆细胞骨髓瘤。

三、外科分期

外科分期是将外科分级(grade, G)、肿瘤解剖定位(territory, T)和区域性或远处转移(metastasis, M)结合起来,制订手术方案,指导骨肿瘤治疗。它为手术时机和范围的选择提供了合理的标准,有助于预后的判断,并为辅助性治疗提供了指导原则,是目前公认的有价值和意义的措施。

G 分为 G_0、G_1、G_2。G_0 属良性,G_1 属低度恶性,G_2 属高度恶性。T 是指肿瘤侵袭范围,以肿瘤囊和间室为分界,T_0 为囊内,T_1 为囊外间室内,T_2 为间室外。M 表示转移,M_0 为无转移,M_1 为有局部及远处转移。

四、治疗

良性骨肿瘤以手术治疗为主;恶性骨肿瘤采用以手术为主的综合治疗,包括放疗、化疗、免疫治疗、中医药治疗等。手术治疗应按外科分期来选择手术界限和方法,尽量做到既切除肿瘤又保全肢体。

第二节　常见骨肿瘤

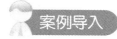
案例导入

病人,男,16 岁,左股骨下端疼痛 3 个月,夜间尤甚。查体:左股骨下端偏内侧有局限性隆起,皮温略高,皮肤浅静脉怒张,有明显压痛,膝关节运动受限。X 片示左股骨下端溶骨性骨破坏,并见 Codman 三角。

想一想:

(1)应首先考虑的诊断是什么?

(2)最有意义的确诊方法是什么?

(3)确诊后请为其制订相应的治疗计划。

一、骨软骨瘤

骨软骨瘤(osteochondroma)是最常见的软骨源性肿瘤,由纤维组织包膜,软骨帽和骨性基

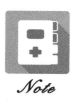
Note

底构成,好发于青少年。分单发与多发两种,单发性骨软骨瘤也称外生骨骨疣;多发性骨软骨瘤即骨软骨瘤病,常为两侧对称性生长,并有家族遗传史,恶变率较高。

(一)临床表现与诊断

肿瘤多见于生长活跃的长管状骨的干骺端,如股骨的下端和胫骨的上端。本身并无症状,常因无意中扪及骨性包块而就诊。瘤体较大者可压迫邻近的肌腱、血管、神经而出现相应症状。查体时,可在股骨的下端或胫骨的上端附近扪及一质硬肿块,基底固定,表面光滑,与周围软组织无粘连。X线摄片可见干骺端的骨性突起,其皮质和松质骨以窄小或宽广的蒂与正常骨相连,彼此与髓腔相通。因突起表面的软骨帽不显影,故骨性突起常小于临床触诊所得。恶性变时有骨质破坏征象(图45-1)。

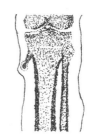

图 45-1　胫骨上端骨软骨瘤

(二)治疗

属 $G_0T_0M_0$,一般无须治疗。若肿瘤生长过快疑似恶变倾向者,或者压迫神经、血管,有疼痛或影响关节功能者,可考虑手术切除。切除范围包括整个肿瘤及基底四周部分正常骨组织,以防复发。

二、骨巨细胞瘤

骨巨细胞瘤(giant cell tumor of bone)是一种潜在恶性或介于良恶性之间的溶骨性肿瘤。好发年龄为 20～40 岁。多见于股骨下端和胫骨上端,其次为桡骨远端、肱骨上端和脊柱。因常有复发、转移及恶变的倾向,为典型的交界性肿瘤。瘤体基本上由两种细胞,即单核基质细胞和多核巨细胞组成。病理学上分为良性(Ⅰ级)、中间型(Ⅱ级)、恶性(Ⅲ级)三种。Ⅰ级细胞组成中基质细胞少而稀疏,核分裂少,主要以多核巨细胞为主;Ⅲ级以基质细胞为主,核分裂多,核异型性明显,多核巨细胞很少。

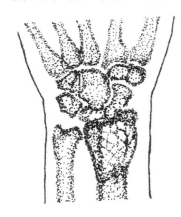

图 45-2　桡骨下端骨巨细胞瘤

(一)临床表现与诊断

主要症状为疼痛和肿胀,与病情发展相关。局部包块压之有乒乓球样感觉和压痛,病变的关节活动受限。典型X线特征表现为骨端偏心位、溶骨性、囊性破坏而无骨膜反应,病灶膨胀生长、骨皮质变薄,呈肥皂泡样改变(图45-2);血管造影显示肿瘤血管丰富,有动静脉瘘形成。

(二)治疗

属 $G_0T_0M_{0～1}$ 者,以手术治疗为主,采用切除术加灭活处理,再植入自体或异体骨或骨水泥,但易复发;复发者,做切除或节段截除术或假体植入术。属 $G_{1～2}T_{1～2}M_0$ 者,行广泛或根治性切除术。脊椎骨巨细胞瘤等手术困难者可采用放疗,但放疗后易肉瘤变,应高度重视。

三、骨肉瘤

骨肉瘤(osteosarcoma)是最常见的恶性骨肿瘤,恶性程度高,预后很差。好发于青少年,主要发生在生长活跃的长管状骨的干骺端,如股骨下端、胫骨上端以及肱骨上端与腓骨的上端。

(一)临床表现与诊断

主要症状为局部疼痛,多为持续性,逐渐加剧,夜间尤重。可伴有局部肿块,附近关节活动

Note

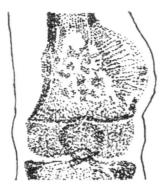

图 45-3　股骨远端骨肉瘤
（日光放射现象）

受限。局部表面皮温增高,静脉怒张。可以伴有全身恶病质表现。溶骨性骨肉瘤因侵蚀皮质骨而导致病理性骨折。核素骨显像可确定肿瘤大小及发现转移病灶,多数病例 1 年内即有肺部转移。X 线征象为密质骨和髓腔有成骨性、溶骨性或混合性骨质破坏,骨膜反应明显,呈侵袭性发展。肿瘤顶起骨膜,骨膜下新骨生成,X 线片上呈三角形骨膜反应阴影,此为 Codman 三角;若肿瘤骨与反应骨沿放射状血管方向沉积,呈"日光放射"形态(图 45-3)。

（二）治疗

属 $G_2T_{1\sim2}M_0$ 者,采取综合治疗。早期诊断,及时化疗,有利于提高 5 年生存率。尽早做根治性切除瘤段、灭活再植或置入假体的保肢手术或截肢术,术前、术后大剂量化疗。骨肉瘤转移发生率极高,最常转移到肺,属 $G_2T_{1\sim2}M_1$,在上述治疗的同时,应手术切除转移灶。

近年来发现,骨肉瘤的截肢治疗并不能提高生存率,故多主张在术前、术后有效化疗的基础上,行保肢治疗。近年来由于早期诊断和化疗迅速发展,骨肉瘤病人的 5 年生存率提高至 50% 以上。

四、尤文肉瘤

尤文肉瘤好发于儿童的股骨、胫骨、腓骨、髂骨和肩胛骨。早期易转移,恶性程度高,预后差。

（一）临床表现与诊断

主要症状为局部疼痛、肿胀,逐渐加重。局部具有红、肿、热、痛的特点。病人全身情况迅速恶化,常伴低热、白细胞增多和血沉加快。X 线片可见骨干较广泛的溶骨性浸润性骨破坏,骨皮质呈虫蛀样改变;骨膜增生有新骨形成,呈板层状或"葱皮状"现象(图 45-4)。

（二）治疗

属 $G_2T_{1\sim2}M_0$。本病对放疗极为敏感,小剂量照射后,瘤体迅速缩小,局部疼痛明显减轻,但其转移早,单纯放疗远期疗效差。化疗的近期疗效很好,但预后仍差。目前采用结合手术(保肢或截肢)的综合治疗,生存率可达 50% 以上。

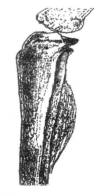

图 45-4　腓骨尤文肉瘤

五、转移性骨肿瘤

转移性骨肿瘤(metastatic tumors involving bone)是指原发于骨外器官或组织的恶性肿瘤,经血行或淋巴转移至骨骼生长,形成子瘤。好发部位为躯干骨。儿童转移性骨肿瘤多来自成神经细胞瘤。成人依次来自乳腺癌、前列腺癌、肺癌、肾癌等。

（一）临床表现与诊断

主要症状是疼痛、肿胀、病理性骨折和脊髓压迫,以疼痛最为常见。X 线片可见溶骨性、成骨性(如前列腺癌)和混合性的骨质破坏,以溶骨性破坏为多见,常有病理性骨折征象。实验室检查:血钙升高提示溶骨性骨转移;血清碱性磷酸酶升高则提示成骨性骨转移;前列腺癌骨转移时酸性磷酸酶升高。

（二）治疗

转移性骨肿瘤为原发癌的晚期征象,通常不能治愈,且治疗是姑息性的。但仍应积极治疗,以延长寿命、解除症状、改善生活质量。治疗时,要针对原发癌和转移瘤同时进行治疗,采用化疗、放疗和内分泌治疗。其结果取决于原发部位和疾病的范围

本章小结

骨肿瘤是发生于骨骼或附属组织的肿瘤,有良性和恶性之分。良性骨肿瘤易根治,预后良好;恶性骨肿瘤可以是原发的,也可为继发的,其发展迅速,预后不良,如骨肉瘤,主要发生在青少年,严重影响病人的生命和生活质量。早诊断和早治疗是骨肿瘤治疗效果的关键。

（上海健康医学院 秦啸龙）

目标检测
及答案

Note

参考文献

CANKAOWENXIAN

[1]　陈孝平,汪建平.外科学[M].8版.北京:人民卫生出版社,2016.

[2]　赵玉沛,陈孝平.外科学[M].3版.北京:人民卫生出版社,2015.

[3]　吴孟超,吴在德.黄家驷外科学[M].7版.北京:人民卫生出版社,2008.

[4]　吴肇汉,秦新裕,丁强.实用外科学[M].4版.北京:人民卫生出版社,2017.

[5]　彭文伟.现代感染性疾病与传染病学[M].北京:科学出版社,2000.

[6]　陈孝平,陈义发.外科手术基本操作[M].北京:人民卫生出版社,2007.

[7]　李乐之,路潜.外科护理学[M].5版.北京:人民卫生出版社,2012.

[8]　龙明,王立义.外科学[M].7版.北京:人民卫生出版社,2015.

[9]　吴阶平.吴阶平泌尿外科学[M].济南:山东科学技术出版社,2011.

[10]　石美鑫.实用外科学[M].2版.北京:人民卫生出版社,2005.

[11]　黄显凯.急诊医学[M].2版.北京:人民卫生出版社,2009.

[12]　梁力建.外科学[M].5版.北京:人民卫生出版社,2004.

[13]　葛均波,徐永健.内科学[M].8版.北京:人民卫生出版社,2013.

[14]　陈孝平,汪健平.外科学[M].8版.北京:人民卫生出版社,2013.

[15]　胥少汀,葛宝丰,徐印坎.实用骨科学[M].4版.北京:人民军医出版社,2012.

[16]　龙明.外科学[M].7版.北京:人民卫生出版社,2014.

[17]　林弘月,陈凌云,蔡志宏,等.下肢静脉曲张治疗的国内研究现状[J].长治医学院学报,
2013,27(4):324-327.

[18]　靳晓华,檀金川.中医治疗下肢静脉曲张研究进展[J].中医药临床杂志,2016,28(1):
143-146.

[19]　杨松运,朱世英,莫松全,等.胫骨骨搬运治疗血栓闭塞性脉管炎的疗效分析[J].中国矫
形外科杂志,2017,25(23):2201-2203.

[20]　那彦群,叶章群,孙颖浩,等.中国泌尿外科疾病诊断治疗指南(2014版)[M].北京:人
民卫生出版社,2014.

[21]　王晓峰,朱积川,邓春华.中国男科疾病诊断治疗指南(2013版)[M].北京:人民卫生出
版社,2013.